中华医学百科全书

军事与特种医学

化学武器医学防护学

国家出版基金项目
NATIONAL PUBLICATION FOUNDATION

中国协和医科大学出版社

北　京

图书在版编目（CIP）数据

中华医学百科全书·化学武器医学防护学 / 李桦，刘克良主编 . —北京：中国协和医科大学出版社，2023.4
ISBN 978-7-5679-2175-7

Ⅰ.①中…　Ⅱ.①李…　Ⅲ.①医学—百科全书 ②化学武器—损伤—化学防护—百科全书　Ⅳ.① R-61 ② R827.1-61

中国国家版本馆 CIP 数据核字（2023）第 053034 号

中华医学百科全书·化学武器医学防护学

主　　编：李　桦　刘克良

编　　审：张之生

责任编辑：李元君

出版发行：**中国协和医科大学出版社**
（北京市东城区东单三条 9 号　邮编 100730　电话 010-6526 0431）

网　　址：www.pumcp.com

经　　销：新华书店总店北京发行所

印　　刷：北京广达印刷有限公司

开　　本：889mm×1230mm　1/16

印　　张：16

字　　数：470 千字

版　　次：2023 年 4 月第 1 版

印　　次：2023 年 4 月第 1 次印刷

定　　价：300.00 元

ISBN 978-7-5679-2175-7

《中华医学百科全书》编纂委员会

总顾问　吴阶平　韩启德　桑国卫

总指导　陈　竺

总主编　刘德培　王　辰

副总主编　曹雪涛　李立明　曾益新　吴沛新　姚建红

编纂委员（以姓氏笔画为序）

丁　洁	丁　樱	丁安伟	于中麟	于布为	于学忠	万经海
马　军	马　进	马　骁	马　静	马　融	马安宁	马建辉
马烈光	马绪臣	王　平	王　伟	王　辰	王　政	王　恒
王　铁	王　硕	王　舒	王　键	王一飞	王一镗	王士贞
王卫平	王长振	王文全	王心如	王生田	王立祥	王兰兰
王汉明	王永安	王永炎	王成锋	王延光	王华兰	王行环
王旭东	王军志	王声湧	王坚成	王良录	王拥军	王茂斌
王松灵	王明荣	王明贵	王金锐	王宝玺	王诗忠	王建中
王建业	王建军	王建祥	王临虹	王贵强	王美青	王晓民
王晓良	王高华	王鸿利	王维林	王琳芳	王喜军	王晴宇
王道全	王德文	王德群	木塔力甫·艾力阿吉		尤启冬	戈　烽
牛　侨	毛秉智	毛常学	乌　兰	卞兆祥	文卫平	文历阳
文爱东	方　浩	方以群	尹　佳	孔北华	孔令义	孔维佳
邓文龙	邓家刚	书　亭	毋福海	艾措千	艾儒棣	石　岩
石远凯	石学敏	石建功	布仁达来	占　堆	卢志平	卢祖洵
叶　桦	叶冬青	叶常青	叶章群	申昆玲	申春悌	田家玮
田景振	田嘉禾	史录文	冉茂盛	代　涛	代华平	白春学
白慧良	丛　斌	丛亚丽	包怀恩	包金山	冯卫生	冯希平
冯泽永	冯学山	边旭明	边振甲	匡海学	邢小平	邢念增
达万明	达庆东	成　军	成翼娟	师英强	吐尔洪·艾买尔	
吕时铭	吕爱平	朱　珠	朱万孚	朱立国	朱华栋	朱宗涵
朱晓东	朱祥成	乔延江	伍瑞昌	任　华	任钧国	华　伟
伊河山·伊明		向　阳	多　杰	邬堂春	庄　辉	庄志雄
刘　平	刘　进	刘　玮	刘　强	刘　蓬	刘大为	刘小林
刘中民	刘玉清	刘尔翔	刘训红	刘永锋	刘吉开	刘芝华

刘伏友	刘华平	刘华生	刘志刚	刘克良	刘迎龙	刘建勋
刘胡波	刘树民	刘昭纯	刘俊涛	刘洪涛	刘桂荣	刘献祥
刘嘉瀛	刘德培	闫永平	米玛	米光明	安锐	祁建城
许媛	许腊英	那彦群	阮长耿	阮时宝	孙宁	孙光
孙皎	孙锟	孙少宣	孙长颢	孙立忠	孙则禹	孙秀梅
孙建中	孙建方	孙建宁	孙贵范	孙洪强	孙晓波	孙海晨
孙景工	孙颖浩	孙慕义	纪志刚	严世芸	苏川	苏旭
苏荣扎布	杜元灏	杜文东	杜治政	杜惠兰	李飞	李方
李龙	李东	李宁	李刚	李丽	李波	李剑
李勇	李桦	李鲁	李磊	李燕	李冀	李大魁
李云庆	李太生	李日庆	李玉珍	李世荣	李立明	李汉忠
李永哲	李志平	李连达	李灿东	李君文	李劲松	李其忠
李若瑜	李泽坚	李宝馨	李建兴	李建初	李建勇	李映兰
李思进	李莹辉	李晓明	李凌江	李继承	李董男	李森恺
李曙光	杨凯	杨恬	杨勇	杨健	杨硕	杨化新
杨文英	杨世民	杨世林	杨伟文	杨克敌	杨甫德	杨国山
杨宝峰	杨炳友	杨晓明	杨跃进	杨腊虎	杨瑞馥	杨慧霞
励建安	连建伟	肖波	肖南	肖永庆	肖培根	肖鲁伟
吴东	吴江	吴明	吴信	吴令英	吴立玲	吴欣娟
吴勉华	吴爱勤	吴群红	吴德沛	邱建华	邱贵兴	邱海波
邱蔚六	何维	何勤	何方方	何志嵩	何绍衡	何春涤
何裕民	余争平	余新忠	狄文	冷希圣	汪海	汪静
汪受传	沈岩	沈岳	沈敏	沈铿	沈卫峰	沈心亮
沈华浩	沈俊良	宋国维	张泓	张学	张亮	张强
张霆	张澍	张大庆	张为远	张玉石	张世民	张永学
张华敏	张宇鹏	张志愿	张丽霞	张伯礼	张宏誉	张劲松
张奉春	张宝仁	张建中	张建宁	张承芬	张琴明	张富强
张新庆	张潍平	张德芹	张燕生	陆华	陆林	陆翔
陆小左	陆付耳	陆伟跃	陆静波	阿不都热依木·卡地尔		陈文
陈杰	陈实	陈洪	陈琪	陈楠	陈薇	陈曦
陈士林	陈大为	陈文祥	陈玉文	陈代杰	陈尧忠	陈红风
陈志南	陈志强	陈规化	陈国良	陈佩仪	陈家旭	陈智轩
陈锦秀	陈誉华	邵蓉	邵荣光	邵瑞琪	武志昂	
其仁旺其格	范明	范炳华	茅宁莹	林三仁	林久祥	林子强
林天歆	林江涛	林曙光	杭太俊	郁琦	欧阳靖宇	尚红

果德安	明根巴雅尔	易定华	易著文	罗力	罗毅	罗小平
罗长坤	罗颂平	帕尔哈提·克力木		帕塔尔·买合木提·吐尔根		
图门巴雅尔	岳伟华	岳建民	金玉	金奇	金少鸿	金伯泉
金季玲	金征宇	金银龙	金惠铭	周兵	周永学	周光炎
周利群	周灿全	周良辅	周纯武	周学东	周宗灿	周定标
周宜开	周建平	周建新	周春燕	周荣斌	周辉霞	周福成
郑一宁	郑志忠	郑金福	郑法雷	郑建全	郑洪新	郑家伟
郎景和	房敏	孟群	孟庆跃	孟静岩	赵平	赵艳
赵群	赵子琴	赵中振	赵文海	赵玉沛	赵正言	赵永强
赵志河	赵彤言	赵明杰	赵明辉	赵耐青	赵临襄	赵继宗
赵铱民	赵靖平	郝模	郝小江	郝传明	郝晓柯	胡志
胡明	胡大一	胡文东	胡向军	胡国华	胡昌勤	胡盛寿
胡德瑜	柯杨	查干	柏树令	钟翠平	钟赣生	
香多·李先加		段涛	段金廒	段俊国	侯一平	侯金林
侯春林	俞光岩	俞梦孙	俞景茂	饶克勤	施慎逊	姜小鹰
姜玉新	姜廷良	姜国华	姜柏生	姜德友	洪两	洪震
洪秀华	洪建国	祝庆余	祝陈晨	姚永杰	姚克纯	姚祝军
秦川	秦卫军	袁文俊	袁永贵	都晓伟	晋红中	栗占国
贾波	贾建平	贾继东	夏术阶	夏照帆	夏慧敏	柴光军
柴家科	钱传云	钱忠直	钱家鸣	钱焕文	倪健	倪鑫
徐军	徐晨	徐云根	徐永健	徐志云	徐志凯	徐克前
徐金华	徐建国	徐勇勇	徐桂华	凌文华	高妍	高晞
高志贤	高志强	高金明	高学敏	高树中	高健生	高思华
高润霖	郭岩	郭小朝	郭长江	郭巧生	郭宝林	郭海英
唐强	唐向东	唐朝枢	唐德才	诸欣平	谈勇	谈献和
陶永华	陶芳标	陶·苏和	陶建生	陶晓华	黄钢	黄峻
黄烽	黄人健	黄叶莉	黄宇光	黄国宁	黄国英	黄跃生
黄璐琦	萧树东	梅亮	梅长林	曹佳	曹广文	曹务春
曹建平	曹洪欣	曹济民	曹雪涛	曹德英	龚千锋	龚守良
龚非力	袭著革	常耀明	崔蒙	崔丽英	庚石山	康健
康廷国	康宏向	章友康	章锦才	章静波	梁萍	梁显泉
梁铭会	梁繁荣	谌贻璞	屠鹏飞	隆云	绳宇	巢永烈
彭成	彭勇	彭明婷	彭晓忠	彭瑞云	彭毅志	
斯拉甫·艾白		葛坚	葛立宏	董方田	蒋力生	蒋建东
蒋建利	蒋澄宇	韩晶岩	韩德民	惠延年	栗晓黎	程天民

顾景范　徐文严　翁心植　栾文明　郭　定　郭子光　郭天文
郭宗儒　唐由之　唐福林　涂永强　黄秉仁　黄洁夫　黄璐琦
曹仁发　曹采方　曹谊林　龚幼龙　龚锦涵　盛志勇　康广盛
章魁华　梁文权　梁德荣　彭小忠　彭名炜　董　怡　程天民
程元荣　程书钧　程伯基　傅民魁　曾长青　曾宪英　温　海
强伯勤　裘雪友　甄永苏　褚新奇　蔡年生　廖万清　樊明文
黎介寿　薛　淼　戴行锷　戴宝珍　戴尅戎

军事类卷

总主编

孙建中　　原中国人民解放军军事医学科学院

军事与特种医学编纂办公室

主　任

刘胡波　　原中国人民解放军军事医学科学院卫生勤务与医学情报研究所

副主任

吴　东　　原中国人民解放军军事医学科学院卫生勤务与医学情报研究所

学术秘书

王庆阳　　原中国人民解放军军事医学科学院卫生勤务与血液研究所

化学武器医学防护学卷编委会

主　编

李　桦　　军事科学院军事医学研究院毒物药物研究所

刘克良　　军事科学院军事医学研究院毒物药物研究所

副主编

丁日高　　军事科学院军事医学研究院毒物药物研究所

郑建全　　原军事医学科学院毒物药物研究所

王永安　　军事科学院军事医学研究院毒物药物研究所

编　委（以姓氏笔画为序）

丁日高　　军事科学院军事医学研究院毒物药物研究所

王永安　　军事科学院军事医学研究院毒物药物研究所

刘克良　　军事科学院军事医学研究院毒物药物研究所

苏瑞斌　　军事科学院军事医学研究院毒物药物研究所

李　桦　　军事科学院军事医学研究院毒物药物研究所

李春正　　军事科学院军事医学研究院生物医学分析中心

周文霞　军事科学院军事医学研究院毒物药物研究所

郑建全　原军事医学科学院毒物药物研究所

房彤宇　军事科学院医学研究院

赵　建　军事科学院军事医学研究院毒物药物研究所

赵　瑾　军事科学院军事医学研究院微生物流行病所

钟玉绪　军事科学院军事医学研究院毒物药物研究所

骆　媛　军事科学院军事医学研究院毒物药物研究所

聂智勇　军事科学院军事医学研究院毒物药物研究所

郭　磊　军事科学院军事医学研究院毒物药物研究所

蒋　宁　军事科学院军事医学研究院毒物药物研究所

谢剑炜　军事科学院军事医学研究院毒物药物研究所

雍　政　军事科学院军事医学研究院毒物药物研究所

学术秘书

贾　琳　军事科学院军事医学研究院毒物药物研究所

阳海鹰　军事科学院军事医学研究院毒物药物研究所

前　言

《中华医学百科全书》终于和读者朋友们见面了!

古往今来,凡政通人和、国泰民安之时代,国之重器皆为科技、文化领域的鸿篇巨制。唐代《艺文类聚》、宋代《太平御览》、明代《永乐大典》、清代《古今图书集成》等,无不彰显盛世之辉煌。新中国成立后,国家先后组织编纂了《中国大百科全书》第一版、第二版,成为我国科学文化事业繁荣发达的重要标志。医学的发展,从大医学、大卫生、大健康角度,集自然科学、人文社会科学和艺术之大成,是人类社会文明与进步的集中体现。随着经济社会快速发展,医药卫生领域科技日新月异,知识大幅更新。广大读者对医药卫生领域的知识文化需求日益增长,因此,编纂一部医药卫生领域的专业性百科全书,进一步规范医学基本概念,整理医学核心体系,传播精准医学知识,促进医学发展和人类健康的任务迫在眉睫。在党中央、国务院的亲切关怀以及国家各有关部门的大力支持下,《中华医学百科全书》应运而生。

作为当代中华民族"盛世修典"的重要工程之一,《中华医学百科全书》肩负着全面总结国内外医药卫生领域经典理论、先进知识,回顾展现我国卫生事业取得的辉煌成就,弘扬中华文明传统医药璀璨历史文化的使命。《中华医学百科全书》将成为我国科技文化发展水平的重要标志、医药卫生领域知识技术的最高"检阅"、服务千家万户的国家健康数据库和医药卫生各学科领域走向整合的平台。

肩此重任,《中华医学百科全书》的编纂力求做到两个符合。一是符合社会发展趋势:全面贯彻以人为本的科学发展观指导思想,通过普及医学知识,增强人民群众健康意识,提高人民群众健康水平,促进社会主义和谐社会构建。二是符合医学发展趋势:遵循先进的国际医学理念,以"战略前移、重心下移、模式转变、系统整合"的人口与健康科技发展战略为指导。同时,《中华医学百科全书》的编纂力求做到两个体现:一是体现科学思维模式的深刻变革,即学科交叉渗透/知识系统整合;二是体现继承发展与时俱进的精神,准确把握学科现有基础理论、基本知识、基本技能以及经典理论知识与科学思维精髓,深刻领悟学科当前面临的交叉渗透与整合转化,敏锐洞察学科未来的发展趋势与突破方向。

作为未来权威著作的"基准点"和"金标准",《中华医学百科全书》编纂过程中，制定了严格的主编、编者遴选原则，聘请了一批在学界有相当威望、具有较高学术造诣和较强组织协调能力的专家教授（包括多位两院院士）担任大类主编和学科卷主编，确保全书的科学性与权威性。另外，还借鉴了已有百科全书的编写经验。鉴于《中华医学百科全书》的编纂过程本身带有科学研究性质，还聘请了若干科研院所的科研管理专家作为特约编审，站在科研管理的高度为全书的顺利编纂保驾护航。除了编者、编审队伍外，还制订了详尽的质量保证计划。编纂委员会和工作委员会秉持质量源于设计的理念，共同制订了一系列配套的质量控制规范性文件，建立了一套切实可行、行之有效、效率最优的编纂质量管理方案和各种情况下的处理原则及预案。

《中华医学百科全书》的编纂实行主编负责制，在统一思想下进行系统规划，保证良好的全程质量策划、质量控制、质量保证。在编写过程中，统筹协调学科内各编委、卷内条目以及学科间编委、卷间条目，努力做到科学布局、合理分工、层次分明、逻辑严谨、详略有方。在内容编排上，务求做到"全准精新"。形式"全"：学科"全"，册内条目"全"，全面展现学科面貌；内涵"全"：知识结构"全"，多方位进行条目阐释；联系整合"全"：多角度编制知识网。数据"准"：基于权威文献，引用准确数据，表述权威观点；把握"准"：审慎洞察知识内涵，准确把握取舍详略。内容"精"："一语天然万古新，豪华落尽见真淳。"内容丰富而精练，文字简洁而规范；逻辑"精"："片言可以明百意，坐驰可以役万里。"严密说理，科学分析。知识"新"：以最新的知识积累体现时代气息；见解"新"：体现出学术水平，具有科学性、启发性和先进性。

《中华医学百科全书》之"中华"二字，意在中华之文明、中华之血脉、中华之视角，而不仅限于中华之地域。在文明交织的国际化浪潮下，中华医学汲取人类文明成果，正不断开拓视野，敞开胸怀，海纳百川般融入，润物无声状拓展。《中华医学百科全书》秉承了这样的胸襟怀抱，广泛吸收国内外华裔专家加入，力求以中华文明为纽带，牵系起所有华人专家的力量，展现出现今时代下中华医学文明之全貌。《中华医学百科全书》作为由中国政府主导，参与编纂学者多、分卷学科设置全、未来受益人口广的国家重点出版工程，得到了联合国教科文等组织的高度关注，对于中华医学的全球共享和人类的健康保健，都具有深远意义。

《中华医学百科全书》分基础医学、临床医学、中医药学、公共卫生学、军事与特种医学和药学六大类，共计144卷。由中国医学科学院/北京协和医学院牵头，联合军事医学科学院、中国中医科学院和中国疾病预防控制中心，带动全国知名院校、科研单位和医院，有多位院士和海内外数千位优秀专家参加。国内知名的医学和百科编审汇集中国协和医科大学出版社，并培养了一批热爱百科事业的中青年编辑。

回览编纂历程，犹然历历在目。几年来，《中华医学百科全书》编纂团队呕心沥血，孜孜矻矻。组织协调坚定有力，条目撰写字斟句酌，学术审查一丝不苟，手书长卷撼人心魂……在此，谨向全国医学各学科、各领域、各部门的专家、学者的积极参与以及国家各有关部门、医药卫生领域相关单位的大力支持致以崇高的敬意和衷心的感谢！

《中华医学百科全书》的编纂是一项泽被后世的创举，其牵涉医学科学众多学科及学科间交叉，有着一定的复杂性；需要体现在当前医学整合转型的新形式，有着相当的创新性；作为一项国家出版工程，有着毋庸置疑的严肃性。《中华医学百科全书》开创性和挑战性都非常强。由于编纂工作浩繁，难免存在差错与疏漏，敬请广大读者给予批评指正，以便在今后的编纂工作中不断改进和完善。

刘德培

凡　例

一、《中华医学百科全书》（以下简称《全书》）按基础医学类、临床医学类、中医药学类、公共卫生类、军事与特种医学类、药学类的不同学科分卷出版。一学科辑成一卷或数卷。

二、《全书》基本结构单元为条目，主要供读者查检，亦可系统阅读。条目标题有些是一个词，例如"炎症"；有些是词组，例如"弥散性血管内凝血"。

三、由于学科内容有交叉，会在不同卷设有少量同名条目。例如《肿瘤学》《病理生理学》都设有"肿瘤"条目。其释文会根据不同学科的视角不同各有侧重。

四、条目标题上方加注汉语拼音，条目标题后附相应的外文。例如：

huàxué dújì
化学毒剂（toxic chemical agents）

五、本卷条目按学科知识体系顺序排列。为便于读者了解学科概貌，卷首条目分类目录中条目标题按阶梯式排列，例如：

化学武器 ……………………………………………………………………

化学毒剂 ……………………………………………………………………

   化学武器损伤 ……………………………………………………………

   化学武器分类 ……………………………………………………………

   化学武器自救 ……………………………………………………………

六、各学科都有一篇介绍本学科的概观性条目，一般作为本学科卷的首条。介绍学科大类的概观性条目，列在本大类中基础性学科卷的学科概观性条目之前。

七、条目之中设立参见系统，体现相关条目内容的联系。一个条目的内容涉及其他条目，需要其他条目的释文作为补充的，设为"参见"。所参见的本卷条目的标题在本条目释文中出现的，用蓝色楷体字印刷；所参见的本卷条目的标题未在本条目释文中出现的，在括号内用蓝色楷体字印刷该标题，另加"见"字；参见其他卷条目的，注明参见条所属学科卷名，如"参见□□□卷"或"参见□□□卷□□□□"。

八、《全书》医学名词以全国科学技术名词审定委员会审定公布的为标准。同一概念或疾病在不同学科有不同命名的，以主科所定名词为准。字数较多，释文中拟用简称的名词，每个条目中第一次出现时使用全称，并括注简称，例如：甲型病毒性肝炎（简称甲肝）。个别众所周知的名词直接使用简称、缩写，例如：B 超。药物名称参照《中华人民共和国药典》2020 年版和《国家基本药物目录》2018 年版。

　　九、《全书》量和单位的使用以国家标准 GB 3100—1993《国际单位制及其应用》、GB/T 3101—1993《有关量、单位和符号的一般原则》及 GB/T 3102 系列国家标准为准。援引古籍或外文时维持原有单位不变。必要时括注与法定计量单位的换算。

　　十、《全书》数字用法以国家标准 GB/T 15835—2011《出版物上数字用法》为准。

　　十一、正文之后设有内容索引和条目标题索引。内容索引供读者按照汉语拼音字母顺序查检条目和条目之中隐含的知识主题。条目标题索引分为条目标题汉字笔画索引和条目外文标题索引，条目标题汉字笔画索引供读者按照汉字笔画顺序查检条目，条目外文标题索引供读者按照外文字母顺序查检条目。

　　十二、部分学科卷根据需要设有附录，列载本学科有关的重要文献资料。

目 录

huàxué wǔqì yīxué fánghùxué

化学武器医学防护学（medical defense against chemical weapons）

针对化学武器和化学战剂的伤害效应、毒理学机制、防护和救治等医学问题，开展理论与应用研究的学科。简称防化医学。化学武器医学防护学是现代军事医学的重要组成部分，是特种武器医学防护学的分支学科。

学科形成与发展 化学武器是一类大规模杀伤性武器，主要以装填在武器中的化学战剂毒害作用杀伤有生力量，造成大规模杀伤效果，使敌方丧失战斗力（见化学武器）。化学战剂是作为武器使用，可对人体造成伤害乃至死亡的一类化学毒剂，除了装填在化学弹中作为武器使用外，也曾被恐怖或武装分子利用，造成平民中毒和伤害（见化学战剂）。防化医学的形成起始于化学武器在第一次世界大战战场上的大规模使用，随着化学武器的发展和使用而逐步发展和成熟，大致经历了以下四个阶段。

第一次世界大战期间（1914～1918） 1915 年 4 月 22 日德军在比利时伊珀尔地区的战场上，对英法联军展开大规模的氯气攻击，由此揭开现代化学战的序幕。各国随即成立了化学战的专门机构和部队，开展新化学战剂的研发。第一次世界大战早期，交战各方主要使用氯气、光气、氯化苦和二苯氯胂等化学结构简单的化学品作为战剂，利用气体压缩钢瓶等简易的施放设备，乘敌方不备之际攻击，造成重大伤亡。后期出现了芥子气、氢氰酸化学战剂，以及毒气弹、毒剂手榴弹等化学武器。第一次世界大战期间共造成约 130 万人员伤亡。这一时期是防化医学初步形成的阶段，研

究重点是化学武器的物理防护和消毒，如简易防毒面罩、低性能的防毒面具等初级防护器材，以及漂白粉和高锰酸钾等消毒剂的使用。同时，结合化学武器的研发，进行相应的毒理学和损伤评价。但是这一阶段的研究很少涉及化学战剂中毒的医学防护以及救治。

第二次世界大战前后（1930～1946） 第二次世界大战期间，虽然在主要战场上没有大规模的化学武器使用，但在意大利入侵埃塞俄比亚和日本帝国军队侵略中国等战争中，使用了芥子气、光气等化学武器。此外，纳粹德国在集中营中使用氰化物对平民实施屠杀。这一时期，随着化学学科的发展和各国对化学武器这一战争手段的重视，新型化学战剂的种类很快增加，特别是致死性有机磷神经性毒剂（塔崩、沙林和梭曼）的合成、武器化和大量储存，标志着化学战剂和武器化的研究进入了快速发展阶段。与此同时，防化医学学科进入快速发展、不断丰富和形成规模的阶段。第二次世界大战期间，主要参战国均开始了化学武器医学防护的研究，个人防护装备和集体防护工事质量和防护能力不断提高，并针对已知的化学战剂，建立了多种侦检技术和方法。在医学防护方面，开展了化学战剂损伤评价和毒理学研究、人体防护和救治医学的研究，以及抗毒药物的发现和开发研究，取得了一定的成效。例如，首个特效解毒剂 2,3-二巯基丙醇（又称英国抗路易氏剂，BAL）被用于路易氏剂的中毒救治。

冷战时期（1947～1992） 第二次世界大战后的冷战时期，以美国和苏联为代表的军事大国之

间展开了军备竞赛，一方面加紧化学武器和化学战剂的研究，开发了新型神经性毒剂维埃克斯和失能剂毕兹，并将它们武器化；开展了蓖麻毒素、石房蛤毒素等生物毒素作为化学武器的研究；英美苏等国还设立了失能剂研发计划，通过评价大量的化合物，寻找潜在或候选失能剂。另一方面，军事大国和强国大量生产和储存化学武器。根据禁止化学武器组织公布的数据，截至 1997 年化学武器公约生效时，全世界共储备了八万多件化学武器和七万多吨的剧毒化学战剂，其中大部分是美苏两国在冷战期间生产和储备的。在此期间发生的两伊战争和越南战争等局部战争和武装冲突中，仍有化学武器或化学战剂的使用。伴随着化学武器的军备竞赛，防化医学学科在冷战期间得以快速发展和成熟，在六大类经典化学战剂的中毒机制和防治研究方面，取得了重要进展，侦检技术和装备、个人和集体防护装备及设施的性能得以提升；对于大多数的已知化学战剂中毒，有了特效抗毒药物或治疗方案。在防化医学的理论研究方面，明确了有机磷神经性毒剂在体内抑制乙酰胆碱酯酶、引起胆碱能受体活化是其致死性损伤的原因，基本阐明了神经性毒剂中毒酶的磷酰化、"重活化"和"老化"的生化机制，并发现肟类药物具有恢复中毒乙酰胆碱酯酶活性（"重活化"）的作用（见神经性毒剂中毒生化机制）。1983～1988 年发生的两伊战争中，伊拉克对伊朗军队和本国平民使用了芥子气武器，部分中毒伤员被送往欧洲救治，因此推动了芥子气毒性效应评价和毒理学机制研究，以及检测、洗消和救治技术和措施

的研究。

化学武器公约后时期（1993～　）1993 年 1 月 13 日，在经历 20 多年的谈判后，针对化学武器这一大类大规模杀伤性武器的国际军控公约《关于禁止发展、生产、储存和使用化学武器及销毁此种武器的公约》（简称化学武器公约）在法国巴黎公开签署。1997 年 4 月 26 日，公约正式生效，同时成立的禁止化学武器组织开始对世界范围内的现存化学武器进行核查和销毁（见化学武器公约）。至 2018 年底，全世界已有 193 个国家加入公约组织，涵盖世界 98% 的人口，标志着化学武器公约在世界范围内获得全面认可和支持，禁止化学武器成为世界共识。尽管公约生效制约了大规模化学武器的研发、生产和使用，但化学武器和化学战剂的使用仍时有发生。1995 年发生的东京地铁沙林事件是化学战剂用于恐怖活动的典型事例。2012～2018 年的叙利亚内战冲突中，使用了沙林武器和氯气，造成上千平民的死伤。在化学武器公约后时期，新型毒剂的研发并没有完全停止，廉价易得的化学毒剂成为恐怖分子的手段之一，涉及农用杀虫剂、蓖麻毒素和杀鼠剂等剧毒和高毒化学物质的恐怖活动或恶意投毒事件，时有报道。同时，科学和技术的快速发展，带来了新的化学安全风险。2002 年俄罗斯特种部队在莫斯科剧院人质解救中，使用了芬太尼类失能剂，成为新型失能剂在反恐和执法中使用的先例。此外，化学品生产、储存和运输中时有发生的化学突发事件，也给人民健康和社会稳定带来威胁，如 2015 年中国天津港特别重大化学品爆炸事故，造成了严重的人员

伤亡和经济损失。在新的化学安全形势下，防化医学学科的研究范畴和策略有所调整，从专注于化学武器医学防护研究扩展为对抗包括化学战、化学恐怖袭击和突发化学事件在内的广义化学威胁的化学防护和化学安全研究。在研究对象上，从化学战剂扩展到化学恐怖剂、高毒化学品、新型毒剂和毒素。在研究方向上，除了应用新科学理论和技术对梭曼、芥子气和肺损伤剂等难防难治性毒剂的医学问题进行针对性研究，完善和提升化学战剂中毒防护救治能力外，还开展了农药、杀鼠剂、高毒工业化学品、毒素等毒剂和危害化学品的现场和实验室检测、消毒、诊断、防护和中毒救治研究，以及军用化学战剂防治技术和药品的民用化研究。进入 21 世纪，防化医学学科面临着更多现实的化学威胁挑战，与此同时，学科发展也迎来了一个新的时期，研究和应用领域将随着国家化学安全的需求增加不断地扩大。

中国防化医学学科发展

1951 年 8 月，为了保障抗美援朝部队的健康卫生，中国人民解放军在上海成立了军事医学科学院，开展特种武器防护医学的研究。1958 年军事医学科学院迁址北京后成立的药理和毒理研究所（后更名为毒物药物研究所），是中国第一个防化医学专业研究机构。在之后的 60 多年时间内，研究所的研究和技术人员与解放军军医大学分工合作，针对外军装备的六大类 14 种制式化学战剂，开展毒理学、防治药物和侦检消防治措施的研究，开启了中国防化医学学科从无到有、从弱到强的发展历程。经过几代人的努力，中国的防化医学学科不仅建立了专

业体系，形成了特色的研究方向，还在侦检、洗消、防护和救治的多个环节，研发了一系列的药品、技术和装备，构建了以药品、装备和防治方案为主的医学防护技术体系。有机磷神经性毒剂中毒和损伤的生理生化机制研究在理论和应用上取得较大突破，不仅阐明了毒剂抑制乙酰胆碱酯酶活性的中毒机制，还研发了中国自有的特效中毒预防药物和自动注射急救针。在失能剂毕兹的研究方面，明确了其毒理作用主要是使中枢神经系统高级活动失调，特别是对胆碱能受体具有很强的结合作用，在此基础上发现了并研发了可逆性胆碱酯酶抑制剂，可有效对抗毕兹中毒。该学科针对致死性氰类毒剂的中毒救治，研发了预防药物和自动注射急救药物，这些药物已成为化学武器损伤医学防治的核心，为应对化学武器威胁、提高国家化学安全和人民健康水平，做出了突出贡献。

研究对象与任务　防化医学学科的研究对象和任务主要由国家和军队应对化学威胁的需求牵引，研究对象主要是化学武器、化学战剂，以及其他严重危害国家安全和人民健康的剧毒和高毒化学品。在战时，防化医学专业人员应用医学手段，结合使用防护器材、装备和设施等，开展侦检、洗消、防护、急救和治疗等医疗卫生保障工作，使伤员能及时得到诊断、洗消、急救和治疗，最大限度地使部队和人民群众减轻或免受化学武器的伤害。在平时，通过研究化学战剂的物理化学性质、中毒和损伤途径、伤害效应、体内过程以及与机体的相互作用，理解其毒害作用和损伤效应的生理生化基础，阐明中毒和解毒机制，发现对抗靶点和特

效解毒药物，开发有效的防护和救治方法、药品和装备；同时，防化医学专业人员还参与涉及化学战剂以及其他高毒性物质的化学恐怖事件、化学突发事件和中毒事件的医学应急救援和处置。

研究内容　防化医学学科主要研究化学毒剂的毒性作用、损伤效应和体内毒物代谢动力学过程，阐明毒理学机制，发现并验证医学对抗靶点，建立中毒诊断和鉴别诊断方法，开发侦检、消毒、防护、急救和治疗技术，研发特效药物及装备，制定中毒防护、洗消、急救和治疗原则、方案及规范。此外，防化医学学科还承担防化医学卫生勤务、化学防护知识普及和人员培训等工作任务。防化医学学科的主要研究内容简述如下。

毒性作用和损伤效应评价　对毒剂毒性和损伤效应的全面认识，是中毒诊断和防治措施研究的重要基础。通过建立可靠、且能反映人体中毒和损伤特征的体内外染毒和损伤模型，在分子、细胞、器官或整体动物不同层面上，评价毒剂经呼吸道、皮肤、眼、胃肠道等染毒途径的中毒特点、症状表现、靶器官毒性、损伤的病理学特征。研究毒剂结构-活性、染毒途径-毒性、剂量-毒性之间的相关性，为中毒的诊断、对抗药物或措施研究提供依据，同时也为洗消、防护和抗毒药物研究提供适宜的评价模型。

毒物代谢动力学研究　毒剂在血液循环和靶器官的暴露是其发挥毒性效应的重要物质基础，机体及外源性因素对毒剂体内转运和转化性质的影响会改变其暴露、蓄积或消除行为，从而起到增毒或解毒作用。毒物代谢动力学主要研究毒剂经不同途径染毒

后机体对毒剂的处置，包括吸收、组织或靶器官分布、排泄、代谢消除和机体自身解毒规律，理解毒剂暴露动力学与毒理效应的相关性，阐明机体和外源性因素对毒物转运转化、减毒或活化的影响及其规律，研究毒物与抗毒药的相互作用，为中毒靶点或解毒途径的发现、中毒机制的深入认识，以及特效抗毒药物和有效防治措施的研究，提供思路和依据。

毒理学机制研究　化学毒剂的毒理学研究采用分子毒理学、生物化学、病理学和分析化学的技术和手段，研究毒剂中毒的生理生化改变及其分子机制，发现毒性靶点或关键信号通路，获得靶器官毒性的内涵及其相关机制。在此过程中发现的相关分子可作为毒性效应或暴露标志物，为毒理评价和诊断救治提供快捷和量化的手段。应用系统毒理学方法和组学技术，系统研究毒剂的毒性表现、作用模式、分子机制和相关信号通路，以获得对毒性效应及机制的整体理解。

毒剂侦检和分析　一般分为现场侦检和实验室确证分析两部分。现场侦检采用快速、简便、普适性的技术和设备，通过快速筛查、检测和甄别，为现场处置提供毒剂种类、染毒范围和程度等信息；通过检验水和食物是否染毒，以判定其能否继续食用；通过对伤员的服装、呕吐物及血尿等样品进行检测，以辅助中毒的诊断。实验室确证分析采用现代仪器分析技术进行定性定量分析，提供准确的毒剂结构和染毒水平等数据。建立复杂基质样品的分离分析技术，通过对疑难或未知样品的筛查、结构鉴定和定量分析，发现并确定中毒源；通过环境和生物样品中毒剂原型、

降解产物、代谢产物和生物标志物的分析，支持中毒事件的调查和溯源、辅助临床诊断和指导临床治疗。

染毒洗消研究　采用物理、化学或生物方法，及时清洗、转化或降解染毒人员或伤员皮肤、伤口、衣物或装备上的毒剂，是去除污染源、降低中毒程度的有效手段，也是现场急救的重要环节。主要研究内容包括高效、环保、生物相容性好的消毒剂研究，洗消效果评价和洗消装备研究等。

抗毒药物发现和开发　化学战剂具有起效快、致死性强、有效剂量低、伤害范围广等特点，特效抗毒药是中毒救治最有效的手段。在深入认识并理解中毒机制和体内处置过程的基础上开展特效抗毒药的研发，是化学武器医学对抗措施研究的核心内容。研究策略包括针对体内毒剂清除环节和毒剂特定作用靶点开展特效抗毒药的发现、设计和开发，以及针对毒剂中毒症状和临床表现，进行对症治疗药物的研究。与常用药物不同，抗毒药要满足高效、速效或特效的要求，急救药品还要能自助和快速给药。为此，还需要进行毒理效应与药效评价、毒物和抗毒药相互作用、临床药效替代评价和自助给药等系列关键技术的研究和开发。

中毒急救和治疗　化学武器攻击和化学突发事件具有突发性和群体性，一旦受到攻击，短时间内会有大批伤员需要紧急救治。特别是神经性毒剂和氰类毒剂等致死性毒剂，中毒后要在最佳救治时间内及时开展自救互救或者由现场专业人员救治处置，否则将引起人员死亡，导致严重的后果。防化医学学科除了开展化学中毒现场防护、洗消和急救用药

等多个环节的技术方法和装备的研究外，还承担现场医学处置方案的研究，洗消救治流程和培训教材的编制任务。化学中毒伤员的院内治疗主要涉及伤员的检伤分类、洗消和体内毒物清除、诊断、抗毒治疗和综合治疗等。化学武器和毒物中毒救治的临床研究，主要针对病因和危及伤员生命和生存质量的症状，开展抗毒解毒治疗方案、预见性监护和救治措施的研究，以及给药方案个体化的临床试验。

防化医学卫生勤务　是有效应对突发性化学事件的重要基础，主要针对化学战和化学突发事件的特性和防化医学的任务，建立应急指挥体系和医学救援队伍，构建危害和风险评估数据库或模拟预测系统，制定应急救援预案、规范和流程，计划和协调专用药品和器材的生产、储备、保管和发放，组织人员培训和演练等，以保证在发生突发事件时能迅速、有序、高效开展救援行动。

研究方法和技术　化学战剂和高毒化学品的毒理学和防护救治研究，主要通过动物实验、实验室研究与临床观察、现场调查和实毒作业相结合的方式进行，以获得对毒剂中毒效应及其规律的全面认识。由于化学毒剂的高毒性和对人体的高危害性，涉及毒剂的研究需要在具有防护设施的实验室，由经过专业训练的人员进行，以保证人员和环境安全。

染毒和损伤模型建立　化学毒剂通常以气态、液态或固态的形式，经呼吸道、皮肤、眼、消化道等途径进入体内，中毒和损伤的程度取决于染毒途径和量。建立可模拟实际染毒过程的染毒技术和适宜的动物模型，是损伤效应评价、毒理学研究以及药物

和防治措施研究的必要前提，需要依据不同化学毒剂的染毒和致伤特点，建立与人类反应性相适宜的动物、器官、细胞和靶分子评价模型。动物模型要选择与人体相同或相似的染毒途径，中毒靶点和损伤的生理生化特性要尽可能与人体接近，以便得到的数据可以外推至人。常用的体内模型主要有啮齿类动物等小型动物染毒模型、斑马鱼、线虫等模式动物模型；体外模型包括各种细胞模型，以及酶、蛋白等分子水平的模型。在建立模型的基础上，依据不同毒剂产生的毒理和损伤效应，选择适宜的观察指标，建立定性和定量评价技术。

毒剂分析检测技术　毒剂分析包括环境、食品和生物样品的分析，是毒剂识别和中毒鉴定的重要手段。化学毒剂在上述样品中的含量通常很低，要求分析方法有很高的特异性和灵敏度。目前毒剂分析主要采用仪器分析法，包括光谱法（紫外可见、红外、荧光、化学发光）、色谱法（气相色谱和液相色谱），以及联用技术（色谱-质谱联用、色谱-磁共振联用等）。

毒理学评价技术应用　对化学毒剂生物学效应和毒理机制的全面认识，是研发抗毒药物及制定有效对抗措施的重要基础。毒理学评价技术包括针对靶器官毒性的脏器系数计算和组织病理学检查方法，针对中毒引发的炎症反应、氧化应激、线粒体损伤、细胞凋亡、DNA损伤修复等毒理学效应建立的评价技术。随着现代生物医学的快速发展，毒理学评价逐渐从分子、细胞、组织各层次的分离式研究向系统毒理学和网络毒理学整体分析的研究模式转变，技术手段从有限终点分

析向全局和系统的"组学"表达谱和网络分析方向发展，代谢组学、蛋白组学等各种组学技术，以及基于高内涵的细胞表型分析技术、各种生物信息学技术，在防化医学研究中得以应用，并发挥了重要作用。

新药发现和研发技术　特效抗毒药研发是防化医学学科的核心任务之一。新药研发是一个系统工程，涉及多个学科的配合。新药发现和研发技术链包括靶标确定、分子设计、高效合成、成药性评价、药效学评价、药物代谢和药代动力学评价、质量控制分析、特殊给药制剂、安全性评价和临床评价等多个环节，在各个环节上都有各自特色的关键技术，将其进行整合形成完整和先进的技术体系，是抗毒药物研发的重要保障。

与其他学科关系　防化医学是关于人体和毒剂相互作用，以及通过药物和器材等措施预防和对抗化学中毒的学科，它与毒理学、分析化学、生物学、生物化学、药物学、环境医学、应急医学、预防医学、卫生勤务学等诸多学科有密切的关系。防化医学应用毒理学、生物化学、分析化学和预防医学等多个学科的理论和技术方法开展研究，这些学科的知识更新和技术方法进步，对防化医学研究都会产生积极的影响，由此推动了防化医学学科的发展，促进能力的不断提高以解决过往的研究瓶颈或难题。与此同时，防化医学学科对化学毒剂毒性通路、分子毒理学、损伤机制以及防治措施的研究及成果，不仅扩展了上述学科的研究方向、对其基础理论和技术方法形成有效补充，还为其提供了经典范例。例如，防化医学对有机磷神经性

毒剂的研究，丰富和加深了对乙酰胆碱酯酶和胆碱能神经系统结构与功能的认识，阐明了有机磷毒剂对乙酰胆碱酯酶的抑制机制，创立了"酶老化"和"重活化"等理论；通过神经性毒剂体内自身解毒作用的研究，扩展了对对氧磷酶和丁酰胆碱酯酶等内源性酶系的认识和应用；神经性毒剂抗毒药的对抗靶点和构效关系研究，提供了对乙酰胆碱酯酶结构与功能，以及胆碱能神经系统调控的认识。防化医学对化学毒剂侦检、洗消、防护和救治的研究，还形成了预防医学和应急医学的分支。

意义与应用　化学防护是国家化学安全的重要方面，只有建立与国际化学威胁形势相适应的防化医学研究体系，才能使国家在应对在化学战和化学威胁时掌握主动权。中国的防化医学学科经过60多年的建设与发展，已建立了一支专业性的兼顾科研和应急处置的队伍，形成了集损伤评价和毒理学基础研究、防护救治技术开发、药品装备研制，以及应急处置和教育培训等应用研究为一体的研究体系，为化学武器医学防护和化学应急处置提供了多样化的药品、装备、技术和救治方案。防化医学学科的工作者在战时为部队打赢化学战服务，在平时承担预防和处置化学恐怖袭击、化学事故及灾害等突发事件的任务，为国家化学安全和人民健康提供了有力的保障。

（李　桦　刘克良）

huàxué wǔqì
化学武器（chemical weapons）

在战争和武装冲突中，以化学战剂的毒害作用杀伤作战人员和平民的一类大规模杀伤性武器，包括化学战剂（或其前体）、装有化学战剂的弹药和装置，以及施放这些弹药的专门器材。又称化学弹或毒气弹。常见的化学武器是装填化学战剂的炮弹，弹体由炸药管（柱）、引信和化学战剂填充室组成（图1），弹体上通常有颜色识别带，标示弹内所装战剂的种类。其他的化学武器还有装填了战剂的航空炸弹、火箭弹、导弹弹头、地雷，以及航空布洒器和毒烟发生器等。化学武器发射后，其内填的化学战剂借助爆炸、受热后气化或空气阻力作用，分散成蒸气、气溶胶、液滴或粉尘，污染空气、地面、水源、装备和其他暴露物体，使人、畜经呼吸道、眼或皮肤染毒，造成人员伤亡或使战斗人员暂时丧失战斗力。

发展和使用史　数千年前，人类就利用燃烧未干的木材、湿草所产生的浓烟攻击野兽，后来人们将这种刺激性烟雾用于战争中，成为早期使用的毒烟武器，尽管使用方法简单，但杀伤作用有限。来源于植物或动物的天然毒素，是最早用于战争或争斗的毒剂。现代化学武器随着化学工业革命的步伐诞生，其发展和使用的过程可以分为以下几个阶段。

第一次世界大战　1915年4月22日，在第一次世界大战的比利时伊珀尔战场化学武器首次大规模用于战争。德国军队在与英国、法国和加拿大联军对峙的阵地上，借风力把168吨氯气吹向联军的阵地，造成约1.5万人中毒，其中5000人死亡，由此开启了现代化学武器战的历史。随后，参战各国纷纷使用各种化学武器，规模不断扩大。据统计，第一次世界大战期间各交战国共生产化学战剂约13.6万吨，使用了约5.1万吨的刺激性毒剂、窒息性毒剂、糜烂性毒剂和氰类毒剂等数十种毒剂，使用的兵器有钢瓶、抛射炮、迫击炮、毒剂手榴弹、枪榴弹等，约有130万人受害，其中约9万人死亡。第一次世界大战后，化学武器在世界一些局部地区仍有不断被使用的记录。尽管1925年3月在瑞士日内瓦举行的武器、弹药和战争工具国际贸易监控会议上，达成了著名的日内瓦议定书（见日内瓦议定书），但未能阻止化学武器的使用。1935～1936年，意大利入侵埃塞俄比亚时，就使用了芥子气武器。

第二次世界大战　第二次世界大战时各主要交战国都准备了大量的化学武器，报道的贮备量达到50万吨，同时各国军队也有了较为完善的防护装备。但第二次世界大战战场并没有化学武器大规模使用的记录，化学武器仅在部分区域有局部使用。例如，意大利在入侵埃塞俄比亚时用飞

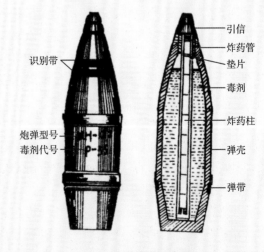

图1　化学炮弹示意图

机布撒芥子气和光气等毒剂。1937~1945 年，日本侵略军在中国武汉、常德等多个地区多次使用化学毒剂，造成近 20 万军民中毒伤亡。战后，侵华日军在中国领土上遗弃了大量的毒剂和弹药，至今仍危害着中国的生态环境和人民的生命安全。

第二次世界大战后的冷战时期 第二次世界大战结束后的冷战时期，苏美两国开展军备竞赛，研制出毒性更大的 V 类毒剂，以及非致死性的失能剂，并生产和储存了大量的化学战剂和化学武器。从 1946 年到 20 世纪 90 年代末，在战争和局部武装冲突中多次使用了化学武器。例如，1950~1953 年朝鲜战争中，美军曾上百次使用化学武器，造成中朝军队上千人中毒伤亡。1962~1970 年越南战争中，据不完全统计，美军在越南南方使用了 7000 吨西埃斯，12 万吨植物杀伤剂，使 130 多万人中毒，3000 多人死亡，同时大片森林被毁灭，严重影响了相关地区的生态平衡。1979~1980 年，有报道苏联在侵略阿富汗战争中使用了化学武器，造成数千人中毒死亡。1980~1988 年的两伊战争期间，伊拉克对伊朗发动过至少 200 余次化学武器袭击，使用的化学武器包括芥子气和塔崩等神经性毒气，造成约 10 万名伊朗人中毒。在两伊战争后期，伊朗也曾使用化学武器进行反击。

叙利亚内战 近期的化学武器使用是在叙利亚内战冲突中。2012~2018 年有多起化学武器使用的报道，叙利亚政府和反对派互相指责对方在交火中使用了装填化学物质的武器。其中最为严重的事件是 2013 年 8 月 21 日发生在大马士革郊区的姑塔地区，毒气弹造成三百多平民死亡，一千四百多平民受伤。随后，联合国和禁止化学武器组织组成的联合调查组对姑塔地区的化学武器袭击开展调查，并于 2013 年 9 月 16 日向联合国秘书长潘基文递交了调查报告。报告指出，姑塔地区各派在冲突中使用了化学武器，袭击包括儿童在内的平民，使用的化学武器是装填了沙林毒剂的地对地火箭弹。这是继两伊战争以来最严重的、造成大批平民死伤的化学武器使用事件。随后的叙利亚冲突中仍相继有使用毒气的报道，随后的调查确认，在这些冲突中使用了氯气。

恐怖活动 众所周知的化学恐怖事件是 1995 年发生在日本东京地铁的沙林毒气事件。奥姆真理教成员在东京地铁中施放了神经性毒剂沙林，造成了 12 人死亡，5000 多人受到不同程度的伤害。近年来，还发生了多起针对个人目标的化学战剂袭击事件，如 2015 年在马来西亚科隆坡国际机场，一名朝鲜籍男士受到化学毒剂的攻击身亡，随后的检测结果显示，使用的毒剂是神经性毒剂维埃克斯；2018 年 3 月，俄罗斯间谍斯克里帕尔父女俩在英国索尔兹伯里中毒，英国官方公布的检测结果显示，引起父女中毒的化学物质是神经性毒剂诺维乔克。

种类 化学武器有多种分类方式。按照化学战剂的战斗状态可分为爆炸型、热分散型和布洒型三大类。爆炸型化学武器利用毒剂弹中炸药爆炸时产生的能量，将化学毒剂分散为蒸气、气溶胶或粉尘等战斗状态，如毒剂炮弹、航弹、火箭弹、导弹和地雷等。热分散型化学武器利用毒剂弹中的燃烧剂燃烧所产生的热能，将化学毒剂加热，使其形成化学毒剂烟雾，如毒烟罐、毒烟手榴弹、毒烟发生器、毒烟炮弹和毒烟航弹等。布洒型化学武器利用压力将化学毒剂从容器中喷出，分散为液滴或粉尘等战斗状态，如航空布洒器、汽车布洒器和手持式布洒器等。按照武器中化学战剂的装填方式，又可将化学武器分为一元化学武器和二元化学武器，前者装填的化学毒剂为单一成分，后者则是将两种无毒或者低毒的前体化学物质，分别装填至弹体隔层内，在弹药发射或者爆炸过程中，两种组分迅速混合，发生作用生成既定战剂，发挥战斗杀伤作用，例如沙林二元化学武器。

特点 与常规武器相比，化学武器在构造和使用方式等方面具有鲜明的特点。毒性效应是化学武器最突出的特点，其释放的化学战剂能通过吸入或者经皮肤、黏膜接触等途径进入体内，引起伤害或致死效应，使人畜丧失行动能力甚至死亡（见化学战剂）。与常规武器比较，化学武器有更多的施放形式和方法，可通过吸入、接触、爆炸复合伤或误食（饮）等不同途径和方式，引起直接或间接中毒；此外，化学战剂的种类多，世界上已使用过或现存的化学战剂有 6 大类共 14 种，它们对机体的毒理作用和机制各不相同，染毒后可产生不同的中毒症状，相应的预防和救治的措施也因毒剂的不同而异，如芥子气战剂的救治困难，后遗效应可以持续数十年，甚至会导致癌症。常规武器一般是在弹丸或弹片飞行的轨迹上于瞬间发挥杀伤作用，而化学武器使用后，其内装的化学战剂可污染地面、空气或武器装备表面，杀伤作用会延续一定的时间。进入土壤和水源的化学战剂，会造成长期、大面积的环境污染和人群的健康损害。化学武器在一定的空间范围内都具有杀伤作用。化学战剂施放后不仅可以造成空间和地面染毒，还能向下风方向传播，在森林、草丛、岩洞、洼地等部位滞留，甚至能进入工事和建筑物内引起伤害。化学武器不仅对有生力量或动植物起到直接杀伤作用，也可以造成战斗人员的暂时性失能；或可根据不同的战斗目的，选择不同的毒剂种类和攻击方式，甚至通过区域环境、地面和水源的大面积污染，阻止对方行动。与常规武器相比，化学武器的使用和杀伤效果容易受到气象、地形等诸多条件的影响，在交战双方发生近战时或双方部队呈犬牙交错形式对峙时，使用化学武器会对双方造成伤害，使用有一定的局限性。对于有防化训练和准备的部队，化学武器的杀伤作用也会大大削弱。

伤害　化学武器主要是通过化学战剂的初生云团、再生云团和液滴染毒3种形式对人畜起伤害作用。初生云团是毒剂弹爆炸瞬间或布洒器喷洒当时所形成的气雾状染毒空气，其特点是毒剂浓度高、持续时间短、危害纵深远。再生云团是从染毒地面上靠自然蒸发所形成的染毒空气。由于毒剂蒸发比较缓慢，所以它的特点是浓度低、持续时间长，危害纵深逐渐减小。毒剂云团主要通过呼吸道吸入，或眼和黏膜吸收，使人员中毒。液滴染毒是液体毒剂经爆炸分散或布洒形成液滴。人畜直接接触液滴态毒剂后，可经皮肤、吸入等途径中毒，危害性很大。地面和物体染毒时对部队有扰乱和牵制的作用，并可间接造成伤害。

（丁日高　杜先林）

huàxué wǔqì sǔnshāng

化学武器损伤（chemical weapon injury）

化学武器攻击造成的人员中毒、伤害乃至死亡的现象。化学武器造成人员中毒和伤害的主要原因是武器中化学战剂的毒害作用。此外，化学武器爆炸时会导致弹片伤，以及由战剂和弹片造成的复合伤。化学武器损伤的重要特征是在短时间内出现大批症状和临床表现相似的中毒伤员。

影响因素　化学武器损伤的程度与化学武器种类、损伤特点、暴露剂量、染毒途径、人员防护水平和机体功能状态等因素密切相关。例如，气态或气溶胶形式的神经性毒剂和氰类毒剂经呼吸道吸入染毒，可以快速造成人员中毒，乃至死亡（见神经性毒剂和氰类毒剂中毒）；如战斗人员及时采用防毒面罩防护，则可有效对抗毒剂中毒，大大降低死亡率。糜烂性毒剂经皮肤染毒后，短时间内不会出现明显的中毒症状，也不会快速致死，但其引起的皮肤红肿甚至溃烂，难以治疗和痊愈（见芥子气中毒）。蓖麻毒素经消化道中毒的程度显著低于经呼吸道和肌内注射，这是因为蛋白质毒素在消化道可以被胰酶等内源性酶快速降解，毒性降低。不同组织或器官对化学战剂的吸收速度不同，对化学战剂的敏感性也存在明显差异，吸收快者，其敏感性较高。此外，某些病理状态能影响机体对化学战剂的处置过程，如肝肾疾病患者，其肝脏的解毒功能和肾脏的排泄功能显著降低，使得他们对化学战剂的敏感性高于正常人群。

预防措施　针对上述因素进行有效防护，是减少化学武器伤员数量、降低中毒伤害程度的关键措施。例如，及时使用防毒面罩、化学防护服、化学防护手套和靴套等防护器材阻止化学战剂接触和进入人体，借助于集体防护工事进行群体防护；对于神经性毒剂和氰类毒剂等速杀性毒剂，在获取敌方化学袭击情报的前提下，可组织人员提前服用预防药物，在器材防护的基础上进一步增强防护效能；在染毒区域执行任务时，应严格遵守污染区的行动守则，按要求穿戴防护器材，不得随意坐下或卧倒，尽量避免在杂草或树丛中行动，避免在染毒空气容易滞留的低洼地、堑壕、山谷等区域长时间停留，更不能饮水、进食和吸烟等，离开染毒区域后，尽快对人员和器材进行洗消。

（丁日高　杜先林）

huàxué wǔqì shāngyuán fēnlèi

化学武器伤员分类（triage of chemical casualties）

根据现场可用的医疗卫生资源和救治能力，对大规模或群体性化学武器伤员进行伤情检查并确定救治优先顺序的过程。在使用化学武器的战场或涉及化学战剂的群体中毒事件中，现场通常会同时出现众多的化学武器伤员。由于化学战剂的高毒性和速杀性，必须在有限时间内，根据污染程度、中毒症状和防护状况等，快速对伤员做出伤情判断，并根据现场的救治能力，决定伤病员接受医疗救治的优先顺序，以充分利用有限资源使更多的伤员得到合理救治，提高伤员的救治率和存活率。

分类原则　化学武器伤员分类系统是现场救治处置大规模化学伤员或群体中毒事件受害者的有效工具。分类的总体原则是对伤情严重且可治疗的伤员进行立即处置；对于非紧急需求或伤情较轻的伤员，适当延迟治疗；对于需要消耗大量时间或资源的伤员，视人力和资源许可情况决定。化学武器伤员分类鉴别是个复杂的过程，原则上应由经验丰富和训练有素的医生承担，并以医疗诊断标准为基础。伤员分类后，及时填写并给伤员佩戴伤情分类卡，以便识别。为了保证有效分类，负责分类的人员必须关注并了解以下信息：①现场环境和化学危害的动态变化及其对伤员和救护人员的影响。②医疗需求的动态变化，包括已知伤员和潜在高危人群的类型和数量，以及特定中毒伤害病程的重要节点。③现场医疗资源的动态变化。④化学伤员的洗消情况和医疗后送能力。为了提高现场群体伤员的分类效率，通常预先根据估算的医疗资源和现场救治能力制定分类标准和标识，并对医护和救援人员进行伤员分类流程的演练。

分类类别 化学武器伤员通常依据伤情分为以下4类。

立即处置（红色标识，优先级1） 需要紧急救治处理，且在处置后有较高生存概率的危重伤员。例如，出现可能危及生命的损伤或指征，如窒息、严重出血、昏迷、呼吸超过30次/分或血压低于80/50mmHg等的伤员；出现惊厥、抽搐的神经性毒剂中毒伤员；出现中度或重度呼吸性窒息的光气（或其他窒息性毒剂）中毒伤员；出现抽搐或数分钟呼吸暂停但循环功能尚可的氰化物中毒伤员；出现心血管性虚脱或过热的失能性毒剂中毒伤员等。

延迟处置（黄色标识，优先级2） 伤员的伤情允许延迟处置。这类伤员通常受伤或中毒不严重，或可能需要医学处置但不会立即危及生命。例如，已注射

抗毒自动注射针、症状明显缓解的神经性毒剂中毒伤员；液态糜烂性毒剂皮肤损伤面积较小的中毒伤员；呼吸性窒息延缓发生的光气中毒伤员等。但现场需要有医护或急救人员对此类人员进行持续观察，如发现病情变化，及时处置。

无需处置（绿色标识，优先级3） 未受伤害的人员和有轻微伤害或中毒的伤员，通常无需专业医护人员的处置，可进行自我处置或由非专业人员协助处置。例如，可以行走和说话、仅有轻微中毒症状（如瞳孔缩小、鼻液溢出，或轻度至中度呼吸性窒息）的神经性毒剂中毒伤员；非重要部位损伤或损伤面积低于5%的糜烂性毒剂中毒伤员；曾暴露于刺激性毒剂，但不需要进行治疗的伤员。

保守治疗（黑色标识，优先级4） 伤员伤情危及生命且生存可能性很低，或无呼吸、无脉搏、双侧瞳孔散大或已经死亡的伤员。待红色分类伤员伤情得到有效控制后，视情况和现场医疗资源进行处置。

分类流程 伤员分类是一个动态的过程，检伤分类应贯穿于伤员救治的整个过程。从现场、急救站到专业救治医院的过程中，需要定期对伤员伤情变化进行评估，必要时根据伤情变化调整类别、治疗方案和后送顺序。初次分类由现场的急救人员完成，评估伤员的伤情，填写伤情分类卡，并决定是在现场进行救治、维持生命体征，还是经简单处置后转送至医疗机构。现场救治期间，在保证红色类别危重伤员及时救治的同时，还应加强对其他类别伤员的观察，定期给予必要的检查和处理，以免贻误救治时机。

在伤员进入医疗机构之前，医疗机构根据自身情况和治疗需要，有可能需要对伤员进行再次分类。图1的分类流程适用于现场出现大规模化学武器伤亡人员且可用资源有限的情况。图中列出的生命特征参数是以成人为基础的，对于受伤儿童应根据实际情况进行调整。

伤情分类卡 用于现场快速记录伤员伤情、进行分类级别标识，以及标注其他注意事项的卡片，是国内外常用的伤情分类工具，通常以红、黄、绿（或蓝）、黑（或灰）4种颜色标识伤情和优先救治等级。中国军队在核化生医学救援中使用的伤情分类卡，用红、黄、绿和黑色分别表示立即、延迟、无需处置和保守治疗4个等级。分类卡设有现场分类、洗消和救治等不同单元，内容包括污染程度和伤情、现场处置的记录和判断，以及污染部位标记和损伤程度标识，以便为后续的治疗和处置提供必要的信息。伤情分类卡由现场承担伤员分类工作的专业人员填写后配发给伤员，伴随伤员经过现场洗消和救治、转送至后方医院的全过程。

（赵 建 丁日高）

huàxué zhànjì

化学战剂（chemical warfare agents，CWA）

用于战争和军事目的、能导致人员中毒死亡、伤害或失能的一类有毒化学品。又称军用毒剂。具体而言，化学战剂是装填在化学武器中或以其他形式直接用于战争和军事目的，以及曾经作为化学武器研发、生产或储存的一类化学毒剂（见化学武器）。

性质特点 化学战剂是化学武器造成人员伤亡的核心要素。20世纪至今，大约有70种不同的

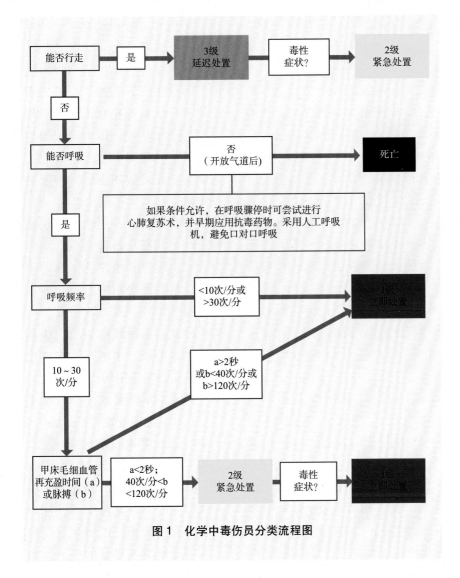

图 1 化学中毒伤员分类流程图

杀伤浓度或战斗密度，且因无色、无强烈的气味而不易被发现。化学战剂主要通过呼吸道吸入、皮肤和黏膜接触进入人体，作用迅速，起效快，防护和救治困难。形成武器化的化学战剂通常还具有生产工艺简单、成本低廉、性质稳定、便于储存等特点。

分类 化学战剂按其伤害效应的不同，可分为致死性化学战剂和失能性化学战剂两大类。致死性化学战剂的毒性强、作用快，人严重中毒可致死；失能性化学战剂在其 1/100 的死亡剂量水平，即可引起躯体或精神失能，死亡率显著低于致死性战剂。化学战剂还可按其持久性、战术目的和毒理作用类型等进一步分类。常见化学战剂的分类见表 1。

按持久性分类 根据作战的战术需求，可将化学战剂按有效作用的持续时间，分为以下 3 类：①暂时性毒剂，如氢氰酸、光气和沙林等沸点低、易于挥发的液态化学战剂。这类战剂的有效杀伤时间短，一般在数分钟到 1 小时，主要在进攻战斗中使用，释放后呈蒸气态或气溶胶态，经呼吸道吸入中毒，可迅速杀伤敌方的有生力量而不会妨碍后续的军

有毒化学品曾作为化学战剂使用或储存，其中以常温时呈液态的化学战剂为主。液态战剂通常易于挥发，或具有较高的蒸气压，可迅速气化或挥发，散发在空气中并覆盖较大的区域，经呼吸道中毒，快速导致人员伤害和死亡。根据不同的战术目的，不同种类的化学战剂其特点和伤害效应各异。例如神经性毒剂和氰类毒剂，具有强烈的毒性，接触人体后可迅速引起严重伤害或死亡；有些化学战剂则具有很强的失能性，可引起中毒者躯体或精神失能，暂时性丧失战斗力，或者对眼和呼吸道黏膜有较强的刺激性，使接触者流泪、喷嚏和疼痛，停止接触后症状会逐渐减轻并消失。

化学战剂可以液态、气态或固态形式释放，大部分的化学战剂在武器爆炸或施放时形成蒸气、气溶胶或微小的液滴，易于达到其

表 1 常见化学战剂的分类

化学战剂	分类			
	毒理学	持久性	战斗效果	毒害作用快慢
沙林	神经性	暂时	致死	速效
梭曼、塔崩	神经性	半持久	致死	速效
维埃克斯	神经性	持久	致死	速效
芥子气	糜烂性	持久	非致死	非速效
路易氏剂	糜烂性	持久	非致死	非速效
氢氰酸、氯化氰	全身中毒性	暂时	致死	速效
光气	窒息性	暂时	致死	非速效
毕兹	失能性	暂时	非致死	速效
西埃斯、西阿尔	刺激性	暂时	非致死	速效

事行动。常温时为固态的失能剂毕兹和刺激性毒剂西埃斯、苯氯乙酮等，也可作为暂时性毒剂使用，释放后呈烟状，用于扰乱或疲惫敌方，使其降低或失去战斗力。②持久性毒剂，如芥子气、维埃克斯（VX）等沸点高、不易挥发的液态化学战剂，以及可以微粉形态释放的固体化学战剂。这类化学战剂能以液滴态或微粉态长时间污染作战区域地面，它们的有效作用时间长，可持续数小时到数周，当人员或车辆通过时或染毒区域风速较大时，附着在地面的化学战剂可再度飞扬，对人员造成伤害，并污染车辆和装备，起到阻碍、迟滞或牵制敌方军事行动的作用。③半持久性毒剂，具有中等挥发度的化学战剂，例如神经性毒剂梭曼和塔崩，可经呼吸道和皮肤途径吸收后致伤，有效杀伤时间介于前两类之间，可保持数十分钟至数小时。在实际使用时，化学战剂的持久性不仅与其自身的理化性质有关，还受到施放方式、目标地区的地形和气象条件等诸多因素的影响。例如，一般作为暂时性战剂使用的刺激性毒剂西阿尔，如以微粉形式布洒在地面时可长时间发挥作用；通常作为持久性毒剂使用的芥子气，如以雾态形式施放时，则起到暂时性毒剂的作用。

按毒理学作用分类 在化学防护和防化医学领域，一般将化学战剂按其毒理学作用特点来分类，以便于根据其毒理学特点进行防护和中毒对抗救治。已知的化学战剂按其毒理学特征可分为以下6类：①神经性毒剂，是一类能破坏神经系统正常功能的化学战剂，化学结构上属于有机磷酸酯类化合物，主要通过呼吸道吸入和皮肤吸收染毒，在体内特

异性地抑制乙酰胆碱酯酶，使胆碱能神经系统的重要递质乙酰胆碱蓄积，导致胆碱能神经系统功能亢进，产生一系列的中枢神经和外周神经中毒症状。②糜烂性毒剂，主要通过皮肤、眼、呼吸道等途径中毒，引起皮肤、黏膜组织细胞损伤、炎症、糜烂、坏死等病理变化的一类化学战剂（见糜烂性毒剂）。③全身中毒性毒剂，又称氰类毒剂或血液毒剂，是化学结构中含有氰离子（CN^-）或氰基（^-CN）的一类化学战剂，主要经呼吸道吸入，导致细胞呼吸抑制，继而引起组织中毒性缺氧并致死。④失能性毒剂，能引起暂时的机体或精神残失的一类化学战剂，简称失能剂，其主要引起人员思维紊乱、情感和运动功能障碍、躯体功能失调以至暂时丧失战斗能力，适用于特定条件下的军事目的。⑤窒息性毒剂，主要损伤呼吸道和肺，使机体急性缺氧，引起呼吸障碍、窒息并可导致死亡的一类化学战剂，又称肺刺激剂或肺损伤性毒剂。⑥刺激性毒剂，能强烈刺激眼、上呼吸道等器官，引起流泪、喷嚏、咳嗽或疼痛等感官刺激症状，导致人员暂时性中毒的化学战剂，在战场上可以起到骚扰敌方行动的战斗效果。在平时，可用于执法行动，包括控制暴乱、驱散人群和维持社会治安等，故又称控暴剂。

其他分类 化学战剂还可以根据战术用途和杀伤作用的快慢进行分类，前者如致死性、致伤性、失能性、骚扰性化学战剂等；后者如速效性、非速效性化学战剂等。除了上述提及的六类化学战剂之外，曾在战争中使用过的化学战剂还包括植物杀伤剂，其作用主要是杀伤植物，但对人也

有一定的毒害作用，代表性毒剂包括橙色剂、白色剂、蓝色剂以及除莠剂等。

（李桦 丁日高）

huàxué zhànjì zhàndòu zhuàngtài

化学战剂战斗状态（dispense status of chemical warfare agents）

化学武器爆炸或施放后，化学战剂释放并发挥杀伤作用时的物理形态。化学战剂的战斗状态是化学战战术实施的重要因素，主要有气态、气溶胶态、固态（微粉）和液态。化学战剂的战斗状态影响其持久性，并与人员中毒途径和程度、武器装备及环境的污染危害范围和危害程度密切相关。

化学炮弹、火箭弹、航空炸弹等爆炸分散性化学武器，一般利用炸药爆炸时产生的能量，将化学战剂分散形成气态、气溶胶态或液态等战斗状态。沙林、光气、氢氰酸等沸点低、挥发度高的化学战剂易于蒸发形成气体云团，污染空气，人员主要经呼吸道或眼睛染毒，毒性作用起效快但持续时间较短。不易挥发的芥子气和维埃克斯等战剂，主要以液滴态，污染地面、装备和车辆等，经皮肤接触染毒，持续时间较长。毒烟罐、毒烟弹和热气溶胶发生器等热分散型化学武器，则利用热能使液态或固态的化学战剂形成气溶胶态的毒雾或毒烟，前者是液体微粒，后者是固体微粒，二者通常无法完全区分（图1）。微粒悬浮在空气中，若在低气压、风力较小的情况下，不易扩散，能持续较长时间，造成空气污染，人员经呼吸道或眼染毒。微粉比烟的粒子大，容易沉降在地面上，并能随风飞扬造成空气染毒。

化学战剂的战斗状态通常是动态变化的。例如，烟、雾、微

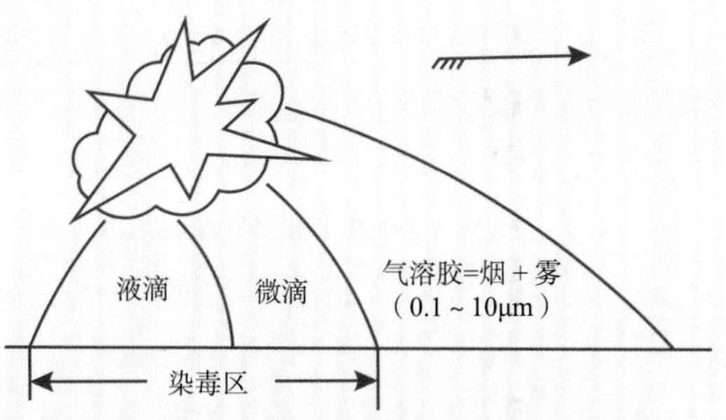

图 1 毒剂弹爆炸后化学战剂的战斗状态

粉和液滴状态的化学战剂在一定温度下部分都会蒸发形成气态。因此，在实际使用中，化学战剂可以是多种战斗状态同时存在的，在特定的环境和使用条件下，则以某一种战斗状态为主。

（丁日高　杜先林）

huàxué zhànjì rǎndú tújìng

化学战剂染毒途径（exposure pathway of chemical warfare agents）

化学战剂释放后，经不同器官或接触部位进入人体，发挥毒性伤害作用的路径。化学战剂的中毒程度和损伤效应与化学战剂的理化性质、染毒途径以及接触的器官组织特性密切相关。染毒途径的不同，引起的局部损伤或全身中毒性反应有所不同，首先接触或通过的组织或器官也不同。组织器官对化学战剂的吸收程度和代谢降解速率的差异，是机体对化学战剂敏感性差异的主要原因之一（见化学战剂毒物代谢动力学）。化学战剂的染毒途径主要是呼吸道吸入、皮肤和黏膜接触。此外，消化道摄入和伤口接触也是化学战剂的染毒途径。

呼吸道染毒　在化学战中，呼吸道吸入是化学战剂中毒和杀伤有生力量的主要染毒途径。人体的肺泡总面积为 $50 \sim 100 m^3$，分布着丰富的毛细血管，对化学战剂具有很强的吸收能力。此外，

经呼吸道由肺部吸收进入机体的化学战剂，不经过肝脏解毒就可直接进入血液循环，并能随血液循环分布至毒性靶器官和其他的组织器官，形成较高的体内暴露浓度。因此，中毒症状出现较快，程度严重。例如，神经性毒剂和氰类毒剂等速杀性毒剂主要经呼吸道吸入，大剂量染毒时可在数分钟内引起严重中毒，如果不及时防护和救治，染毒者会迅速死亡。

皮肤和眼染毒　人体皮肤的表面积为 $1.5 \sim 2.0 m^2$，化学武器爆炸或布洒形成的液滴态化学战剂，很容易接触裸露皮肤。维埃克斯等脂溶性较高、挥发度较低的化学战剂，能很快通过皮肤透皮吸收进入血液循环，少量吸收就可造成全身性严重中毒，甚至死亡。黏度较大的化学战剂，例如芥子气、胶黏梭曼等还会长时间污染地面、武器装备和物体表面，人体接触后引起局部或全身性中毒。不同部位的皮肤对化学战剂染毒吸收的程度有很大差别，腋窝、会阴等皮肤薄嫩和潮湿多汗部位对芥子气比较敏感，外伤、灼伤等导致皮肤完整性受到破坏时，也会加快化学战剂的吸收。而透皮吸收较慢或挥发度较大的化学战剂的皮肤吸收则有限。例如，沙林等挥发度高的毒剂，其大部分会在皮肤表面快速蒸发，皮肤染毒的毒性作用就显著低于呼吸道；经皮肤接触染毒的窒息性毒剂光气和双光气，由于其不能在靶器官肺部形成有效的毒性浓度，也不会造成严重的中毒损

伤。眼也是化学战剂接触中毒的重要部位，眼是个开放的器官，气态、气溶胶态和液态的毒剂，都能经眼黏膜接触染毒并吸收进入全身，导致眼局部或全身性毒性反应，如芥子气的眼中毒可导致结膜炎、角膜炎、角膜溃疡、穿孔甚至失明。黏膜组织因其毛细血管比较丰富，能较快地吸收各种战斗状态的化学战剂。例如，刺激性毒剂就主要攻击眼、鼻和上呼吸道，引起严重的黏膜刺激症状。

消化道染毒　化学战剂污染的食物或水经口摄入导致人员中毒损伤。海上作战时，人员可能因落水呛入漂浮于海面上的芥子气等油状化学战剂引起中毒。日常生活中，误食或恶意投毒事件，人员也多以消化道摄入方式中毒。消化道摄入染毒时，胃内容物的多少、胃排空速度的快慢，以及胃肠道酸碱度都会影响化学战剂和毒物吸收，胃内食物和蛋白质等内容物可减少化学战剂的吸收；在胃内酸性环境条件下，弱酸性化学战剂不容易解离，故吸收良好，而偏碱性的化学战剂则不易被吸收。小肠对化学战剂的吸收面积较大，但也会受到上述因素的影响。胃肠道中存在各种内源性酶如胃蛋白酶和细胞色素 P450 酶等代谢酶，前者可降解蓖麻毒素等蛋白类毒素，后者可以催化小分子化学战剂的氧化和水解反应，使部分毒剂在肠道中发生代谢降解，吸收入血的量减少，毒性相应降低。

伤口染毒　在化学武器战中，武器爆炸物或弹片造成的伤口在接触化学战剂时，毒剂会直接进入伤口染毒，特别是肌肉组织丰富的伤口，毒剂的吸收很快，危害也很大。同时，爆炸和弹片伤

口的毒剂污染，还会给毒剂的彻底洗消带来困难。因此，战伤和化学战剂染毒造成的复合伤，需要尽快地用清水、生理盐水或活性皮肤消毒剂洗消，以减少毒剂的吸收。

(李桦 丁日高)

huàxué zhànjì zhòngdú jìliàng

化学战剂中毒剂量 （intoxication dosage of chemical warfare agents）

无防护人员接触或污染化学战剂后引起中毒或伤害的毒剂量。中毒剂量是分析和评估化学战剂毒性和杀伤效果的量化指标，也是制订防护措施和容许阈值，进行诊断和救治的科学依据。通过化学战剂暴露浓度的测量和毒性效应评价，可以得到不同染毒方式和途径的中毒或伤害剂量，在此基础上开展中毒损伤程度的定量评价，量效关系研究以及与同类毒剂毒性的比较，是防化医学的重要研究内容。由于毒剂的战斗状态和侵入人体的途径不同，中毒剂量的计量单位和计算方法也有所不同。常见的中毒伤害剂量表示方法有浓度、密度、浓时积和染毒剂量。

暴露浓度 单位体积染毒空气中气态、气溶胶态、雾和烟态化学战剂的浓度，常用单位为毫克/立方米（mg/m^3）、毫克/升（mg/L）和微克/升（$\mu g/L$）。根据人员染毒后的伤害程度和中毒表现，化学战剂的暴露浓度有如下的不同定义。

刺激浓度 无防护人员接触化学战剂，出现刺激性反应但未造成不可逆损伤的化学战剂浓度，主要用于表示刺激性毒剂对人体的刺激反应程度。例如，西埃斯对人眼睛的最低刺激浓度为 $0.05\mu g/L$。

不可耐受浓度 在一定时间内人体暴露于化学战剂产生可忍受的刺激反应，但不会引起伤害的最大耐受浓度，如超过此浓度人体将产生不可耐受的反应。不可耐受浓度主要用于表示刺激性毒剂对人体的刺激反应程度。例如，人体暴露于西埃斯2分钟的不可耐受浓度为 $1\mu g/L$。

致死浓时积 人体暴露于气、雾和烟态化学战剂时，可导致90%以上人员死亡的浓度和时间乘积，用 LCt_{90} 表示。呼吸道染毒的化学战剂毒性作用和伤害效应与浓度和时间相关，因此，通常用浓时积计量化学战剂经由吸入途径中毒或伤害的剂量。例如，氢氰酸经呼吸道吸入的 LCt_{90} 为 $1500\sim5000$（$mg\cdot min$）/m^3，数值大小与暴露时间相关，暴露时间越长，则 LCt_{90} 的数值越小。

半数致死浓时积 人体暴露于气、雾和烟态化学战剂时，可导致50%以上人员死亡的浓度和时间乘积，用 LCt_{50} 表示。例如，沙林呼吸道吸入染毒的 LCt_{50} 为 $50\sim100$（$mg\cdot min$）/m^3。

失能浓时积 人体暴露于气、气溶胶态、雾和烟态化学战剂时，可导致90%以上人员失能，严重影响或丧失战斗力的浓度和时间乘积，用 ICt_{90} 表示。例如，毕兹经呼吸道吸入染毒的 ICt_{90} 为 220（$mg\cdot min$）/m^3。

半数失能浓时积 人体暴露于气、雾和烟态化学战剂时，可导致50%以上人员失能，严重影响或丧失战斗力的浓度和时间乘积，用 ICt_{50} 表示。例如，人眼接触芥子气的 ICt_{50} 为 200（$mg\cdot min$）/m^3；毕兹经呼吸道吸入染毒的 ICt_{50} 为 110（$mg\cdot min$）/m^3。

中毒剂量 化学战剂经由皮肤接触、消化道摄入或注射途径进入人体、导致中毒或伤害的剂量，一般按每人为单位进行计量，如毫克/人或微克/人；也可按体重单位计量，如 mg/kg 和 $\mu g/kg$。常用的暴露剂量有致死剂量和半数致死剂量等。

致死剂量 能使90%以上人员死亡的中毒剂量，用 LD_{90} 表示。例如，梭曼经由皮肤吸收的 LD_{90} 约为 1000 毫克/人。

半数致死剂量 能使50%以上人员死亡的中毒剂量，用 LD_{50} 表示。例如，维埃克斯经由皮肤吸收的 LD_{50} 为 $6\sim15$ 毫克/人。

染毒浓度 化学战剂在染毒空气或水中的浓度，用于表示化学战剂对空气或水源的污染程度。常用单位为 g/m^3、mg/m^3、mg/L 或 $\mu g/L$。化学战剂的战斗浓度是可导致人员或牲畜中毒、伤害或死亡的浓度。在化学安全和防护领域，将不会使无防护人员产生不良健康效应或伤害的染毒浓度，称为容许浓度。

染毒密度 化学战剂施放后，在皮肤、地面或者物体表面单位面积内的化学战剂质量，通常以 mg/cm^2、$\mu g/cm^2$、mg/m^2 或 g/m^2 单位表示。染毒密度主要用于表示染毒部位表面被化学战剂污染的严重程度。能产生杀伤作用的染毒密度称为化学战剂战斗密度。

(丁日高 李桦)

huàxué zhànjì bàolù yùzhí

化学战剂暴露阈值 （exposure limits of chemical warfare agents）

为人员健康和工作场所安全所设置或规定的特定化学战剂的暴露浓度允许限值。又称化学战剂接触限值。一定浓度的化学战剂经不同途径染毒，在短时间内会引起人员急性中毒和损伤；低剂量长期暴露接触后也会导致健康危害。因此，依据剂量-毒性效应关系制定的化学战剂暴露阈值，可以用于界定化学战剂的危害浓度范围或危害边界值，是化学战剂职业人员健康风险评估、操作风险管控和民众健康安全管理的重要指标。

阈值设置 不同国家、地区、部门或机构对于化学战剂或有毒化学品暴露阈值的设置方式有所不同，但阈值制定的目的和作用是相似的，旨在控制职业人员和民众的接触暴露水平，防止或降低人员中毒或伤害的风险，并针对不同的染毒水平采取必要的安全措施。现有的化学战剂暴露阈值主要是根据化学战剂对人体的伤害效应，以及化学战剂相关工作场所的健康安全要求设置和规定的。例如，美国设置的化学战剂暴露阈值包括立即危及生命或健康浓度、时间加权平均容许浓度、短时暴露限值、空气暴露容许限值、容许暴露水平和天花板限值等。中国国家职业卫生标准GBZ 2.1—2007《工作场所有害因素职业接触限值第 1 部分：化学有害因素》设置了有毒化学品的三类容许接触水平，即时间加权平均容许浓度（8 小时）、短时间接触容许浓度（15 分钟）和最高容许浓度。此标准收录了常见有害化学品的容许接触限值，但未包括高毒性的化学战剂容许接触限值。

常用阈值 国际上常用的化学战剂暴露阈值列举如下。

立即危及生命或健康浓度（immediately dangerous to life and health，IDLH） 可立即危及人员生命或能导致永久性健康伤害的化学战剂或毒物浓度。在制定化学战剂相关操作的安全和防护计划时，这一浓度阈值通常用于防毒面具种类的选择，如果现场化学战剂暴露水平高于 IDLH 值，则应选择自携氧式呼吸器/防毒面具。

时间加权平均容许浓度（time weighted average，TWA） 最常用的是 8 小时-时间加权平均容许浓度，即 TWA-8h。这是无呼吸防护的职业人员，在连续 5 个工作日内、每天平均工作 8 小时的容许浓度限值，即从事化学战剂相关工作的职业人员，在未佩戴呼吸防护器材、每周 5 个工作日、每天工作 8 小时的情况下，允许接触或暴露的最大浓度。日常工作场所化学战剂监测仪的报警浓度设置，通常参考 TWA-8h。

短时暴露限值（short term exposure limit，STEL） 是化学战剂相关职业人员的 15 分钟-时间加权平均容许浓度。除非另有规定，职业人员在一个工作日内的任何时间，都不能暴露于高过此浓度阈值的化学战剂。

空气暴露容许限值（airborne exposure limits，AEL） 是职业人员和民众容许暴露的、空气中化学战剂浓度阈值的统称。不同的人群，此限值的内涵和数值是不同的。对于无呼吸防护的化学战剂职业人员，通常设置为 8 小时-时间加权平均容许浓度；对于非职业人员和民众，则采用 24 小时-时间加权平均容许浓度。如神经性毒剂沙林的 8 小时-时间加权平均容许浓度和 24 小时-时间加权平均容许浓度分别为 $0.000\ 03mg/m^3$ 和 $0.000\ 001mg/m^3$。

容许暴露水平（permissible exposure levels，PEL） 是职业人员在特定时间段内容许暴露的化学战剂最高浓度。大多数的职业人员在其一生的工作期内可能会暴露于此浓度或更低浓度的化学战剂或有毒化学品，但不会产生不良的健康效应。PEL 是一个广义的阈值概念，对于不同的人群和不同性质的工作，PEL 的内涵和数值是不同的。在美国，PEL 由职业安全与健康管理局制定并监督执行，8 小时-时间加权平均容许浓度（8h-TWA）和短时暴露限值（STEL）是常用的 PEL 值。

天花板限值（celling value） 职业人员在一个工作日内的任何时刻，都不能暴露于高出此浓度限值的化学战剂或有毒化学品。在工作场所不具备实时监测能力时，通常以短时暴露限值作为天花板限值。例如，美国规定神经性毒剂沙林的天花板限值是 $0.000\ 3mg/m^3$。

（丁日高 李 桦）

huàxué zhànjì shēngwù biāozhìwù

化学战剂生物标志物（biomarkers of chemical warfare agents）

人体暴露于化学战剂后，化学战剂与机体内源性物质发生相互作用而产生的、可明确指示化学战剂暴露或中毒损伤特征，并可稳定检测的化学战剂代谢产物、生物大分子加合物以及因化学战剂中毒而发生变化的内源性物质等。生物标志物可以客观反映化学战剂的人体暴露及其毒性作用。通过检测生物标志物的形成或者其体内浓度的变化，可以获得化学战剂的种类以及暴露或损伤程度等信息，对化学战剂的暴露和中毒进行确证，也可用于化学战剂指控使用或中毒的溯源性调查，以及低剂量暴露和无症状接触者的流行病学调查。目前研究较多且已开展应用的化学战剂生物标志物是神经性毒剂和糜烂性毒剂芥子气的生物标志物。

分类 按照功能分类，化学战剂生物标志物可分为暴露生物标志物和毒性效应生物标志物两大类，但二者之间并无明显的界限。例如，有机磷酸酯类神经性毒剂与乙酰胆碱酯酶丝氨酸活性位点特异性结合，抑制乙酰胆碱酯酶活性是其产生毒性的毒理机制。红细胞乙酰胆碱酯酶活性变化，既可用于神经性毒剂暴露的确证，也可指示毒剂毒性效应的强度。按照来源和化学结构类型，生物标志物又可分类为代谢产物、生物大分子加合物和内源性物质等。

代谢产物　大多数化学战剂是具有反应性的化合物，它们进入人体后会发生非酶的化学反应或机体代谢酶催化的反应，生成的代谢产物可随尿、粪或呼出气排出体外。因此，大多数化学战剂原形在体内的生命周期较短，暴露或中毒后数小时至一两天后在血尿样品中就可能检测不到，但可以通过代谢产物的检测确定其在人体的暴露。除了芥子气等少数高反应性化学战剂在体内可经历非酶介导的化学反应外（见芥子气暴露生物标志物），进入体内的化学战剂主要在内源性酶的催化作用下，发生氧化、还原和水解反应，或与内源性分子结合，代谢产物通常保留了化学战剂原有的化学结构特征，部分产物在体内能稳定停留一定的时间，可作为化学战剂暴露标志物，用于毒剂暴露确证和中毒诊断。

加合物　神经性毒剂、糜烂性毒剂和窒息性毒剂等化学战剂，都是反应性的亲电化合物，进入体内后易与酶、蛋白或脱氧核糖核酸（DNA）等生物大分子的亲核基团发生反应，生成共价结合的大分子加合物。例如，神经性毒剂与乙酰胆碱酯酶或丁酰胆碱酯酶的丝氨酸结合，生成膦酰化酶；与血红蛋白或白蛋白结合，生成相应的蛋白加合物。芥子气和氮芥除了能与白蛋白形成加合物外，还可以与DNA反应，如与脱氧鸟苷残基的N7位发生烷基化反应，生成相应的DNA加合物。化学战剂的蛋白加合物在体内的生命周期与蛋白本身相似，可长达几十天甚至数月。DNA加合物在体内生命周期通常会显著短于天然的DNA，这是因为化学战剂干扰了DNA的修复机制。即使如此，芥子气的DNA加合物在体内也能稳定停留约两周。化学战剂的DNA加合物和蛋白加合物是化学战剂人体暴露和中毒的重要证据，甚至可以在其毒性作用消失后用于中毒的溯源性分析。

内源性物质　化学战剂进入体内后产生毒性作用，导致器官、组织或细胞的损伤，引起内源性物质发生变化。通过定量检测，这些物质的变化可以特征性地指证化学战剂的毒性效应。例如，神经性毒剂是乙酰胆碱酯酶的特异性抑制剂，红细胞乙酰胆碱酯酶活性是神经性毒剂中毒的有效判定指标，通过计算抑制率，还可评价中毒的严重程度（见神经性毒剂生物标志物）。此外，神经性毒剂中毒所致中枢神经系统损伤的表现之一是引起癫痫。因此，人癫痫发作时的疾病生物标志物小核糖核酸-134（miR-134）也已被考虑用作神经性毒剂中毒所致脑损伤的标志物。

检测　化学战剂生物标志物的发现、鉴定及应用依赖于先进的样品分离技术和现代仪器分析技术。例如，化学战剂体内代谢产物的检测常会受到产物浓度低、生物医学样品基质干扰严重等问题的制约，测定前需要采用液-液提取和固相萃取等技术对血液、尿液等样品进行前处理，去除大量的内源性干扰物，并进行目标待测物的富集。代谢产物的定性和结构鉴定主要采用色谱-质谱联用技术、红外光谱和磁共振波谱技术，并通过化学合成或体外酶促反应等手段获得产物的标准对照品。气相色谱-质谱联用和液相色谱-质谱联用是常用的代谢产物定量分析技术，其中液相色谱-质谱联用技术尤其适用于极性较大的代谢产物的分析。生物大分子加合物的鉴定和分析可先用亲和固相萃取等技术将蛋白和DNA从血液、尿液样品中分离出来，在酸、碱或酶的作用下消化分解，随后应用色谱-质谱联用技术对携带化学战剂结构特征的肽段、氨基酸或碱基加合物进行检测、鉴定和定量分析。此外，化学战剂的蛋白或DNA加合物也能用免疫分析法进行检测和定量分析。

应用　神经性毒剂和糜烂性毒剂的代谢产物和生物大分子加合物已用于毒剂的暴露确证、诊断和临床治疗监测，尤其适用于潜伏期或者低剂量无显著症状中毒者的确证。这些标志物还广泛用于化学武器核查分析和指控使用调查的溯源性分析等。例如，2013年在叙利亚内战冲突中，疑似化学武器的使用造成大批平民伤亡。联合国和禁止化学武器组织联合调查组通过对中毒人员血液、尿液样品的分析，发现了沙林的体内代谢产物。这一结果与环境样品中检出沙林降解产物以及其他的现场信息相互佐证，证实了平民中毒伤亡是由沙林武器所致。值得注意的是，不同结构类型的化学战剂生物标志物在人体内的生命周期是不相同的，其检测窗和应用也会有所不同。代谢产物通常是化学战剂暴露后的早期生物标志物，且其检测和定量分析简单、快捷。化学战剂暴露后数天，乃至一周到两周的时间内，可从血液、尿液、唾液等体液样品中检测到特征性的代谢产物，其定性结果可用于毒剂暴露的确证和诊断；样品中代谢产物的浓度或量还可作为临床监测指标，结合临床症状进行救治方案的制订和调整。化学战剂暴露后至数月的时间内采样，在血液或尿液样品中检测到的DNA加合物和蛋白加合物，可用于暴露中毒确证。基于芥子气DNA加合物免疫层析分析法的快速检测试纸，可用于现场皮肤染毒检测和临床救治监测。此外，化学战剂的DNA和蛋白加合物还可用于化学战剂暴露的溯源，根据不同加合物的体内生命周期和测定浓度，分析推测化学战剂的个体暴露时间。

（李春正 李桦）

huàxué zhànjì zhòngdú jiànbié

化学战剂中毒鉴别 (identification of chemical warfare agent intoxication)

在疑似化学武器袭击或化学突发事件现场，根据情报、现场调查、受害者症状、毒剂检测结果等，对化学中毒进行确证和诊断的过程。包括化学战剂种类的初步鉴别，伤员症状观察和诊断，以及与其他化学或物理中毒症状的甄别。在化学战和突发化学事件中，及早确证中毒原因，鉴别化学战剂种类，对于现场制定救援计划和及时采取防护、洗消和急救治疗措施至关重要。对于毒性大、毒性作用发作快的神经性毒剂和氰类毒剂等速杀性毒剂，及时鉴别中毒来源和正确诊断是挽救伤员生命、降低伤害效应的关键。

中毒识别 在化学战和突发化学事件中，突然出现大批原因不明，且有相似症状和体征的伤亡人员，但未观察到明显的火器伤或外伤，就应考虑化学战剂中毒的可能性。根据以下信息和方法，可以初步判断是否化学战剂中毒：①化学战情报。从化学战前特种部队的调动、武器运输、气候条件等情报，可以预判可能发生的化学战。②现场侦察和调查。通过查看现场和询问目击者，发现和了解毒剂施放的可疑迹象。例如，来源不明的云团或烟雾、可疑气味和油状液滴；敌机袭击时尾部有明显的灰色或白色烟雾，爆炸处有烟雾或气团出现；发现成批死亡的动物或昆虫，水面有漂浮的油膜及死亡的鱼虾，树叶及花草变色枯萎或脱落等。③现场侦检。采用便携式检测设备，对现场空气、地面、水源、设施，以及伤员衣物和皮肤上的可疑沾染物进行快速侦检，获得毒剂种类和大致染毒程度等信息。④伤员症状观察。观察伤员是否出现中毒症状或体征，包括但不限于眼、鼻、喉刺激感，流泪，流涕，咳嗽，喷嚏，视物模糊，视近物困难，异常出汗，唾液增多或口干，胸闷，呼吸困难，肌肉挛缩，抽搐，肌颤，行为失常，抑郁，嗜睡或兴奋过度，烦躁不安等。

鉴别与确证 化学战剂中毒鉴别和确证需要与其他化学或物理中毒的相似症状进行甄别。例如，一氧化碳和二氧化碳中毒，硝化炸药、燃料和润滑剂所致烟雾中毒，以及发烟剂或火箭推进剂中毒等。通常采用以下方法对化学战剂中毒进行鉴别和确证。

毒剂侦检 采用现场快速检测方法或检测装备，获得化学战剂的阳性结果，是中毒确证的可靠依据。基于化学显色法的侦检管和侦检纸，便携式离子迁移谱仪、火焰光度检测仪（硫磷检测仪）、拉曼光谱检测仪和气相色谱-质谱联用仪等现场检测设备，可以快速检测并确定化学战剂的种类。现场检测最好同时使用两种或以上原理不同的检测仪进行相互验证，防止假阳性。对现场侦检阳性或可疑的中毒样品，应及时采样，送专业实验室做进一步的确证鉴定（见化学毒剂侦检）。

伤员体征和症状 化学应急救援人员和医学急救人员应熟悉各类化学战剂的中毒表现和特征，在紧急情况下根据伤员的症状和特征进行鉴别诊断。例如，神经性毒剂中毒伤员通常出现瞳孔缩小、视物模糊、流涕、流涎和多汗等症状，严重中毒者会出现呼吸困难（有时喘息）、呕吐、肌颤、惊厥和昏迷。氰类毒剂中度以上中毒时，出现呼吸困难、皮肤黏膜呈樱桃红色，以及惊厥和昏迷等症状；氯化氰中毒时，除了上述症状外，还有明显的眼和上呼吸道刺激症状（见氰类毒剂中毒）。毕兹中毒时，通常伤员的瞳孔散大，颜面潮红，伴有口干、心动过速、步态不稳等症状，有些伤员还会出现妄想和幻觉的症状。糜烂性毒剂呼吸道中毒伤员会有咳嗽、声音嘶哑、呼吸困难，以及咳出假膜等症状；眼中毒后有畏光、疼痛、眼睑水肿和痉挛等表现；消化道中毒出现腹痛、恶心、呕吐或腹泻；皮肤染毒初期无明显症状，数小时后皮肤出现红斑和水疱（见芥子气中毒）。刺激性毒剂中毒者很快出现咳嗽、流泪及喷嚏等眼和上呼吸道的强烈刺激症状，并可引起恶心和呕吐，高浓度暴露还会出现皮肤红斑和刺激反应（见控暴剂）。

实验室检查 有条件时采集伤员的血液、尿液和呕吐物等生物医学样品，送专业的毒剂分析实验室或临床实验室进行分析和检测，通过化学战剂暴露标志物的检测、特异性生化指标和病理改变，对毒剂中毒进行确证和诊断。例如，神经性毒剂中毒后，血液胆碱酯酶活力显著下降；氰类毒剂中毒时，血液中可检出氰离子，尿液、唾液和血液中的硫氰酸盐含量显著增高；芥子气中毒后，血液和尿液中可检出硫二甘醇、芥子亚砜、脱氧核糖核酸（DNA）和蛋白加合物等生物标志物。

（丁日高　李　桦）

huàxué zhànjì zhòngdú yīxué jiùzhì

化学战剂中毒医学救治（medical treatment of chemical warfare agent poisoning）

化学战剂中毒伤员的现场医学急救和院内治疗过程。化学战剂是高毒化学品，毒性大、作用迅速，中毒后如救治不及时或处置不当，会导致人员伤亡，后果严重。化学战剂中毒的医学救治专业性强，救治效果在很大程度上取决于救治时间和处置方法。化学中毒伤员的救治通常分为现场急救、转运后送和院内治疗3个阶段，其中现场救治是去除污染、减少伤害、降低死亡率的关键环节。

化学战剂救治原则　化学战剂中毒的现场救治，首先遵循"先排险后施救""先救命后治伤"和"先重伤后轻伤"等灾害救援原则。同时，根据化学战剂的危害特征，依照"侦检为先，防护到位，自救互救，尽快撤离，快速分类，先洗消后救治"的原则进行，在救援和医护人员做好自身防护的前提下，对伤员实施及时有效的救治。

侦检为先　化学战剂中毒现场的救治，在条件许可时应首先采用侦检装备进行检测，确定毒剂的种类和污染程度，以便进行针对性的防护和救治。

防护到位　进入污染现场的救援人员必须穿戴适宜的个人防护装备，做好自身防护（见化学毒剂个人防护）。在救治过程中，随时采取措施，保护伤员的呼吸道和皮肤，及时阻断毒剂进入体内并防止交叉污染。

自救互救　化学战剂中毒、特别是速杀性毒剂中毒的救治有效时间很短，现场人员应首先采取自救和互救的方式，及时穿戴个人防护器材和洗消，在疑似中毒或出现中毒症状时，立即自我注射或与同伴互相注射抗毒自动注射针，或者及时使用个人携带的其他急救药品。

尽快撤离　条件允许时，应尽快将中毒伤员移出污染区。在污染区内除了使用自动注射针等特效抗毒药物，以及进行紧急止血、骨折固定等简单处置外，原则上不进行其他的救治操作。

快速分类　在现场有大量伤员的情况下，应按预先制定的伤员分类原则，进行快速分类，按类别和优先排序进行针对性的救治和处置（见化学武器伤员分类）。

先洗消后救治　在伤员伤情允许的情况下，先脱去污染衣物，进行洗消，去除污染源，然后进行救治（见化学毒剂污染伤员洗消）。现场洗消和救治应严格进行分区操作，人员和设备从污染区、缓冲区到清洁区只能单向通过，进入清洁区的人员和装备应经检测确认其清洁程度，以避免人员的二次污染。

现场急救　化学战剂中毒的现场急救应在统一指挥之下，分秒必争。污染区内的伤员救治以自救互救方式为主（见化学战剂中毒自救互救）。相关人员应尽快使用防毒面具等个人防护器材，或采用湿毛巾、纸巾、眼镜等随身物品，保护呼吸道、眼和皮肤，有效阻断毒剂进入体内。对于神经性毒剂和氰类毒剂等速杀性化学战剂的暴露中毒，应立即使用抗毒自动注射针，进行自我注射或互相注射。在疑似染毒时，及时使用个人消毒包或清水，去除沾染的毒剂，脱去污染衣物，并尽快离开污染区域，随后进行彻底洗消和抗毒治疗。现场医学救援人员的主要任务是在污染区内协助伤员完成上述自动注射和洗消操作，以及在必要时采取措施进行止血、固定或维持中毒伤员的生命体征，尽快将伤员移出污染区至上风通风处。在缓冲区，对伤员进行检伤分类、补充洗消或全身洗消。在清洁区，根据情况给重伤员补充注射解毒药物，对出现昏迷、休克、惊厥、心脏骤停及窒息等严重中毒症状的伤员进行紧急救治，并注意保持伤员的呼吸道畅通，必要时给氧，维持生命体征，情况稳定后及时后送。

转运后送　安全和快速是伤员转运后送的基本要素，要合理选用适宜的转运方式和路径，在最短时间内将伤员送至指定医院接受专业治疗。转运后送过程中，需要随时观察化学战剂中毒伤员的病情变化，及时给予有效的医疗支持，避免在转运过程中因伤员病情加重及交通安全等因素，对伤员造成危及生命的损伤。

院内救治　化学战剂中毒伤员的院内救治通常在具有中毒救治资质的医院进行，遵循"统一组织指挥、区域划分清晰、全程分类及时、诊断依据充分、综合救治高效"的原则。进入医院救治的化学战剂中毒伤员主要有以下3类：①已知中毒原因，在现场已接受急救处置。②在现场已接受急救处置，但中毒原因尚未确定。③未接受急救处置，中毒原因未知。对不同类型的伤员应采取不同的策略分别对应。对于中毒原因未知的伤员，尽快检查、检验和进行毒剂检测，及时诊断。对于已确诊的伤员，针对不同的化学战剂和病情，采取"特效抗毒与全身治疗相结合、救治与护理相结合"的综合救治原则进行治疗。化学战剂中毒的院内治疗涉及分类、精细洗消、诊断、治疗和康复等多个环节。

分类 在伤员抵达医院后，立即依据伤员伤情卡上记录的信息和实时症状表现，按中毒程度、生命体征、意识状况等指标进行快速分类，尽快确定危重伤员并进行救治，同时掌握所有伤员的伤情，及时调配救治力量和物资。

洗消 洗消是阻断中毒源、防止院内二次污染的重要措施。对进入医院的所有伤员进行检查，去除衣物，视情况进行全身洗消或局部精细洗消。

诊断 对于中毒原因尚不清楚的伤员，进行病史询问、身体检查、临床检验和毒剂检测，根据上述检查结果进行综合分析，明确诊断，并对危重伤员进行危重程度和预后评估，为随后的治疗提供依据。

解毒和抗毒治疗 在明确中毒原因的情况下，根据化学战剂的毒理学特性和体内过程，进行体内毒剂清除和特效抗毒药物的抗毒治疗。对于中毒原因不明或无特效抗毒药物的中毒伤员，针对其主要症状采用对症治疗措施。对于芥子气、光气等有潜伏期、毒性作用发作迟缓但病情加重变化迅速的中毒伤员，在明确病因后及时制定监护和救治方案，采取预见性监护和救治措施，定期检查，密切监测病情变化，及时给予治疗。

个体化治疗 化学中毒伤员因毒剂种类、染毒途径和剂量不同，中毒的危害程度和临床表现有所不同；伤员个体对化学战剂的敏感度以及对抗毒药物和治疗措施的反应也不一致，因此，病情的发展和治疗进程会随之不同。特别是急性中毒引起的中毒性脑病、中毒性心肌损伤、中毒性呼吸衰竭、中毒性肝病和肾病等，在治疗中需要根据伤员具体情况，制定个体化的救治方案。通过对伤员病情的连续监控，掌握病情变化情况，随时调整方案，以便预防和及时处置可能的并发症和病情恶化。

心理治疗和康复治疗 化学战或化学突发事件的伤员，往往会处于一种恐惧和紧张的状态中。神经性毒剂等化学战剂中毒，还会引起神经损伤，引发精神、认知和心理异常，特别是在群体中毒事件中，可能会导致群体性癔症发作或者长期的精神症状。在明确诊断的基础上，应注重与伤员和家属的沟通，结合机体恢复和康复治疗，开展心理咨询和治疗，打消伤员的恐惧心理，有效减少和控制精神异常和长期精神症状，改善预后。

（李 桦 丁日高）

huàxué zhànjì zhòngdú zìjiù hùjiù

化学战剂中毒自救互救（self-aid and buddy-aid against chemical warfare agent poisoning）

在化学战现场或化学突发事件现场，暴露于化学战剂的中毒人员或疑似中毒人员用随身携带的洗消和抗毒药品进行自我救治以及与同伴之间进行互助救治的过程。用于现场自救和互救的急救药品包括对抗致死性化学战剂的抗毒自动注射针和化学毒剂消毒包等。

化学战剂伤员的现场自救与互救起始于神经性毒剂的中毒急救，因为神经性毒剂是速杀性化学战剂，毒性作用强、起效快，无防护的人员在暴露于毒剂后如不及时救治，会很快出现中毒症状，严重时可致死。肌内注射是中毒现场特效抗毒药物的主要给药方式，注射后药剂能快速吸收入血，发挥抗毒作用。为了让现场中毒或疑似中毒人员能尽快注射用药，神经性毒剂的特效急救抗毒药物预装在自动注射针中，以供中毒人员在现场自行肌内注射或由同伴帮助注射，这一过程通常在暴露于化学战剂后，或者开始出现症状的数分钟内就能完成，此举可有效避免为等待医护人员而延误救治的情况，对于缓解中毒症状、为后续治疗争取时间至关重要（见神经性毒剂急救自动注射针）。随后，这一方式在不断的急救实践中扩展至其他化学战剂的中毒防护和急救，例如，针对速杀性战剂氰类毒剂中毒，也研发了特效急救自动注射针（见氰类毒剂中毒急救）。

化学战或化学突发事件现场中毒人员的自救和互救，除了使用特效抗毒药物外，还包括个人防护和消毒。例如，糜烂性毒剂和窒息性毒剂，虽然它们不是速杀性毒剂，但中毒后没有特效抗毒药物，救治困难且预后不佳。及时穿戴防毒面罩和防护服，在暴露于或接触上述战剂后及时用个人消毒包擦拭除去皮肤上的可疑液滴，用活性皮肤洗消剂消毒裸露皮肤上可能沾染的毒剂，或用生理盐水和清水洗眼，能有效减少毒剂的吸收，降低中毒的风险。

世界各国军队人员都装备了个人或单兵急救包，供军队官兵和参与化学应急救援的人员在现场遭遇化学战剂及其他毒剂时进行自救和互救。例如，美国军队配备的个人急救包中装有氯磷定自动注射针、阿托品自动注射针和安定自动注射针的组合，以及活性皮肤消毒包等。

(李桦 赵瑾)

huàxué zhànjì fánghù yuánzé

化学战剂防护原则（general principles of protection against chemical warfare agents）

为阻止化学战剂进入人体、保护人员免受或减轻化学战剂中毒损伤所采取的策略和措施。化学战剂的毒性强、作用快，特别是神经性毒剂和氰类毒剂等速杀性毒剂，染毒后能快速引起人员中毒并死亡，主动防护是降低人员中毒风险，对抗化学战剂伤害的关键举措，是维护军队指战员安全健康的重要保障。化学战剂防护的总体策略可归纳为"预有准备、早期识别、有效防护、污染控制"。

预有准备　国家和军队相关部门应及时掌握化学安全的动向和信息，对化学战剂的危害及防护进行预有准备，包括人员教育和培训、信息采集和分析、工作预案和程序制定、器材和药品等物质的采购和维护等。在工作中直接接触化学战剂的操作人员和救援人员，应定期参加化学战剂防护培训，掌握危害识别和评估方法，熟悉应急处置原则和程序，并接受个人防护器材使用和维护、化学战剂侦检、洗消和自救互救的训练。可能接触化学战剂的人员和民众，也需要通过学习和科普教育，认识化学战剂的性质和危害，了解防护措施和相关技术，以便在遇到化学突发事件时，能及时反应、有效应对。

早期识别　危害识别和评估是化学防护的关键环节，也是化学应急救援和处置的重要前提。识别和评估工作场所或环境中存在的化学战剂及其他化学危害，通过危害标志、预警、风险评估、预案制定和人员培训等工作，使所有相关人员知晓其工作场所和环境可能存在的化学战剂及其危害，熟知防护要领和工作程序，掌握防护技术和方法，可以有效控制化学中毒和人员伤亡的风险，降低化学战剂对人员和环境造成的危害。在化学应急救援和处置过程中，及早采用便携式或机动式侦察检测设备进行现场侦检，结合现场情况和伤员早期的症状表现等信息，可以对现场的化学战剂种类、大致染毒程度和危害性质进行识别，以便针对性地开展防护、洗消、诊断和救治行动，保证应急救援和处置的效率和成功率。

有效防护　有效的化学防护是减少人员伤亡、安全完成工作任务的重要保证。人员的化学防护包括物理防护和医学防护两个方面。物理防护是利用防毒面具和防护服等个人防护器材，或利用防护帐篷、坑道或建筑物等集体防护设施，在化学战剂和人体之间形成物理隔离屏障，阻断化学战剂通过呼吸道、皮肤等途径进入人体，保护眼和呼吸道等重要器官免受化学战剂的伤害。医学防护则通过提前服用预防药物，针对性地防护特定化学战剂中毒。医学防护可以在物理防护的基础上起到加强防护的作用，但不能完全取代物理防护（见化学毒剂个人防护）。

污染控制　在化学战剂污染区域，通过贯彻和执行接触最少的人员、最短的时间和最小接触量的污染控制原则和措施，可以大大减少人员的化学战剂暴露，降低人员中毒和伤害的风险。有效的污染控制要素包括：①根据化学战剂的种类、可能的接触量和方式，针对性地制订防护计划，将接触化学战剂的人员和装备控制在最低限度。②按照现场危害分级原则，严格实行分区作业，尽可能将化学战剂污染控制在划定的污染区（热区）范围之内，污染人员和物品在缓冲区（温区）经洗消和检测合格后，方能进入清洁区（冷区），以避免交叉污染（见化学危害分区）。③污染区内人员，或其他场所直接接触化学战剂的人员应严格执行危害场所行为规范，及时并正确穿戴个人防护器材，严格禁止单人行动和操作，避免随意接触污染物品、饮水和进食。④人员和器材离开污染区后，应及时洗消，并妥善处置污染设备、衣物和洗消废液，防止二次污染（见化学毒剂污染控制）。

(丁日高 李桦)

huàxué zhànjì dúwù dàixiè dònglìxué

化学战剂毒物代谢动力学（toxicokinetics of chemical warfare agents）

研究化学战剂经不同途径染毒后在机体内的吸收、分布、代谢转化和排泄动力学及其规律的毒理学分支。简称化学战剂毒代动力学。化学战剂在体内的吸收、分布、代谢和排泄是一个动态过程，统称为化学战剂体内过程。这一过程与化学战剂在血液循环和器官组织的暴露浓度以及体内停留时间密切相关，并对化学战剂的毒性效应、作用时间和毒理机制产生重要影响。

研究内容　毒代动力学主要研究化学战剂经不同途径和方式染毒后，在血液循环和靶器官的暴露水平及其动力学特征，探讨剂量与暴露、暴露与毒效强度和时间的关系，并通过考察毒剂吸收进入体内，在体内的分布、解毒和清除过程，理解中毒机制及其物质基础。

吸收　化学战剂经不同途径染毒并吸收入血的过程。从不同染毒部位吸收进入血液循环的化学战剂，一般需要跨过一个或多个生物屏障，其吸收程度和速度在很大程度上取决于化学战剂的结构和理化性质，并且与染毒途径和吸收部位有一定的关系。毒剂的吸收方式不同，产生的毒性效应和程度有所不同。例如，气态或气溶胶态形式的神经性毒剂或氰类毒剂，主要经呼吸道吸入染毒，因肺泡的表面积大，加上两类毒剂的脂溶性较高，因此可很快吸收入血，染毒后数分钟即可出现中毒症状。糜烂性毒剂多以液态形式经皮肤接触后吸收入血。由于毒剂需要穿透皮肤屏障，吸收过程相对较慢，吸收率也显著低于呼吸道吸入途径。皮肤染毒的糜烂性毒剂在穿透皮肤吸收的过程中可直接作用于皮肤组织，使皮肤局部产生红肿、水疱，吸收入血后则会导致全身性中毒症状（见芥子气皮肤中毒和芥子气全身性中毒）。

分布　化学战剂吸收入血后经血液循环分布进入全身器官组织的过程。化学战剂在靶器官组织的分布浓度是其毒性效应的重要物质基础，毒剂与器官组织的亲和力，以及该器官组织的血流灌注量是影响分布浓度的主要因素。例如，中枢性失能剂通常需要进入大脑组织，到达中枢神经

系统发挥作用，这一过程会受到血脑屏障的制约。血脑屏障通透率较低的失能性化合物，其中枢作用就相应较弱。梭曼等神经性毒剂具有高脂溶性，易于穿透血脑屏障进入脑组织，可使中枢胆碱能神经系统功能过度活化而产生显著的中枢毒性效应。神经性毒剂还与膈肌等肌肉组织有一定的亲和力，可引起膈肌麻痹，导致严重的呼吸抑制作用。化学战剂的体内分布行为，还与其代谢消除性质相关。肠和肝组织中含有丰富的羧酸酯酶，能与分布进入肝肠的神经性毒剂发生反应，使其降解生成无毒或低毒的产物；神经性毒剂在肾脏分布，有利于毒剂从尿中排出体外，使毒性降低。

代谢转化　化学战剂在体内代谢酶的催化作用下发生氧化、还原、水解反应，或与内源性葡萄糖醛酸、谷胱甘肽等分子结合，产生化学结构变化，生成代谢产物的过程。机体内的多种代谢酶，能与化学战剂结合，或使其代谢降解，生成低毒或无毒产物排出体外，这一过程称为代谢解毒。例如，神经性毒剂与血液中的丁酰胆碱酯酶结合后丧失毒性。有些毒剂在体内代谢酶的催化下，发生代谢活化，生成毒性更高的产物，如硫代膦酰胺酯类有机磷农药，在体内细胞色素 P450 酶作用下发生脱硫氧化反应，生成毒性更高的脱硫氧化产物。消化道摄入的化学战剂，在肠道吸收后经肝脏进入血液循环。在此过程中，部分毒剂可在肠道和肝脏代谢酶的作用下代谢降解，使得进入血液循环的毒剂量显著降低，这一作用称为首过效应。例如，经口染毒的蓖麻毒素可在肠道中被蛋白酶降解，其毒性显著低于

肌内注射染毒途径。尽管人体内的代谢酶能代谢降解或结合一定量的化学战剂，但在染毒时，机体自身有限的代谢解毒容量通常不足以应对大量的毒剂，从而导致中毒。在化学战剂体内代谢过程及其解毒机制的基础上，发现和开发促进代谢消除的药物，可以有效预防或治疗化学战剂中毒（见化学战剂代谢解毒）。

排泄　化学战剂以原形或者代谢产物的形式经尿、粪等途径排出体外的过程。排泄是毒剂体内清除的重要途径，如进入体内的氰类毒剂，少部分可经肾脏、肺或汗腺直接排出；部分氰根离子在硫氰酸生成酶的作用下，与内源性硫烷硫原子反应形成稳定无毒的硫氰酸盐后再经尿排出。通过加快毒剂的排泄，可以有效降低其毒性作用。

研究意义　化学战剂毒代动力学通过研究染毒剂量和途径与体内暴露水平的关系、毒剂的血液和靶器官组织浓度与毒效强度和时间的关系，认识化学战剂毒性作用的物质基础；通过考察毒剂在体内穿透生物屏障、代谢活化或代谢解毒的过程及其机制，理解基于毒剂体内过程的中毒机制，发现可能的中毒或解毒靶点或路径，为毒剂的中毒诊断和有效防治提供思路和依据。例如，对于主要经皮肤接触中毒的糜烂性毒剂，采用皮肤防护膏阻止毒剂的透皮吸收，可有效防护毒剂中毒。通过研究芥子气体内代谢转化规律和代谢产物，发现芥子气的血浆和尿代谢产物可作为中毒早期诊断的标志物。根据机体内源性丁酰胆碱酯酶可以与有机磷神经性毒剂结合的原理，从人血中提取丁酰胆碱酯酶作为神经性毒剂的生物清除剂，预防给药

可以加快毒剂清除，减轻中毒症状。在氰类毒剂中毒时，及时给予硫代硫酸钠等供硫剂，通过提高内源性硫烷硫原子水平，促进氰离子的排泄和解毒。

（李 桦）

huàxué zhànjì dàixiè jiědú

化学战剂代谢解毒（metabolic detoxification of chemical warfare agents）

化学战剂进入人体后，在内源性代谢酶的催化下，发生代谢转化反应，产生低毒或无毒代谢产物并排出体外的过程。化学战剂及其他毒物经不同途径吸收进入体内后，部分毒剂可在人体代谢酶的催化作用下，发生氧化、还原、水解或结合等反应，化学结构发生改变，生成毒性降低、水溶性增高的代谢产物，然后经肾脏等途径排出体外。这是机体防止外来有害物质侵害的自我解毒功能。但是，也有部分的毒剂在体内酶的作用下发生代谢活化，生成毒性更高的代谢产物。因此，阐明化学战剂在体内的代谢转化过程和规律，了解参与代谢解毒的催化酶及内源性物质，有助于指导中毒救治，并可为加快毒剂的体内消除以及防治药物的发现，提供线索和思路。常见化学战剂的体内代谢解毒途径及其对毒剂中毒防治的意义简述如下。

神经性毒剂　人体血液和组织中有多种内源性酶，可与神经性毒剂发生结合或水解反应。神经性毒剂进入体内后，快速与乙酰胆碱酯酶结合，形成膦酰化酶，使其失去水解乙酰胆碱的能力，这是神经性毒剂产生毒性的生化基础。与此同时，毒剂还能与血浆丁酰胆碱酯酶结合，生成的结合产物丧失与乙酰胆碱酯酶结合的活性，随后经降解排出体外，

起到中和解毒的作用。除了与胆碱酯酶结合外，人体内存在的多种酯酶，如磷酸三酯酶水解酶、对氧磷酶、脯氨酸肽酶和二异丙基氟磷酸酯，也能催化沙林、梭曼、塔崩等 G 类神经性毒剂的水解，使其生成低毒或无毒且水溶性良好的磷酸或膦酸产物，随尿液排出体外（见神经性毒剂毒物代谢动力学）。羧酸酯酶是酯酶的一种，能与 G 类神经性毒剂结合后将其清除。但是，不同种属体内的羧酸酯酶含量存在显著的种属差异，大鼠血浆中羧酸酯酶的含量较高，豚鼠的血浆含量次之，人和绒猴的血浆含量极低，这是梭曼等 G 类神经性毒剂的半数致死剂量在种属之间有显著差异的原因之一，梭曼对大鼠的毒性显著低于人和绒猴。V 类毒剂主要在肝脏氧化酶的作用下经氧化代谢失去活性，但体内参与 V 类毒剂氧化代谢的酶含量较低，催化活性不高，使得 V 类毒剂在人体内的代谢清除较慢，是其毒性高于 G 类毒剂的原因之一。尽管人体内的多种酶能代谢神经性毒剂，但在中毒剂量下，由于内源性酶的含量或活性有限，不能及时清除进入体内的所有毒剂，从而导致中毒。根据上述代谢解毒原理开发的人血浆丁酰胆碱酯酶和重组人源丁酰胆碱酯酶，已作为神经性毒剂生物清除剂，用于 G 类和 V 类神经性毒剂的中毒预防以及 V 类毒剂的中毒治疗（见神经性毒剂生物清除剂）。此外，应用基因工程技术获得的重组磷酸三酯酶水解酶等产品，也已作为生物消毒剂用于神经性毒剂的体外洗消。

氰类毒剂　氢氰酸、氯化氰和氰化钾等氰类毒剂主要经呼吸道或消化道染毒，进入体内后迅

速在全身分布，产生毒性。机体内的硫酸氰酶，又称硫氰酸生成酶，可催化肝脏中内源性的硫烷硫原子如硫代硫酸，反应生成活化的硫烷复合物，后者与氰类毒剂发生反应，生成稳定无毒的硫氰酸盐后经尿液排出。人体肾脏、肺和汗腺还能直接排泄少量的氰化物。但是，由于机体内源性的硫烷硫原子含量有限，氰类毒剂通过机体自身代谢解毒的效率较低，不能在短时间内代谢清除大量的毒剂，在中毒后需要应用高铁血红蛋白形成剂、供硫剂或氰离子结合剂等解毒剂进行对抗（见氰类毒剂中毒治疗）。其中，硫代硫酸钠等供硫剂可提高体内硫烷硫原子的水平，显著加快氰离子经硫酸氰酶转化形成硫氰酸盐的解毒过程。

糜烂性毒剂　糜烂性毒剂芥子气具有很强的脂溶性，经皮肤染毒后，部分毒剂可潴留在皮下脂肪组织中。进入血液循环的芥子气迅速分布到全身组织，并在脂肪组织中有一定的蓄积。芥子气在体内可发生多种代谢转化反应。芥子气经非酶介导的水解反应，生成毒性很低的硫二甘醇；在细胞色素 P450 酶的作用下发生氧化代谢，生成有毒的二羟乙基亚砜、芥子亚砜、芥子砜等代谢产物。在谷胱甘肽转移酶的作用下，芥子气及其氧化产物与体内的谷胱甘肽结合形成谷胱甘肽结合物，随后经 β-裂解酶或乙酰转移酶催化，生成 1-甲基亚磺酰基-2-（2-甲硫基乙基磺酰基）乙烷和 1,1′-磺酰基-双［2-S-（N-乙酰半胱氨酸基）］乙烷等低毒或无毒的产物。此外，作为典型的双功能烷化剂，芥子气在体内还可以在 DNA 鸟嘌呤 N7 和 O6 位、腺嘌呤 N3 位加合，以及与蛋白组氨

酸的 N1/N3 位及缬氨酸的 N-端结合，生成 DNA 加合物和蛋白加合物。芥子气染毒数分钟后，在血和尿中就能检测到硫二甘醇、芥子亚砜、1-甲基亚磺酰基-2-（2-甲硫基乙基磺酰基）乙烷和 1,1'-磺酰基-二（2-甲基亚磺酰基）乙烷等代谢产物；中毒数周及数月内，在尿样中还可检测到芥子气的 DNA 加合物和蛋白加合物（见芥子气暴露生物标志物）上述部分代谢产物和加合物已经作为芥子气的暴露标志物，用于毒剂中毒后的辅助诊断。

（李　桦）

huàxué zhànjì chángqī jiànkāng
xiàoyìng

化学战剂长期健康效应（long term health effects of chemical warfare agents）

化学战剂中毒伤员在急性中毒症状缓解或消失后长期存在的后遗症状和不良健康效应，以及职业人员因长时间暴露于低剂量化学战剂而产生的不良健康影响。化学战剂中毒损伤引起的长期健康效应包括精神和心理损伤，以及器官组织的器质性和功能性损伤，分别简述如下。

精神和心理 化学战剂的高毒性、速杀性和严重损伤特征，会对伤员和事件经历者的精神和心理产生不良效应，导致"创伤后应激障碍"（post traumatic stress disorder，PTSD）或"延迟性心因反应"（delayed psychogenic reaction）。有化学战剂伤害经历的伤员，会出现反复重现的创伤性体验、持续性回避，以及持续性焦虑和警觉水平增高的 PTSD 明显特征。例如，经历了 1995 年东京地铁沙林事件的数百名伤员，半数以上在数周内出现 PTSD 的典型表现，2 年后尚有部分伤员未

能彻底治愈。第一次世界大战和第二次世界大战期间的化学武器伤员，也出现了不同比例的 PTSD 患者。此外，化学战剂伤员还会发生"化学战剂神经症"（gas neurosis syndrome）等精神心理不良症状，包括"应急心脏综合征（irritable heart syndrome）""心脏神经症（cardiac neurosis）""用力综合征（disordered action of the heart or effort syndrome）"等。这些伤员在急性中毒症状消失后检查不出任何器质性的病变，但主诉有畏光、心悸、胸痛、气短、咽炎和无力、易疲劳等，以及常见抑郁症、人格和情感障碍等精神病表现。

神经系统 化学战剂对神经系统的长期不良健康效应包括器质性或功能性的损伤。例如，神经性毒剂和有机磷农药中毒后出现的中间综合征（the intermediate syndrome，IMS），通常发生在急性中毒治疗后的 24~96 小时，此时伤员的胆碱能危象消失，意识清醒或部分恢复，但会突然出现曲颈肌和四肢近端肌无力，第Ⅲ、Ⅶ、Ⅸ、Ⅹ对脑神经支配的肌肉无力，眼睑下垂、眼外展障碍、面瘫，以及呼吸肌麻痹、通气障碍和呼吸衰竭等症状和表现，严重时可导致死亡。由于这些症状在急性胆碱能危象和迟发性神经病之间发生，故称为中间综合征，其与胆碱酯酶活性长时间被抑制，影响神经-肌肉接头的突触后功能有关。神经性毒剂急性中毒后的 2 年内，应用电生理学方法仍可测得毒剂对肌肉的这种长期不良效应。迟发性多发性神经病（delayed polyneuropathy）则是有机磷酸酯神经性毒剂中毒所导致的迟发性神经毒性。临床体征和病理改变出现在急性中毒后的 1~2

周，主要包括四肢无力和上位运动神经元损伤性痉挛，周围神经和脊髓远端轴突病等，以及神经组织中神经病靶酯酶抑制和老化等生化改变。神经性毒剂、窒息性毒剂和氰类毒剂急性中毒导致中枢神经系统严重缺氧时，患者还会出现帕金森病的类似表现。

呼吸系统 化学战剂对呼吸系统的长期健康效应多见于芥子气，其次是窒息性毒剂。肺部后遗症是芥子气中毒后最为严重的长期不良健康效应。两伊战争中受到芥子气伤害的伊朗伤员中，约有 80% 在急性中毒症状缓解后，持续出现咳嗽、多痰和呼吸困难等症状，达 3 年之久。这些伤员还普遍存在咯血、胸痛、夜间呼吸困难等症状，以及上呼吸道阻塞、慢性气管炎、支气管扩张、慢性阻塞性肺疾病、肺气肿、哮喘、肺纤维化等病症。窒息性毒剂光气中毒对呼吸系统的长期不良影响相对较轻，但伤员在几个月到数年的时间内，仍会出现劳累性呼吸困难、全身健康情况转差和肺功能指标恢复缓慢等现象。

免疫系统 免疫系统异常可能是多种化学战剂所致长期不良健康效应的共同基础。例如，芥子气中毒可造成细胞免疫和体液免疫损伤、免疫球蛋白和补体水平变化、自然杀伤细胞（NK 细胞）数量异常等，这些免疫毒性作用与芥子气中毒后的皮肤和呼吸系统长期不良效应密切相关。

皮肤 糜烂性毒剂、氰类毒剂以及刺激性毒剂均可造成不同程度的长期皮肤损伤，其中以芥子气中毒的各种皮肤病症最为典型，包括皮肤干燥和瘙痒、色素沉着、色素减退、皮肤瘢痕、接触性皮炎、红斑性丘疹、多发性樱桃样血管瘤、脱发、湿疹、白

癜风、银屑病和荨麻疹等。

眼　糜烂性毒剂对眼睛的长期不良健康效应多与其急性角膜损伤有关，角膜血管云翳出现胆固醇结晶沉积，发展至角膜混浊、反复发作的溃疡性角膜病甚至角膜穿孔等，严重者可导致失明。有些患者即使进行了角膜移植手术，仍然不能得到根治，一段时间后会再次出现不明原因的角膜损伤。

致癌致畸致突变　芥子气是典型的烷化剂，对人体具有明确的遗传毒性，已被国际癌症研究机构列为第一类致癌物。在芥子气中毒或职业接触人群中，呼吸系统肿瘤、皮肤癌及白血病等的发病率明显高于正常人群。目前虽然尚无芥子气致畸毒性的明确证据，但男性生殖系统对芥子气比较敏感，芥子气暴露可引起精子数量减少（重度少精或无精）、活力显著下降等现象，致使部分男性无法生育。

其他　化学战剂长期不良健康效应还会表现在骨髓造血系统和胃肠道。如芥子气对骨髓造血系统的抑制作用可造成长期贫血；对胃肠道快速生长细胞的抑制作用，可导致消化系统功能降低等不良效应。

（丁日高　杜先林）

huàxué zhànjì cāozuò rényuán yīxué jiāncè

化学战剂操作人员医学监测

（medical surveillance for chemical warfare agent workers）　为保障化学战剂操作人员的安全和健康而制定的医学监测计划及其实施过程。对可能暴露于化学战剂的人员进行医学监测，是化学战剂安全规范的重要组成部分，也是预防人员中毒损伤，科学处置化学战剂危害事件的关键措施。

医学监测通常包括制定医学监测计划、设定技术项目和要求、建立指标和方法及具体实施等。

医学监测计划　医学监测计划是指导化学战剂操作人员医学监测的纲领性文件，包括医学监测的目的、各级人员职责、纳入监测人员及分类、监测程序、医学检查指标、方法及其要求、结果记录和报告等。监测对象分类是监测计划的重要部分，一般按照工作环境、危害程度以及化学战剂暴露风险将人员分类。高风险人群是从事化学战剂相关工作的职业人员，他们的日常工作接触化学战剂，如化学战剂销毁作业人员，化学战剂防护、洗消和检测相关的研究和操作人员；其次是不定期执行相关任务或短期接触化学战剂的人员，例如化学应急响应处置和医学救援人员；其他的低风险人群包括维修技术人员和临时访问者等。医学监测计划应针对不同的人群分类，分别确定监测目的、具体实施程序和方法，以便合理、有效地监测可能的化学战剂人员暴露，及时评估和维护相关人员的健康状况和工作效能。

医学监测程序　化学战剂的医学监测程序通常分为进入前检查、周期检查、终点检查以及突发事故后的检查等，医学监测计划和程序应规定每一类检查的具体项目和要求。风险等级较高的人员需要接受进入前、周期性和终点的全部检查。进入前医学检查是人员在开始化学战剂相关工作和操作前的检查，主要确定人员身体和精神健康状况，获得相关检查指标的基线水平，以及检查人员身体状况和功能是否允许其穿戴个人防护器材，尤其是要求穿戴全身隔绝式防护服和自携

氧呼吸器具的人员，需要经过严格的体检并符合要求。对于职业性或长期接触化学战剂的人员，需要根据其接触暴露的风险程度，确定周期性检查的频率和项目，以便及时了解和评估他们的健康状况，及早发现可能的化学战剂暴露，或者与操作相关的疾病发生，判断作业人员是否可以继续在工作岗位留任，是否需要医学治疗，甚至需要调整工作。终点检查是相关人员结束工作或离岗时的医学检查，确定并记录其在终点时的身体状况，以及暴露人员的治疗和康复情况等。突发事故后检查是对暴露人员、疑似暴露或潜在暴露人员进行的医学检查和监测，根据具体情况，检查可以是一次性的，也可以根据需要在一个时期内进行持续监测。医学监测程序通常详细规定了各类检查的内容、方法、评估要求和指标，以及记录和报告的程序。

医学检查项目　根据可能涉及的化学战剂种类、工作特点、暴露风险和监测目的，确定具体的检查项目。基本内容一般包括既往健康和疾病状况，以及有无从事危险物品作业经历的调查、常规体检、精神和心理测试、目测检查和特定生化检测等。目测检测和特定生化检测是化学战剂医学监测的必检项目。例如，对于神经性毒剂相关的操作人员，目测检查观察疑似暴露人员的瞳孔大小，以及是否有流涎等情况；生化检测主要是血液（或红细胞）胆碱酯酶活性检测，并与进入前检查的基线数值进行比较，以判断是否存在可能的神经性毒剂暴露（见神经性毒剂中毒症状）。对于芥子气，目测检测主要观察裸露皮肤是否有红肿、水疱等现象；生化检测包括血液和尿液样品中

芥子气生物标志物硫二甘醇、蛋白质或 DNA 加合物的检测（见芥子气生物标志物）。对于涉及路易氏剂的操作人员，则可检测血液和尿液样品中的砷。

（李　桦　丁日高）

huàxué dújì

化学毒剂 （toxic chemical agents）

能导致人和牲畜中毒死亡、暂时性失能或永久性伤害的有毒化学物质。化学毒剂是化学武器医学防护学的主要研究对象。在学科形成和发展早期，化学毒剂主要指在战争和军事行动中用于杀伤有生力量的化学战剂或军用毒剂。随着国际化学安全形势的变化，化学武器医学防护学的研究范围和对象不断扩展，化学毒剂的内涵也随之发生变化，成为包括化学战剂、化学恐怖剂、高毒化学品、新型毒剂毒素在内的，能导致人和牲畜中毒、伤害和死亡的所有有毒化学物质的统称。

在化学武器医学防护学科的范畴内，化学毒剂有不同的分类方式。按照来源或用途，化学毒剂可以分类为主要用于军事目的的化学战剂和毒素战剂（见生物毒素战剂），用于进行恐怖袭击和活动的化学恐怖剂，在日常生产和生活易于引起化学突发事件或中毒事件的有毒工业化学品、杀虫剂和杀鼠剂（见有毒工业化学品，高毒农药），以及采用化学和生物学融合技术生产和发展的新型有毒物质等。按照毒害作用特点，化学毒剂可分类为神经性毒剂、糜烂性毒剂、全身中毒性毒剂、窒息性毒剂、失能性毒剂和刺激性毒剂等。按照物理状态，化学毒剂又可分为气态毒剂、液态毒剂、固体毒剂和胶黏毒剂等。

（李　桦　刘克良）

huàxué dújì bǎqìguān dúxìng

化学毒剂靶器官毒性 （target organ toxicity of toxic chemical agents）

化学毒剂进入体内后，主要攻击并产生直接毒性作用或损伤效应的器官或组织。化学毒剂染毒吸收进入体内后，随血液循环分布到全身的组织器官发挥毒性作用，出现毒性效应的器官统称效应器官，其中，因化学毒剂攻击而导致严重致伤或致死后果的效应器官，称为靶器官。研究并认识化学毒剂的靶器官及其毒性效应和机制，对于发现中毒原因、制定针对性的防护和救治措施至关重要。

特定化学毒剂的靶器官毒性与毒剂的理化性质以及器官的结构和功能特点密切相关，前者是决定化学毒剂及其活性代谢产物的化学活性、器官组织亲和力，以及体内吸收、分布、代谢和排泄性质的主要因素，后者是决定机体对化学毒剂的易感性以及产生毒性效应的生物学基础。因此，决定某一器官或组织是否为化学毒剂毒性靶器官的主要因素包括但不限于：①器官或组织的解剖结构、功能和血液供应，例如，化学战剂的吸收和排泄器官。②器官或组织存在化学毒剂或其活性代谢产物的特殊摄入途径和机制。③器官或组织代谢化学毒剂的能力，以及活化/解毒系统是否处于平衡。④器官或组织具有特殊的生物靶点（酶或其他生物大分子）或特定的生物化学通路。⑤化学战剂或其活性代谢产物与特定生物大分子的结合能力。⑥对化学毒剂及其活性代谢产物损伤的修复能力。⑦对特异性损伤的敏感性等。

尽管化学毒剂具有结构多样性的特点，但是，限于器官组织的结构和功能特点，化学毒剂靶器官毒性作用模式的类型和临床结局是有限的。根据化学毒剂的种类、理化性质等特点，以及其产生毒性作用的机制和特征不同，化学毒剂靶器官毒性主要有中枢神经系统毒性、呼吸系统毒性、心血管系统毒性、骨骼肌毒性、生殖毒性、肾毒性、免疫毒性和行为毒性等。

（丁日高　龙超良）

huàxué dújì shénjīng xìtǒng dúxìng

化学毒剂神经系统毒性 （neurotoxicity of chemical toxic agents）

化学毒剂进入体内后，通过攻击神经系统中的特异性靶点或分子，产生直接的毒性作用，或作用于其他器官组织而间接影响神经系统等方式，产生的神经系统损伤或者功能紊乱的毒性效应。人体神经系统，尤其是中枢神经系统对化学毒剂高度易感，是毒剂攻击的重要靶器官之一。由于神经系统在机体和生命过程中持续发挥神经调节作用的重要性，研究并理解化学毒剂的神经系统毒性及其机制，对于毒剂中毒防护和救治具有重要意义。

中枢神经系统的易感性　中枢神经系统结构和功能的独特性，使其对包括化学战剂在内的许多外源性化学毒物非常敏感。中枢神经系统的易感性与以下的结构和功能特性有关。

神经系统组织结构　神经元细胞和神经胶质细胞是构成神经系统的两大类基本细胞。神经元传导电冲动到其他细胞并激活腺体和肌肉等组织的运动，神经元胞体负责提供轴突和树突拉伸过程所需的代谢物质供应。因此，神经元需要维持比其他细胞大得多的胞内体系，并且需要较大距离地转运细胞内源性物质，从胞体向轴突远端的顺向轴突输送过程，经常成为毒物的作用靶点。神经细胞损伤后的修复和再生缓慢，死亡的神经元不能通过存活神经元的分裂来补充和取代，中枢神经细胞受损后，损伤部位常通过星状胶质细胞的增殖来补充，但其功能通常无法恢复。因此，化学毒剂对神经细胞的毒性作用可导致长期的损伤效应。

血脑屏障 血脑屏障在维护大脑微环境方面发挥重要作用，它通过特殊的转运机制向大脑输送营养物质，并阻止外源性化学异物进入中枢神经系统。但是，在化学毒剂、麻醉剂或其他化学物质的影响下，以及肾上腺皮质激素高血压引起的代谢改变、脑膜炎导致的病理改变和应激状态下，血脑屏障的整体性都会受到破坏，导致化学毒剂加速进入中枢神经系统。

神经系统传导的电化学过程 神经冲动到达神经元突触，会引发神经递质的激活并释放进入突触间隙、传递神经递质到周围神经元或细胞的膜结合受体或将神经递质移出突触间隙等一系列的神经传导事件。神经元、突触、神经递质等是维持正常生理功能所必须的物质基础，但通常也是化学战剂和毒物作用的靶点。

神经系统能量需求 中枢神经系统的新陈代谢率和耗氧量高，神经元细胞需要持续性的氧和葡萄糖供应，以便在有氧条件下产生大量的ATP，以支持细胞的物质传输和信号传递等功能。正常成人脑仅占体重的2.5%，供血量却占全身的15%，耗氧量占全身的20%。干扰大脑供氧（如一氧化碳）和氧利用（如氰化物）的化学毒物通过直接作用，以及后续产生的组织缺氧或缺血效应，

导致中枢神经系统损伤。

神经毒性机制 化学毒剂对神经细胞的毒性机制主要包括神经元损伤和死亡、轴索损伤、髓鞘损伤和影响神经传导等。此外，化学毒剂所致的神经系统毒性还与氧化应激损伤、阻断离子通道、钙稳态丧失、细胞凋亡和细胞坏死等机制有关。

神经元损伤 又称神经元病变（neuronopathy）。严重时可导致神经元死亡，并引起与其相关联的树突、轴索和髓鞘的退化变性。这种退化变性通常是不可逆的，可导致全面或部分功能失调的脑病。例如，氰类毒剂通过抑制线粒体细胞色素氧化酶的电子传递功能，破坏氧化磷酸化过程，导致神经元损伤。

轴索损伤 是以轴索为毒性原发部位而产生的中枢神经系统毒性损伤，即轴索病（axonopathy）。轴索受损缺失会引起所有与其相关的髓鞘的退化变性。中枢神经系统的轴索损伤通常是不可逆的，而周围神经系统的轴索损伤则是可逆的，并产生被称为"外周神经病变"的临床症状，病变发生时手足的感觉和肌张力首先受到影响。有机磷酸酯类神经性毒剂和农药暴露会引起轴索损伤效应，毒性效应一般在中毒后1~2周出现，急性病变可沿轴突向近端发展，波及细胞体，导致返回式神经疾病。

髓鞘损伤 铅和六氯酚等神经性毒物可引起髓鞘损伤，又称髓鞘病变（myelinopathy）。主要有两种类型，一是髓鞘层分离，即髓鞘水肿，多与碱性蛋白信使核糖核酸（mRNA）转录水平的改变有关，早期变化是可逆的，也可演变为脱髓鞘作用。二是选择性脱髓鞘作用，引起的症状取

决于脱髓鞘的范围，如局限于中枢神经系统，则可见中枢神经系统的功能障碍；在外周神经系统，产生周围神经病；如果是弥漫性髓鞘病，则表现为中枢和周围系统功能性疾病。

影响神经传递功能 某些化学毒剂通过影响神经递质释放、摄取和失活等过程，激动或阻断相关受体，产生神经毒性。这种作用虽然不会造成神经系统的结构性损伤，但会影响神经传递功能。例如，有机磷酸酯类神经性毒剂和失能剂毕兹，就是通过阻碍乙酰胆碱水解而影响胆碱能神经系统的正常功能。

神经毒性表现 神经系统是化学毒剂作用的主要靶点之一，神经性毒剂、氰类毒剂和糜烂性毒剂等多种化学战剂均可作用于神经系统，引起毒性和损伤效应。

神经性毒剂 神经性毒剂的神经毒性主要表现为急性胆碱能危象、迟发性周围神经病、中间综合征和神经发育毒性。急性胆碱能危象出现在神经性毒剂中毒急性期，沙林、梭曼和维埃克斯（VX）等毒剂通过抑制乙酰胆碱酯酶使乙酰胆碱积聚，引起胆碱能神经先兴奋后抑制的一系列症状。神经性毒剂重度中毒伤员常会出现阵挛性惊厥，特别是伴有呼吸暂停的阵挛性惊厥，持续时间较长，从而导致神经病理性损伤。损伤最早出现在海马、梨状皮质和丘脑，随后发展至中枢神经系统的其他部位。此外，急性有机磷中毒后继发的高血钠、高血糖等改变，对中枢神经系统功能障碍也起到不可忽视的作用。神经性毒剂急性中毒后2~4周，伤员会出现多发性周围神经病，但发病机制至今尚不清楚。有机磷农药的部分急性中毒者在急性

胆碱能危象消失后的 1~4 天、迟发性周围神经病出现前，会出现中间综合征，这是以部分脑神经支配的肌肉、屈颈肌肉、四肢近端肌肉和呼吸肌的肌力减弱或麻痹为特征的一组临床表现。在快速生长发育的胚胎期和婴幼儿期暴露于有机磷酸酯类毒剂，对中枢神经系统发育会产生广泛的影响，不仅引起神经发育毒性，还有可能在短期或远期内诱发某些神经精神类疾病。

氰类毒剂　氢氰酸和氯化氰中毒时，可迅速抑制呼吸链上的细胞色素 C 氧化酶，阻断电子传递和氧化磷酸化，并显著抑制腺嘌呤核苷三磷酸（ATP）的合成以及抑制细胞的氧利用。高度依赖 ATP、氧需求量很大的中枢神经系统对氰类毒剂非常敏感，急性中毒时的神经系统毒性表现为头痛、精神错乱、意识丧失、呼吸抑制和惊厥，严重时可致死。氰类毒剂急性中毒引起的中枢神经系统毒性还具有长期效应，有伤员在中毒一年后出现舞蹈症样的运动表现，也有伤员出现舌和口部肌肉张力改变，或类似帕金森病的表现。对这些伤员进行脑部 CT 扫描发现其基底神经节出现中毒性损伤。

糜烂性毒剂　芥子气是经典的烷化剂，除了对眼、皮肤和呼吸道等产生局部毒性损伤外，吸收进入体内的芥子气还会引起全身性中毒反应。走路不稳、肌肉张力弱和惊厥是常见的芥子气中枢神经系统毒性表现。两伊战争中的芥子气中毒伤员多出现焦虑、头痛、精神混乱、嗜睡等症状。芥子气所致的神经系统毒性机制至今尚不完全清楚，有观点认为，氧化应激反应在其中发挥了非常重要的作用。

失能剂　毕兹的结构与阿托品相似，是强效的胆碱受体竞争性抑制剂，主要通过阻断中枢和外周神经系统的毒蕈碱受体（M 受体），影响胆碱能神经传递，引起思维、感觉和运动障碍等毒性症状。思维和感觉障碍的主要表现为眩晕、嗜睡、思维迟缓、反应迟钝，判断力、注意力、理解力和近记忆力减退，严重时可表现为谵妄综合征，伤员出现躁动不安、行为失常、胡言乱语、思维不连贯，甚至幻觉。运动障碍表现为无力、言语不清、不能自主活动、共济失调、行动不稳，以及出现反射亢进和病理性反射等。

（丁日高　龙超良）

huàxué dújì xīnxuèguǎn xìtǒng dúxìng
化学毒剂心血管系统毒性
（cardiovascular toxicity of toxic-chemical agents）　人体暴露于化学毒剂后对心血管系统产生的毒性和损伤效应。化学毒剂经不同的途径染毒吸收后，经血液循环分布至全身的器官和组织，产生全身性中毒反应。在此过程中，心脏和血管因直接接触化学毒剂而出现系列毒性反应，引起病理学的改变和功能缺失，严重中毒者可因中毒性休克或者心脏骤停等原因而导致死亡。

毒理机制　化学毒剂主要通过以下机制产生心血管毒性效应和损伤作用：①影响离子平衡和离子通道活性。在心肌细胞兴奋产生动作电位和兴奋-收缩偶联过程中，Na^+、K^+、Ca^{2+} 离子通道都经历了关闭、开放和失活三种状态的转变。膜结构中的钠泵蛋白质通过消耗 ATP，形成膜内高 K^+ 和膜外高 Na^+ 的状态，构成各种心肌细胞生物电现象的基础。K^+、Na^+ 离子通过膜结构中的电压门控性 K^+ 通道和 Na^+ 通道的易化扩散，是形成心肌细胞静息电位和动作电位的直接原因。当化学战剂或毒剂阻断 Na^+ 通道时，心脏的兴奋性受到抑制，传导速率降低，迟发或早期的后除极化触发活性也受到抑制，导致传导减慢、QRS 间期延长、心律失常等毒性效应；毒剂阻断 K^+ 通道能延长动作电位的不应期，过度的 K^+ 通道阻断可引起偶发性心动过速。当抑制钙泵蛋白质或 Na^+- K^+-ATP 酶的作用时，细胞内 Ca^{2+} 和 Ca^{2+} 储存量明显增加，心肌细胞的收缩力增强，可能引起心律失常。此外，阻断 Ca^{2+} 通道，可诱导 Ca^{2+} 释放，房室传导降低，对心肌细胞产生负性肌力效应和心动过缓的临床表现。②氧化应激损伤。氰类毒剂等化学战剂可通过阻碍细胞内呼吸的窒息性作用机制，使心肌细胞急性缺氧，引起抗氧化剂含量降低，氧自由基的生成增高等改变。具有高度杀伤活性的氧自由基可严重损伤心肌细胞膜，大量离子由心肌细胞溢出，扰乱控制心脏搏动的电流信号，引起心室颤动，甚至导致死亡。③细胞器功能异常。心脏是高耗能器官，充足的能量供应是维持心脏正常功能的基础。氰类毒剂、氯气和光气等窒息性毒剂，以及其他外源性毒物，可通过影响心肌供氧，减少心脏的能量供应，导致心脏毒性。心肌细胞含有丰富的线粒体，它是进行氧化磷酸化反应、生成和释放能量的重要细胞器。细胞损伤时，最为常见的变化是线粒体肿大，线粒体嵴的断裂和破坏。线粒体在数量、结构和功能上的任何改变，都会影响心肌细胞呼吸链电子传递，使得氧化磷酸化发生异常、能量代谢和供应出现障碍。④细胞凋亡和细胞死亡。心肌损伤过程中，往往同时出现细胞凋亡和细胞死亡。凋亡的发生可能与氧化应激、钙超载等因素直接或者间接激活细胞凋亡的信号传导途径，启动凋亡相关基因和蛋白的表达有关。ATP 的下降速度决定了心肌细胞是走向凋亡抑或是死亡。如果受损伤的心肌细胞有足够高的 ATP 水平，充分的能量使其走向凋亡；否则，只能是以细胞肿胀的方式而死亡。⑤冠状动脉循环功能不全。化学战剂和毒物可通过对自主神经系统的影响，激活冠脉血管系统的 α-肾上腺素能受体，诱发冠脉痉挛；或者通过直接或间接作用对冠脉血管系统形成炎症性损伤，引起冠脉狭窄、闭塞和血流量减少等变化，从而出现类似于缺血性心脏病的临床表现，甚至引起心源性猝死。⑥血管毒性。化学战剂和毒物的血管毒性可以对血管组成细胞产生直接刺激和损伤作用，也可能与影响细胞能量代谢、氧化应激，以及细胞凋亡和死亡等机制有关。例如，含砷毒剂具有强烈的局部损伤作用，可直接损伤毛细血管和微血管，使血管壁通透性增加，引起广泛性渗出、水肿、出血、血液浓缩和休克，以及肝、肾等器官和组织的实质细胞损伤。

心血管毒性表现 神经性毒剂、氰类毒剂、糜烂性毒剂（路易氏剂）和蓖麻毒素等化学毒剂中毒，可引起显著的心血管毒性效应。

神经性毒剂 神经性毒剂的心血管毒性作用包括对心脏的直接作用、对外周循环的作用，以及中毒所致呼吸衰竭和缺氧引起的循环衰竭等。其中，对心脏的直接作用是神经性毒剂产生心血管毒性效应的主要因素。神经性

毒剂或有机磷农药急性中毒时，通过副交感神经对心脏的直接作用可分为三个不同的时相：第一时相为短暂的交感神经张力增高，表现为窦性心动过速；第二时相为极度副交感神经兴奋期，体内过量的乙酰胆碱显著抑制窦房结和传导系统，表现为窦性心动过缓及各种传导阻滞；第三时相是对心肌复极的影响，表现为 Q-T 间期延长和多形性室性心动过速。病理学检查发现心脏出现脂肪样变化、间质水肿和单核细胞浸润，亦可发生心外膜下出血和心肌断裂等病理学变化。心肌形态学的变化主要表现为心肌急性炎症性坏死和纤维溶解。

氰类毒剂 氰类毒剂和氰化物结构中的氰离子（CN^-）与细胞色素氧化酶 a3 的 Fe^{3+} 结合，使酶丧失活性，导致细胞内呼吸中断，阻断电子传递和氧化磷酸化，抑制腺嘌呤核苷三磷酸（ATP）的合成，从而影响心脏的能量供应。氰类毒剂中毒早期，由于机体对缺氧的代偿作用，心率加快；后期则可因毒剂对外周血管的直接扩张作用，使心脏后负荷降低，血压下降；中毒时的长期缺氧，使心肌细胞 ATP 产生减少，运动能力下降，心率减慢，此时伤员的皮肤黏膜和血液呈现鲜红色。氰类毒剂和氰类毒物有促进内源性儿茶酚胺递质释放的作用，严重中毒时，在大量内源性胺类递质的作用下，冠状动脉血管强烈收缩，中心静脉压升高，伤员会出现类似休克的状态。此外，氰离子还对细胞的 Na^+/Ca^{2+} 交换具有显著的抑制性作用，直接影响心脏起搏细胞的正常功能。氰类毒剂中毒引起的缺氧、ATP 减少和酸中毒可对钠泵、钾通道和钙通道产生不良效应，使得心收缩

力降低、心输出量减少，导致心电图异常。

路易氏剂 路易氏剂中毒直接损伤毛细血管和微血管，使血管壁通透性增加，引起广泛性渗出、水肿、出血、血液浓缩和休克，以及肝、肾等器官和组织的实质细胞损伤。路易氏剂与三氧化二砷等砷化物可导致 T 波异常、QRS 增宽、QT 间期延长等异常心电图变化，并可能引起室性心动过速和室颤。路易氏剂也可以通过与体内巯基酶的结合，抑制酶活性。例如，抑制糖代谢过程中的丙酮酸脱氢酶酶活性，导致能量供应不足，引起细胞代谢紊乱和生理功能障碍。

蓖麻毒素 蓖麻毒素中毒可引起血管扩张，增强内皮依赖性的舒血管效应，导致低血压。毒素还会引起钙稳态紊乱、导致心肌细胞坏死、降低左心室收缩和舒张功能、引起心肌出血。蓖麻毒素中毒引起的心电图改变包括 QT 间期延长、复极的变化和房室传导障碍等。

心血管毒性检测 化学战剂心血管毒性作用的检测和判断主要依据心电图、心电向量图、心阻抗血流图、超声心动图，以及血液中电解质变化和毒性生物标志物检测结果的综合分析。心电图是常规的心脏毒性检测手段，通过对心率、波形（T 波、QRS 波）、QT 间期等的分析，结合高血钾或者低血钾等电解质的检测结果，通常可以对传导阻滞、心律失常（包括扭转性心律失常）等毒性效应做出判断。高度敏感性的生物标志物对于化学战剂心血管毒性的诊断和预后判断也有重要的指导意义。常用的生物标志物包括：①心脏损伤生物标志物。早期心肌损伤标志物肌红蛋

白，在心肌损伤 1~2 小时后即可检测到，检测灵敏度高，但不具有特异性。肾衰竭、骨骼肌损伤、创伤和其他疾病也会引起肌红蛋白的升高。肌酸激酶同工酶（CK-MB）在心肌损伤后的 4~6 小时快速释放。心肌肌钙蛋白由心肌肌钙蛋白 T（cTnT）、心肌肌钙蛋白 I（cTnI）和肌钙蛋白 C（TnC）三个亚基组成，其中心肌肌钙蛋白 T 和心肌肌钙蛋白 I 是目前判断心肌损伤和心肌坏死的灵敏性和特异性生物标志物，在心肌损伤后 4~12 小时升高，可维持 4~10 天。②心脏功能生物标志物。脑钠肽（brain natriuretic peptide，BNP）是心肌细胞产生的一种钠尿肽，当心功能不全时会升高，在诊断和预判心衰方面具有重要的临床意义。脑钠肽激素原分裂后产生的无活性的 N-末端片段 N-pro-BNP，可反映短时间内新合成的脑钠肽释放，半衰期长，稳定性好。③血管损伤生物标志物。提示内皮损伤的生物标志物包括血管性血友病因子（vWF）、vWF 前肽和内皮素等。④心血管及全身炎症反应生物标志物。包括 C 反应蛋白（CRP）、金属基质蛋白酶（MMPs）、细胞黏附分子（血管细胞黏附分子 VCAM-1）、细胞间黏附分子（ICAM-1）等，虽然特异性不高，但在心血管毒性损伤诊断方面有一定的参考价值。

（丁日高）

huàxué dújì gǔgéjī dúxìng

化学毒剂骨骼肌毒性（skeletal muscle toxicity of toxic chemical agents）

化学战剂及其他外源性毒物中毒后产生的一系列骨骼肌毒性效应。又称中毒性肌病。骨骼肌是神经性毒剂等多种化学战剂和毒物的主要靶器官之一，

其毒性表现的跨度很大，从轻微的肌无力、腿部肌肉痉挛和胸部疼痛到完全的肌麻痹，乃至因呼吸肌麻痹导致死亡。化学战剂中以神经性毒剂的骨骼肌毒性最为特征。

骨骼肌的结构和功能特点

每块肌肉都是具有一定形态、结构和功能的器官，有丰富的血管、淋巴分布，在躯体神经支配下收缩或舒张，进行随意运动。肌肉具有一定的弹性，被拉长后，在拉力解除时可自动恢复到原来的状态。肌肉的弹性可以减缓外力对人体的冲击。肌肉内还有能感受自身体位和状态的感受器，并不断将冲动传向中枢神经系统，反射性地保持肌肉的紧张度，以维持体姿和保障运动协调。骨骼肌属于横纹肌，约占全身重量的40%，是由数以千计的、具有收缩能力的肌细胞（其形状为幼长的纤维状，又称肌纤维）所组成，并且由结缔组织将其覆盖和连接在一起。每个骨骼肌纤维都是一个独立的功能和结构单位，其结构中的神经纤维、神经末梢、连接间隙、运动终板，肌原纤维都可能是化学毒剂的作用部位。骨骼肌中富含乙酰胆碱和非乙酰胆碱成分，在中枢神经系统的控制下完成人体所有的骨骼肌活动。神经末梢的轴突末梢轴浆中的大量囊泡中含有乙酰胆碱，神经细胞接头后膜主要表达 N-乙酰胆碱受体，其属于配体门控性离子通道，调节神经递质快速的突触传递，是神经性毒剂的作用靶点之一，易受到毒剂的作用和影响。细胞外液中 Ca^{2+} 或 Mg^{2+} 等电解质水平的变化，也可能对神经-肌肉接头的功能产生影响。此外，骨骼肌在血糖的利用方面发挥重要作用。人体 85% 以上的糖分是供

给骨骼肌转化成能量和体力的，是人体力量的主要能量来源。同时，骨骼肌还是人体糖分的主要储存场所，承担了 71% 以上糖分的储存，对人体血糖平衡具有极其重要的缓冲作用。骨骼肌收缩所需的能量全部来源于腺嘌呤核苷三磷酸（ATP）分解成腺嘌呤核苷二磷酸（ADP）时所释放出的能量。释放的能量大部分用来使横桥摆动、肌丝滑行，但也有小部分用来维持各种离子泵的功能。

神经性毒剂的骨骼肌毒性

对于有机磷酸酯类神经性毒剂，骨骼肌是仅次于大脑的毒性靶器官，其毒性效应表现为抽搐、肌肉震颤、肌肉无力和麻痹等行为学改变（见神经性毒剂中毒症状）。组织病理学的实验研究发现，神经性毒剂、有机磷农药以及某些氨基甲酸酯类农药可导致肌束震颤，诱发实验动物的膈肌、比目鱼肌、趾长伸肌、胸乳突肌、腓肠肌、三头肌和胫骨肌出现肌纤维变性和肿胀，横纹消失，肌纤维溶解等组织病理学改变，严重者可见横纹肌变性坏死、肌细胞核固缩、肌原纤维崩解断裂等。横纹肌溶解症（rhabdomyolysis）是严重的肌毒性表现，全身或局部横纹肌出现横纹消失、变性以及程度不等的肌浆溶解，并出现以肌无力、疼痛、肿胀、肌酶增高、电解质紊乱及肌红蛋白尿等为特点的一组临床综合征。α-银环蛇毒也具有神经肌肉阻断作用，中毒时可引起横纹肌弛缓性瘫痪，导致外周呼吸麻痹而死亡。

毒理机制 所有的肌肉都分布有乙酰胆碱、乙酰胆碱酯酶和胆碱乙酰转移酶等胆碱能神经系统的重要神经递质和酶类，但不同类型肌肉中的含量不同，富含

快速纤维的肌肉中乙酰胆碱及其相关酶的含量显著高于慢纤维和混合纤维肌肉。神经性毒剂及其他毒物可通过直接或间接调节上述胆碱能系统成分，影响神经肌肉活性，产生骨骼肌毒性。乙酰胆碱酯酶是降解消除位于神经肌肉接头处乙酰胆碱的关键酶，也是有机磷神经性毒剂攻击的主要目标。有机磷神经性毒剂和农药通过抑制乙酰胆碱酯酶的活性，使乙酰胆碱大量积累，由此产生的抽搐和肌肉震颤可改变神经肌肉传递；过量乙酰胆碱引起的高频度刺激，可使肌肉无法维持正常的收缩，肌肉的过度活动导致肌纤维坏死。α-银环蛇毒对神经肌肉接头的 N-乙酰胆碱受体具有高亲和力，可与受体形成不可逆结合，阻断神经肌肉接头功能，引起毒性。此外，非胆碱能系统对骨骼肌毒性作用也有一定的贡献，包括谷氨酸能系统的毒性效应、过量自由基（ROS/RNS）的产生，以及抗氧化和清除系统改变引起的氧化应激、脂质过氧化、磷酸高能物质耗竭和肌细胞死亡。

骨骼肌毒性的检测　肌电图检查，血液电解质测定和肌肉细胞毒性标志物检测，是临床检测和诊断化学战剂暴露所致骨骼肌毒性的主要手段。肌电图是常规的骨骼肌毒性检测技术，应用仪器记录肌肉静止或收缩时的电活动，通过电刺激检查神经、肌肉兴奋及传导功能。通过测定运动单位电位时相和波幅、安静状态下有无自发的电活动，以及肌肉大力收缩的波型及波幅，可以区别神经源性损伤和肌源性损伤。肌酸激酶、肌酸激酶同工酶和乳酸脱氢酶同工酶等敏感性、特异性的骨骼肌损伤生物标志物，对

于化学战剂骨骼肌毒性的诊断、预后判断也有指导意义。骨骼肌损伤后，血清肌酸激酶显著升高，可达到正常值的 10 倍以上。乳酸脱氢酶常被用作细胞损伤或死亡的标志物，有机磷神经性毒剂中毒可导致血清中多种乳酸脱氢酶同工酶显著升高，其中以同工酶 1 型和 4 型的升高幅度为最大。

（丁日高　龙超良）

huàxué dújì miǎnyì dúxìng

化学毒剂免疫毒性 （immuno-toxicity of toxic chemical agents）

化学毒剂中毒后引起的局部和全身性免疫系统功能性不良效应。免疫毒性可表现为免疫抑制或免疫增强，前者使免疫功能低于正常水平，机体防御功能和免疫监视功能低下，从而对感染及其他疾病的抵御能力下降，导致感染或加重并促进肿瘤的发展；后者是免疫功能超出正常的反应，可导致免疫介导的疾病，如超敏反应和自身免疫性疾病等。

结构和功能特点　免疫系统是机体执行免疫应答和免疫功能的重要系统，由免疫器官和组织、免疫细胞及免疫活性成分组成，它们以内在互相关联的方式，发挥免疫监视、防御和调控作用。人体免疫器官和组织主要分为两大类，一是中枢免疫器官，即骨髓和胸腺，是造血干细胞分别分化为 B 淋巴细胞和 T 淋巴细胞的场所；二是周围免疫器官，包括脾脏、淋巴结、淋巴小结及其他淋巴组织，是成熟 T 细胞和 B 细胞定居以及对抗原应答的场所。免疫细胞是对抗原物质产生特异性和非特异性免疫应答的各种细胞的统称，主要有免疫活性细胞、抗原递呈细胞和自然杀伤细胞。免疫活性细胞包括 T 淋巴细胞和 B 淋巴细胞，T 淋巴细胞又可分为

辅助性 T 细胞、杀伤性 T 细胞、抑制性 T 细胞和迟发型超敏反应 T 细胞。免疫活性成分主要有免疫球蛋白、补体、抗体、溶菌酶、干扰素和肿瘤坏死因子等细胞因子。免疫系统具有识别和排除抗原性异物的功能，并与机体其他系统协调，共同维持机体内环境的稳定和生理平衡。

毒理机制　化学毒剂通过作用于免疫系统的不同靶点发挥免疫毒性，如作用于祖细胞，影响淋巴细胞的成熟，干扰免疫应答的启动等。神经性毒剂的免疫毒性机制分为直接和间接作用。直接作用为抑制免疫系统的丝氨酸水解酶，包括补体成分以及可影响免疫功能的凝血酶系统；抑制淋巴细胞和单核细胞膜上的胆碱酯酶，导致免疫细胞结构和功能的改变；诱导氧化磷酸化，导致淋巴组织损伤，妨碍淋巴细胞的分化和生存；通过调节信号转导途径，调节免疫细胞的活性和增殖，进而影响免疫系统功能。有机磷酸酯类神经性毒剂和农药的化学性质活泼，还可通过损伤细胞膜、蛋白质和 DNA 结构，间接影响免疫系统功能。例如，马拉硫磷、甲基对硫磷和对硫磷能损伤细胞膜，影响脂膜的理化性质。神经性毒剂暴露导致人类淋巴细胞中姐妹染色单体互换频率增加，使蛋白质合成减少、分解增加，导致免疫屏障不完整。芥子气是烷化剂，进入体内后快速形成硫鎓离子，共价修饰生物大分子（DNA、RNA 和蛋白质）的亲核基团，损伤细胞功能，对细胞分裂周期产生显著影响，特别是淋巴细胞、骨髓细胞和肿瘤细胞等快速分裂的细胞。在动物实验中观察到，芥子气主要作用于 B 淋巴细胞。人体试验显示，低剂量

的芥子气损伤细胞免疫功能，高剂量时能同时损伤细胞免疫和体液免疫功能。

免疫毒性反应 根据化学战剂的类型和暴露持续时间的不同，神经性毒剂、糜烂性毒剂、窒息性毒剂，以及氰类毒剂的暴露和中毒可分别导致免疫抑制、免疫增强、过敏反应和自身免疫性疾病等免疫毒性反应。

神经性毒剂 有机磷酸酯类神经性毒剂暴露引起的免疫毒性，大多是从有机磷酸酯类杀虫剂中毒的人和动物上观察到，其中性粒细胞功能、自然杀伤细胞、细胞毒T细胞、体液免疫功能以及丝裂原诱导的淋巴细胞增殖均发生改变。较高剂量的神经性毒剂暴露，可使脾脏和胸腺细胞数减少，中性粒细胞趋化和黏附功能、单核细胞功能以及白介素-2生成受到抑制。通过观察暴露于有机磷酸酯类杀虫剂和沙林副产物的工人，可见淋巴细胞增殖减少，中性粒细胞的趋化和黏附功能、自然杀伤细胞和细胞毒T淋巴细胞功能均明显下降。低剂量沙林具有较强的免疫抑制作用，可抑制糖皮质激素的合成。因此，糖皮质激素含量下降可作为胆碱能免疫毒性的生物标志物之一。此外，神经性毒剂中毒所致的免疫毒性还可表现为免疫增强，大鼠急性梭曼中毒后，白细胞组胺释放增加，巨噬细胞激活。

糜烂性毒剂 芥子气是使用最为广泛的糜烂性毒剂。芥子气导致人体免疫功能抑制的现象，最早来自第一次世界大战毒气中毒伤员的临床观察。芥子气中毒初期常见的免疫毒性表现为白细胞减少、淋巴细胞减少、中性粒细胞减少以及骨髓发育不全和萎缩。随着时间延长会出现血小板减少和贫血，骨髓活组织检查可见骨髓细胞显著减少以及相关组分萎缩。骨髓和淋巴组织对芥子气很敏感，芥子气全身性中毒并大量吸收进入体内后，可迅速损伤骨髓的细胞增殖，导致严重的免疫系统抑制。此外，芥子气还可短期或长期抑制人和动物的抗体生成，影响补体系统的C3和C4，降低B淋巴细胞和T淋巴细胞的数量。在芥子气重度中毒伤员中，可见在细胞免疫中发挥重要作用的NK细胞百分比显著降低。对两伊战争中伊朗芥子气中毒伤员的后期随访发现，这些受害者出现了多发性感染、败血症和肺纤维化，患有呼吸系统疾病、恶性肿瘤，乃至死亡。

窒息性毒剂 在光气中毒的实验研究中，可见实验动物出现急性中毒所致的免疫抑制作用，在体内表现为对细菌和肿瘤细胞以及病毒的易感性升高，在体外表现为病毒杀伤作用以及T细胞反应降低。

氰类毒剂 关于化学战剂氢氰酸的免疫毒性报道极少。但环境污染物和致癌剂丙烯腈（又称氰化乙烯）暴露可引起免疫抑制作用，表现为空斑形成细胞显著降低，提示脾脏淋巴细胞亚群耗竭、正常菌群细菌定位转移，导致臂丛淋巴结脓肿。丙烯腈的免疫抑制作用可能与其胃肠道致癌性相关。

（丁日高 龙超良）

huàxué dújì shèndúxìng

化学毒剂肾毒性（renal toxicity of toxic chemical agents）

化学毒剂中毒引起的肾脏结构与功能损伤等毒性效应。肾脏是机体维持水和电解质稳态的重要器官，也是多种化学毒剂的毒性靶器官之一。化学毒剂通过多种机制，损伤肾小球、肾小管或肾血管，严重中毒时会出现急性或慢性肾衰竭、肾病综合征或小管间质性肾病等严重后果。

肾脏结构和功能特点 泌尿系统包括肾脏、输尿管、膀胱、尿道等器官。人体肾脏由约100万个具有相同结构和功能的肾单位组成，肾单位由肾小体（肾小球和肾小囊）和肾小管组成。肾小球是血液滤过器，正常成人的肾小球滤过率约为125ml/min，肾小球滤过率不仅反映肾小球的功能，而且还反映肾脏滤过和浓缩尿液的能力。肾小管是与肾小囊壁层相连的细长上皮性小管，具有重吸收和分泌作用。根据形态结构、分布位置和功能，肾小管可分为近端小管，其功能主要是重吸收；髓袢，具有尿液浓缩功能；远端小管，继续吸收水和钠离子，并向管腔中分泌钾离子、氢离子和氨。肾小囊是包绕在肾小球外，由肾小管起始部膨大凹陷而形成的杯状双层上皮囊，为容纳原尿的场所。肾脏的主要功能是调节机体水、电解质浓度和酸碱平衡，并具有内分泌功能，同时也是毒物药物等外源性物质排出机体的重要器官。

毒理机制 已有的研究显示，神经性毒剂、糜烂性毒剂等化学战剂中毒所致肾脏损伤多为间接效应，例如，通过影响血流动力学等一系列机体的应激性变化，导致肾脏灌注减少（如休克、低血压等）、酸碱平衡紊乱、横纹肌溶解或溶血所致的色素尿，最终出现肾脏功能和/或器质性的损伤。毒素、重金属及其他毒物的肾毒性，多是特定部位的选择性损伤，例如蓖麻毒素对肾小球的作用，砷化物引起的肾小管急性坏死等，其毒理机制常涉及包括毒物及其代谢产物的转运和蓄积、代谢解毒、器官再生能力以及血流改变等在内的多个因素。毒物对肾小管、肾小球、肾脉管、肾间质等特定部位的直接损伤，可引起急性肾衰竭。急性肾衰竭的一个重要指征就是肾小球滤过率下降，使尿素和非蛋白含氮物质滞留，引发氮血症。此外，肾脏毒物通过血液循环到肾脏分布，经肾小球滤过和肾小管浓缩后，毒物的浓度增高，尤其在近端小管区域，产生肾毒性。肾小管细胞内的代谢也可增强某些毒物的毒性效应。与毒素或毒物长期暴露相关的慢性肾衰竭以肾小球滤过率渐进性和不可逆性下降为特征，大多是原发性肾脏损伤相关的继发性病理性改变，这种继发性的改变是维持肾脏功能的代偿性机制。化学毒物中毒还可引起肾病综合征，其特征是毛细血管壁通透性显著增高，产生大量的蛋白尿。

肾脏毒性表现 神经性毒剂、糜烂性毒剂和蓖麻毒素等化学战剂，以及农药、重金属和真菌毒素等毒物，可直接或间接地引起肾毒性，造成肾脏损伤。

神经性毒剂和糜烂性毒剂 神经性毒剂中毒导致胆碱能通路过度活化，引起烟碱样和毒蕈碱样症状，膀胱肌群的胆碱能刺激作用可导致尿失禁等泌尿系统症状。神经性毒剂中毒后，因血流动力学功能障碍导致的休克以及胆碱能危象中的血容量不足，都可导致肾脏灌注不足，引起急性肾损伤。大多数情况下，糜烂性毒剂中毒引起的肾脏损伤比较少见。但芥子气重度中毒能导致多脏器衰竭，特别是致死性剂量中毒伤员会出现肾炎、少尿、无尿、蛋白尿等症状。

蓖麻毒素 蓖麻毒素中毒伤员的全身性损伤包括胃肠道溃疡和出血、弥漫性肾炎、肝脏脾脏和淋巴结坏死等，其中肾脏损伤的表现与溶血性尿毒症综合征相似。在蓖麻毒素中毒幸存者观察到肝衰竭和肾衰竭的表现。在动物试验中，啮齿类动物给予致死剂量的蓖麻毒素，最早出现肾小球损伤，表现为白细胞增多、促炎细胞因子 RNA 转录增多、纤维蛋白和纤维蛋白原蓄积，从而导致肾小球血栓性微血管病，继而出现肾小管退行性改变和坏死。在给予致死剂量蓖麻毒素的中毒犬，可以观察到膜性肾小球肾炎，但未见纤维蛋白沉积以及肾小管退行性改变和坏死。

百草枯和敌草快 百草枯是广泛应用的联吡啶类广谱除草剂，其主要毒性作用是肺损伤，导致肺纤维化。同时，百草枯也可引起肝和肾损伤，典型的组织病理学改变是肾小管上皮细胞的退化变性。敌草快中毒则会引起脑出血和急性肾衰竭。

重金属 人体暴露于高浓度的重金属可引起肾毒性，产生肾小管间质性肾炎以及肾衰竭。肾脏是无机砷的毒性靶器官之一，家畜砷中毒的案例显示，三价砷抑制细胞呼吸，引起毛细管扩张；五价砷使氧化磷酸化解偶联，导致细胞能量耗竭。砷化物严重急性中毒时的系统毒性伴随急性肾小管坏死，乃至急性肾衰竭。亚急性中毒时的肾损伤，可见近端小管坏死，出现少尿、蛋白尿，随后而来的是多尿。重度中毒的脱水、酸中毒和氮血症可导致死亡。无机汞盐在肾皮质蓄积，并经尿排出，其可直接引起组织坏死和肾小管上皮细胞坏死。动物急性汞中毒时可见少尿和氮血症。

铅中毒可导致肾小球滤过率下降、肾功能受损。

其他毒剂 能够致神经肌肉功能紊乱并产生肌束震颤、惊厥发作的毒物，如神经性毒剂、士的宁、氟乙酸盐等，尽管不会对肾脏产生直接损害作用，但是其中毒过程中会出现尿失禁，以及由于长时间肌束震颤或惊厥导致肌肉损伤，引起急性肾小管退行性改变和坏死，出现肌红蛋白尿和血红蛋白尿。某些失能性物质如 D-麦角酸二乙胺能导致神经肌肉阻滞、瘫痪或意识丧失，河鲀毒素或肉毒毒素，可引起膀胱自主控制能力丧失，但不会产生明显的泌尿系统损伤。

（丁日高 龙超良）

huàxué dújì shēngzhí dúxìng

化学毒剂生殖毒性（reproductive toxicity of toxic chemical agents） 化学毒剂暴露和中毒对人体生殖系统结构和功能的毒性和损伤效应。毒性效应包括对排卵、生精、生殖细胞分化、胚胎和胎儿发育，以及对生殖能力乃至后代的影响。生殖是所有生命体的关键生物学过程，生殖毒性大多与化学毒剂及其他毒物的长期暴露相关，从事化学毒剂和毒物相关工作的职业人员，以及生活在有毒物质污染环境中的人群，具有较高的生殖毒性危害风险。

结构和功能特点 生殖是维系种系繁殖的重要生命活动。在人和高等动物，生殖是通过两性生殖器官活动完成的，包括两性生殖细胞（精子和卵子）的生成、交配与受精、着床、胚胎发育以及胎儿分娩等环节。生殖全过程是在以下丘脑-腺垂体-性腺轴系统为主的神经内分泌系统的调节下完成的。生殖功能以性腺为中心，由下丘脑-腺垂体-性腺轴控制，来自内外环境的刺激可通过此系统改变性腺功能，进而影响生殖功能。胎盘的母体-胎儿屏障是化学毒剂进入发育胚胎的一个生物屏障，但其并不能完全阻止大多数的毒剂进入胎盘。胚胎和胎儿没有发育血脑屏障，DNA 修复功能、肝脏解毒和代谢功能发育不全，对于化学毒剂和毒物的易感性显著高于成人，即使在较低的暴露水平，仍可对胚胎和胎儿产生毒性作用或不良效应。

毒理机制 化学毒剂的生殖毒性机制常与它们的毒理性质相关，如影响细胞生长周期和细胞功能，导致细胞维护机制的改变，氧化应激损伤和干扰正常的酶促反应等。此外，器官生殖过程受激素控制，化学毒剂可在以下多个环节上影响与生殖相关的激素：①在下丘脑-垂体-性腺轴关键调控位点，干扰内分泌功能，调控性激素合成和分泌；②影响激素的代谢途径；③通过中枢神经系统毒性作用，进而影响促性腺激素的合成与分泌；④影响激素与其相应受体的相互作用，包括受体的上调或下调等。化学毒剂也可直接作用于睾丸或卵巢，影响内分泌系统，以及精子和卵子的发生过程。妇女在妊娠阶段接触暴露化学战剂或其他毒物是胎儿发育异常的重要原因。化学战剂和毒物引起的过度细胞死亡、干扰细胞凋亡、细胞增殖速率降低、细胞间相互作用失效、形态形成运动受损、与生长和发育相关的重要因子合成减少等，是导致胎儿发育异常和致畸作用的机制。

毒性表现 现有的研究或证据显示，糜烂性毒剂、神经性毒剂、氰类毒剂和蓖麻毒素等化学战剂可导致人或实验动物的生殖毒性。芥子气是烷化剂，在体内可与 DNA、蛋白和酶等生物大分子发生烷化反应，产生氧化应激、谷胱甘肽耗竭、炎症反应和细胞损伤等系列毒性反应。芥子气及其类似物能快速作用于睾丸和卵巢、发育中的胚胎和胎儿等，呼吸道暴露可使男性伤者在数周后精子计数和睾酮含量显著降低。路易氏剂是含砷的有机物，能引起实验动物胎儿的死亡，但尚无证据表明路易氏剂具有致畸作用。二苯氰胂和二苯氯胂的降解产物二苯胂酸可引起人脑发育异常。亚砷酸盐和砷酸盐等无机砷化物，在实验动物上可导致先天性的神经管、骨骼和性腺异常。流行病学调查显示，急性砷暴露在人体可引起母体毒性。显著增高的流产、死产和早产病例也与饮用含砷水的亚急性暴露相关。有机磷酸酯类杀虫剂暴露可导致生殖毒性。例如，毒死蜱中毒会引起雄性实验动物的精子计数和睾酮含量下降，睾丸出现退行性改变。在低剂量接触有机磷酸酯类杀虫剂的人群中，也观察到类似的异常改变，杀虫剂暴露引起的氧化应激还可导致睾丸细胞凋亡。此外，有机磷酸酯类杀虫剂能导致下丘脑-垂体-肾上腺轴反馈回路的失调，影响促黄体激素和促卵泡激素的释放。接触亚致死剂量的杀虫剂后，染毒母体和/或胎儿的应激反应可使妊娠妇女或实验动物出现自发性流产或早产。与成人相比，胎儿体内的解毒酶水平很低，对有机磷酸酯类毒剂有较高的易感性。因此，胎儿的发育神经性毒性和生长受限常与母体暴露于低剂量有机磷酸酯类毒剂毒物相关。蓖麻毒素是一种 II 型核糖体失活蛋白，抑制蛋白质合成而产生毒性效应。研究显示，蓖麻毒素对雌兔的生殖功能有直接的毒性作用，抑制排卵和着床，导致自发性流产。

（丁日高 李 桦）

shénjīngxìng dújì
神经性毒剂（nerve agents）
进入人体后能特异性抑制乙酰胆碱酯酶、损伤胆碱能神经系统正常功能，引起一系列中毒伤害效应并致死的一类化学战剂。又称神经毒气。神经性毒剂是除糜烂性毒剂外在世界上装备和储备最多的化学战剂，化学结构上属于有机磷酸酯类化合物，化学结构通式见图1。神经性毒剂是毒性最大、杀伤性最强的一类速杀性化学战剂，主要通过呼吸道吸入和皮肤吸收染毒使人畜中毒，主要代表有塔崩、沙林、梭曼和维埃克斯，军用代号分别为 GA、GB、GD 和 VX。日常生活和农业生产中使用的有机磷农药也同属于有机磷酸酯类，与作为化学战剂使用的神经性毒剂有相似的毒性效应和中毒机制，但其毒性显著低于化学战剂（见有机磷酸酯类农药）。

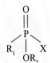

图 1 神经性毒剂化学结构通式

简史 神经性毒剂的发现源自 20 世纪 30 年代的杀虫剂研究。1932 年，德国柏林大学的化学家兰格（W. V. Lange）和克鲁格（G. Krueger）首次合成了氟磷酸酯类化合物。因在合成的过程中，有人出现呼吸困难、一时性失明、畏光甚至昏迷等中毒症状，两位化学家最早注意到此类化合物的剧毒性。1934~1944 年，德国法本公司的化学家杰哈德·施拉德（Gerhard Schrader）及其团队为研究和开发杀虫剂，合成了两千多个氟磷酸酯类化合物，其中就包括众所周知的有机磷酸酯类杀虫剂对硫磷和对氧磷。1936 年，施拉德发现并合成了塔崩，其间他和助手因暴露于意外溅出的化合物液滴而出现神经毒性症状。由于塔崩的毒性太高，不适合作为杀虫剂使用，随后很快被德国军队开发成为首个神经性毒剂。施拉德的研究小组在发现塔崩后应德军要求为其开发军用毒剂，并于 1938 年合成了毒性更强的沙林。1939~1941 年，德国科学家发现，有机磷酸酯类化合物的药理毒理作用类似于毒扁豆碱，可强烈抑制体内胆碱酯酶活性，初步阐明了此类化合物抑制乙酰胆碱酯酶的作用机制。1944 年，德国凯撒-威廉医学研究所的科学家理查德·库恩（Richard Kuhn）发现并合成得到另一个神经性毒剂梭曼。第二次世界大战期间，德国已拥有大量的神经性毒剂武器，但并未在战场上使用。第二次世界大战末期，美英盟军和苏联军队在德国分别发现了德军研发和生产神经性毒剂的设施和储存的神经性毒剂武器，获得了相关技术和实物，回到各自国内后开始研发、生产和储备神经性毒剂武器。20 世纪 50 年代初期，英国帝国化学工业公司植物防护实验室的化学家高什（Ranajit Ghosh）在杀虫剂的研究中发现了维埃克斯（VX），VX 是硫赶磷酸酯类神经性毒剂的代表，其毒性显著大于沙林、梭曼等氟磷酸酯类神经性毒剂，因其毒性太强无法用作杀虫剂而被英国军方开发成为化学战剂，并将 VX 武器化。第二次世界大战后的冷战期间，美国和苏联开展军备竞赛，生产和储备了大规模的沙林、VX 化学武器，苏联军队还生产和储备了梭曼武器。在 20 世纪 80 年代的两伊战争中，曾有报道显示，伊拉克军队向伊朗军队及其国内的库尔德人使用了神经性毒剂塔崩。最近的神经性毒剂使用发生在叙利亚内战冲突中，2012~2018 年有多起化学武器使用的报道，叙利亚政府和反对派互相指责对方在交火中使用了化学武器。最为严重的事件发生在 2013 年 8 月 21 日大马士革郊区的姑塔地区，毒气弹造成平民 300 多人死亡，1400 多人受伤。事件发生后，联合国和禁止化学武器组织组成了联合调查组前往事发地进行调查。调查组向联合国秘书长递交的调查报告中指出，在姑塔地区的平民伤亡是由化学武器的使用所造成，现场证据显示，化学武器是装填了沙林毒剂的地对地火箭弹。除了用于战争和武装冲突外，神经性毒剂还被作为恐怖剂使用。最为著名的事件是 1995 年日本奥姆真理教在东京地铁上施放沙林，导致 5000 多人中毒、12 人死亡（见东京地铁沙林事件）。近年来，世界上不同地区还陆续出现用神经性毒剂攻击个人目标的事件。2017 年 2 月，一名朝鲜籍男士在马来西亚科隆坡国际机场因 VX 中毒身亡；2018 年 3 月，俄罗斯间谍斯克里帕尔父女俩在英国索尔兹伯里因接触神经性毒剂诺维乔克而中毒。

分类 神经性毒剂按其结构可分为 G 类和 V 类两大类（表1）。G 类毒剂是分子结构中含有 P-F 键或 P-CN 键的氟磷酸酯类化合物，包括塔崩、沙林和梭曼，因它们都由德国化学家发现，故 G

表 1 神经性毒剂的分类及化学结构

类别/军用代号	名称		化学结构		
	英文	中文	R_1	R_2	X
G 类毒剂					
GA	Tabun	塔崩	$(CH_3)_2N$	C_2H_5	CN
GB	Sarin	沙林	CH_3	$(CH_3)_2CH$	F
GD	Soman	梭曼	CH_3	$(CH_3)_3CCH(CH_3)$	F
V 类毒剂					
VX	VX	维埃克斯	CH_3	C_2H_5	$SCH_2CH_2N(C_3H_7)_2$
VE	—	—	C_2H_5	C_2H_5	$SCH_2CH_2N(C_2H_5)_2$
VG	—	—	C_2H_5O	C_2H_5	$SCH_2CH_2N(C_2H_5)_2$
VM	—	—	CH_3	C_2H_5	$SCH_2CH_2N(C_2H_5)_2$
VR	Russia VX	俄罗斯维埃克斯	CH_3	$CH_2CH(CH_3)_2$	$SCH_2CH_2N(CH_2CH_3)_2$

类毒剂的军用代号首字母取自英文单词德国（Germany）的首字母。V 类毒剂是结构中含有 $SCH_2CH_2N（R）_2$ 的硫赶磷酸酯类化合物，曾经作为化学战剂开发研究的 V 类毒剂除了 VX 外，还有 VE、VG 和 VM。苏联军队曾装备了其自行开发的 V 类毒剂（代号为 VR）。

军事性能 神经性毒剂的毒性强烈，是已知化学战剂中最具威胁性的致死性化学战剂。神经性毒剂战剂在常温下是无色液体，使用时难以被发现，经爆炸、热气化或布洒后，能分散形成蒸气、气溶胶或液滴，主要经呼吸道、眼、皮肤和伤口等途径进入人体引起中毒，也可污染水源、粮食和其他物品，使人畜误服或接触后中毒。G 类和 V 类毒剂因物理性质的差异，使得它们的战斗状态有所不同。G 类毒剂比 V 类毒剂容易挥发，但不同毒剂之间挥发度的差别较大。沙林、梭曼和塔崩在 25℃ 时的挥发度分别为 22 000、3900 和 610mg/m^3。因此，沙林是暂时性毒剂，其战斗状态主要是蒸气态或气溶胶态。梭曼和塔崩是半持久性毒剂，可以蒸气态/气溶胶态和液滴态染毒。VX 的沸点较高，挥发度很低，25℃ 时仅为 10.5mg/m^3，靠自然蒸发难以达到较高的战斗浓度，因此，其战斗状态多为液滴态或雾态，人员主要经皮肤接触中毒，并可造成环境的长期染毒，是典型的持久性毒剂。

毒理学机制 神经性毒剂进入体内后，特异性抑制位于胆碱能神经突触和末梢处的乙酰胆碱酯酶，使其不能催化水解神经系统的神经传递介质乙酰胆碱，造成乙酰胆碱蓄积，导致中枢及外周神经系统的胆碱能受体过度活化，胆碱能神经系统功能亢进，由此产生一系列的中枢和外周中毒症状（见神经性毒剂中毒生化机制）。

毒性作用 神经性毒剂的急性中毒特征包括瞳孔缩小，甚至出现"针尖样"瞳孔，流涎、多汗、哮喘、呼吸困难、惊厥、恶心和呕吐等。由于神经性毒剂的脂溶性较高，易于穿透血脑屏障进入中枢神经系统发挥毒性作用，急性中毒时常因惊厥和呼吸中枢抑制而致死。神经性毒剂的毒性表现、中毒程度和发展进程与其染毒途径、剂量和时间密切相关。呼吸道中毒时，首先出现流涕、胸闷、哮喘、呼吸困难等症状。眼中毒时，很快出现瞳孔缩小、眼痛、视物模糊、流泪等症状，随着毒剂快速吸收入血，会出现不同程度的全身性中毒症状。皮肤接触染毒时，首先染毒局部出现出汗和肌颤。G 类毒剂的皮肤吸收较慢，数十分钟到数小时后方出现不同程度的全身性中毒症状；V 类毒剂的皮肤吸收较快，几十分钟的潜伏期后即可出现全身性中毒症状。

中毒防治 神经性毒剂是典型的速杀性化学战剂，中毒后毒性作用发作快，严重中毒可引起人员中毒伤害甚至死亡。因此，通过毒剂检测及时发现毒源，穿戴防毒面具和防护服等个人防护用具，并提前服用预防药物，是防止人员中毒的主动有效措施（见神经性中毒预防）。中毒后尽早使用胆碱酯酶重活化剂和胆碱能受体拮抗剂等特效抗毒药物，可有效对抗神经性毒剂中毒。因此，神经性毒剂中毒的现场急救是尽快使用自动注射针进行自主注射，或者同伴之间相互注射，及时给药可以减轻中毒症状，降

低死亡率，并为后续治疗争取时间（见神经性毒剂急救自动注射针）。伤员在现场注射了抗毒自动注射针后，还应及时洗消并后送至医院进行治疗（见神经性毒剂中毒救治）。

（丁日高 李 桦）

tǎbēng

塔崩（tabun） 化学名为二甲氨基氰磷酸乙酯的一种中等挥发度的 G 类神经性毒剂。塔崩的化学结构式如图 1 所示，其军用代号为 GA，化学文摘登记号 77-81-6，分子式为 $C_5H_{11}O_2N_2P$，分子量 162.3。

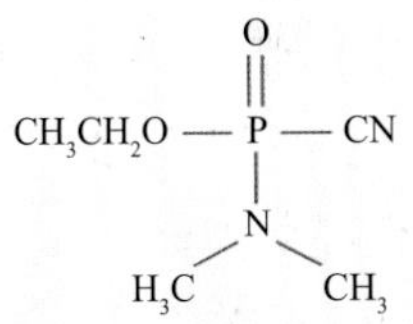

图 1 塔崩化学结构式

简史 1936 年，德国法本公司的化学家杰哈德·施拉德（Gerhard Schrader）在研究有机磷酸酯类化合物并将其开发成为高效杀虫剂时，发现了一个高毒性的化合物，取名为塔崩。在塔崩的合成和试验过程中，施拉德及其助手因化合物的液滴外溅而中毒，成为最早的塔崩受害者。塔崩可经呼吸道吸入和皮肤接触中毒，毒性作用很强，不宜作为杀虫剂生产并使用，随后被德国军队获得，将其开发成为首个 G 类神经性毒剂化学武器。第二次世界大战期间，尽管德国军队生产和储备了大量的塔崩战剂和武器，但并未在战场上真正使用。第二次世界大战末期德军战败后，美英和苏联军队获取了神经性毒剂化学武器的相关技术和资料，瓜

分了德军的化学武器储备，并在各自国内开始研发、生产和装备神经性毒剂武器。关于塔崩在战争中使用的记载和报道并不多，20 世纪 80 年代的两伊战争中，有报道伊拉克军队曾对伊朗军民使用了塔崩武器，造成人员伤亡。

理化性质和军事性能　塔崩是无色、透明液体，含杂质时呈黄棕色，沸点 245℃，凝固点 -50℃，25℃ 时的液体密度为 1.073g/ml。塔崩是中等挥发度的神经性毒剂，挥发度（25℃）为 610mg/m³，蒸气压（20℃）为 0.037mmHg，气体比重 5.63（空气为 1）。塔崩的水溶性小于沙林，20℃ 时的溶解度为 72g/L，但其水解后可生成有毒的氰化物。塔崩纯品在常温下稳定，含杂质时易于分解，温度高于 150℃ 时分解明显，爆炸时也可部分分解。塔崩武器主要以蒸气或气溶胶形式污染空气，人员经呼吸道吸入和眼接触中毒。由于塔崩的挥发度较低，是半持久性毒剂，其还可以液滴态染毒，经皮肤和伤口接触中毒，以及经污染的水或食物，由胃肠道进入体内而中毒。

毒性作用　塔崩中毒后起效快、毒性强，严重中毒者如不及时救治可在数分钟至数小时内死亡。塔崩经不同染毒途径中毒的毒性作用表现有所不同，其毒性还与暴露时间的长短相关。呼吸道吸入气态塔崩，以及眼及伤口接触液滴态毒剂时产生的毒性为最强，皮肤接触和胃肠道染毒的毒性次之。人体吸入塔崩的半数致死浓时积（LCt_{50}）的估算值为 70（$mg \cdot min$）/m^3，皮肤染毒和口服吸收的人体半数致死剂量估算值分别为 1000 毫克/人和 40 毫克/人。塔崩中毒后，伤员会出现

典型的神经性毒剂急性中毒症状，主要表现为瞳孔缩小甚至出现针尖样瞳孔，流涎、多汗、哮喘、呼吸困难、惊厥、恶心和呕吐等，严重中毒时主要因呼吸抑制而死亡（见神经性毒剂中毒症状）。及时穿戴防毒面具和防护服等并辅以预防药物，是防止或减少塔崩中毒的有效手段。塔崩中毒后必须尽早采取自救或互救的方式，及时注射抗神经性毒剂自动注射针等抗毒药物进行救治（见神经性毒剂中毒预防、神经性毒剂中毒救治）。

（丁日高　李　桦）

shālín

沙林（sarin）　化学名为甲氟膦酸异丙酯的一种易挥发、速效性的 G 类神经性毒剂。沙林的化学结构式如图 1 所示，其军用代号为 GB，化学文摘登记号 107-44-8，分子式 $C_4H_{10}O_2PF$，分子量 140.1。沙林主要以气态或气溶胶的形式染毒，可快速引起人或牲畜中毒，严重时导致死亡。

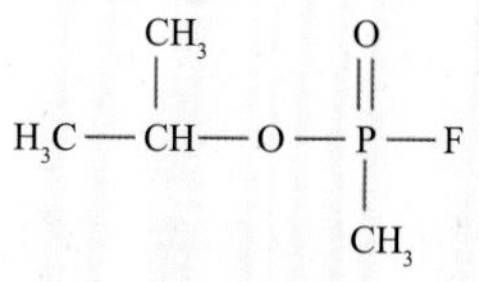

图 1　沙林化学结构式

简史　1936 年，德国法本公司的杰哈德·施拉德（Gerhard Schrader）在研发新型杀虫剂时发现了首个神经性毒剂塔崩，随后在 1938 年又发现并合成得到沙林，其毒性约为塔崩的 10 倍。沙林的英文名称 "Sarin" 取自施拉德及其同事姓中的 5 个字母（Schrader, Ambros, Ritter 和 Van der Linde）。德国军队在施拉德团队合成沙林后，很快确认了其军

事价值，将其开发成为化学武器。第二次世界大战期间，德军生产并储备了沙林武器，但未在战场上使用。第二次世界大战结束后，英美和苏联军队获得了德军的沙林武器，随后沙林武器很快被世界上多个国家生产和储备。美国军队在 20 世纪 80 年代还开发了二元沙林武器，即将两种低毒或无毒的前体化合物分别装载在沙林武器内的筒状容器中，在武器触发爆炸的瞬间，两种化合物快速混合并产生沙林毒气。有报道，伊拉克萨达姆政府也生产和储备了沙林武器，并在两伊战争中用以攻击伊朗军队，以及在国内用于对付库尔德人，导致众多伊朗士兵和平民伤亡。沙林的近期使用是 2012～2018 年的叙利亚内战冲突中。其中最为严重的事件发生在 2013 年 8 月 21 日，毒气弹在大马士革郊区的姑塔地区造成平民 300 多人死亡，1400 多人受伤。事后，经联合国和禁止化学武器组织的联合调查组调查发现，上述平民的伤亡事件是由于沙林火箭弹的袭击造成。除了用于战争和武装冲突，沙林还曾被作为恐怖剂使用。1994 年和 1995 年，日本奥姆真理教用自制的沙林毒剂，在松本市的居民区和东京地铁袭击平民，其中东京地铁沙林袭击事件导致 5000 多人中毒，12 人死亡。

理化性质和军事性能　沙林在常温下是无色、无味、易流动液体，含有杂质时，呈淡黄色至黄色。常温常压下的沸点 147℃，凝固点 -56℃。在 G 类毒剂中，沙林的挥发度最高，25℃ 时为 22g/m³，蒸气压（20℃）为 2.10mmHg，液体比重（20℃）为 1.102g/ml，蒸气比重为 4.86（空气为 1）。沙林能与水以及大多数

有机溶剂任意互溶，其纯品在常温下稳定，但含有杂质时易于分解，温度高于150℃可明显分解。沙林在常温、pH中性的水中水解很慢，随着温度升高以及在酸性或碱性条件下的水解速度加快，水解产物无毒。沙林因其挥发度高，战斗状态以蒸气态为主，经呼吸道吸入和眼接触中毒。沙林毒剂液滴也可经皮肤接触后透皮吸收中毒，经伤口或黏膜的吸收更是快于无损伤皮肤。摄入毒剂污染的水和食物后，毒剂可经胃肠道吸收，引起中毒。

毒性作用 沙林是典型的暂时性和速杀性化学战剂，中毒迅速，毒性发作快。沙林的毒性作用强度与其暴露浓度和时间相关，也与中毒者的活动状态有关。人体吸入或眼接触沙林10分钟出现临床中毒症状的半数毒效浓时积（ECt_{50}）为0.5（mg·min）/m^3；估算的半数失能浓时积（ICt_{50}）为35～75（mg·min）/m^3，半数致死浓时积（LCt_{50}）为50～100（mg·min）/m^3。经皮肤吸收中毒的半数致死剂量估算值为1.7克/人。沙林中毒后出现典型的神经性毒剂中毒症状，人暴露于（0.5～2.0）mg/m^3浓度的沙林2分钟，即可出现轻到重度的瞳孔缩小和胸闷，急性中毒特征包括瞳孔缩小甚至出现针尖样瞳孔、流涎、多汗、哮喘、呼吸困难、惊厥、恶心和呕吐等，严重中毒时主要因呼吸抑制而死亡（见神经性毒剂）。及时穿戴防毒面具和防护服等器材并辅以预防药物，是防止或减少沙林中毒的有效手段。沙林中毒后应立即自救或互救，注射神经性毒剂自动注射针等抗毒药物（见神经性毒剂预防、神经性毒剂中毒救治）。

（丁日高 李 桦）

suōmàn

梭曼（soman） 化学名为甲氟膦酸特己酯的一种中等挥发度的G类神经性毒剂。梭曼的化学结构式如图1所示，其军用代号为GD，化学文摘登记号96-64-0，分子式$C_7H_{16}O_2PF$，分子量182.18。梭曼因中毒后形成的膦酰化乙酰胆碱酯酶的老化速度快，且不易重活化，是中毒救治最为困难的神经性毒剂之一（见神经性毒剂中毒生化机制）。

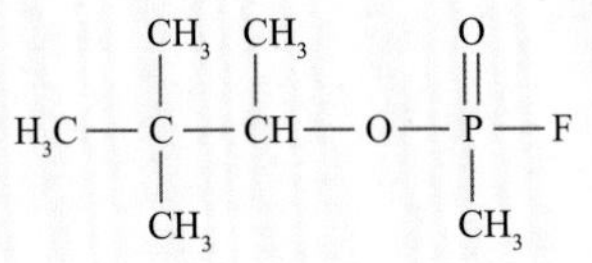

图1 梭曼化学结构式

简史 1944年，德国凯撒-威廉研究所的诺贝尔奖获得者理查德·库恩（Richard Kuhn）及其同事康拉德·汉克尔（Konrad Henkel）在进行塔崩和沙林药理学研究中发现并合成了梭曼，随后梭曼被德军开发成为化学战剂，并进行武器化。第二次世界大战期间，德军曾在位于路德维希港的法本公司中试车间生产了少量的梭曼战剂，但未将其用于第二次世界大战战场。梭曼与塔崩（GA）、沙林（GB）一起，被归类并命名为G类神经性毒剂，其中"G"是英文德国（Germany）的首字母，因为这一类毒剂都是由德国化学家发现的。第二次世界大战结束后，英美和苏联军队在分别获得了德军化学武器研发资料和库存武器的基础上，开展了神经性毒剂武器的研发、生产和储备。苏联军队根据其所缴获的设备和资料，于20世纪50年代列装了梭曼武器，随后还在梭曼中加入胶黏剂，研发了胶黏梭曼战剂和武器。

理化性质和军事性能 梭曼是无色水样透明液体，含杂质时呈淡黄色，有微弱水果香味，沸点198℃，凝固点-42℃。梭曼是中等挥发度的G类毒剂，25℃时的挥发度为3.9g/m^3、蒸气压0.40mmHg、液体密度1.022 2mg/L，气体比重6.33（空气为1）。梭曼的水溶性较低，20℃的溶解度是21g/L。梭曼在常温下的性质稳定，含杂质时易于分解，其水解速度慢于沙林，可造成水源污染，碱性条件下其水解加速。梭曼是半持久性的化学战剂，其挥发性比沙林低但脂溶性较强，有利于穿透皮肤和血脑屏障。梭曼可经多种途径染毒，梭曼武器在弹药爆炸时毒剂可形成蒸气或气溶胶，主要经呼吸道吸入中毒；毒剂液滴可经皮肤接触染毒，经透皮吸收进入体内。苏联军队利用梭曼的渗透好、吸附力强等特点，将其与高分子胶黏剂按一定比例配制成胶粘梭曼（苏军代号BP-55），通过增加毒剂的黏度提高液体毒剂在人体皮肤、装备表面和地面污染的持久性，从而提高杀伤力。

毒性作用 梭曼的毒性比沙林强，吸入中毒的半数致死浓时积（LCt_{50}）为25～50（mg·min）/m^3，皮肤和口服吸收的半数致死剂量（LD_{50}）分别为50～300毫克/人和5～20毫克/人。梭曼中毒后的症状和表现与沙林相似，急性中毒的主要特征是瞳孔缩小、流涎、多汗、呼吸困难和惊厥，暴露于梭曼10分钟后即可出现中毒症状，症状可持续数日甚至数周，严重中毒可引起死亡（见神经性毒剂中毒症状）。梭曼易于进入中枢神经系统，引起惊厥和神经细胞损伤，导致以精神症状为主的长期损伤效应，包括失眠、多梦、抑郁、情绪低落等。与沙林和VX不同，梭曼与乙酰胆碱酯酶形成的膦酰化酶的去酰基化速度几乎为零，酶活力不能自动恢复。与此同时，梭曼的膦酰化酶很容易脱去烷基形成老化酶，老化的过程非常迅速，老化酶的性质稳定（见神经性毒剂中毒生化机制）。因此，现有的胆碱酯酶重活化剂对梭曼中毒的救治效果均不佳，给中毒急救和治疗带来很大的困难。因此，积极主动防护是预防梭曼中毒的有效措施，及时穿戴防毒面具和防护服等个人防护器材，并服用神经性毒剂预防药物，可以有效降低梭曼中毒和伤害的风险（见神经性毒剂中毒预防）。

（丁日高　李　桦）

wéi'āi kèsī

维埃克斯（VX）

化学名为S-(Z-二异丙氨乙基)-甲基硫代膦酸乙酯的V类神经性毒剂。维埃克斯的化学结构式如下图所示，其军用代号为VX，化学文摘登记号50782-69-9，化学分子式为 $C_{11}H_{26}O_2NPS$，分子量267.38。维埃克斯是V类神经性毒剂的代表，属于持久性和致死性化学战剂。美国和苏联军队都曾大量储备维埃克斯战剂和化学武器。

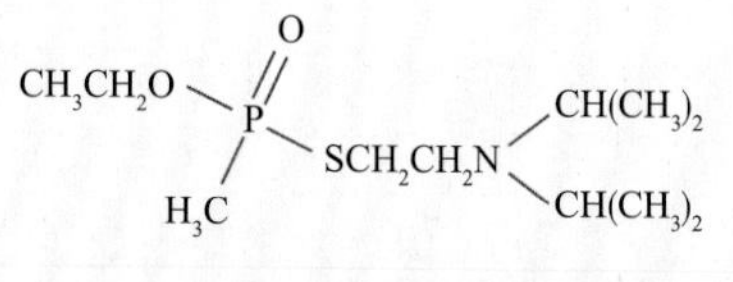

图1　维埃克斯化学结构式

简史　20世纪50年代初期，英国帝国化学工业公司植物防护实验室的化学家拉纳吉特·高什（Ranajit Ghosh）在进行杀虫剂研究中发现并合成得到硫赶磷酸酯类毒性化合物维埃克斯，并在毒理学测试中发现其毒性强烈且具有很强的皮肤穿透能力。维埃克斯由于毒性过高而无法作为杀虫剂使用，随后被英国军方获取并开发成为化学战剂和化学武器。美国军队也相继生产、储备和列装了维埃克斯战剂和武器。20世纪70年代，苏联军队开发并生产了自有的V类战剂（VR），其主体结构与维埃克斯相似，只是N和O上的取代基与维埃克斯不同。美国和苏联军队都生产和储备了大量的维埃克斯战剂和武器。由于维埃克斯的高毒性，曾有报道，美国军队在维埃克斯武器试验和储存过程中发生过多起人员或牲畜中毒的事件。近期的维埃克斯使用是在2017年2月，一位朝鲜籍男士在马来西亚科隆坡国际机场被两名女子在面部涂抹了未知液体，随后在送往医院途中死亡。马来西亚警方经尸检和毒剂分析确定，引起该男士中毒死亡的物质是维埃克斯。

理化性质和军事性能　维埃克斯是无色、无味、易流动的油状液体，含有杂质的工业品呈微黄至棕黄色。维埃克斯的沸点较高，但挥发度显著低于G类毒剂。常温常压下的沸点为298℃、凝固点−39℃，25℃时的挥发度为 $10mg/m^3$，蒸气压0.000 7mmHg，液体比重1.008 3，空气密度9.2（空气为1）。维埃克斯在贮存时会分解释放出少量的硫醇，其特殊臭味有助于判断维埃克斯的存在。维埃克斯是亲脂性的神经性毒剂，易于透过皮肤吸收进入体内，可溶于各种有机溶剂，微溶于水，常温的水溶解度为2.5%。维埃克斯有较好的化学稳定性，水解较慢，加碱可加速其水解，遇酸成盐，并易与氧化剂发生反应，生成的产物无毒。因此，可以用具有氧化性和含活性氯的消毒剂洗消维埃克斯。维埃克斯属于持久性化学战剂，其挥发度显著低于G类毒剂，且具有一定的黏度，战斗状态主要为液滴态，经皮肤和眼等裸露部位接触中毒。化学武器中装填的维埃克斯在爆炸时可部分形成气溶胶或气态毒剂，经呼吸道吸入染毒，其他以液滴形式污染地面、车辆和物体表面，或者污染水源等，造成后续的接触染毒。

毒性作用　维埃克斯是目前毒性最强的神经性毒剂，人经皮肤和口服吸收的半数致死剂量估算值（ LD_{50} ）分别在5～25毫克/人和3～10毫克/人的范围内；估算的气态毒剂吸入半数致死浓时积（ LCt_{50} ）为 $5\sim15(mg\cdot min)/m^3$。与其他有机磷酸酯类神经性毒剂相同，维埃克斯的中毒机制也是在体内抑制乙酰胆碱酯酶，使酶失去活性而不能催化水解乙酰胆碱，导致中枢和外周神经系统的胆碱能受体过度兴奋，引起一系列的中毒症状。维埃克斯的急性中毒特征包括瞳孔缩小甚至出现针尖样瞳孔、流涎、多汗、恶心、呕吐、呼吸困难和惊厥，严重中毒常因呼吸抑制死亡。但与沙林等G类毒剂相比，V类毒剂的救治时间窗较宽，维埃克斯经皮肤染毒到毒性症状出现，有几十分钟的潜伏期；其与乙酰胆碱酯酶结合形成的膦酰化酶在一定程度上可自动活化，并易于被肟类重活化剂重活化。因此，中毒后及时给予重活化剂和抗胆碱能药物等抗毒药物进行急救，可以有效对抗其中毒症状，降低死亡率。此外，及时穿戴防毒面具和防护服等个人防护器材并服用预防药物，可有效防护维埃克斯的中毒。

如果人员接触了可疑液滴，在离开污染区后应尽快脱去污染衣物，用消毒包、消毒手套或者毛巾等织物蘸吸除去皮肤上的液滴后，用肥皂水或清水冲洗接触污染部位（见神经性毒剂中毒预防、神经性毒剂中毒救治）。

（丁日高 李桦）

shénjīngxìng dújì dúxìng zuòyòng
神经性毒剂毒性作用（toxicological effects of nerve agents）

神经性毒剂进入机体后作用于乙酰胆碱酯酶，使胆碱能神经系统功能紊乱，由此产生的一系列中枢和外周的毒理学效应。神经性毒剂的主要毒性靶标是胆碱能神经突触和末梢处的乙酰胆碱酯酶（acetylcholinesterase，AChE），此外，毒剂还可以作用于胆碱能受体（cholinergic receptors，ChR）和非胆碱能神经系统，从而引起一系列的中枢和外周中毒症状。

胆碱能系统毒性作用 人体的中枢神经系统、呼吸系统、心血管系统、消化系统、泌尿系统、运动系统都有胆碱能神经分布，胆碱能神经系统对维持人体正常生理功能和生命起着极为重要的作用。胆碱能受体是神经性毒剂抑制乙酰胆碱酯酶的效应器，其包括毒蕈碱受体（muscarinic cholinergic receptors，M-ChR）和烟碱受体（nicotinic cholinergic receptors，N-ChR）。M受体主要位于副交感神经末梢支配的效应器（平滑肌和腺体）；N受体主要在骨骼肌和神经节上。M、N两种受体在中枢神经系统的分布，尚不完全清楚。神经性毒剂进入机体后，可迅速抑制乙酰胆碱酯酶，阻碍其水解乙酰胆碱（acetylcholine，ACh）的功能，造成乙酰胆碱在胆碱能神经的突触后蓄积（见神经性毒剂中毒生化机制）。

毒剂还可持续作用于胆碱能受体，导致胆碱能神经系统功能紊乱。神经性毒剂对主要器官、系统的毒性作用概述如下。

中枢神经系统 神经性毒剂易于穿透血脑屏障进入大脑，对中枢神经系统产生先兴奋后抑制的毒性作用，严重中毒时主要表现为惊厥和呼吸中枢抑制。毒剂通过抑制乙酰胆碱酯酶活性，使得乙酰胆碱蓄积并首先作用于N胆碱能受体，引起初始且短暂的强直性惊厥；随之乙酰胆碱引起中枢M胆碱能受体的过度激活，产生较长时间的阵挛性惊厥。在短暂的强直性惊厥后，N受体会因持续激活而出现脱敏现象，并能显著提高M受体对乙酰胆碱的敏感性，形成恶性循环。毒剂引起的长时间惊厥会破坏大脑各个部位的功能平衡和协调，同时也会消耗大量的能量，加重脑缺氧，增加呼吸、循环负担，最后诱发迟发性脑损伤、呼吸和循环衰竭。

呼吸系统 呼吸衰竭是神经性毒剂中毒引起死亡的主要原因之一。呼吸中枢抑制、呼吸肌麻痹、腺体分泌和支气管平滑肌痉挛收缩是毒剂导致呼吸衰竭的主要因素。神经性毒剂对乙酰胆碱酯酶的抑制，致使大量蓄积的乙酰胆碱持续作用于呼吸中枢背侧及腹外侧呼吸神经元细胞群上的胆碱能受体，从开始时的呼吸加深加快到呼吸中枢抑制，使得膈肌、肋间外肌因不能得到神经冲动而停止呼吸。具有中枢M受体拮抗作用的药物，如东莨菪碱和苯那辛，可以对抗神经性毒剂对呼吸中枢的抑制作用。神经性毒剂导致的呼吸肌麻痹是由于毒剂作用于神经-肌肉接头部位，使神经-肌肉传导阻滞，从而导致呼吸肌无力和麻痹。口、鼻、眼和支

气管的腺体均为胆碱能神经支配，神经性毒剂中毒时引起腺体大量分泌，产生的液体积聚于呼吸道，引起呼吸道阻塞，加重呼吸困难。此外，过量蓄积的乙酰胆碱还可以作用于支气管平滑肌的胆碱能受体，使支气管平滑肌收缩和痉挛，呼吸阻力增加，潮气量下降，从而引起外周性呼吸衰竭。

循环系统 在神经性毒剂中毒致死的原因中，循环衰竭的重要性仅次于呼吸衰竭，二者互相影响。在人工维持呼吸功能的情况下，循环衰竭则可能成为主要的死亡原因。在延髓循环中枢，特别是交感心血管中枢，同时分布有M受体和N受体，当两种受体或其中之一兴奋时，就会对交感心血管中枢产生抑制作用，传出冲动减少，表现为外周血管扩张、阻力下降以及血压降低。神经性毒剂对心脏的毒性作用也是其影响循环系统功能的主要因素。在窦房结、房室结及心肌上广泛分布有胆碱能神经，神经性毒剂中毒时，迷走神经释放的乙酰胆碱增加，使心脏的上述结构功能减弱，出现心动过缓、心律失常、心肌收缩力减弱和心输出量减少等临床中毒表现，严重时引起心力衰竭，心输出量减少则会进一步影响血压，使血压明显下降。再则，神经性毒剂中毒时，不但可通过对循环中枢和心脏的作用，还可以通过改变体内肾上腺素、多巴胺等，影响血压和心血管系统。神经性毒剂对外周循环的毒性作用则比较复杂。例如，在神经性毒剂引起心率减慢、血压下降的同时，代偿性地引起外周血管收缩和阻力增加；神经性毒剂的拟烟碱样作用使得交感神经节兴奋和肾上腺髓质释放拟交感物质，使心率加速、血管收缩、血

压升高。但在心脏功能严重受损时，血管阻力增加反而加重心脏负担，促发心力衰竭。

骨骼肌　神经性毒剂中毒可引起全身痉挛、肌颤、肌麻痹等运动功能失调。肌颤是神经性毒剂中毒特有的毒性作用表现，中毒后会很快出现，通常先从眼睑、颜面和舌肌等小肌群开始，之后扩展至全身。毒剂中毒引起的胆碱能受体过度激活，会导致突触后膜受体的作用增强，作用时间延长，终板电位加大加宽，终板去极化和动作电位的同步化规律受到破坏。非同步化的兴奋性传导使得肌颤，表现为肌肉纤维快而微弱的不协调搏动。当乙酰胆碱持续作用时，终板电位延长，延长的终板电位可自动兴奋神经末梢，冲动沿着轴突分布传播，兴奋整个运动单位的肌肉纤维，致使一束束肌肉出现不规则颤搐，形成"束缩"。随着突触后膜的胆碱能受体对乙酰胆碱的敏感性降低，最终导致神经-肌肉接头传导阻滞和肌肉麻痹。

平滑肌　神经性毒剂中毒会对平滑肌产生广泛的毒理作用。例如，虹膜括约肌和睫状肌受动眼神经的 M 受体支配，神经性毒剂中毒时，过量蓄积的乙酰胆碱使得虹膜括约肌和睫状肌收缩，前者导致瞳孔缩小，后者则使悬韧带松弛，晶体变厚，出现近视和视力调节障碍。此外，神经性毒剂中毒还可导致明显的眼睑颤动。神经性毒剂中毒能使胃和小肠张力增加，蠕动增强。在实验动物上，当小剂量的毒剂还未对动物呼吸或循环产生可识别的毒性作用时，十二指肠的张力已明显增加；当观察到毒剂对呼吸和循环的毒性作用时，十二指肠已发生痉挛性收缩。由于胆碱能神经支配膀胱逼尿肌和尿道内括约肌，毒剂中毒引起的副交感神经兴奋会导致膀胱逼尿肌收缩，尿道括约肌松弛，出现尿频，严重时引起尿失禁。

消化系统　神经性毒剂引起的 M 样作用可使胃肠道分泌增加，平滑肌收缩，以致腹部痉挛，胃肠道蠕动增加；出现恶心、呕吐、腹痛、腹泻、里急后重、大便失禁等症状。

毒性病理　神经性毒剂急性中毒较早死亡者，病理形态改变不明显；中毒较晚死亡者，多与窒息性死亡的表现相似，呈现全身血液循环障碍、内脏器官血管扩张、充血和广泛性出血；胃肠平滑肌痉挛；肺脏小支气管痉挛收缩，管腔狭窄，内有较多分泌物。在实验动物上观察到，发生持续惊厥的动物，中枢神经系统病变严重，脑膜和脑实质充血、水肿和点状出血。较早中毒死亡者，有尼氏体溶解、空泡变性、皱缩、深染等；中毒较晚死亡者，神经细胞有核浓缩、缺血性改变坏死等不可逆性改变。大脑皮质、海马等对缺血、缺氧敏感的区域，以及某些中间神经元病变严重。

影响因素　神经性毒剂的毒理效应强弱与毒剂种类、染毒途径、剂量、机体功能状态以及环境条件相关。

毒剂种类　沙林、梭曼和塔崩等 G 类神经性毒剂具有较高的挥发度，主要经呼吸道吸入中毒，液态毒剂经皮肤吸收中毒的毒性作用显著低于呼吸道中毒。但是，维埃克斯的挥发度较低，皮肤穿透性强，故液态维埃克斯的皮肤毒性显著高于其气态和气溶胶态的呼吸毒性，同时也高于其他毒剂的皮肤毒性。估算得到的代表性神经性毒剂的人体半数致死剂量见表1。

染毒途径　经不同途径染毒的神经性毒剂，其中毒程度的差别较大。呼吸道吸入中毒时的危害程度最高，毒剂可快速吸收进入体内，中毒过程发展很快。例如，人短时间暴露于微量沙林毒气（$0.5 \sim 2mg/m^3$，2 分钟）时，即可出现轻度到中度的缩瞳和胸闷。眼接触液态毒剂时的吸收快速且完全，能很快引起全身性中毒。因此，眼接触毒剂后，必须尽快用大量清水冲洗消毒。完整无破损皮肤接触液态神经性毒剂时，因皮肤屏障的存在，毒剂的吸收要慢于呼吸道和眼。但当皮肤上有创口或有毒剂和弹片复合伤时，毒剂可通过创口快速吸收进入全身，毒性作用显著提高。维埃克斯易于穿透皮肤，引起全身性中毒，但不同部位的皮肤对维埃克斯的穿透吸收能力也不同，经面颊和额部皮肤的中毒剂量要明显低于腹部和前臂皮肤。胃肠

表 1　神经性毒剂的人体半数致死剂量估算值

神经性毒剂	气态毒剂呼吸道染毒 [LCt_{50}，$(mg \cdot min)/m^3$]	液态毒剂皮肤染毒 （ LD_{50}，mg/人）	气态毒剂皮肤染毒 [LCt_{50}，$(mg \cdot min)/m^3$]
沙林	35	1700	12 000
梭曼	35	350	3000
塔崩	70	1500	15 000
维埃克斯	15	5	150

注：由一组人体和动物实验数据估算得到，气态呼吸染毒毒剂暴露时间为 2~360 分钟，气态皮肤染毒暴露时间为 30~360 分钟。

道染毒的神经性毒剂,部分可在胃肠道和肝脏代谢酶的作用下代谢降解,由此产生的毒性相对较小。

其他因素 机体功能状态对神经性毒剂的毒性也有较大影响,人的活动强度直接影响呼吸量,活动时吸入的毒剂量和速度增加,毒性增高。作战人员在进攻状态时的呼吸量和沙林的毒性约为静止状态的7倍和6.7倍。此外,环境温度和地形地貌对毒剂的挥发、分布也有影响。夏季高温条件下,神经性毒剂的挥发度增高,不论何种染毒途径的毒性均显著增大。

(丁日高 李桦)

shénjīngxìng dújì xíngwéi dúxìng

神经性毒剂行为毒性 (behavioral toxicity of nerve agents)

有机磷酸酯类神经性毒剂和杀虫剂急性或慢性中毒所导致的人类认知、记忆和学习能力缺失,以及其他行为异常的不良健康效应。有机磷酸酯类神经性毒剂和杀虫剂进入体内后,能特异性抑制乙酰胆碱酯酶、破坏胆碱能神经传导,引起一系列的中枢和外周毒性效应(见神经性毒剂毒性作用)。这类有毒物质的高剂量急性中毒和长期低剂量暴露,还会引起一系列的行为毒性效应,包括睡眠障碍、情绪变化、疲劳、紧张、沟通能力减弱、易怒、学习记忆缺失,以及偶尔出现的轻度意识混乱。这些行为毒性效应一般在毒剂暴露后的几小时内出现,并可持续数天、数周、数月,甚至数年。

行为毒性表现 神经性毒剂的行为毒性可分为高剂量急性暴露所致的长期行为效应,以及低剂量单次或反复暴露所致的慢性行为效应。

长期行为效应 人员暴露于高剂量神经性毒剂或毒物而急性中毒后,常出现一组相似的行为异常表现,如焦虑、抑郁、睡眠障碍、健忘和学习记忆能力下降等,这些症状通常在急性中毒症状缓解后出现,随后缓慢消退。其中,认知功能、特别是空间和工作记忆缺损,是神经性毒剂中毒最为常见并可检测的行为毒性效应。这些毒性行为效应有时也会在其他中毒症状之前就能观察到,此时全血乙酰胆碱酯酶活性通常高于60%,并在毒剂暴露终止后仍会持续相当长的时间。例如,在氟膦酸二异丙酯急性中毒伤员中,观察到多梦、失眠、神经过敏、烦躁不安、压力增大、情绪不稳、发抖、噩梦、头晕、嗜睡和意识混乱等行为毒性症状和临床表现,这些症状与中毒者红细胞乙酰胆碱酯酶的活性降低(为正常值的60%~70%)相关。在对日本东京地铁沙林事件受害者的长期追踪时观察到,沙林中毒导致受害者的认知缺陷和记忆丧失,在事件发生后1~3年内,受害者持续存在疲劳、无力、肩膀僵硬和视物模糊等症状。高剂量神经性毒剂急性中毒产生的长期行为毒性效应,也在动物实验中得以证实。中毒后存活的动物在急性中毒症状消失后的数月甚至一年后,仍可检测到神经病理学改变。在亚致死剂量中毒的动物上,除了胆碱能系统相关的脑损伤外,还可见谷氨酸能系统的毒性效应。

慢性行为效应 长期低剂量接触神经性毒剂的人群,会出现失眠、多梦、多动、嗜睡和虚弱等症状。这些毒性反应的强度虽然不大,但持续时间长。长期低剂量职业性暴露于有机磷酸酯类杀虫剂的人群,还会出现认知功能的改变和记忆缺损等不良效应。在事故性接触低剂量神经性毒剂的人员中,可以观察到睡眠障碍、困倦、虚弱、健忘、思考困难和神经过敏等的中枢毒性效应和行为改变。这些人员的精神症状甚至比典型的神经性毒剂中毒症状更为明显和易于辨认,持续时间也更长。在1991年参加海湾战争、曾低剂量吸入沙林或环沙林的美国军人中,即使没有出现过或仅有轻度胆碱能神经系统中毒症状,但也可检测到他们神经行为功能的损伤。这些神经行为的损伤效应,以及随后经磁共振影像分析发现的中枢神经病理改变,与其暴露剂量之间有良好的剂量-效应关系。此外,在动物实验中,在暴露于低剂量沙林的大鼠上,尽管没有出现典型的胆碱能神经系统中毒症状或仅有轻微的骨骼肌毒性,但仍可观察到共济失调、常规运动减少,以及空间记忆障碍等行为毒性效应。

毒理学机制 高剂量(高于半数致死剂量)的神经性毒剂中毒时,抽搐和惊厥是常见的严重中毒症状。长时间的惊厥会引起神经病变,并导致神经系统功能和行为的障碍或缺失。暴露于高剂量毒剂的动物,在产生惊厥症状同时,会出现过度活跃和侵略性的行为,并且在行为学测试中,表现出严重的认知缺失。如果在中毒后及时给予抗毒药物治疗,尽快停止惊厥和抽搐,就会减少或避免脑神经的损伤,不会产生长期的神经行为毒性症状。高剂量神经性毒剂急性中毒引起的严重神经病理异常,表现为神经元变性以及多个脑区坏死,最为严重的是与空间学习和记忆功能相关的海马神经元变性。急性以及重复染毒有机磷酸酯类毒物产生的焦虑和抑郁样症状也与海马神经元损伤相关。非致死剂量神经性毒剂暴露引起的脑区病变，不仅损害胆碱能系统，还会影响谷氨酸能神经系统等其他神经递质系统。目前已知，谷氨酸水平增高引起的兴奋性毒性损伤会导致认知功能障碍。人脑的海马有较高水平的 N-甲基-D-天冬氨酸（NMDA）和 α-氨基-3-羟基-5-甲基-4-异噁唑丙酸（AMPA）谷氨酸受体分布，这些受体不仅在海马介导的学习记忆中发挥重要作用，还能使海马对神经性毒剂中毒所致的谷氨酸兴奋性毒性高度易感。低剂量神经性毒剂暴露所致记忆损伤的真正原因迄今尚无定论，有机磷酸酯类毒物诱导的空间记忆损害可能与特定脑区（包括海马等胆碱能突触高密度分布的脑区）胆碱能受体表达的持续减少相关。其他可能的原因还包括特定脑区胆碱能受体过度刺激后的受体脱敏和内吞作用、胆碱能信号通路的持久性功能改变、大脑神经营养因子缺乏，以及大脑神经递质动态平衡失调等。

（李桦 丁日高）

shénjīngxìng dújì zhòngdú shēnghuà jīzhì

神经性毒剂中毒生化机制

（biochemical mechanism of nerve agents poisoning）神经性毒剂进入机体后，特异性抑制乙酰胆碱酯酶，阻碍其水解神经系统重要化学递质乙酰胆碱的正常功能，造成乙酰胆碱蓄积，致使胆碱能受体过度活化，胆碱能神经系统功能亢进，由此产生一系列的中毒生化反应。

毒剂的体内作用靶标 神经性毒剂的毒性靶标是乙酰胆碱酯酶（Acetylcholinesterase，AChE），

其主要通过抑制乙酰胆碱酯酶水解乙酰胆碱的正常功能，引起胆碱能系统的功能紊乱而产生系列毒性作用。其次，毒剂也能直接作用于胆碱能受体和非胆碱能神经系统。胆碱酯酶是一类水解酶，分为真性胆碱酯酶和假性胆碱酯酶两大类。乙酰胆碱酯酶属于前者，主要分布于神经细胞、神经肌肉接头、红细胞和电鱼的电器官等部位。在神经系统中，乙酰胆碱酯酶的亚细胞分布主要在突触膜上，与胆碱能神经的生理功能密切相关。假性胆碱酯酶包括丁酰胆碱酯酶和丙酰胆碱酯酶，主要分布在胶质细胞、血浆、肝脏及肠黏膜等部位。

乙酰胆碱酯酶 是一种结构复杂的糖蛋白，分子量为 230~260kDa，其基本单位为四聚体，由分子量约为 80kDa 的等量亚单位组成，每个亚单位均含有一个活性中心。乙酰胆碱酯酶的生理功能是催化乙酰胆碱的水解，酶活性中心有两个相距 0.5nm、能与乙酰胆碱结合的部位，分别为阴离子部位（负性部位）和酯解部位。阴离子部位是由谷氨酸残基上的羟基构成，酯解部位有一个由丝氨酸羟基构成的酸性作用位点和一个由组氨酸残基上的咪唑基构成的碱性作用位点，二者通过氢键结合，增强了丝氨酸羟基的亲核活性，易于与乙酰胆碱结合。当乙酰胆碱酯酶与乙酰胆碱相遇时，酶的阴离子部位通过静电引力与乙酰胆碱分子结构中的季铵阳离子头部结合，同时酯解部位的丝氨酸羟基氧原子可与乙酰胆碱的羰基碳原子以共价键形式结合，形成乙酰胆碱-酶的复合物磷酰化酶。随后，磷酰化酶上乙酰胆碱部分的酯键断裂，生成胆碱和乙酰化胆碱酯酶，后者

水解去酰基化反应的速度极快，在分离出乙酸的同时恢复酶活性，这一过程只需几个毫秒，从而保证了胆碱能神经系统的正常生理功能。神经性毒剂与乙酰胆碱酯酶的反应机制与上述乙酰胆碱的水解过程相似，但是，毒剂和酶形成的磷酰化酶的解离过程以及乙酰胆碱酯酶的活性恢复与乙酰胆碱大不相同，毒剂磷酰化酶的解离慢，酶的活性恢复很慢，甚至不能恢复，这是毒剂产生毒性的关键原因。

丁酰胆碱酯酶 在体内，丁酰胆碱酯酶也能与神经性毒剂结合，但尚未见其明显的生物学效应。根据这一原理开发的人血浆丁酰胆碱酯酶和重组人源丁酰胆碱酯酶，可作为神经性毒剂的生物清除剂，用于毒剂的中毒预防，并在一定条件下用于抗毒治疗（见神经性毒剂生物清除剂）。此外，血浆丁酰胆碱酯酶活性也是判断神经性毒剂中毒的一个特异性指标。

中毒生化机制 包括以下方面。

毒剂磷酰化酶的形成和解离 神经性毒剂结构中带有部分正电荷的磷原子具有亲电子性，可与乙酰胆碱酯酶活性中心丝氨酸的羟基氧原子发生共价键结合，丢失离去基团 X（X=F，CN 等），生成磷酰化酶（"中毒酶"）（图1）。但是，与乙酰胆碱和酶结合的生化反应不同，毒剂形成的磷酰化酶的去酰基化速度远远慢于乙酰胆碱与胆碱酯酶的复合物，特别是梭曼，其磷酰化酶的去酰基化速度接近于零，酶活力的恢复极为困难，因此，梭曼被称为乙酰胆碱酯酶的"致死性底物"。乙酰胆碱酯酶与毒剂反应生成磷酰化酶后就丧失了催化乙酰

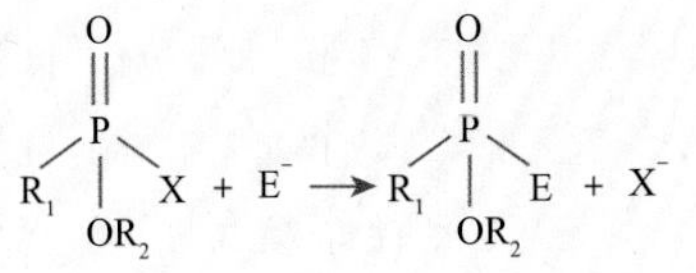

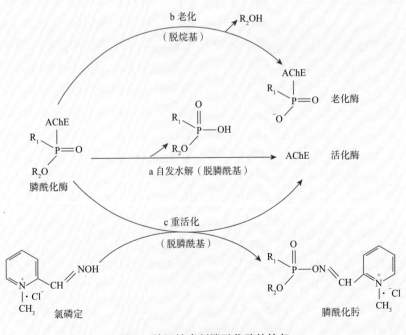

图1 神经性毒剂与乙酰胆碱酯酶形成膦酰化酶的生化反应

胆碱水解的功能，致使乙酰胆碱大量堆积在受体和效应器周围，引起胆碱能系统强烈并持续地兴奋，由此产生一系列的中枢和外周中毒症状。

毒剂膦酰化酶的转归 神经性毒剂与乙酰胆碱酯酶形成膦酰化酶并非反应的终结，"中毒酶"可以向两个方向继续转化：①中毒酶的整个膦酰基脱落，使酶活性得以恢复，这一过程称为乙酰胆碱酯酶的"自动活化"。为了加快毒剂膦酰化酶的脱膦酰基反应速度，使乙酰胆碱酯酶恢复活性，可以通过使用肟类药物等亲核试剂，加速酶的活化，这一过程被称为酶的"重活化"，用于帮助酶重活化的药物称为胆碱酯酶重活化剂（见胆碱酯酶重活化剂）。②"中毒酶"膦酰基上的部分基团（烷基）脱落，发生"老化反应"，这是一种单分子的裂解反应，即烷氧基团的C-O键发生断裂，脱去烷基。脱烷基化的膦酰化酶相对稳定，并彻底丧失了酶的活性，被称为"老化酶"。神经性毒剂膦酰化酶的转归见图2，毒剂膦酰化酶的去膦酰基反应（自动活化）和脱烷基反应（老化）是两个同时发生且相对独立发展的过程，向哪个方向转化，主要取决于膦酰残基上烷氧基团的结构。不同结构的神经性毒剂，其膦酰化酶的活化和老化速度有很大差异。

神经性毒剂的结构-毒效关系 神经性毒剂属于烷氧基甲膦酸酯，它们与乙酰胆碱酯酶反应形成烷氧基膦酰化酶并丢失离去基团。毒剂分子结构中的烷氧基团对膦酰化酶转归的影响很大，毒剂的烷氧基团越容易脱烷基化，其老化速度就越快，也就越不容易脱酰基活化。烷氧基团碳原子上取代基数目与脱烷基的快慢有关，α-碳原子上取代基数目的顺序为1>2>0，β-碳原子上取代基数目的顺序为3>2>1>0；取代基种类的顺序则为甲基>乙基>正丙基>H。α-取代的效率高于β-取代，α及β两个位置上同时以甲基取代时，表现出显著的协同效应。例如，沙林膦酰化酶的烷氧基团只有α-甲基取代，其老化半衰期为12小时；维埃克斯形成的乙氧基甲膦酰化酶，由于没有α取代基，老化速度很慢，半衰期可达60小时。梭曼烷氧基团上有一个α-取代甲基和三个β-取代甲基，是产生老化的最佳结构。因此，梭曼膦酰化酶很容易脱去烷基，脱烷基反应的发生频率

接近100%，而去膦酰化反应速率几乎是零。梭曼与人血红细胞乙酰胆碱酯酶形成的膦酰化酶在25℃，pH7.2时的老化半衰期小于2.4分钟。这就是被梭曼抑制的酶很难重活化，而沙林和维埃克斯抑制的酶易于重活化的重要原因。

（丁日高 李桦）

shénjīngxìng dújì dúwù dàixiè dònglìxué

神经性毒剂毒物代谢动力学
（toxicokinetics of nerve agents）

神经性毒剂染毒后，经呼吸道和皮肤等途径吸收入血，分布到全身，在机体内源性代谢酶的催化下发生代谢转化，以及最后排泄出体外的动力学过程及其规律。神经性毒剂是一类高毒性和速杀性的化学战剂，进入体内后抑制乙酰胆碱酯酶，产生中枢和外周的毒性作用。与此同时，机体自身的解毒系统对毒剂发生作用，使其代谢消除，并最终排出体外。认识神经性毒剂在体内的吸收、分布、代谢和排泄过程及其规律和影响因素，对于理解神经性毒

图2 神经性毒剂膦酰化酶的转归

剂的毒理效应和机制，制定预防和救治措施，具有重要意义。

吸收 神经性毒剂是一类脂溶性较高的有机磷酸酯类化合物，易于经呼吸道、皮肤等途径进入机体，并可穿透血脑屏障进入中枢神经系统，发挥毒性作用。沙林、梭曼等G类毒剂的挥发度较高，主要以气态形式经呼吸道和黏膜快速吸收入血。但G类毒剂经皮肤吸收的速度较慢，皮肤染毒后症状的出现有一定时间的潜伏期，皮肤表面未被吸收的部分毒剂可因其较高的挥发度而快速挥发，进入皮肤的毒剂在组织水解酶的催化下还会发生水解。因此，同剂量G类毒剂的皮肤毒性一般低于其呼吸毒性。维埃克斯（VX）等V类毒剂的挥发度低、脂溶性高，其液滴易于穿透皮肤吸收进入体内，部分毒剂会滞留在皮肤中，血液循环中的毒剂浓度缓慢上升，毒剂血浓度以及对乙酰胆碱酯酶的抑制在染毒后数小时方可达到峰值。

分布 神经性毒剂进入体内后在组织器官的分布性质主要通过豚鼠和猕猴等动物实验获得。气态G类毒剂全身暴露或液态毒剂皮下染毒吸收入血后，能很快分布进入全身器官和组织，毒剂在肺、肾、肝、心脏等重要组织器官，以及脑和膈肌等毒性靶器官都有分布。但因染毒途径的不同，各个组织器官的分布浓度有所差异。例如，豚鼠全身暴露于气态沙林后，在眼检测到最高浓度的毒剂及其代谢产物或加合物，其次是肺，肾、心脏、脑和肝的分布浓度相对较低。当皮下注射染毒时，肺是分布浓度最高的组织器官，其次是肾，心脏、脑、肝的分布浓度相对较低。

代谢清除 神经性毒剂进入

体内后，能与多种酶蛋白结合，并可在机体代谢酶的作用下，发生水解、氧化等反应，生成低毒或无毒代谢产物排出体外（见化学战剂代谢解毒）。除了与乙酰胆碱酯酶结合产生毒性外，G类和V类毒剂都能与丁酰胆碱酯酶结合，结合物经降解后排出体外。沙林、梭曼和塔崩等G类毒剂还可在磷酸三酯酶水解酶、对氧磷酶、脯氨酸肽酶、二异丙基氟磷酸酯酶等酯酶的作用下，发生水解反应，毒剂结构中的P-F键或P-CN键断裂，分别生成甲膦酸异丙酯、甲膦酸特己酯和二甲胺基磷酸乙酯而丧失毒性。除此之外，G类毒剂还能与体内的清蛋白、血红蛋白等蛋白大分子发生共价结合，形成蛋白加合物，随后降解消除。因此，G类毒剂在血液中的消除较快。给豚鼠和猕猴分别静脉注射 $27.5\mu g/kg$ 和 $10\mu g/kg$ 的梭曼后，其血浓度的末端消除半衰期分别为 18 和 9.5 分钟，血液急性毒性浓度分别维持 104 和 49 分钟。V类毒剂的体内消除显著慢于G类毒剂。VX经酯酶催化的水解反应很弱，在体内主要经肝脏氧化酶催化发生氧化反应，生成脱乙基-VX和VX氮氧化物等代谢产物，前者是已知的毒性代谢产物。给无毛豚鼠和猕猴分别静脉注射 $28\mu g/kg$ 的VX后，其血浓度的末端消除半衰期分别为 98 和 111 分钟，血液急性毒性浓度可分别维持 583 和 841 分钟。由于VX在体内的代谢消除较慢，皮肤染毒的血浓度缓慢上升至最高点后，可在此高浓度水平维持数百分钟，乙酰胆碱酯酶活性也因此被持续抑制。因此，VX中毒后，要及时给予丁酰胆碱酯酶等生物清除剂，以加速毒剂的体内清除（见神经性毒剂生物清除

剂）。中毒救治过程中应定时检测伤员的全血胆碱酯酶活性，视酶活性的抑制情况重复给予重活化剂，避免伤员病情变化。

排泄 神经性毒剂及其代谢产物主要经肾脏由尿排出体外。中毒后的 3 天内，60%的沙林或梭曼及体内降解产物可经尿排出，VX及其产物的排出约为 70%。排出的产物主要是毒剂与特异性蛋白（如乙酰胆碱酯酶、丁酰胆碱酯酶）或非特异性蛋白（如清蛋白和血红蛋白）结合后的降解产物，以及毒剂的水解或氧化代谢产物。

（李桦）

shénjīngxìng dújì shēngwù biāozhìwù

神经性毒剂生物标志物（biomarkers of nerve agents）

神经性毒剂染毒进入体内后，毒剂与机体发生相互作用而形成的，可明确指示或表征毒剂暴露和中毒特征，并可稳定检测的毒剂相关物质。神经性毒剂是一类速杀性化学战剂，可分为G类毒剂（塔崩、沙林、梭曼等）和V类毒剂（维埃克斯等）两大类（见神经性毒剂）。神经性毒剂具有强烈的乙酰胆碱酯酶抑制作用，主要经呼吸道吸入、黏膜和皮肤接触中毒，中毒后毒性作用发作快，可导致人员的严重伤害甚至死亡。神经性毒剂生物标志物主要包括神经性毒剂的代谢产物、蛋白加合物以及神经性毒剂抑制的胆碱酯酶，通过这些生物标志物的检测，可以为毒剂中毒确证和诊断，以及毒剂伤害效应评估提供依据或信息。

分类 神经性毒剂生物标志物按其功能可分为效应标志物和暴露标志物两大类，按其来源和化学结构类型，又可分为胆碱酯酶、代谢产物和蛋白加合物三

大类。

胆碱酯酶 人体内的胆碱酯酶是神经性毒剂的主要攻击目标，其中，乙酰胆碱酯酶主要存在于人体红细胞中，是神经性毒剂的毒性靶标，神经性毒剂对乙酰胆碱酯酶的特异性抑制是其发挥毒理学效应的生化基础，急性中毒症状和损伤程度都与胆碱酯酶抑制率相关。丁酰胆碱酯酶主要在人体血浆中分布，能与进入血液循环的毒剂等摩尔结合，而将其清除（见神经性毒剂中毒生化机制）。胆碱酯酶是确认的神经性毒剂暴露和毒性效应生物标志物。采集中毒者或疑似中毒者的血液样品，应用埃尔曼测定法等方法快速测得全血胆碱酯酶活性，可以确定神经性毒剂中毒并评估其中毒程度（见胆碱酯酶活性测定法）。在体内，神经性毒剂还能与乙酰胆碱酯酶或丁酰胆碱酯酶结合形成酶的加合物。神经性毒剂与胆碱酯酶形成的加合物包括毒剂与酶活性中心丝氨酸的羟基氧原子共价结合形成的膦酰化酶，以及膦酰化酶的膦酰残基上脱烷基生成的老化酶（见神经性毒剂中毒生化机制）。通过采集中毒者的血样，将样品进行酶解后，应用液相色谱-质谱联用技术直接检测毒剂膦酰化酶活性中心结合部位的目标肽段；也可将血样品与氟化钾孵育，利用氟的重活化反应将沙林等毒剂从膦酰化酶上置换出来后，应用气相色谱-质谱技术检测游离毒剂，对毒剂暴露进行确证。

代谢产物 沙林和梭曼等 G 类神经性毒剂在体内经代谢水解，或者与胆碱酯酶结合的膦酰化酶重活化后，均可生成甲基磷酸乙酯、甲基磷酸异丙酯等降解产物，上述产物进一步代谢水解生成甲基磷酸。V 类毒剂在体内先水解生成 2-（二异丙基氨基）乙硫醇，然后进一步经酶催化生成 S-甲基化产物。这些小分子代谢产物在体内的清除较快，维持时间较短，是神经性毒剂中毒的早期暴露标志物。

蛋白加合物 神经性毒剂进入体内后能与酶和蛋白等生物大分子结合，生成带有毒剂结构特征的加合物。常见的加合物有神经性毒剂与丁酰胆碱酯酶活性中心丝氨酸共价结合形成的膦酰化酶，以及与血清清蛋白的酪氨酸结合形成的加合物。毒剂与丁酰胆碱酯酶加合物的检测，可采用亲和固相提取方法，从血浆中将与毒剂结合的丁酰胆碱酯酶分离出来，经胃蛋白酶消化后，应用液相色谱-串联质谱检测具有毒剂膦酰化酶特征的九肽。毒剂与清蛋白加合物的检测，主要采用链酶蛋白酶消化后，用液相色谱-串联质谱检测磷酸化的酪氨酸。

应用 神经性毒剂生物标志物已经在毒剂暴露确证、中毒诊断、毒性效应评价、临床监测和给药方案制定，以及化学武器核查的溯源性分析中得到应用。红细胞乙酰胆碱酯酶活性和血浆丁酰胆碱酯酶活性，是神经性毒剂暴露确证和中毒诊断的关键指标。基于胆碱酯酶抑制原理的酶活性检测方法和生物传感器，是神经性毒剂快速检测的主要手段之一。中毒早期采集中毒者血尿样品，检测神经性毒剂的小分子代谢产物，是确证毒剂中毒并鉴别毒剂种类的重要方法。例如，1994 年日本松本沙林毒气事件和 1995 年东京地铁沙林事件发生后的 1~7 天内，在中毒者尿液样品中均检测到甲基磷酸异丙酯；采用氟重活化法，在东京地铁沙林事件受害者血液乙酰胆碱酯酶样品中，检测到甲基磷酸异丙基酯和甲基磷酸，从脑乙酰胆碱酯酶样品中检测到甲基磷酸，由此确证了沙林的暴露和中毒。神经性毒剂与清蛋白的加合物在体内的停留时间较长，检测蛋白加合物是神经性毒剂暴露确证、中毒溯源调查，以及化学武器公约框架下指控使用调查的有效手段。

（李春正 李桦）

shénjīngxìng dújì zhòngdú zhèngzhuàng

神经性毒剂中毒症状 （symptoms of nerve agent poisoning）

神经性毒剂中毒后，因乙酰胆碱酯酶活性受到抑制，胆碱能神经递质乙酰胆碱大量蓄积并持续刺激胆碱能受体，导致以瞳孔缩小、流涎、多汗、肌颤，以及惊厥和呼吸抑制等为代表的一系列中枢和外周中毒症状和临床表现。

分类 依据胆碱能受体的类型，神经性毒剂的中毒症状可细分为毒蕈碱样（M 样）症状、烟碱样（N 样）症状和中枢神经系统症状（表 1）。临床上，依据神经性毒剂的中毒症状和临床表现及发生时间，又将其分为急性胆碱能危象期（acute cholinergic crisis，ACC）、中间综合征（intermediate syndrome，IMS）和有机磷致迟发性多发性神经病（organophosphate induced delayed polyneuropathy，OPIDP）等不同阶段。其中，急性胆碱能危象期是神经性毒剂中毒毒性发展的关键期，伤员出现表 1 所列的中毒症状或临床表现。中间综合征是在急性胆碱能危象的症状和体征消失后，伤员出现的以肌无力和肌麻痹为突出表现的综合征，多发生在中毒后的 3~4 天内。有机磷致迟发性多发性神经病指急性胆

表1 神经性毒剂的毒性作用和表现

作用类型	作用部位和性质	表现
毒蕈碱样 症状	腺体分泌增加	
	汗腺	出汗
	唾液腺	流涎
	泪腺	流泪
	鼻黏膜	流涕
	支气管	咳痰、肺罗音
	平滑肌收缩	
	虹膜括约肌	瞳孔缩小
	睫状肌	眼痛、视物模糊
	支气管	呼吸困难、哮喘
	胃肠道	恶心、呕吐、腹痛、腹泻、肠鸣亢进、大便失禁
	膀胱逼尿肌	尿频、尿失禁
	心血管抑制	心率减慢、血压下降
烟碱样症状	交感神经节、肾上腺髓质兴奋	心率加快、血压升高、皮肤苍白
	骨骼肌神经肌接头先兴奋后抑制	肌颤无力、肌麻痹、呼吸肌麻痹
中枢神经系统症状	中枢神经系统先兴奋后抑制	不安、紧张、眩晕、失眠、多梦、记忆力减退、运动失调、惊厥、昏迷、呼吸衰竭、血压下降

碱能危象期后的数周内，伤员出现的末梢神经炎、远端肢体麻痹和萎缩，造成伤员感觉上的障碍，以及拾物困难和站立不稳等症状。中间综合征和有机磷致迟发性多发性神经病的发生与毒剂种类有关，不同毒剂的发生率、发生时间和严重程度有所不同。由于神经性毒剂化学战剂的中毒病例较少，中间综合征和有机磷致迟发性多发性神经病多见于有机磷农药中毒者。

急性中毒症状和表现 神经性毒剂急性中毒症状常因毒剂种类和染毒途径的不同而有所差别。呼吸道中毒者，最早的症状和表现是明显的胸闷和呼吸困难等。误服神经性毒剂污染的水，则首先出现恶心、呕吐、腹痛、腹泻。神经性毒剂的急性中毒症状和临床表现简述如下。

毒蕈碱样症状 神经性毒剂中毒时，外周毒蕈碱（M-）受体在大量蓄积的乙酰胆碱持续作用下，产生平滑肌持续收缩和腺体分泌增加等毒性效应，表现为皮肤湿冷、瞳孔缩小、视物模糊、流泪、鼻溢、多汗、流涎、胸闷、气短、咳嗽、咳痰、呼吸困难、恶心呕吐、腹痛、腹泻、尿频、尿急、大小便失控（膀胱括约肌松弛）和心率过缓、血压下降（心血管平滑肌抑制）等。

烟碱样症状 神经性毒剂中毒时，乙酰胆碱持续作用于交感神经节、肾上腺髓质，以及骨骼肌，出现皮肤苍白、心率加快、血压偏高、肌颤、肌无力和肌麻痹等临床表现。

中枢神经系统症状 中枢神经系统广泛分布有毒蕈碱（M-）和烟碱（N-）胆碱能受体。神经性毒剂中毒时，受体因受到大量蓄积的乙酰胆碱的持续作用而过度活化，导致一系列中枢中毒症状和体征，其发生时间及严重程度与染毒途径和暴露剂量相关。大剂量的气态神经性毒剂呼吸中毒时，伤员可于1分钟内出现惊厥，呼吸、循环中枢衰竭，乃至昏迷和死亡。大剂量毒剂皮肤染毒后，症状的出现会有1~30分钟的潜伏期，随后发展为与呼吸中毒相似的症状。小剂量毒剂中毒者，主要出现紧张、恐惧、焦虑、失眠、多梦、易怒、注意力不集中、语言不清和头痛、头晕等症状。

中毒症状分级 神经性毒剂中毒症状按其程度可分为轻度、中度和重度三级。

轻度中毒 以轻度毒蕈碱和中枢症状为主，烟碱样症状一般不明显。主要表现为瞳孔缩小，胸闷，流涕、流涎、多汗，恶心，呕吐；不安、无力感，头痛、头晕等；无肌颤或仅有局部肌颤。此时，全血胆碱酯酶的活性下降至正常值的50%~70%。

中度中毒 上述症状加重，并出现较为明显的烟碱样症状。主要表现为呼吸困难、伴有哮喘和轻度发绀、大汗，腹痛、腹泻，嗜睡、注意力不集中、记忆力减退、反应迟钝或抑郁，明显的肌颤、说话不清和走路不稳等。全血胆碱酯酶活性下降至正常值的30%~50%。

重度中毒 上述症状进一步加重，且发展迅速，伤员的瞳孔缩小呈针尖状，大汗，大量流涎，呼吸极度困难或呼吸衰竭，严重缺氧发绀，全身广泛性肌颤，四肢抽动和大小便失禁，伤员还会出现阵发性惊厥、昏迷和呼吸循环衰竭。全血胆碱酯酶活性下降至正常值的30%及以下。

（丁日高 李桦）

shénjīngxìng dújì zhòngdú zhěnduàn

神经性毒剂中毒诊断（diagnosis of nerve agent poisoning）

接触或疑似接触神经性毒剂后，依据接触史、特征性中毒症状、全血胆碱酯酶活性和毒剂侦检报告进行综合分析，判定伤员神经性毒剂中毒和评估中毒程度的过程。神经性毒剂是一类速杀性化学战剂，中毒后如不及时诊断并采取针对性的救治措施，在短时间内会因毒剂的强烈毒性而造成伤员的严重伤害或死亡。因此，快速和正确的中毒诊断可以降低毒剂的伤害效应，为挽救生命赢得时间，并可以显著改善中毒伤员的预后。

中毒诊断 不同的神经性毒剂急性中毒后出现的症状基本相同，但中毒程度和症状出现的先后，却可能因毒剂种类、中毒途径和剂量的不同而异。神经性毒剂的中毒诊断，主要综合以下几方面的观察和结果而得出。

接触史 中毒人员曾在染毒区停留，暴露于可疑云团或烟雾，接触过可疑液滴，或在染毒区饮用水和食物，以及同行团队中同时出现多个或成批的、具有相似不良症状的人员。

症状特点 神经性毒剂中毒通常发病急，病程发展快，人员会相继出现瞳孔缩小、流涎、出汗、哮喘、恶心、呕吐、呼吸困难、肌颤、心率加快、皮肤发白和惊厥等典型的神经性毒剂中毒症状和临床表现（见神经性毒剂中毒症状）。需要注意的是，不同染毒途径的初始中毒症状会有所不同。呼吸道中毒首先出现流涕、胸闷、哮喘和呼吸困难等症状，随后很快出现不同程度的全身性中毒症状；气态毒剂眼中毒后，很快会出现缩瞳、眼痛、视物模糊、流泪等症状；皮肤接触毒剂液滴后，染毒局部先出现出汗和肌颤，一段时间后出现全身性中毒症状；消化道中毒的伤员首先出现恶心、呕吐和腹痛，继而出现全身性中毒症状。

胆碱酯酶活性测定 神经性毒剂进入体内后，特异性抑制乙酰胆碱酯酶，引起一系列中毒症状。急性中毒时，乙酰胆碱酯酶活力下降的程度通常与中毒程度一致，因此全血胆碱酯酶活性测定是中毒诊断以及中毒程度判断的有效和可靠方法之一（见胆碱酯酶活性测定）。在战场上或化学突发事件现场，可以使用全血胆碱酯酶测定盒或胆碱酯酶检测试纸条等便携式检测工具，采集伤员指血进行测定，全血胆碱酯酶活性下降至正常值的 50%～70% 为轻度中毒，30%～50% 为中度中毒，30% 以下则为重度中毒。

毒剂检测 条件许可时，在毒剂污染现场采用便携式化学战剂侦检设备进行检测，可以获得毒剂种类和大致染毒水平等信息，用以辅助中毒诊断。必要时，还可采集空气、水、土壤、植物等环境样品，或采集疑似污染食物、伤员呕吐物、皮肤和染毒服装的擦拭样品等，送往专业的毒剂分析实验室进行毒剂鉴定，为后续治疗和事故处置提供信息或依据。

诊断性治疗 当中毒症状不典型，以及因条件所限不能进行全血胆碱酯酶活性测定和毒剂检测时，可以给疑似中毒伤员静脉或肌内注射阿托品 2mg。如果阿托品给药能缓解缩瞳、流涎和呼吸困难等毒蕈碱样症状，且无阿托品样反应时，可初步判断是神经性毒剂中毒。对于非神经性毒剂中毒者，给予阿托品后会出现如心率加快、口咽干燥、颜面潮红、皮肤干燥、瞳孔轻度开大等轻度阿托品样反应。

鉴别诊断 神经性毒剂中毒诊断，还需注意与其他常见的化学或物理因素中毒，以及其他疾病症状的鉴别。例如，气态神经性毒剂轻度中毒导致的流涕和胸闷，很容易与上呼吸道疾病或过敏相混淆，此时需要认真观察伤员是否有瞳孔缩小的症状，或在光线较暗的环境检查瞳孔的变化，进行鉴别诊断。神经性毒剂中毒的胃肠道效应也可能与常见的胃肠道蠕动加快、腹痛等症状类似，及时了解伤员的毒剂接触史并进行全血胆碱酯酶活性测定，有助于中毒的鉴别。神经性毒剂严重中毒时，伤员会很快发生惊厥和昏迷，此时应依据症状的特点以及相应的检测结果，与氢氰酸、一氧化碳中毒和光气、双光气的"闪电型"中毒进行区别。在夏季，还应与气温过高引起的中暑相区别。询问接触史，观察伤员瞳孔缩小、肌颤、流涎、大汗淋漓等特征性表现，进行全血胆碱酯酶活性测定，是神经性毒剂中毒诊断的关键，上述三项结果的综合分析有助于做出正确判断。

（丁日高 李 桦）

dǎnjiǎnzhǐméi huóxìng cèdìng

胆碱酯酶活性测定（cholinesterase activity assay） 根据有机磷酸酯类神经性毒剂特异性抑制乙酰胆碱酯酶活性引起中毒的毒理学机制，利用特定底物与胆碱酯酶的生化反应测定胆碱酯酶活性，确认神经性毒剂暴露和中毒的方法。

有机磷酸酯类神经性毒剂引起中毒的生化机制是毒剂的磷原子与酶活性中心丝氨酸的羟基氧原子发生共价键结合，生成膦酰化酶，从而使乙酰胆碱酯酶催化乙酰胆碱等底物水解的活性降低甚至完全丧失，神经性毒剂的中毒程度和临床表现与体内胆碱酯酶的活性相关（见神经性毒剂中毒生化机制）。在人体内，神经性毒剂可与乙酰胆碱酯酶和丁酰胆碱酯酶结合。因此，红细胞乙酰胆碱酯酶活性或者血浆丁酰胆碱酯酶活性可作为神经性毒剂暴露和中毒诊断的特异性指标，也可用于毒剂毒性作用以及防护救治效果的评价。在毒剂中毒快速诊断和临床救治监测的实践中，一般不需要细分乙酰胆碱酯酶和丁酰胆碱酯酶，通过采集血液测定全血胆碱酯酶活性，即可判定人员是否中毒；中毒后在不同时间点进行测定，通过酶活性的变化，可以评估机体的中毒程度以及体内毒剂的清除情况，合理指导临床用药。值得注意的是，测定全血酶活性的体外反应系统与机体内环境有所不同，不同个体之间胆碱酯酶活性也会存在差异。在某些情况下，测得的酶活性可能与临床表现之间的缺乏良好的对应关系。例如，长期低剂量暴露于神经性毒剂的职业人员，尽管不一定能观察到明显的中毒症状，但他们全血胆碱酯酶活性是明显降低的。因此，在对神经性毒剂职业人员进行健康监测时，应在人员开始工作前采集血样品，测得全血胆碱酯酶活性的基线值，随后在其工作期间周期性地采血进行测定，并将每次测定结果与其自身的基线值进行对比，以便判断其是否暴露于神经性毒剂。

测定原理 胆碱酯酶活性测定方法的原理是用已知的底物与酶反应，由于一分子的底物在酶的催化作用下可水解生成生一分子的酸和一分子的胆碱类化合物，通过测定底物的消耗或反应产物的增加可以确定酶的活性。因此，测定方法多以胆碱酯类化合物为底物，与胆碱酯酶在一定酸碱度（pH）和离子强度的缓冲液中反应一定的时间，然后采用目测法或者比色法，通过测定反应液中

的酸碱指示剂颜色变化，底物或者反应产物（胆碱类化合物）与显色剂反应产生的颜色变化，得到酶的活性（%）。在进行人员中毒诊断和临床救治监测时，通常采集指血或耳血进行测定。值得注意的是，基于胆碱酯酶生化反应的测定方法，是神经性毒剂的共性检测方法，不能区别 G 类和 V 类神经性毒剂，也不能用于具体毒剂种类的鉴别。如需鉴别或确证毒剂的种类，可以采用化学显色法或者仪器分析法进行（见神经性毒剂检测）。

常用方法 常用的全血胆碱酯酶测定方法有溴代麝香草酚蓝纸片法（称为 BTB 纸片法）、DTNB 测定法和羟胺–三氯化铁法等。BTB 纸片法是测定胆碱酯酶水解反应产生的乙酸，DTNB 法测定底物硫代胆碱酯经酶水解后生成的反应产物硫胆碱，而羟胺–三氯化铁法则通过测定反应体系中的剩余底物乙酰胆碱获得酶的活性。

BTB 纸片法 利用血液中胆碱酯酶能催化溴代乙酰胆碱水解、生成溴胆碱和乙酸，而后者能使溴代麝香草酚蓝变红色的原理，取手指血或耳血，滴在试纸的反应区内，用手心或其他方式使试纸保温反应一段时间后，将试纸与自带的标准色板进行比较。如果人员中毒，血样中的毒剂会抑制固化在试纸反应区的胆碱酯酶，使其活性降低，催化底物水解产生乙酸的能力下降，溴代麝香草酚蓝试纸变红的程度也随之降低，由此测得胆碱酯酶活性。此方法适用于现场中毒人员胆碱酯酶活性的快速测定。

DTNB 法 又称埃尔曼（Ellman）测定法。此法以硫代胆碱酯为底物，在血液中胆碱酯酶的催化下发生水解反应，生成的

水解产物硫胆碱再与 5,5-二硫代双（2-硝基苯甲酸）（DTNB）反应，生成 5-巯基 2-硝基苯甲酸，后者在一定的酸度（pH 值）中呈现黄色，可通过比色法或与标准色板比较的目测法，测得胆碱酯酶活性。当中毒人员暴露于神经性毒剂时，毒剂会抑制血液胆碱酯酶的活性，反应液中的硫胆碱生成量就显著降低，呈现的黄色变浅，或者无色；反之，无毒剂的反应液显现黄色。此方法的灵敏度较高，是胆碱酯酶检测试剂盒和侦检管等便携式检测设备主要采用的方法，适用于现场、临床和实验室的酶活性测定。

羟胺–三氯化铁法 此法采用乙酰胆碱作为底物与血液中胆碱酯酶反应，生成胆碱和乙酸。反应体系中未被胆碱酯酶水解的剩余底物乙酰胆碱进一步与碱性羟胺反应，生成乙酰羟胺，后者与三氯化铁在酸性溶液中反应，生成红色的羟肟酸铁络合物，反应体系的颜色与乙酰胆碱剩余量成正比，用分光光度计在 520nm 波长处进行比色定量，由水解的乙酰胆碱量计算得到胆碱酯酶活性。此法常用于正常人群、有机磷酸酯类毒剂或农药接触人群全血胆碱酯酶活性的测定和比对。

（李 桦）

神经性毒剂中毒预防（prophylactic measures against nerve agent poisoning） 为防止神经性毒剂中毒或者减轻毒剂伤害效应，在人员接触毒剂前预先采取的防护措施，包括但不限于穿戴个人防护器材、服用预防药物和利用集体防护设施进行庇护。神经性毒剂是速杀性化学战剂，毒性大、起效快，严重中毒可导致人员重度伤害或死亡。及时、正确地采

取防护措施可以有效阻止或显著降低人员与毒剂的接触和暴露，这是对抗神经性毒剂中毒的主动举措，也是实施危害控制和降低中毒风险的关键。

分类 神经性毒剂的中毒预防，主要采取物理防护和医学防护相结合的防护策略，以阻止或减少毒剂进入体内。

物理防护 又称器材防护，主要利用防毒面具和防护服等个人防护器材，在毒剂和人体之间形成物理隔离层，以阻断毒剂通过呼吸道、眼和皮肤等途径接触并进入人体（见化学毒剂个人防护）。对于作战部队和民众，在个人防护的同时，还可利用安装了滤毒通风、洗消和报警装备的密闭工事、帐篷、车辆等集体防护设施，进行集体防护，以避免群体人员暴露于气态、气溶胶或者液体毒剂，降低人员中毒和装备污染的风险（见化学毒剂集体防护）。

医学防护 通过提前服用预防药物，针对性地预防毒剂中毒，或减少机体与毒剂的接触以降低毒剂的伤害。例如，在进入毒剂污染区域前，预先服用胆碱酯酶保护剂、胆碱酯酶重活化剂和/或胆碱能受体拮抗剂等药物和制剂，可以保护或减少毒剂对体内乙酰胆碱酯酶的攻击，并能在不慎中毒时，减轻伤害效应和症状，降低死亡率，为后续治疗争取时间（见神经性毒剂预防药物）；在接触毒剂前，提前在皮肤上涂抹化学毒剂皮肤防护膏，可以防止或减少维埃克斯等毒剂引起的局部皮肤损伤和透皮吸收后的全身性毒性。

应用 神经性毒剂主要通过呼吸道吸入、眼、皮肤或伤口接触中毒，中毒预防主要针对其战斗状态及其作用特点，采取器材防护为主、药物防护为辅的措施。在接触毒剂前，应先穿戴个人防护器材，用全面式军用防毒面具保护口鼻和眼，根据毒剂的物理状态，采用隔绝式或透气式化学防护服和防毒手套靴套保护全身皮肤。必要时，在指挥员的统一指令下，提前服用神经性毒剂中毒预防药物，或者在防护器材交接处的皮肤或易于暴露的皮肤部位涂抹化学毒剂防护膏。为了保证器材和药品的有效防护，相关人员应充分了解个人防护器材的性能、适用范围和局限性，根据个人体型和脸型，以及毒剂种类和污染情况，合理选用和正确穿戴防护器材。需要注意的是，任何个人防护器材的防护性能和时间都是有限的，随着毒剂浓度的增高、时间的延长，防护器材的性能会逐渐下降。因此，在使用前要检查器材的有效期和完整性，使用时注意防毒面具滤毒罐等器材的有效防护时间。同样，神经性毒剂中毒预防药物具有很强的针对性，服用后的保护时间也是有限的，部分服药者还有可能会出现头晕、乏力或胃不适等副作用，因此，服用前应阅读药品的使用说明，现场严格按照统一指令或在专业人员的指导下，进行服用。

（李桦 丁日高）

shénjīngxìng dújì zhòngdú yùfáng yàowù

神经性毒剂中毒预防药物

（prophylactic drugs for nerve agent poisoning） 在接触有机磷酸酯类神经性毒剂前服用，可延缓或减轻中毒的一类药物。神经性毒剂是速杀性化学战剂，其毒性强、作用快、可致死，中毒后的救治具有很强的时效性。采用防护器材和预防药物相结合的防护措施，可有效防护神经性毒剂中毒。在器材防护的基础上，服用预防药物可以进一步增强器材的防护作用，在不慎中毒时，药物的作用能减轻中毒程度，为人员急救和中毒治疗争取时间，特别是难防难治的梭曼毒剂，提前进行药物预防，对于中毒的防治具有重要意义。

作用机制 现有的预防药物都是针对神经性毒剂中毒机制研发的，在阻止毒剂进入机体、清除体内毒剂、保护乙酰胆碱酯酶、拮抗过度活化的胆碱能受体和中毒胆碱酯酶的重活化等环节发挥作用。由于神经性毒剂的高毒性和速杀性，单一药物的作用一般不能满足预防要求，通常要根据不同的需求，采用药物组合或复方药物进行预防（见神经性毒剂抗毒剂）。

基本要求 用于对抗神经性毒剂武器损伤和神经性毒剂中毒的预防药物，一般应满足以下的技术要求。

广谱和预防效价高 能预防多种神经性毒剂的中毒，即使是在接触高浓度的毒剂时，也能减轻服药人员的中毒程度，维持生命体征，为急救争取时间。

副作用小 神经性毒剂预防药物应具有较高的效益-风险比，服药后对健康人的认知能力和军事行动无影响或影响很小。

药效迅速且作用时间长 理想的预防药物应在服药后能很快起效，药效的维持时间最好在数小时及以上。

使用方便 预防药物的剂型和给药方式应满足现场应急的需求，服用方便，依从性好。常用的剂型是口服制剂，以便于人员自行服用。

稳定性好 预防药品要求有较好的稳定性，有效期长，能满足常温储存，以及各种环境条件下的运输、保存和使用需求。

分类 按作用机制，神经性毒剂预防药物可分为皮肤防护剂、洗消剂、体内毒剂清除剂、胆碱酯酶保护剂、胆碱酯酶重活化剂和胆碱能受体拮抗剂等不同类型。按给药方式，可分为外用药物和内服药物。按药物成分和使用方式，又可分为单药、药物组合和复方药物等。皮肤防护剂和洗消剂为外用药物，其目的是阻止或减少毒剂经皮肤吸收进入体内，如皮肤防护膏和活性皮肤洗消剂。防护膏在皮肤和毒剂之间设置隔离层，通常用于防护器材交接处或裸露的皮肤，以减少毒剂与皮肤的接触和透皮吸收。在沾染毒剂后用洗消剂及时清洗消毒，也是降低毒剂中毒危害的有效手段。体内毒剂清除剂是一类新型的毒剂预防药物，以人血浆丁酰胆碱酯酶或重组人丁酰胆碱酯酶为代表，又称生物清除剂（见神经性毒剂生物清除剂）。在体内，丁酰胆碱酯酶能与毒剂等分子结合，快速清除血液循环中的毒剂。胆碱酯酶保护剂对胆碱酯酶有一定的保护作用（见胆碱酯酶保护剂），如美国批准使用溴吡啶斯的明作为神经性毒剂梭曼中毒的预防药物。由于酶保护剂只能部分保护乙酰胆碱酯酶，对于高剂量的毒剂中毒以及老化快、重活化困难的梭曼中毒，将酶保护剂与胆碱酯酶重活化剂和胆碱能受体拮抗剂合用的防护效果会更好。中国科学家根据神经性毒剂中毒机制和实际应用需求自主研发的神经性毒剂中毒预防药物就含有胆碱酯酶保护剂、重活化剂和胆碱能受体拮抗剂等多个成分，其

配伍合理、副作用小，提前 1~2 小时口服，在不慎中毒时可显著减轻中毒者的毒性症状，并能增强后续急救治疗的效果（见神经性毒剂中毒预防）。

（丁日高 李桦）

shénjīngxìng dújì zhòngdú jiùzhì

神经性毒剂中毒救治（medical treatment of nerve agent poisoning） 神经性毒剂中毒后，为终止毒剂接触、对抗毒性效应、减轻中毒症状、降低死亡率而采取的一系列医学处置措施。神经性毒剂中毒救治措施包括防护、洗消、使用抗毒剂、基础生命支持和综合治疗等。

救治原则 神经性毒剂的毒性强、起效快、可致死，其中毒救治具有很强的时效性，除了及时给予特效抗毒剂外，还需要采取有力措施尽快终止毒剂的人体暴露或接触，并采用对症治疗，预防或减轻危及伤员生命的中毒症状，降低死亡率。神经性毒剂中毒救治一般应遵循以下的原则：①及时防护和洗消，快速将伤员撤离染毒区域。②在疑似中毒或出现症状时，尽早给予特效抗毒剂。③转移伤员至上风方向的空气流通处，必要时给氧或实施心肺复苏等急救措施，维持伤员的生命体征。④待伤员情况稳定后，尽快后送医院，进行综合治疗。

救治措施 神经性毒剂的中毒救治措施主要包括防护、洗消、抗毒治疗和综合治疗等。神经性毒剂的中毒救治，按不同的时段分为现场急救、紧急救治/后送和院内治疗阶段，每一阶段伤员所处的环境不同，处置重点和采取的救治措施也各有侧重。

现场急救 在使用化学武器的战场和神经性毒剂危害现场，中毒急救以现场人员的自救和互

救为主，措施包括防护、洗消和注射抗神经性毒剂自动注射针。现场人员在接触可疑气体或液体，或神经性毒剂侦检报警器发出警报时，首先应采取防护措施，立即佩戴防毒面具，必要时，穿上防护服和防护手套，快速阻断人体与毒剂的接触。当出现视物模糊、流涎、多汗、胸口发紧等症状时，应立即自行或互助注射抗神经性毒剂自动注射针 1 支，并将空针装入被注射者的上衣口袋中，以备后续救援人员查询（见神经性毒剂急救自动注射针）。当皮肤、衣物或武器装备沾染可疑液滴时，应及时用个人消毒包或消毒手套进行小范围擦拭除去液滴，然后对污染部位进行消毒。当眼接触毒剂液滴时，接触者应尽量屏住气，迅速用清水冲洗眼睛，随后戴上防毒面具。对于无法自行活动的重伤员，可由急救人员肌内注射抗神经性毒剂注射液，用防毒面具保护其呼吸道和面部后，尽快移出染毒区至上风方向的空气流通处，脱去污染衣物，进行洗消。在中毒伤员的洗消和急救过程中，要保持其呼吸道畅通，必要时给氧、行体外心脏按压等基础生命支持措施，待情况稳定后及时送往医院。当现场出现群体中毒时，应参照化学武器伤员分类原则，对受毒剂影响的人群进行分类，按照优先顺序，依次有序进行洗消和医学救治（见化学武器伤员分类）。在不具备抗神经性毒剂自动注射针时，可肌内注射阿托品注射液和氯磷定注射液等其他抗毒药物。

紧急救治 通常发生在离开污染区（热区）到进入医院前的阶段，主要针对离开污染现场后出现症状的伤员，以及需要连续救治的中重度中毒伤员。必要时，

对伤员进行补充或彻底洗消，局部清洗伤员的眼、皮肤和伤口等部位，完全去除重伤员的外衣和鞋袜，进行全身清洗，彻底去除污染源。这一阶段的救治重点仍是抗毒治疗和维持伤员的生命体征。严重中毒者在症状控制不佳或反复出现症状时，可重复注射1～2次神经性毒剂急救自动注射针或者抗神经性毒剂注射液，每次1支，间隔1～2小时，以维持抗毒药物的体内有效浓度。如果中毒伤员出现惊厥，可给予安定或咪达唑仑。注意保持伤员呼吸道畅通，及时清除口、鼻分泌物，有条件时给氧，以维持伤员呼吸功能。对于误服毒剂染毒水或食物的伤员，可反复刺激舌根引起呕吐，条件许可时实施洗胃。在此过程中，应持续观察伤员情况，进行全血胆碱酯酶的活性测定（见胆碱酯酶活性测定），避免过度用药。阿托品等胆碱能受体拮抗剂的停药指征是中毒伤员呼吸平稳，惊厥、流涎和出汗等毒蕈碱样症状消失，或出现轻度阿托品反应，如心率加快（约100次/分）、口干、无汗、面色潮红。胆碱酯酶重活化剂的停药指征是心率加快、血压升高、肌颤、呼吸困难等烟碱样症状消失，全血胆碱酯酶活力恢复至60%以上。

院内治疗　神经性毒剂中毒伤员后送至医院后，在院内主要针对此类毒剂中毒的多器官损伤特点，进行抗毒治疗和对症治疗相结合的综合救治，防止并发症和后遗症，促进康复，改善预后。伤员到达医院后，根据现场处置记录和伤员情况，必要时再次对皮肤、眼、鼻、伤口及全身进行彻底消毒和清洗。密切观察伤员的病情变化，以其临床表现和全血胆碱酯酶活力为指标，决定是否需要再次给予酶重活化剂和/或胆碱能受体拮抗剂等抗毒剂。如伤员仍有缩瞳、流涎、出汗、腹痛、肠鸣音亢进、腹泻和呼吸困难等中毒症状，可继续给予阿托品等胆碱能受体拮抗剂进行治疗，用药原则是早期足量，并视病情发展调整给药剂量和间隔时间，避免阿托品类药物过量引起的毒副作用。如伤员反复出现肌颤、呼吸肌麻痹等症状且全血胆碱酯酶活性在正常值的50%以下（梭曼中毒除外），应继续给予胆碱酯酶重活化剂，并根据症状搭配胆碱能受体拮抗剂。持续观察伤员的血压、心率和呼吸等重要生命指征，必要时给予抗惊厥治疗，维持水、电解质和酸碱平衡，防止伤口感染，防止心血管、肝和肾等重要脏器的损伤。为加速体内毒物的有效清除，可根据需要采取血液透析等血液净化疗法。对于眼中毒伤员，使用阿托品类滴眼剂治疗缩瞳、畏光、对光反射消失等症状。针对重度中毒伤员在恢复期可能出现的头痛、头晕、失眠、多梦、焦虑、烦躁、记忆减退和注意力不集中等中枢神经系统症状，可视临床表现给予中枢胆碱能受体拮抗剂或其他药物进行对症治疗，并开展相应的心理咨询与干预，以控制和减少精神异常症状。此外，加强对中毒伤员的护理，保持安静、静卧休息并保暖。

（李　桦　丁日高）

shénjīngxìng dújì kàngdújì

神经性毒剂抗毒剂（antidotes for nerve agent poisoning）

用于神经性毒剂中毒急救和治疗的特效抗毒药物。神经性毒剂的毒性强、起效快，中毒后能对人体多器官产生毒性损伤效应，死亡率高。中毒后及时给予特效抗毒剂，是神经性毒剂中毒救治、减轻毒剂致伤和致死效应最为有效的手段。

药物抗毒策略　神经性毒剂进入人体内后主要抑制位于胆碱能神经突触和末梢处的乙酰胆碱酯酶，使其不能催化水解神经递质乙酰胆碱，乙酰胆碱的大量蓄积导致中枢和外周神经系统的胆碱能受体过度活化，产生一系列的中毒症状（见神经性毒剂中毒生化机制）。已有的神经性毒剂抗毒剂都是根据毒剂的体内过程和毒理学机制研发的，在毒剂进入血液循环、作用于乙酰胆碱酯酶、导致胆碱能受体亢奋、产生毒蕈碱样（M样）、烟碱样（N样）和中枢神经系统中毒症状等多个环节上发挥作用，抗毒措施包括毒剂膦酰化酶（中毒酶）的重活化，过度活化的胆碱能受体拮抗，体内毒剂的清除，中毒症状的对症治疗，以及染毒部位的及时洗消等（图1）。神经性毒剂的毒理学研究和中毒防治实践显示，对于毒性强、作用快的神经性毒剂，无论是预防还是中毒急救，多个药物联合应用的效果要显著好于单个药物，即毒剂的防护和救治，应从多个环节入手，采用多药联合应用的方式。

分类　神经性毒剂抗毒药物按照其作用机制，可以分为以下几类。

胆碱酯酶重活化剂　这是神经性毒剂中毒急救和治疗的核心抗毒剂之一，其作用是加速中毒酶脱去膦酰基，使乙酰胆碱酯酶恢复活性。目前用于现场急救和临床治疗的酶重活化剂均为肟类药物（oximes），包括氯磷定、解磷定、甲磺磷定、双复磷和酰胺磷定（HI-6）等。这些药物对沙林和维埃克斯（VX）的中毒酶有

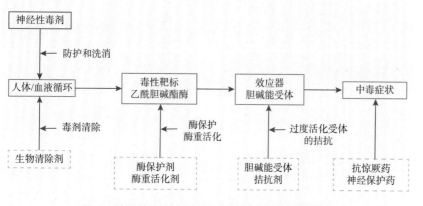

图 1　神经性毒剂中毒对抗策略以及相应的抗毒剂

较好的重活化作用。但由于梭曼中毒酶的老化过程快、重活化率较低，大多数的肟类重活化剂对梭曼膦酰化酶的重活化效率很低，只有 HI-6 对其有一定的重活化作用（见胆碱酯酶重活化剂）。

胆碱能受体拮抗剂　又称抗胆碱药。这是一类能与胆碱能受体结合，在胆碱能受体部位直接对抗乙酰胆碱的作用，阻断过量蓄积的乙酰胆碱所致的胆碱能神经兴奋引起的中毒症状。胆碱能受体拮抗剂也是神经性毒剂的核心抗毒剂，通常与酶重活化剂合用，用于神经性毒剂急救和抗毒治疗。阿托品、东莨菪碱、苯那辛和长托宁（盐酸戊乙奎醚）是抗毒治疗常用的胆碱能受体拮抗剂。沙林、VX 和梭曼等军用神经性毒剂中毒后，为了争取时间，降低毒剂伤害效应和死亡率，通常采用重活化剂和胆碱能受体拮抗剂（如阿托品）的自动注射针进行肌内注射。自动注射针可以由中毒人员自行注射，或由同伴帮助注射，适用于毒剂中毒的现场自救和互救。

抗惊厥剂　神经性毒剂易于进入中枢神经系统，高剂量毒剂中毒或梭曼中毒可引起惊厥，造成中枢神经系统损伤和长期的中枢毒性效应。由于已有的酶重活化剂和抗胆碱药的中枢抗毒效应较弱，伤员接触大剂量的毒剂、特别是梭曼后易于出现抽搐、惊厥、昏迷等中枢毒性症状，如不及时进行对抗治疗，会造成伤员的长期中枢神经系统伤害和不良预后。因此，对于神经性毒剂重度中毒和梭曼中毒伤员，在采用酶重活化剂和抗胆碱能药物的同时给予安定、咪达唑仑等抗惊厥药物，可有效对抗惊厥症状，减轻中枢神经系统的损伤，显著改善伤员预后（见神经性毒剂中毒惊厥对抗药物）。

胆碱酯酶保护剂　酶保护剂在作用机制上属于可逆性胆碱酯酶抑制剂，其作用是暂时性地与酶结合，使酶不能与毒剂结合。由于酶保护剂与胆碱酯酶的结合是可逆和暂时的，在结合解离后，酶的活力能很快恢复。现有的酶保护剂包括新斯的明、吡啶斯的明和石杉碱甲等（见胆碱酯酶保护剂）。

生物清除剂　是一类可直接与神经性毒剂发生作用的抗毒酶，主要代表是人丁酰胆碱酯酶和对氧磷酶，其作用是在毒剂吸收进入血液循环后，通过结合或催化作用，清除或降解毒剂。例如，血浆丁酰胆碱酯酶可以与毒剂结合，形成复合物后降解，从而发挥解毒作用。从人血浆提取得到的血浆丁酰胆碱酯酶或从转基因山羊乳汁得到的重组人源丁酰胆碱酯酶，给动物预防给药可以对抗 5 个半数致死剂量的 G 类和 V 类毒剂。对于体内代谢和老化较慢的 VX 毒剂，在中毒后给药也有良好的抗毒治疗作用（见神经性毒剂生物清除剂）。

（丁日高　李　桦）

dǎnjiǎnzhǐméi chóng huóhuàjì

胆碱酯酶重活化剂（cholinesterase reactivators）　能促进神经性毒剂中毒的乙酰胆碱酯酶脱膦酰化，恢复酶水解乙酰胆碱正常功能的一类药物。胆碱酯酶重活化剂是有机磷酸酯类神经性毒剂和杀虫剂中毒的特效抗毒剂，通常与阿托品等胆碱能受体拮抗剂一起，用于毒剂中毒的急救和治疗。目前临床应用的主要是肟类重活化剂（oximes）。

作用机制及特点　有机磷酸酯类神经性毒剂进入体内后，能与乙酰胆碱酯酶活性中心丝氨酸的羟基氧原子发生共价键结合，形成膦酰化酶（中毒酶），特异性地抑制酶的活性，使其丧失水解乙酰胆碱的功能。部分毒剂形成的膦酰化酶可自动发生去酰基化反应，恢复活性；但有些毒剂的膦酰化酶，如梭曼膦酰化酶更易脱去酰基上的烷基，形成老化酶，使中毒酶灭活（见神经性毒剂中毒生化机制）。在膦酰化酶发生老化前可使用亲核性的肟类药物，帮助毒剂的膦酰化酶脱酰基，恢复活性。肟类药物的重活化机制是其结构中季胺基团上的正电荷能以静电吸引方式与中毒酶（膦酰化酶）的负性电位结合，同时肟基与膦酰化酶上的磷原子结合，形成过渡态络合物，促使磷酰基从中毒酶上脱落，生成磷酰肟并释放出乙酰胆碱酯酶，使酶恢复水解乙酰胆碱的正常功能（图1）。磷酰肟一般不稳定，可进一步代谢分解后排出体外。此外，肟类重活化剂还对沙林、梭曼和维埃克斯毒剂引起的神经肌肉接头阻断有一定的对抗作用，纠正毒剂引起的肌颤、肌无力和肌麻痹。因此，神经性毒剂中毒后尽早使用重活化剂，通过药物干预促使中毒酶恢复活性，是神经性毒剂中毒救治的治"本"措施。值得注意的是，神经性毒剂的结构不同，其膦酰化酶的自动重活化和老化的速率大不相同，因此，肟类药物对不同毒剂膦酰化酶的重活化效应会有较大的差异；其次，不同重活化剂的重活化作用也强弱不一，对同一毒剂的中毒治疗效果也会有所不同。在已知的神经性毒剂中，沙林和维埃克斯（VX）膦酰化酶的老化速率较慢，现有的重活化剂对二者均有较好的重活化作用，伤员经抗毒治疗的预后良好。结构中有双肟基的重活化剂，如双解磷（代号 TMB4）和甲磷定（代号 MMB-4），对塔崩中毒酶的重活化作用较好。梭曼的膦酰化酶几乎不会自动重活化，发生老化的速率很快，重活化剂作用的时间窗很窄，大部分的重活化剂对梭曼中毒酶都没有明显的重活化作用，仅酰胺磷啶（HI-6）对梭曼中毒酶有一定的重活化作用。此外，肟类重活化剂都是季铵盐，不易通过血脑屏障进入中枢，因此，对中枢中毒酶的重活化作用较弱。肟类重活化剂主要通过肾脏排泄，且清除较快，半衰期为1~2小时。为了保持有效的治疗浓度，需要根据各个药物的代谢和消除

特点，或在治疗过程中通过全血胆碱酯酶活性的监测，进行合理的重复用药。为了克服现有肟类重活化剂的不足之处，世界各国的科学家一直在努力研究和开发具有良好中枢通透性、对多种毒剂中毒酶有广谱作用的肟类或非肟类重活化剂。

分类　按化学结构，重活化剂可分为肟类和非肟类，目前用于神经性毒剂中毒急救和临床治疗的重活化剂都是肟类药物。非肟类重活化剂是国内外正在致力研发的一类新型重活化剂，研发目标是具有较好的重活化作用且易于穿透血脑屏障进入中枢，但尚未有药物上市。现有的肟类重活化剂都属于吡啶醛肟类季铵盐化合物，按其化学结构可进一步细分为：①单吡啶单肟类，主要有解磷定、氯磷定和甲磺磷定。②双吡啶双肟类，包括双解磷、双复磷和甲磷定。③双吡啶单肟类，如酰胺磷定。代表性肟类重活化剂的化学结构见图2。

代表性药物　以下是目前国内外用于神经性毒剂及有机磷杀虫剂中毒急救和治疗的胆碱酯酶

重活化剂。

氯磷定（pralidoxime chloride）又称氯解磷啶（pyraloxime chloride）或氯化派姆（pyridine-2-aldoxime），代号为 PAM-2 或 2-PAM-Cl，分子式 $C_7H_9ON_2Cl$，分子量172.6，化学结构式如图2所示。氯磷定的前身是1955年问世的解磷定（碘解磷定、碘派姆，2-PAM-I），因其溶解度较低，含碘、使用不便和效价较低等缺点，现已被氯磷定所替代。氯磷定的水溶性和安全性较好，可肌内注射或缓慢静脉注射，吸收快，起效也快。除了对毒剂中毒酶有重活化作用外，还具有一定的抗烟碱样作用和较弱的抗毒蕈碱样作用。氯磷定对沙林、VX 等大多数神经性毒剂和有机磷杀虫剂中毒酶有良好的重活化作用，与阿托品合用，能显著增强抗毒效价。因此，氯磷定和阿托品是目前世界上广泛应用的神经性毒剂和有机磷杀虫剂中毒急救和治疗的药物组合。但是，氯磷定对梭曼和塔崩的重活化效率很低，且不易透过血脑屏障，对中枢中毒酶的重活化作用很弱。近年来，美国

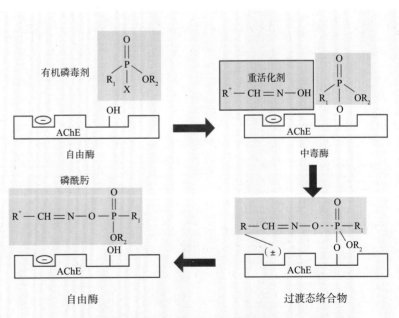

图1　肟类重活化剂对神经性毒剂中毒酶重活化作用的示意图

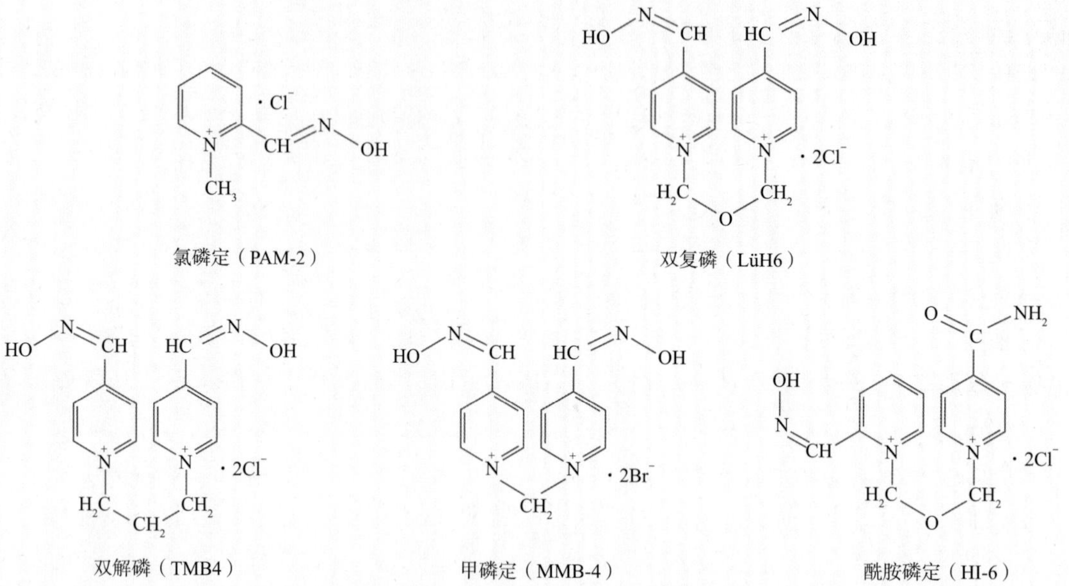

氯磷定（PAM-2）　　　双复磷（LüH6）

双解磷（TMB4）　　　甲磷定（MMB-4）　　　酰胺磷定（HI-6）

图2　代表性肟类重活化剂化学结构式

等一些国家在氯磷定和阿托品的基础上，添加了安定或咪达唑仑等抗惊厥药物，用以对抗毒剂的中枢神经系统毒性作用，形成了新一代的神经性毒剂中毒抗毒药物组合（见神经性毒剂中毒惊厥对抗药物）。氯磷定肌内注射给药的半衰期约为1小时，主要以原型由肾脏经尿排出体外。对于严重中毒或体内清除较慢的毒剂，需要根据症状或全血胆碱酯酶活性，多次用药。氯磷定的不良反应较少且轻，偶有轻度头痛头晕、恶心和视物模糊等。剂量过大时，可以抑制胆碱酯酶并引起神经-肌肉接头传导阻断，加重神经性毒剂和/或有机磷酸酯类杀虫剂的中毒程度。

双复磷（obidoxime chloride, toxogonin）　代号为LüH6或DMO4，分子式 $C_{14}H_{16}O_3N_4Cl_2$，分子量359.2，化学结构式如图2所示。双复磷的药理作用与氯磷定相似，其分子结构有两个肟基，重活化作用较仅有一个肟基的氯磷定强，且可部分穿透血脑屏障，对神经性毒剂中毒引起的毒蕈碱样、烟碱样和中枢神经中毒症状有一定疗效。双复磷与阿托品合用，是德国等欧洲国家用于对抗神经性毒剂中毒的药物组合。双复磷肌内注射的血液半衰期为109分钟，主要通过肾脏经尿排出体外。与氯磷定相比，双复磷的不良反应较大，给药后的不良反应主要表现为四肢发麻、恶心、颜面潮红和全身发热等，剂量过大时可引起胆碱酯酶抑制、神经肌肉传导阻滞、室性早搏，以及严重心律失常等不良或毒性反应。

酰胺磷啶（asoxime chloride）　代号为HI-6，分子式 $C_{14}H_{16}O_3N_4Cl_2$，分子量359.24，化学结构式如图2所示。HI-6是最受关注的双吡啶单肟类重活化剂，是目前用于对抗梭曼等难重活化的神经性毒剂武器中毒的有效药物。HI-6自动注射针和阿托品自动注射针是多国军队装备的神经性毒剂中毒急救用药物组合，近年来还开发了HI-6和阿托品的双室自动注射针。HI-6对神经性毒剂中毒的疗效明确，除了对塔崩的重活化效应较低外，对其他毒剂的中毒酶均有较好的重活化作用，特别是对梭曼中毒酶的重活化作用显著强于双复磷和氯磷定，并对膈肌的梭曼中毒酶有直接的重活化作用。HI-6有一定的血脑屏障通透性。对中枢中毒酶的抗毒效应优于其他重活化剂。但HI-6对部分有机磷酸酯杀虫剂中毒酶的重活化效果较差。HI-6的其他药理学作用还包括对神经节和毒蕈碱受体的阻断作用，刺激血管加压和呼吸中枢受体，恢复神经-肌肉传导，减缓中毒酶老化和抑制乙酰胆碱释放等。HI-6主要经肌内注射给药，肌注后的体内吸收、分布和排泄均较快，安全性良好。但HI-6盐酸盐水溶液的稳定性不佳，改用HI-6甲磺酸盐作为药用成分后，稳定性明显提高。

（丁日高　李桦）

dǎnjiǎnnéng shòutǐ jiékàngjì

胆碱能受体拮抗剂（anticholinergic agents）　能与胆碱能受体结合，竞争性拮抗乙酰胆碱或拟胆碱物质与胆碱能受体结合而产生抗胆碱作用，且自身不会产生或较少产生拟胆碱作用的一类药物。又称抗胆碱药。胆碱能受体拮抗剂能对抗因神经性毒剂中毒所致的中枢和外周胆碱能神经系统功能亢进的毒性作用。早期的胆碱能拮抗剂主要来源于天然植物，如以阿托品类生物碱为代表的胆碱能拮抗剂是从曼陀罗等茄科植物中提取的。此后陆续开发了贝那替嗪（苯那辛）、开麦特灵和盐酸戊乙奎醚等化学合成类拮抗剂，它们的结构与阿托品类生物碱有一定相似性。胆碱能受体拮抗剂是神经性毒剂急救和抗毒治疗的核心药物之一，与胆碱酯酶重活化剂和胆碱酯酶保护剂联合使用时，抗毒效果会更佳。

作用机制及特点　神经性毒剂的中毒机制主要是抑制乙酰胆碱酯酶，使乙酰胆碱大量蓄积，后者可持续作用于胆碱能受体，产生以胆碱能系统功能亢进为特征的一系列中枢神经系统症状、外周的毒蕈碱（M）样症状和烟碱（N）样症状，急性中毒可因呼吸中枢和呼吸肌麻痹而致死（见神经性毒剂毒性作用）。胆碱能受体拮抗剂进入体内后，能与乙酰胆碱竞争性地作用于受体，在胆碱能受体部位直接对抗乙酰胆碱的作用，改善神经性毒剂引起的中毒症状。目前临床上有多种胆碱能受体拮抗剂可用，不同的药物在结构和理化性质上的差异，以及与胆碱能受体不同亚型的结合性质及亲和力差异，使得它们在对抗毒剂的毒性时具有各自的作用特点，有些药物易于进入中枢，对抗中枢毒性的作用较强，有的外周抗 M 样作用较强。因此，在治疗神经性毒剂中毒时，合并使用作用特点不同的抗胆碱药，有利于提高救治效率，降低不良反应。此外，拮抗剂的用量

和体内有效浓度对成功救治也很重要，临床上应根据神经性毒剂中毒的严重程度和中毒恢复情况选择抗胆碱药的用量，既要维持体内有效浓度，又要避免抗胆碱药过量引起的中毒甚至死亡。农业生产中常用的乐果、甲基对硫磷等有机磷杀虫剂的中毒机制与神经性毒剂相似，但毒性低于神经性毒剂。在临床上，胆碱能受体拮抗剂也被大量用于这类杀虫剂的中毒治疗。

分类　根据胆碱能受体拮抗剂对抗神经性毒剂的作用特点，可将其分为以下三大类。

外周抗胆碱药　代表性药物为阿托品、山莨菪碱等。它们主要作用于外周 M-受体（脊神经节至效应器），能有效对抗毒剂引起的毒蕈碱样（M）症状，改善腺体分泌增多和平滑肌痉挛的症状，减慢心率，降低血压；但不能对抗毒剂引起的烟碱样（N-）作用，如肌颤、肌无力和肌麻痹，也不能对抗毒剂对神经节的作用，抗神经性毒剂所致的惊厥作用也较差。

中枢抗胆碱药　代表性药物为东莨菪碱、贝那替嗪、苯乙托品和开麦特灵等。此类药物主要作用于中枢神经系统（脊髓至大脑）的 M-受体和 N-受体，能显著对抗毒剂引起的呼吸中枢麻痹，对毒剂引起的惊厥也有一定作用。它们对外周毒蕈碱（M-）症状有一定的对抗作用，但比其中枢作用要弱，且不能对抗毒剂引起的烟碱样症状，如肌颤、肌麻痹以及对神经节的毒性作用等。

神经节阻断药　代表性药物有双六甲铵、美加明和咪噻芬等。此类药物主要是竞争性阻断交感神经节和副交感神经节中乙酰胆碱的烟碱样作用，使血压下降。它们与阿托品配伍时，可加强阿

托品对抗毒剂引起的循环衰竭作用。此外，它们也能对抗神经性毒剂引起的神经肌肉接头阻滞，因而对呼吸肌麻痹和肌颤，有较好的对抗治疗作用。

代表性药物　临床上常用于神经性毒剂和有机磷酸酯类杀虫剂中毒急救和治疗，且疗效确定的胆碱能受体拮抗剂具体如下。

阿托品　从曼陀罗等茄科植物中提取而来，是典型的 M-受体拮抗剂，可竞争性拮抗乙酰胆碱对 M-受体的激动作用，有效对抗神经性毒剂的呼吸中枢抑制作用、平滑肌痉挛、腺体分泌增加、心率减慢和血压下降等外周 M 样症状；缓解支气管痉挛，减轻支气管腺体和唾液分泌增加现象，降低胃肠道平滑肌的兴奋性；也能解除部分中枢神经系统的中毒症状，兴奋呼吸中枢，使昏迷患者苏醒。但阿托品不能对抗神经性毒剂诱发的惊厥，对神经-肌肉接头的 N-受体作用不明显，因此不能制止骨骼肌震颤，对中毒晚期呼吸肌麻痹也效果不佳。阿托品口服吸收快且完全，但注射途径的作用更快更强。因此，神经性毒剂中毒救治时一般采取肌内注射或静脉注射的给药途径。阿托品是世界大多数国家军队装备的神经性毒剂抗毒药物之一，现场急救采用自动注射针。在神经性毒剂急性中毒救治时，特别是中度和重度中毒伤员的急救，阿托品通常与胆碱酯酶重活化剂（见胆碱酯酶重活化剂）联合使用，以取得更好的抗毒效价。在中国临床常用的解磷注射液的主要成分是阿托品和胆碱酯酶重活化剂氯磷定配伍，用于有机磷杀虫剂的中毒治疗。阿托品的安全范围较大，健康成人致死量为 80～120mg，有机磷酸酯类毒物严重中

毒者还可耐受较大的剂量。但是，个体对阿托品的敏感性差异较大，中毒程度、中毒途径、合并用药以及气温条件等都对阿托品用量有影响，临床应用要防止过量而引起的药物中毒甚至死亡。例如，在与胆碱酯酶重活化剂联合用药的过程中，应密切关注胆碱酯酶活力的恢复情况，随着胆碱酯酶活力的恢复，机体对阿托品的敏感性也会逐步恢复，此时如果用药不慎，易于引起阿托品的过量中毒。阿托品会阻碍机体散热，在气候炎热地区，过量药物可使体温迅速升高，伤员会出现谵妄、抽搐和昏迷，此时应停药并进行对症治疗。在中毒伤员的治疗中，当 M 样中毒症状消失或出现口干、皮肤干燥和心率稍快（90～100次/分）等阿托品化指征时，提示药物已使用足量，此时应谨慎合理地控制抗胆碱药物的使用量。

东莨菪碱 东莨菪碱是中枢抗胆碱药的代表之一，其在中枢和外周对胆碱能受体的阻断作用强度分别是阿托品的 5～10 倍和 2 倍，对神经性毒剂中毒的对抗作用强且全面，能有效对抗神经性毒剂对呼吸中枢的抑制，保护呼吸中枢并较好地控制惊厥。小剂量给药主要表现为镇静作用，当使用较大剂量时，常产生催眠作用。由于东莨菪碱的作用较强，在临床用药时，必须注意防止过量中毒。东莨菪碱用药足量的指征以及中毒症状与阿托品相同。

贝那替嗪 曾用药名苯那辛，是中枢抗胆碱药物的代表性药物，其中枢作用比阿托品强且全面，但外周作用较弱。它对槟榔碱和烟碱引起的惊厥均有较好的对抗作用，也能控制神经性毒剂中毒引起的惊厥。对于出现惊厥的重度中毒伤员，在治疗中可将贝那替嗪与阿托品和胆碱酯酶重活化剂联合使用，以有效控制惊厥。贝那替嗪过量会导致嗜睡、眩晕、思维阻断和肢体沉重感，甚至引起昏睡、运动障碍、室性心动过速及房室传导阻滞。神经性毒剂或有机磷杀虫剂轻度中毒患者一般不用贝那替嗪。

盐酸戊乙奎醚 商品名为长托宁，是中国自主研发的胆碱能受体拮抗剂，其化学结构式如图 1 所示。盐酸戊乙奎醚可穿透血脑屏障，半衰期较长，具有较强的中枢和外周抗胆碱能作用，能全面对抗有机磷酸酯类毒剂中毒所致的 M 样、N 样作用和中枢神经系统症状，且对心脏和突触前膜的 M2 受体亚型无明显作用，由此可避免阿托品等抗胆碱药物所致的心动过速等不良反应。盐酸戊乙奎醚的抗胆碱能作用比阿托品强，持续作用时间也长，用药量和用药频率均低于阿托品，药物不良反应的发生率较低，适用于毒性作用持续时间较长，或膦酰化胆碱酯酶易于老化的毒剂和杀虫剂的中毒救治。盐酸戊乙奎醚注射液是 2011 年 7 月国家卫生部颁发的《急性有机磷酸酯类杀虫剂中毒事件卫生应急处置技术方案》推荐使用的抗胆碱能药物。临床治疗有机磷杀虫剂中毒时，盐酸戊乙奎醚注射液可单用，也可与氯磷定等胆碱酯酶重活化剂合用。

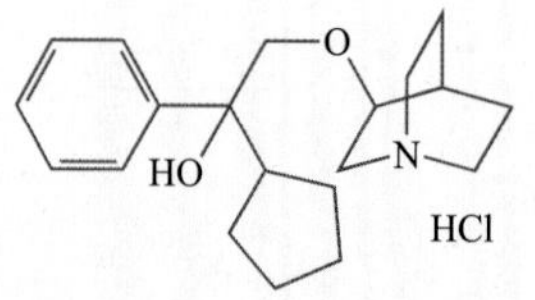

图 1　盐酸戊乙奎醚化学结构式

（李　桦　丁日高）

dǎnjiǎnzhǐméi bǎohùjì

胆碱酯酶保护剂（protective agents for cholinesterases） 能与乙酰胆碱酯酶可逆性结合，通过部分保护乙酰胆碱酯酶免受神经性毒剂攻击，维持胆碱能神经系统正常功能的一类药物。因胆碱酯酶保护剂是胆碱酯酶的可逆性抑制剂，故此类药物又被称为可逆性胆碱酯酶抑制剂。在实际应用中，胆碱酯酶保护剂多与酶重活化剂和胆碱能受体拮抗剂联合，用于神经性毒剂的中毒预防和救治。

作用机制 乙酰胆碱酯酶保护是神经性毒剂医学防护和中毒救治的重要策略之一。利用可逆性胆碱酯酶抑制剂能暂时性地占据酶活性中心，或可逆性地抑制酶活性，使其不能再与毒剂结合的原理，达到酶保护，预防或降低毒剂中毒的目的。由于酶保护剂与酶的结合是可逆的，在结合复合物解离后，酶的活性和功能会很快恢复，酶保护作用能为中毒急救、后续治疗和预后争取宝贵的时间，特别是对于老化快、不易重活化的梭曼中毒，提前给予酶保护剂进行预防，对于延缓酶的老化、提高中毒救治率，具有重要的意义。酶保护剂在单独使用时，只能保护部分的胆碱酯酶，因此，在实际应用中，酶保护剂一般与酶重活化剂和胆碱能受体拮抗剂合用，以显著提高中毒预防和抗毒救治的有效性。

技术要求 在体外试验中，可以与乙酰胆碱酯酶形成可逆性结合的药物并不少，但在体内具有酶保护作用，且具有实用价值的药物则不多。能用于神经性毒剂预防和救治的酶保护剂应满足以下的技术要求。

专一性 酶保护剂与胆碱酯

酶的结合要具有专一性，并有适宜的抑制活性，IC_{50} 值一般在 $(1 \times 10^{-8} \sim 1 \times 10^{-5})$ mol/L 的范围内，抑制活性过强容易出现毒性。

酶活性恢复时间 酶保护剂与酶的可逆性结合和解离（酶活性恢复）的时间要合适。酶活性恢复过快，保护时间或预防作用时间就短；酶活性恢复过慢，则会产生较大的副作用，甚至毒性作用。

良好的血脑屏障通透性 理想的酶保护剂应有良好的血脑屏障通透性，易于进入中枢，发挥中枢酶保护作用，以预防毒剂引起的神经系统损伤。

效价和副作用的平衡 酶保护剂的作用机制与毒剂对酶的毒性机制是相似的，酶抑制作用越强，副作用就越大。酶保护剂及其剂量的选择，需要充分考虑其效价与副作用的平衡关系，避免因过度追求酶抑制作用的强度而导致不可接受的副作用。

代表性药物 已知的胆碱酯酶保护剂主要是氨基甲酸酯类化合物，包括毒扁豆碱、新斯的明和吡啶斯的明。近年来，用于治疗老年良性记忆障碍和痴呆的石杉碱甲，以及治疗阿尔斯海默病的加兰他敏，在实验研究中也表现出良好的酶保护效应。

毒扁豆碱（physostigmine）又称依色林和卡拉巴豆碱，化学结构式如图 1 所示。药用成分包括水杨酸毒扁豆碱和硫酸毒扁豆碱，前者分子式 $C_{22}H_{27}O_5N_3$，分子量 413.5；后者的分子式 $C_{30}H_{44}O_8N_5S$，分子量 648.8。毒扁豆碱是从非洲产毒扁豆种子中提取的生物碱，现已可人工合成。纯品为白色、无味、微结晶状粉末。其水溶液不稳定，一般用 pH 4~5 的缓冲液配制，否则易被

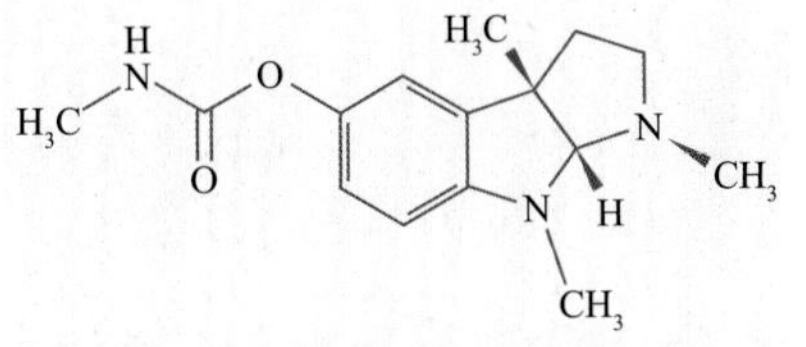

图 1 毒扁豆碱化学结构式

氧化成红色，疗效减弱，刺激性增大。毒扁豆碱是最早用于对抗神经性毒剂中毒的胆碱酯酶可逆性抑制剂，其口服和注射后易于吸收，能透过血脑屏障。毒扁豆碱在体内主要与外周神经系统胆碱酯酶可逆性结合，出现拟胆碱作用。对于中枢神经系统胆碱酯酶，小剂量兴奋，大剂量抑制，中毒时可引起呼吸麻痹。

新斯的明（neostigmine）又称普鲁斯的明和普洛色林，化学结构式如图 2 所示，其药用成分为溴化新斯的明或甲硫酸新斯的明，前者分子式 $C_{12}H_{19}O_2N_2Br$，分子量 303.2；后者分子式 $C_{13}H_{22}O_6N_5S$，分子量 334.4。新斯的明对胃肠道和膀胱平滑肌有较强的兴奋作用，而对心血管、腺体、眼和支气管平滑肌的作用较弱。新斯的明对骨骼肌的兴奋作用最强，可能与其直接激动骨骼肌运动终板上的烟碱样受体（N2 受体），以及促进运动神经末梢释放乙酰胆碱的作用有关。新斯的明的结构中有季铵基团，口服吸收较差且不规则，不易透过血脑屏障。因此，中枢酶抑制作用很弱。新斯的明在治疗剂量时

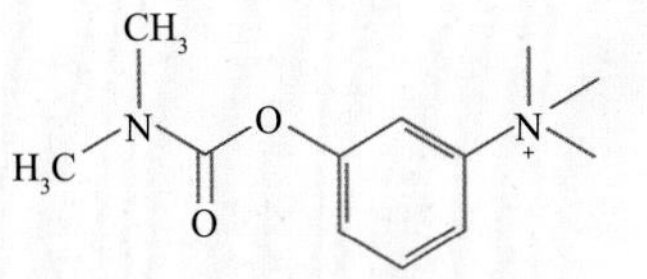

图 2 新斯的明化学结构式

的副作用较小，但过量可出现恶心、呕吐、腹痛、心动过速、肌肉颤动和肌无力加重等毒副作用。

吡啶斯的明（pyridostigmine）又称吡斯的明或美斯的浓，其化学结构式如图 3 所示，药用成分为溴吡啶斯的明，分子式 $C_9H_{13}O_2N_2Br$，分子量 261.1。吡啶斯的明的药理作用及机制与新斯的明相似，但吡啶斯的明的起效相对缓慢，拟胆碱作用稍弱，作用维持时间较长（8~9 小时）。溴吡啶斯的明是第一个由美国食品药品管理局批准，用于军队人员预防梭曼中毒的酶保护剂。吡啶斯的明化学结构中也有季铵基团，口服吸收较差，口服生物利用度为 11.5%~18.9%，且不易透过血脑屏障，中枢酶抑制作用很弱，不能对抗毒剂引起的中枢神经系统毒性效应。由于吡啶斯的明的拟胆碱作用较弱，其安全性较好，过量中毒的风险较低。

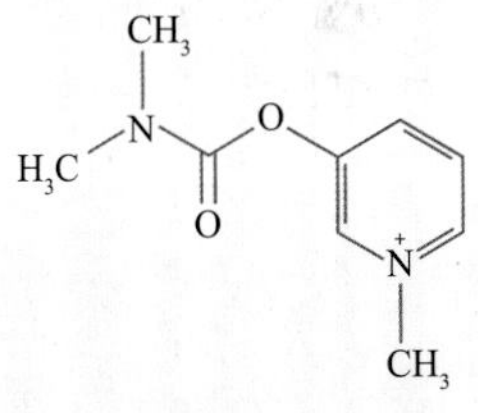

图 3 吡啶斯的明化学结构式

石杉碱甲（huperzine A）又称福定碱，是 20 世纪 90 年代中国科学家首次从中草药蛇足石杉（千层塔）中分离提取的活性生物碱，分子式 $C_{15}H_{18}ON_2$，分子量 242.32，化学结构式如图 4 所示。石杉碱甲的口服吸收快且完全，生物利用度高达 96.9%，体内作用的有效时间长，不良反应小。石杉碱甲是高选择性的可逆性乙酰胆碱胆碱酯酶-G_4（AChE-G_4）抑制剂，具有良好的血脑屏障通

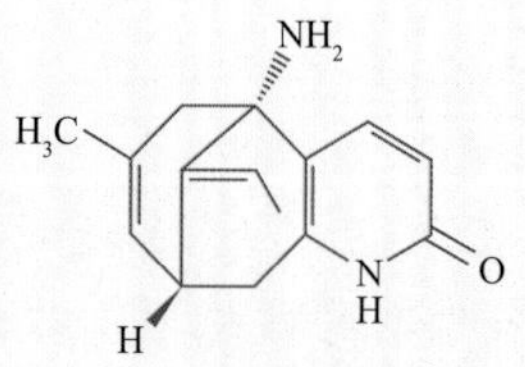

图4 石杉碱甲化学结构式

透性，可逆性抑制中枢胆碱酯酶。石杉碱甲的临床适应证是用于治疗老年良性记忆障碍和各种痴呆症状。在实验研究中，石杉碱甲预防给药显示出良好的梭曼中毒预防作用和中枢毒性对抗作用。

（丁日高 李桦）

shénjīngxìng dújì shēngwù qīngchújì

神经性毒剂生物清除剂 （bioscavengers for nerve agents）

能直接作用于神经性毒剂、通过结合或催化反应清除和降解毒剂，降低毒剂体内暴露浓度的一类酶和生物大分子药物。生物清除剂可在体内清除、降解神经性毒剂，阻止或减少毒剂对乙酰胆碱酯酶的抑制。现有的或研发中的生物清除剂都来源于人体内自有的抗毒酶，应用现代生物技术，将其开发为药效可靠、质量可控并可批量生产的生物大分子药物，用于神经性毒剂的中毒预防或治疗。

作用机制及特点 神经性毒剂经呼吸道、眼、皮肤和消化道等途径染毒后进入体内，特异性抑制乙酰胆碱酯酶活性而发挥其毒性效应。及时清除或降解进入机体的毒剂，是重要的神经性毒剂中毒对抗策略。人体自身的防御系统对神经性毒剂有一定的解毒功能，内源性的胆碱酯酶、羧酸酯酶和水解酶等酶蛋白，可以在血液循环中通过结合或者代谢降解反应，在毒剂抑制乙酰胆碱酯酶之前将它们清除，从源头上解毒（见神经性毒剂抗毒酶）。人

体内源性解毒酶按其作用机制可分为中和酶和水解酶两大类。中和酶与毒剂结合，一分子的酶对应结合一分子的毒剂，随后毒剂和酶的复合物经代谢降解排出体外。胆碱酯酶和羧酸酯酶（carboxylesterases）都属于中和酶。催化酶则是通过酶的催化反应，将毒剂降解成低毒或无毒的代谢产物后，排出体外。内源性催化酶包括各种水解酶，如有机磷酸酐水解酶（organophosphorus acid anhydride hydrolases），其主要代表是对氧磷酶（paraoxonas，PON）。相对于中和酶，催化酶的优点是以相对小量的酶催化降解大量的毒剂。源自人体的内源性酶类生物清除剂通常具有以下特点：①清除剂自身无生物危害。②对人体免疫系统安全风险很低。③在血液循环中有合理的滞留时间。④可清除所有的神经性毒剂，结构不同的毒剂之间无显著的差异。当上述两类酶在血液循环中的量相对于毒剂量的比例足够高时，它们清除毒剂的速度会很快，在全身血液循环一次的时间内，就可将毒剂清除至其毒效浓度之下。但是，人体自身的解毒容量和能力非常有限，在受到神经性毒剂攻击时，体内解毒酶的量不足以有效对抗进入机体的毒剂。为此，从20世纪90年代开始，科学家通过提取体内的内源性酶，利用转基因技术得到重组人源化酶，或采用基因突变技术得到酶的突变体等途径，将具有人体应用前景的丁酰胆碱酯酶（butyrylcholinesterase，BuChE）和对氧磷酶作为药物开发。此外，来源于细菌和鱼类的磷酸三酯水解酶对沙林、梭曼和维埃克斯（VX）也有较高的水解活性，通过基因工程可大量制备其重组酶。但由于

这类酶对人体有较强的免疫原性，其产品主要作为体外消毒剂，用于神经性毒剂的洗消。

代表性生物清除剂 有望作为神经性毒剂预防和治疗药物的生物清除剂主要有人丁酰胆碱酯酶和人对氧磷酶。

人血浆丁酰胆碱酯酶 丁酰胆碱酯酶（EC 3.1.1.8）属于丝氨酸水解酶类，是分布于人血浆、肝脏、肠黏膜及胶质细胞的一种胆碱酯酶，又称假性胆碱酯酶或血清胆碱酯酶。与乙酰胆碱酯酶具有水解乙酰胆碱的明确生理功能不同，丁酰胆碱酯酶至今尚未发现其生理功能。丁酰胆碱酯酶可以与进入血液循环的神经性毒剂等摩尔结合，与其结合的毒剂不能再攻击乙酰胆碱酯酶，随后经降解排出体外。因此，丁酰胆碱酯酶又被称为自杀型神经性毒剂生物清除剂。美国研究者首先从人血浆中分离、提取和纯化得到人血浆丁酰胆碱酯酶。实验动物预防给药，可有效对抗包括沙林、塔崩、梭曼和维埃克斯（VX）在内的神经性毒剂中毒，染毒动物不仅全部存活，且未观察到明显的中枢和外周中毒症状。由动物实验数据预测，预防注射200mg的丁酰胆碱酯酶，可在人体有效对抗2个半数致死剂量的梭曼。对于在体内老化速度和代谢较慢的VX，将丁酰胆碱酯酶用于中毒后的治疗给药，也可有效对抗中毒，减轻中毒症状。人体I期临床试验结果显示，注射用人血浆丁酰胆碱酯酶的体内生物半衰期可达8~11天，其免疫原性和不良反应很低，给药后几乎观察不到或仅有很微弱的行为异常表现，是安全有效的生物清除剂。在对抗神经性毒剂的行为毒性和预后方面，丁酰胆碱酯酶的

效能优于经典的阿托品和肟类重活化剂的抗毒药组合。尽管人血浆丁酰胆碱酯酶具有显著的优点，但其预防或治疗给药的有效剂量高达200～300毫克/人，且人血浆来源受限，很难获得足够量的酶以满足大规模使用或储备的需求。

重组丁酰胆碱酯酶 为了解决丁酰胆碱酯酶大规模制备的问题，科学家尝试应用转基因技术获得重组人丁酰胆碱酯酶，分别在转基因植物和转基因山羊上获得成功。其中，转基因山羊乳腺合成分泌丁酰胆碱酯酶的效率较高，从乳汁中提取的重组人源丁酰胆碱酯酶的抗毒效价和安全性与人血浆胆碱酯酶相当，在动物体内可对抗5个半数致死剂量的沙林、梭曼和VX。但重组人源丁酰胆碱酯酶在血液循环中的生物半衰期显著短于人血浆丁酰胆碱酯酶。经过聚乙二醇修饰后得到的聚乙二醇化重组丁酰胆碱酯酶，在血液循环中可达到与人血浆酶相似的停留时间。

对氧磷酶1 对氧磷酶1（PON1，EC 3.1.8.1）也是人内源性酶，无免疫原性，在人体内可催化性水解神经性毒剂。但是天然存在于体内的人对氧磷酶催化活性不足以有效对抗致死剂量的神经性毒剂。为此，科学家应用定向诱变和基因重排技术，筛选得到对梭曼等毒剂具有高催化活性和高度特异立体专一性的酶突变体，有望进一步开发成为候选抗毒药物。

（李桦）

shénjīngxìng dújì zhòngdú jīngjué
duìkàng yàowù

神经性毒剂中毒惊厥对抗药物（anticonvulsants for nerve agent induced seizures）用于对抗神经性毒剂中毒所致惊厥、

减轻中枢神经损伤的一类药物。神经性毒剂中毒后，可快速抑制中枢胆碱酯酶活性，使中毒者发生惊厥，如不及时救治，会进一步发展为典型的癫痫样症状和表现，从而引起中枢神经系统的病理学改变，乃至死亡。由于目前用于中毒救治的肟类胆碱酯酶重活化剂和阿托品等胆碱能受体拮抗剂的中枢抗毒效应较低，不能有效对抗中毒引起的惊厥和中枢神经损伤，需要在抗毒药物组合中加入抗惊厥药物。

神经性毒剂的中枢毒性 沙林、梭曼和维埃克斯（VX）等神经性毒剂具有较高的脂溶性，中毒后易于穿透血脑屏障进入脑组织发挥毒性效应。神经性毒剂重度中毒的伤员大多会出现阵挛性惊厥，特别是伴有呼吸暂停的阵挛性惊厥，持续时间较长，由此导致严重的中枢神经病理性损伤。最早的损伤会出现在海马、梨状皮质和丘脑，随后发展至中枢神经系统的其他部位。神经性毒剂对神经细胞的毒性作用及其所致惊厥还可导致长期的神经损伤效应（见化学毒剂神经系统毒性）。一般认为，胆碱能系统功能紊乱是神经性毒剂严重中毒，特别是梭曼中毒所致惊厥发生的始动因素，在惊厥发生前，脑内乙酰胆碱酯酶活性已显著下降，相关脑区的乙酰胆碱大量蓄积。动物实验发现，除了胆碱能系统毒性外，神经性毒剂引发的惊厥和癫痫发作还与γ-氨基丁酸（英文缩写GABA）受体等非胆碱能系统有关。

毒剂所致惊厥的对抗 在惊厥发作的早期，使用阿托品等胆碱能受体拮抗剂，可以阻止惊厥的延续。但随着惊厥的进一步发展，仅使用胆碱能受体拮抗剂、

特别是阿托品等毒蕈碱受体（M受体）拮抗剂的抗惊厥作用很快下降，最后完全消失。而GABA受体激动剂、苯二氮䓬类药物，以及谷氨酸受体拮抗剂等作用于非胆碱能系统的药物，有较好的抗惊厥作用，表明非胆碱能系统在神经性毒剂所致惊厥的后期维持和发展中，发挥着重要作用。近年来，用于对抗神经性毒剂所致惊厥的药物开发，主要集中于苯二氮䓬类药物和谷氨酸受体拮抗剂。

抗惊厥药物 目前，胆碱能受体拮抗剂和苯二氮䓬类药物是用于神经性毒剂中毒所致惊厥急救和治疗的两大类药物。谷氨酸受体拮抗剂治疗毒剂引起的惊厥尚在研究中，其中受到重点关注的是N-甲基-D-天冬氨酸（NMDA）受体拮抗剂，但目前尚无药物被正式批准使用。

胆碱能受体拮抗剂 主要包括东莨菪碱、贝那替嗪、盐酸戊乙奎醚和盐酸苯环壬酯等中枢抗胆碱能药物。在染毒动物惊厥发作早期，给予上述胆碱能受体拮抗剂有显著的抗惊厥作用。随着惊厥的发展，上述药物抗惊厥作用逐渐减弱甚至完全消失。在神经性毒剂严重中毒或梭曼中毒时，中枢抗胆碱能药物需与其他抗惊厥药物联合使用，方可有效对抗毒剂所致的中枢神经系统毒性。

苯二氮䓬类药物 地西泮是目前美国等多个国家军队列装的抗神经性毒剂致惊厥药物。苯二氮䓬类药物的主要作用靶点是GABA受体，药物能改变GABA与受体的结合，但这种作用是别构效应，而非受体激动效应。动物实验发现，在大脑皮质有苯二氮䓬受体存在，当苯二氮䓬类药物与受体结合时，GABA易于打

开氯离子通道，产生镇静、催眠和抗惊厥等药理作用。人体应用结果也已明确显示地西泮对抗神经性毒剂所致惊厥的有效性。在惊厥发作后肌内注射地西泮，能阻断惊厥的持续发展，并对毒剂引起的神经系统损伤具有长期效益。地西泮的常用剂型为5mg的片剂和10mg的自动注射针，可根据需要与肟类胆碱酯酶重活化剂和阿托品的自动注射针组成神经性毒剂中毒急救药物组合，用于对抗严重的毒剂中毒或梭曼中毒。但在使用中也发现，地西泮存在神经保护作用差、惊厥控制后易于复发等不足。因此，近年来国内外拟用咪达唑仑（midazolam）或地西泮的水溶性前药阿维扎封（avizafone）代替地西泮，用于神经性毒剂中毒的急救和治疗。相对于地西泮，咪达唑仑肌内给药后吸收好、起效快，具有更好的抗惊厥疗效和神经保护作用。阿维扎封进入体内后，能很快转化成为地西泮。将阿维扎封与阿托品、肟类重活化剂酰胺磷定（HI-6）联合用药时，对梭曼中毒有一定的疗效。代号为L4A1（Combopen©）的神经性毒剂解毒剂，就是阿托品、氯磷定和阿维扎封组成的自动注射针组合。

（李 桦 丁日高）

shénjīngxìng dújì jíjiù zìdòng zhùshèzhēn

神经性毒剂急救自动注射针

（auto-injectors for first-aid treatment of nerve agent poisoning）

用于神经性毒剂中毒急救和中毒者现场自救和互救的药械一体针剂。神经性毒剂是一类速杀性化学战剂，毒性强、发作快，中毒人员如不及时救治，可引起严重伤害和死亡。为了满足中毒现场的急救需求，将神经性毒剂特效抗毒药物预先灌装在自动注射针中，在现场由中毒人员自行注射或者由其同伴帮助完成注射，可及时对抗毒剂的伤害效应，避免因等待医护救援人员的到来而延误救治。

分类 按针体结构和灌装药物的物理形态不同，现有的自动注射针可分为液体单腔式、液-液双腔式和液-固双腔式三大类。自动注射针中预先灌装的抗毒剂主要包括胆碱酯酶重活化剂、胆碱能受体拮抗剂、酶保护剂或抗惊厥剂（见神经性毒剂抗毒剂）。不同国家的自动注射针类型和灌装的药物有所不同，大部分自动注射针灌装单个药物，在急救时依次注射两针或三针不同药物的自动注射针组合，也有少数自动注射针灌装复方抗毒药物，只需一次或两次注射即可。20世纪60年代，美国军队在世界上首先装备代号为ACE的单腔室自动注射针，内装阿托品（2mg/0.7ml）。为了解决较大剂量肟类重活化剂的自动给药问题，美国军方又资助研发了内装氯磷定（600mg/2ml）的大规格单腔室自动注射针，并将阿托品自动注射针和氯磷定自动注射针配成抗神经性毒剂药物组合（代号Mark I）装备部队，在中毒或疑似中毒时依次注射两针。随后的90年代，美国军队又装备了对抗神经性毒剂所致惊厥的安定（地西泮）自动注射针（10mg），在神经性毒剂中毒急救时，现场人员需依次自行注射分别装载了阿托品、氯磷定和安定的3支单腔室自动注射针。21世纪初，为了进一步简化自动注射针的使用和操作步骤，提高神经性毒剂中毒急救的卫勤效率，美国军队装备了液-液型双腔自动注射针（代号ATNAA），两个腔室中分别装载了阿托品（2mg/0.7ml）和氯磷定（600mg/2ml），击发后，弹簧迅速推出针头，依次将阿托品和氯磷定药液注入肌肉。2006年，美国将ATNAA型自动注射针民用化，商品名为Duodote，用于神经性毒剂和/或有机磷酸酯类杀虫剂的中毒急救，针内装的药液与ATNAA相同，但外观发生改变以示与军用自动注射针的区别。中国自主研发的抗神经性毒剂自动注射针是灌装了多组分抗毒剂的单腔室自动注射针。民用的解磷注射液是以阿托品、贝那替嗪和氯磷啶为主的复方注射液，可供医护人员或急救人员用于有机磷酸酯类杀虫剂的中毒急救。

应用 目前国内外使用的神经性毒剂中毒急救自动注射针都是由弹簧驱动的，启动注射前针头不外露，适合个人随身携带。神经性毒剂自动注射针都是肌内注射用，注射部位首选肌肉丰富的大腿外侧。注射前先除去保险环或安全帽等保护部件，然后将注射针的注射端垂直压在大腿外侧，给予一定压力后，针头自动击发，弹出针体进入肌肉组织并保持数秒时间，使预装的药物量全部注射进入体内。注射完毕后，将注射针头向下，在地面或其他硬物表面轻轻划动，使针头脱落，以免针尖伤人。随后将除去针头的注射器放入防护服的胸袋中或其他易于发现处，以便后续急救或医疗人员及时了解自动注射针的使用情况和数量。在污染现场，应带着防护手套进行自动注射针隔衣注射。对于非医护人员，在配备和使用自动注射针之前，需要通过培训，了解和熟悉针体结构、内装药物的药效作用和可能的不良反应，掌握注射要领和步骤，包括注射部位、击发力度、注射时间和已使用针具的处置。

（李桦 丁日高）

shénjīngxìng dújì kàngdúméi

神经性毒剂抗毒酶（detoxifying enzymes for nerve agents）

人体内或其他生物体内天然存在的，通过结合、水解和氧化代谢反应能清除或降解神经性毒剂，使其失去毒性的酶蛋白。神经性毒剂中毒后能快速产生毒性效应，对人体造成严重伤害，严重中毒时，如不及时救治会导致死亡。作为人体天然防御机制的重要组成，机体内源性酶对进入人体的神经性毒剂具有自我解毒功能，这一功能在小剂量毒剂中毒时，发挥重要的抗毒作用。特别是体内解毒酶丰度高的种属，对神经性毒剂毒性的易感性低，能耐受较大的毒剂剂量。但是，机体内源性酶的含量或效能有限，通常不足以对抗大剂量的毒剂中毒。因此，防化医学领域的科学家在认识和理解内源性抗毒酶及其作用原理的基础上，研发了能预防和治疗神经性毒剂中毒并具有良好的生物安全性的生物清除剂（见神经性毒剂生物清除剂）。

分类 按照酶与神经性毒剂的作用机制，抗毒酶可以分为中和酶和催化酶两大类。中和酶是通过化学计量式反应与神经性毒剂结合的一类抗毒酶，主要包括胆碱酯酶和羧酸酯酶。它们在体内能与毒剂可逆或不可逆地结合，一分子的中和酶能结合一分子的毒剂，由此形成的毒剂-酶复合物的解离速率很慢，可被机体降解或清除。催化酶能催化毒剂的水解反应或氧化还原反应，使毒剂降解或者发生结构变化，生成无毒或毒性降低的代谢产物排出体外，包括人血清对氧磷酶、人脯氨酸肽酶（氨酰基脯氨酸二肽酶）、谷胱甘肽 S-转移酶等。抗毒酶还可以按照其作用类型，分类为酯酶、氧化还原酶等。参与体内神经性毒剂自身解毒的酯酶能进一步细分为 A 类酯酶和 B 类酯酶。A 类酯酶是毒剂水解酶，其代表有芳基二烷基磷酸酯酶（人对氧磷酶 1）、磷酸三酯水解酶和磷酰基磷酸酶，它们催化水解反应使毒剂解毒，而自身不会被毒剂所抑制。B 类酯酶包括胆碱酯酶和羧酸酯酶，它们主要与毒剂结合后将其清除。A 类酯酶和 B 类酯酶与有机磷酸酯类神经性毒剂的相互作用机制是相似的，二者都是首先与毒剂结合形成米氏复合物，前者在与毒剂形成复合物后催化毒剂水解，酶的活性能很快恢复；而 B 类酯酶与毒剂结合后形成的膦酰化酶或中毒酶的解离速度很慢，不易被重活化或不能被重活化，最后被机体降解或清除。参与神经性毒剂氧化代谢的酶主要有细胞色素 P450 及其辅酶，它们可使毒剂发生氧化代谢反应，生成毒性较低或无毒的产物，如 V 类毒剂氧化酶。在一些文献中，抗毒酶还常按其底物命名，如有机磷酸酯类水解酶，其中包括对氧磷酶、梭曼水解酶、沙林水解酶等。

代表性抗毒酶 研究较多且有一定应用前景的神经性毒剂抗毒酶主要包括胆碱酯酶、羧酸酯酶、对氧磷酶、人脯氨酸肽酶和细菌磷酸三酯水解酶等，它们的体内分布和功能分别简介如下。

胆碱酯酶 胆碱酯酶分为真性胆碱酯酶和假性胆碱酯酶两大类。乙酰胆碱酯酶（EC 3.1.1.7）属于前者，主要分布于神经细胞、神经肌肉接头、红细胞和电鳐的电器官等部位，与胆碱能神经的生理功能密切相关，是神经性毒剂和有机磷杀虫剂的主要毒性靶标，毒剂通过抑制乙酰胆碱酯酶产生一系列的毒性作用。假性胆碱酯酶包括丁酰胆碱酯酶（EC 3.1.1.8）和丙酰胆碱酯酶。丁酰胆碱酯酶又称血清胆碱酯酶，是一种丝氨酸酯酶，是由 4 个 85kDa 的亚基组成的糖蛋白，在人肝脏中合成，主要分布在血浆、肝脏、肠黏膜和胶质细胞等部位。丁酰胆碱酯酶能以化学计量的方式，与进入血液循环的毒剂以 1:1 的比例结合，起到中和毒剂的作用，而被毒剂抑制的丁酰胆碱酯酶不会产生任何的毒性效应。丁酰胆碱酯酶已作为抗神经性毒剂生物清除剂进行研究和开发，无论是从人血浆提取的丁酰胆碱酯酶，还是由转基因动物或植物获得的重组人丁酰胆碱酯酶，预防给药时都能有效对抗沙林、塔崩、梭曼和维埃克斯（VX）中毒（见神经性毒剂生物清除剂）。此外，血浆丁酰胆碱酯酶活性是判断神经性毒剂中毒的重要指标，也是鉴别不同人群对有机磷酸酯类毒物暴露易感性的指标，在毒剂中毒诊断、职业和民众健康监测的方面，具有重要的应用价值（见胆碱酯酶活性测定）。

羧酸酯酶 哺乳类物种的羧酸酯酶（EC 3.1.1.1）是一个多基因家族，存在于哺乳类的微粒体内，分子量为 $47\sim65kDa$。羧酸酯酶在人红细胞、单核细胞、肝、肾、肺、皮肤、小肠等多个组织器官中分布，可催化酯类、硫酯类以及羧酸酰胺基的水解，并在脂类物质、内源性脂肪酸酯以及酯类药物的代谢转化中发挥重要作用。羧酸酯酶与胆碱酯酶同属于丝氨酸酯酶，是机体内天然存在的神经性毒剂解毒酶。羧酸酯

酶活性中心丝氨酸的羟基能与毒剂结合，形成毒剂的磷酰化酶，这一结合作用不仅不会产生毒性效应，还可以降低毒剂在血液循环中的游离浓度，减轻毒剂对乙酰胆碱酯酶的抑制。羧酸酯酶与神经性毒剂的反应是可逆的，毒剂抑制的羧酸酯酶能自发重活化，恢复酶的活性。此外，羧酸酯酶还能催化如马拉硫磷等杀虫剂分子中酯键的水解，使其降解而失去毒性。与乙酰胆碱酯酶不同的是，羧酸酯酶与带有正电荷的酯类的反应活性很弱，并且能被高浓度的氨基甲酸酯抑制。因此，羧酸酯酶能与沙林、梭曼、塔崩等G类毒剂反应，但与维埃克斯（VX）的作用很弱，这可能与VX在生理酸碱（pH）条件下分子带有正电荷有关。羧酸酯酶在人和不同种属动物体内的分布丰度或含量存在较大的差异，这是导致不同种属之间毒剂易感性差异的主要因素。大鼠等啮齿类动物血浆中的羧酸酯酶含量较高，其次是豚鼠，而人和猕猴血浆中的酶含量则要低得多。羧酸酯酶在啮齿类动物的毒剂自身解毒中发挥重要作用。

对氧磷酶1 人对氧磷酶1（英文缩写PON1）的名称来源于其水解对氧磷的能力。对氧磷是首个被确定的酶底物，也是研究最多的有机磷酸酯类毒物。在对氧磷酶家族的3个亚型（PON1、PON2、PON3）中，只有PON1具有有机磷酸酯水解酶的活性。PON1属于芳基二烷基磷酸酯酶类（EC 3.1.8.2），是依赖于钙的酶蛋白，相对分子量为45kDa，主要在肝脏合成，并分布于肝、肾、肠组织和血清。在血清中90%以上的PON1与高密度脂蛋白结合。PON1的主要生理功能是保护低密度脂蛋白的氧化修饰，其次是催化药物的代谢转化以及防止动脉硬化。PON1具有磷酸三酯水解酶和芳香酯酶的活性，在体内能催化磷酸酯键的水解，使沙林、梭曼、塔崩、对氧磷、敌敌畏、二嗪农等神经性毒剂和有机磷酸酯杀虫剂发生代谢降解。但是，体内天然存在的PON1的水解活性和效率较低，不足以对抗致死剂量的神经性毒剂，而且PON1的基因多态性导致其在不同人群中的活性有较大差异。目前，科学家正试图通过基因定向改造等手段，获得水解活性更高、特异性更强的PON1酶突变体，并尝试将其开发成为新型抗毒药物。

氨酰基脯氨酸二肽酶 简称为脯氨酸肽酶（EC 3.4.13.9），天然存在于哺乳类物种和细菌中，并首先从嗜盐细菌中分离得到。人脯氨酸肽酶是一个54 kDa、具有双核锰离子（Mn^{2+}）中心的金属酶，在脯氨酸的循环使用中发挥重要作用。脯氨酸肽酶也在人和多种动物的大部分组织中存在，并已从人肝、肾、红细胞和皮肤中分离得到。来自哺乳类物种和细菌的脯氨酸肽酶，具有水解G类神经性毒剂的活性，从激烈火球菌和掘越式热球菌分离得到的脯氨酸肽酶能水解神经性毒剂的P-F和P-O键，降解沙林和梭曼等G类毒剂。在大肠埃希菌中表达的人脯氨酸肽酶，也具有沙林和梭曼的水解活性。

细菌磷酸三酯水解酶 来源于细菌的磷酸三酯水解酶（英文缩写PTEs，EC 3.1.8.1）属于金属依赖水解酶（metal dependent hydrolase）家族，其活性中心位点有一个双核锌离子中心，对沙林、梭曼等毒剂有较高的水解活性。但由于细菌来源的酶对人有较强的免疫原性，不宜作为人用抗毒酶药物。通过基因工程大量获得的重组磷酸三酯水解酶，可用作神经性毒剂体外消毒剂使用。

（李桦 李前）

mílànxìng dújì

糜烂性毒剂（blister agents/vesicants）

经皮肤、眼、呼吸道等途径中毒后引起皮肤和黏膜组织细胞损伤，产生局部炎症、糜烂和坏死，并能自染毒部位吸收进入体内引起全身性中毒作用的一类化学战剂。皮肤接触染毒是糜烂性毒剂的主要中毒途径之一，因其局部皮肤损伤主要表现为红斑、水疱、糜烂和坏死，故称为糜烂性毒剂或起疱剂。糜烂性毒剂是世界上生产和使用最多的化学战剂，也是外国军队主要装备的化学武器之一。其主要代表有芥子气、氮芥和路易氏剂。

简史 糜烂性毒剂的规模生产和使用起始于第一次世界大战。英国率先于1916年夏天启动芥子气武器的开发试验，但未能确定其军事效能。同年9月，德国军队开始研究芥子气武器并批量生产芥子气。1917年7月12日，在比利时伊珀尔附近的第一次世界大战战场，德军首次对英国和加拿大联军使用了芥子气武器，并在此后的三个月内多次在对英国、加拿大和法国军队的战斗中使用芥子气武器，造成大批士兵伤亡。1918年，法、英两国也先后开始生产并使用芥子气。第一次世界大战期间，芥子气武器导致约40万人伤亡，死亡率为2%~3%，伤亡效应远大于同期使用的刺激性毒剂和窒息性毒剂。美国军队从第一次世界大战期间开始研究并生产路易氏剂，直到第二次世界大战时才进行了路易氏剂的野战试验。美军在试验中发现，路易氏剂在高湿度的条件下可快速水解，使其毒性效应明显减弱；同时，因路易氏剂的气味以及其黏膜刺激作用易于使人流泪，释放后能很快被对方作战人员发现，并及时佩戴防毒面具进行防护，致使路易氏剂武器的军事效能显著降低。因此，路易氏剂从未单独作为化学战剂或武器在战争中使用，其主要的军事用途是与芥子气混合使用，以防止芥子气在低温下冻结，以及利用路易氏剂易于渗入并使橡胶制品变性的性质，加强芥路混合战剂穿透防护装备的能力。氮芥是另一类糜烂性毒剂，其理化性质和毒性效应与芥子气相近。氮芥作为化学武器的研究起始于第二次世界大战前夕及期间。同一时期，美国耶鲁医学院的研究者利用氮芥的烷化剂性质，将其作为淋巴瘤治疗药物进行研发和临床试验。尽管美国和德国等国家在第二次世界大战期间曾生产、储备了氮芥战剂，但其并未在战争中被规模使用，也未被正式列装。第二次世界大战期间，日本军队生产了大量的芥子气和路易氏剂武器，除了在东南亚战场使用外，侵华日军还将大批化学武器运入中国，用芥子气武器多次伤害中国军队和平民，并在中国进行毒气人体实验。侵华日军在第二次世界大战末期战败投降时，还在中国领土上遗留了大量的糜烂性毒剂武器，给中国人民健康和环境带来极大的威胁（见日本在华遗弃化学武器）。此外，第二次世界大战期间意大利军队在埃塞俄比亚也使用了芥子气毒剂。第二次世界大战结束后的冷战时期，美国和苏联两个军事大国展开军备竞赛，生产和储存了大量的糜烂性毒剂和武器。美国军队装备和储存了

芥子气炮弹、航空炸弹和地雷等武器，储备了大量的罐装芥子气战剂。苏联军队装备和储存了芥子气（代号 PK-7）、胶粘芥子气（代号 BPK-7）以及芥子气和路易氏剂的混合战剂。20世纪80年代的两伊战争中，伊拉克军队在战场上对伊朗军队使用了芥子气武器，随后还对其国内的库尔德人使用了芥子气毒剂。1997年4月，化学武器公约正式生效后，在禁止化学武器组织的核查监督下，拥有化学武器的成员国开始销毁包括芥子气在内的化学战剂和化学武器。

分类 糜烂性毒剂主要包括芥子气及其类似物、氮芥和路易氏剂这三大类化学战剂。芥子气是结构中含有硫和氯元素的一类糜烂性毒剂，其代表是芥子气（军用代号 HD），化学名为 2,2'-二氯二乙硫醚。芥子气的同类物有氧联芥子气和倍半芥子气，前者又称氧芥气或芥子气 T，化学名为二（2-氯乙硫基乙基）醚；后者别名芥子气 Q，化学名为 1,2-二（2-氯乙硫基）乙烷。芥子气的混合战剂有芥子气和芥子气 T 以 3∶2 的比例组成的混合芥子气（军用代号 HT）、芥子气与路易氏剂组成的芥-路混合战剂（军用代号 HL），以及添加了胶黏剂的胶黏芥子气（见芥子气）。氮芥是结构中含有氮和氯元素的一类糜烂性毒剂。具有军事意义的氮芥有 3 种，它们的化学名分别为 *N,N*-二（2-氯乙基）乙胺、*N,N*-二（2-氯乙基）甲胺和三（2-氯乙基）胺，对应的军用代号分别为 HN-1、HN-2 和 HN-3，其中以 HN-3 的糜烂性为最强，使用也最为广泛，是氮芥毒剂的代表（见氮芥）。路易氏剂的结构中含有砷和氯元素，包括路易氏剂 1

（军用代号 L 或 L1）、路易氏剂 2（L2）和路易氏剂 3（L3）这 3 个同类物，它们的化学名分别为 2-氯乙烯基二氯胂、二（2-氯乙烯基）氯胂和三（2-氯乙烯基）胂。通常所指的路易氏剂其主要成分是路易氏剂 1（见路易氏剂）。此外，第二次世界大战时期的化学战剂光气肟，因其除了有很强的刺激和窒息作用外，还可引起皮肤发炎、水疱和溃疡，因此也归类为糜烂性毒剂。光气肟的化学名为二氯甲醛肟，军用代号 CX，因结构与光气相似而得名，是一种非持久性、可产生全身性中毒症状的毒剂（见光气肟）。

理化性质和军事性能 糜烂性毒剂多为油状液体，挥发度小，沸点高，属于持久性毒剂的一类，代表性毒剂的物理性质见表 1。此类毒剂都微溶于水，易溶于汽油、煤油、酒精和二氯乙烷中，故有机溶剂可用于糜烂性毒剂的物理擦洗和消毒。芥子气、氮芥和路易氏剂还可被过氧化氢、次氯酸、氯胺等氧化剂氧化降解。糜烂性毒剂具有良好的稳定性和军事性能，易于长期贮存，其战斗状态包括液滴态、蒸气态和雾态，通过皮肤、眼、呼吸道、消化道和伤口等多种途径使人、畜中毒。糜烂性毒剂弹爆炸时会产生毒气和毒雾，部分以液态毒剂的形式存在，使战斗人员通过皮肤和眼睛接触，以及呼吸道吸入中毒。在无风或炎热气候条件下，糜烂性毒剂形成的再生云团中毒剂浓度较低，在低洼地和草木树丛中的持续时间较长。水源染毒后，毒剂大部分沉于水中，少量呈油膜状浮于水面，人、畜误饮染毒水或误食染毒食物也会造成中毒。毒剂还能污染地面、草木、水源、食物、武器、服装和各种物体，

表1　糜烂性毒剂的物理性质

物理性质	芥子气（HD） 2, 2'-二氯二乙硫醚	氮芥（HN-3） 三（2-氯乙基）胺	路易氏剂（L1） 2-氯乙烯基二氯胂
性状	带大蒜味油状液体，纯品无色，工业品为微黄、深棕至黑褐色	带鱼腥味油状液体，纯品无色，工业品为淡黄色	带天竺葵味油状液体，纯品无色至淡黄色，工业品为褐色
分子式	$C_4H_8SCl_2$	$C_6H_{12}NCl_3$	$C_2H_2AsCl_3$
分子量	159.08	204.54	170.08
化学文摘登记号	505-60-2	555-77-1	541-25-3
沸点（℃）	215~217	256	190
凝固点（℃）	14.5	-4	-18
比重	1.27	1.24	1.89
蒸气压（mmHg, 25℃）	0.11	0.01	0.34
挥发度（20℃）	0.625mg/L	0.07mg/L	4.5mg/L
水溶解度（20℃）	0.081%	0.05%	微溶

使人间接染毒。糜烂性毒剂属于难防难治类的化学战剂，其溶于脂肪类物质，且穿透性能强，易于穿透皮肤、黏膜而进入人体，对布料、木材、皮革、橡胶、塑料或油漆等材料的穿透作用也较强，所以在防护糜烂性毒剂时应注意防护器材的使用时间。衣服沾染芥子气液滴后，毒剂液滴及其挥发出的蒸气可穿透数层衣服而使皮肤染毒。毒剂侵入木材等疏松材料后难以彻底消毒，且毒剂蒸气可自物体内部慢慢逸出，再次导致人员中毒。经糜烂性毒剂污染的地面、道路、装备及器材，通常需要反复洗消去除毒剂，但胶粘毒剂的污染则很难彻底消毒。因此，在糜烂性毒剂污染区，人员除了使用防毒面具防护呼吸道和眼外，还需要穿戴防护服、防护手套和防护靴套进行全身防护。糜烂性毒剂的战场使用也有一定局限性，毒剂的特殊气味易于被作战对方察觉。在毒剂布洒后，其污染和毒效的维持时间较长，在一定时间内己方人员也不能立即进入或占领该区域。此外，

在冬季使用时，糜烂性毒剂因低温条件下的挥发性降低而会导致军事效能的下降。

毒性作用　糜烂性毒剂中毒有一定的潜伏期，中毒后一般在几小时甚至一天后出现症状，且中毒后的病程较长，救治困难，伤员的治疗和恢复期长，在战争期间可造成大量减员。糜烂性毒剂经不同途径染毒后对机体的毒性作用不尽相同，皮肤染毒后经过一段潜伏期，染毒局部会出现红斑、水疱、溃疡和色素沉着；眼对糜烂性毒剂很敏感，潜伏期后出现疼痛、异物感、流泪、畏光和结膜充血水肿，重者可导致角膜损伤，甚至内眼的病变；呼吸道中毒经潜伏期后，出现鼻、喉部灼痛，流涕、咳嗽、声哑和吞咽困难，严重时会产生呼吸道假膜性病变，以及并发支气管肺炎、假膜脱落阻塞等严重后果；误服糜烂性毒剂经口中毒后会出现恶心、呕吐，上腹部剧痛，腹泻，唇、舌和口腔黏膜肿胀糜烂，吞咽困难及语言障碍等毒性症状和表现。糜烂性毒剂还可自皮肤

等染毒部位吸收进入体内，引起全身性中毒症状。例如，芥子气的造血系统毒性，可引起白细胞总数和淋巴细胞计数显著减少，重者还可影响红细胞和血小板；毒剂吸收后作用于小肠黏膜，会引起恶心、呕吐，重者出现腹泻和便血，大量水分自肠道丧失，伤员发生脱水、酸中毒，乃至休克；极少见的严重全身性中毒伤员可出现惊厥和昏迷，严重中毒可致死。路易氏剂吸收中毒后出现中枢神经系统抑制，广泛的体液渗出，出血、血液浓缩和血压下降，以及循环衰竭等严重症状。糜烂性毒剂中毒伤员除了急性中毒症状外，根据中毒途径不同，还有各种慢性症状或后遗症，包括视力减退、角膜炎、慢性气管炎、支气管扩张、慢性阻塞性肺疾病、肺气肿、气道狭窄、哮喘、肺纤维化等。芥子气中毒伤员痊愈后，遇非特异性刺激即可诱发皮肤、眼炎症的复发，以及产生慢性支气管炎、免疫抑制和生殖系统的不良效应。

中毒诊断　糜烂性毒剂中毒后，主要根据毒剂接触史、症状特点、临床化验检查以及毒剂检测的结果进行综合分析和诊断。但由于此类毒剂中毒后有无症状的潜伏期，易于导致诊断不及时和治疗滞后。因此，对于疑似中毒伤员，可采集血液或尿液等生物医学样品，通过检测毒剂原型、代谢产物或加合物等生物标志物，判定毒剂中毒（见芥子气暴露生物标志物）。在糜烂性毒剂中毒诊断时，应注意与日晒性皮炎、虫咬后的皮肤病、感冒和气管炎，以及感染性眼结膜炎等其他类似病症的鉴别诊断。在糜烂性毒剂之间，还需注意芥子气和路易氏剂中毒的鉴别，毒剂检测结果，

以及伤员呕吐物、水疱液、血或尿样中砷元素的微量测定，都有助于鉴别诊断。

中毒防护 及时穿戴防毒面具和防护服等个人防护器材，是糜烂性毒剂的有效防护措施。在毒剂污染区，及时开展现场侦检，确定中毒源和大致的染毒水平，有助于指导人员正确选择和穿戴个人防护器材。在缺乏制式防护器材时，应尽可能采用手边可得的简易防护器材，例如湿毛巾和手帕、眼镜、塑料雨衣等，保护呼吸道、眼和裸露皮肤，并尽快撤离污染区域。在进入毒剂污染区域前，提前在裸露皮肤处涂抹化学毒剂皮肤防护膏，可在一定时间内有效防护毒剂皮肤染毒后的局部和吸收毒性作用，但需要注意防护膏涂抹的均匀度和厚度。离开染毒区域后，应及时、彻底消毒。

中毒救治 路易氏剂中毒的特效抗毒药为二巯基丙醇、二巯基丙磺酸钠或二巯基丁二酸钠等二巯基类药物，中毒后及时用药有较好的抗毒效果（见路易氏剂中毒防治）。芥子气和氮芥糜烂性毒剂中毒尚无特效抗毒药物可用，在特定条件下（中毒后不超过半小时），大剂量使用硫代硫酸钠（1~2g/kg 体重或 50~100 克/人），有一定的效果，但群体中毒的限时给药急救很难实现。芥子气和氮芥中毒救治主要采取与烧伤治疗类似的综合治疗措施，对症治疗毒剂中毒的各种症状（见芥子气中毒综合治疗）。

（周文霞 蒋 宁）

jièzǐqì

芥子气（sulfur mustard） 主要通过皮肤、眼和呼吸道中毒，引起局部皮肤红斑、水疱和坏死，导致眼、呼吸道和消化道黏膜损

伤，以及吸收后产生全身性中毒症状的含硫糜烂性毒剂。又称硫芥。芥子气的化学名为 2, 2'-二氯二乙硫醚，军用代号为 H 或者 HD，化学文摘登记号 505-60-2，分子式 $C_4H_8SCl_2$，分子量 159.08，化学结构见图 1。芥子气是世界上生产和储存量最多的化学战剂之一，也是历次战争中使用最多的化学战剂。

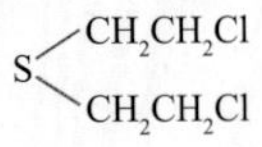

$$S \begin{matrix} CH_2CH_2Cl \\ CH_2CH_2Cl \end{matrix}$$

图 1 芥子气化学结构式

简史 1822 年，比利时化学和物理学家凯撒·曼苏艾特·德普雷（César-Mansuète Despretz）用二氯化硫与乙烯反应首次合成了芥子气。1860 年，化学家阿尔伯特·尼曼（Albert Niemann）在重复德普雷的芥子气合成反应时，记录了芥子气引起皮肤起疱的性质。1886 年，德国化学家维克特·梅耶（Viktor Meyer）在其论文中报道了芥子气的另一种合成方法，他将 2-氯乙醇与硫化钾水溶液混合得到硫二甘醇，后者与三氯化磷反应生成芥子气，应用此法得到的芥子气纯度比德普雷的方法大幅提高，对人和动物的毒性效应也更强。第一次世界大战期间，英国首先在 1916 年夏季进行了芥子气武器的试验，但试验结果未能确定其军事效能。同年 9 月，德国也开始研究和生产芥子气战剂和武器，并于 1917 年 7 月 12 日在比利时伊珀尔附近对英加联军的战斗中，首次使用了芥子气武器，造成大批英加联军作战人员伤亡。在随后的三个月内，德军多次对英加联军和法国军队使用芥子气武器。英、法两

国从 1918 年起也先后开始生产并使用芥子气。芥子气武器的伤亡效应远大于第一次世界大战中最早使用的刺激性毒剂和窒息性毒剂，据统计，第一次世界大战期间，芥子气武器造成约 40 万人伤亡，其中死亡率为 2%~3%，占第一次世界大战化学武器总伤亡人数的 25% 以上，仅英军的伤亡数字就高达 12 万。为此，芥子气被称为"毒气之王"。第二次世界大战期间，日本军国主义为了对外侵略扩张的需要，大量开发和研制化学武器。侵华日军将包括芥子气武器在内的大量化学武器运进中国，并多次使用芥子气武器攻击中国军队和平民。日本投降前夕，侵华日军为了掩盖其罪行，将未使用的大量化学武器就近掩埋或遗弃在山林和江湖中。至今，已在中国多个地区发现被侵华日军遗弃的化学武器，其中以东北地区最为集中。这些遗弃的化学武器对中国人民的生命安全和环境，造成极大危害（见日本在华遗弃化学武器）。第二次世界大战后的冷战时期，美国和苏联开展军备竞赛，生产和储存了大量的芥子气战剂和武器。芥子气的近期使用是 20 世纪 80 年代的两伊战争，伊拉克军队用芥子气武器攻击伊朗士兵，并对本国的库尔德人使用了芥子气毒剂，导致大批的芥子气伤员。

理化性质 第二次世界大战之前，世界各国多采用德国莱文森（Levinstein）法合成芥子气，用该法生产出来的芥子气被称为工业芥子气或莱文森芥子气（Levinstein Mustard），军用代号为 H 或 HS，其颜色呈黑褐色，有类似大蒜的气味，其中含有 70%~80% 的芥子气，其余 20%~30% 是各种含硫杂质，贮存时有泥浆状

物沉出，具有腐蚀性且极难除去，能影响弹药的性能。1944 年，美国人采用新合成法和精馏纯化方法生产芥子气，得到的产品称为精馏芥子气，军用代号为 HD，其为无色或微黄色的油状液体，质地纯洁，仅有微弱的大蒜气味。芥子气（HD）的液体比重为1.27，凝固点 14.5℃，沸点 215～217℃，在此温度部分毒剂发生分解。芥子气的挥发度随温度的升高而增大，10℃、20℃ 和 30℃ 的挥发度分别为 0.315mg/L、0.625mg/L 和 1.443mg/L；20℃ 和 25℃ 的蒸气压分别为 0.072 mmHg 和 0.11mmHg。低温时液体毒剂不宜挥发，在染毒表面或区域可停留较长的时间。随着温度的升高，毒剂挥发度显著增大，形成的气态毒剂可经呼吸道吸入引起全身性中毒。芥子气的蒸气比重为 5.5，比空气重得多，易于停留在低洼处。芥子气难溶于水，水溶解度为 0.081%，其液滴落入水中后，大部沉入水底，很小一部分溶于水中，并可在水面上形成一层薄的油膜。芥子气可与苯、二氯乙烷、丙酮、冰乙酸、二硫化碳等有机溶剂任意互溶。因此含有有机溶剂的消毒液对芥子气有较好的消毒效果。芥子气易溶于脂类物质中，容易通过皮肤吸收进入体内，并具有较强的渗透性，可渗入皮肤、服装、食物和表面粗糙、疏松多孔的物质中，还能溶解橡胶、聚氯乙烯等胶黏剂。芥子气的化学性质活泼，可发生水解反应和氧化反应。常温下中性水溶液中的芥子气水解不彻底，能使水源长期染毒。加热、加碱、煮沸和搅拌均能加速芥子气水解速度。溶解于水中的芥子气，经水解后生成无毒的二羟乙基硫醚。芥子气能与稀硝酸、过氧化氢、次氯酸钙等发生氧化反应生成芥子亚砜，被强氧化剂发烟硝酸（95% 以上）和高锰酸钾氧化后生成芥子砜，二者都是芥子气的毒性产物。芥子气遇王水或燃烧时，可被完全破坏，生成硫酸、二氧化碳和水。

军事性能 芥子气的性质稳定、持久性长、穿透性强、不宜消毒，对人体多个器官组织都有伤害作用。芥子气主要装填在炮弹、航空炸弹或地雷中使用，其战斗状态有液滴态、蒸气态和雾态，通过呼吸道吸入、眼和皮肤接触等途径引起局部皮肤和黏膜损伤，并可吸收后引起全身性中毒。芥子气还能污染水源、地面、武器装备和各种物品的表面，使人员接触染毒。洒在地面和物体上的芥子气液滴能保持较长时间的杀伤作用，夏季为数小时至数天，冬季数天至数周，在丛林和低洼地区存留时间比开阔地更长。落在地面的毒剂液滴部分可蒸发形成再生云团，危害下风区域的人员；气温高时毒剂的蒸发速度增加，持续时间缩短，但伤害作用增强。芥子气在冬季的挥发度小，杀伤作用显著降低。为此，芥子气和路易氏剂组成的芥-路混合战剂的凝固点降低，能显著提高冬季的战斗性能。在芥子气中添加胶黏剂形成的胶粘芥子气，其持久性和毒害作用均有所提高。

毒性作用 芥子气通过皮肤、眼、呼吸道、消化道等多种途径中毒，主要引起中毒局部皮肤或黏膜组织细胞损伤，产生炎症、溃疡、坏死等病理改变。急性中毒时引起流涎、流泪、呼吸道损伤、皮肤红斑和水疱，并能自染毒局部吸收至体内，引起广泛的全身性吸收中毒作用，导致骨髓和淋巴造血功能、睾丸造精功能、胃肠道消化功能及泌尿系统排泄功能紊乱，继而引起心血管功能紊乱、酸碱平衡和物质代谢障碍等，严重中毒可致死（见芥子气中毒）。芥子气的人体毒性可因其战斗状态（液态、气雾态）、染毒途径（眼、呼吸道、皮肤、消化道）和染毒时间的长短而异。人呼吸道吸入和眼接触染毒气态芥子气的半数致死浓时积（LCt_{50}）估算值为 1500（mg·min）/m^3，气态毒剂暴露 10 分钟产生中毒症状的半数效应浓时积（ECt_{50}）的估算值为 25（mg·min）/m^3；皮肤接触中毒的半数致死剂量（LD_{50}）为 100mg/kg，接触 30 分钟产生中毒症状的 ECt_{50} 为 50（mg·min）/m^3；芥子气经口中毒的 LD_{50} 是 50 毫克/人。芥子气的皮肤毒性还与环境温度和湿度的高低相关，温度高时，芥子气挥发形成气态毒剂，除了经皮肤中毒外，还可经呼吸道和眼中毒并吸收进入体内；湿度增加时，有利于芥子气的透皮吸收。

中毒防治 及时穿戴防毒面具和防护服等个人防护器材、提前在裸露皮肤上涂抹防护膏等主动防护措施，可有效减少芥子气与人体的接触和吸收，显著降低中毒损伤程度。在缺乏制式防护器材时，应采用湿毛巾和手帕、眼镜、塑料雨衣等简易防护器材，保护呼吸道、眼睛和裸露皮肤，并尽快撤离污染区域。离开染毒区域后，须及时、彻底消毒，先用个人消毒手套或粉末消毒包轻轻蘸吸除去油状毒剂液滴，随后用洗消液、大量肥皂水或清水冲洗污染部位；及时脱去污染的衣物，并对污染装备表面进行洗消，以防止交叉或二次污染。目前，芥子气中毒尚无特效的抗毒药物可用，中毒后主要采用综合治疗措施，对毒剂引起的局部和全身症状及组织损伤进行对症治疗（见芥子气中毒综合救治）。

（蒋宁 李桦）

jièzǐqì zhòngdú

芥子气中毒 （sulfur mustard poisoning）

芥子气中毒后，引起局部皮肤或黏膜组织的细胞损伤，产生炎症、坏死等病理变化，以及吸收进入体内导致全身性中毒症状的过程。

毒性作用　芥子气染毒后对人体的毒性作用因其战斗状态（液态或气雾态）、中毒途径（皮肤、眼、呼吸道或消化道），以及中毒时间长短的不同而异。

皮肤局部毒性　芥子气经皮肤染毒后，在染毒部位的皮肤局部会产生红斑、水疱、坏死和溃疡，损伤程度与毒剂的染毒剂量、战斗状态、环境温度和湿度，以及皮肤部位和接触面积等因素相关（表1）。液态芥子气对人皮肤损伤分为五种类型：红斑、浅Ⅱ度水疱、深Ⅱ度水疱、深Ⅱ度坏死痂、Ⅲ度坏死痂（少见）。一般以红斑及水疱性病变为多见。气态芥子气对人皮肤损伤的严重程度与毒剂浓度以及接触时间的长短有关，以红斑损伤为主，也会出现水疱性病变（见芥子气皮肤中毒）。腋窝、会阴、腘窝和肢体曲侧等部位的薄嫩、湿润皮肤对芥子气较为敏感，接触毒剂后会导致严重的皮肤损伤。

眼毒性　人眼对芥子气较为敏感，暴露于低浓度芥子气（0.001mg/L）污染的空气中1小时，即可引起结膜炎，浓度增大时会导致角膜损伤。芥子气眼中毒的常见症状包括针刺、烧灼和异物感，疼痛、轻度流泪、畏光、眼睑水肿、结膜充血和眼睑痉挛，主要临床表现为结膜炎和角膜炎。

气态芥子气对人眼的毒性效应见表2。液态毒剂进入眼内会造成严重的损伤，导致重度结膜炎、角膜混浊，乃至角膜穿孔（见芥子气眼中毒）。

呼吸道毒性　依据毒剂浓度和暴露时间的不同，吸入气态芥子气会造成不同程度的呼吸道损伤，导致急性鼻、咽和喉炎症，出现流涕、咽干、咽痛、声音嘶哑、咳嗽、胸闷、胸痛，严重时引起支气管炎、支气管肺炎以及严重的肺损伤，并可因下呼吸道阻塞和全身吸收中毒而致死（见芥子气呼吸道中毒）。气态芥子气对人呼吸道的毒性见表3。

消化道毒性　芥子气的消化道毒性通常由误食芥子气液滴染毒的水或食物所引起，数毫克的毒剂即可导致消化道的毒性反应，主要是以胃为主的上消化道黏膜损伤，包括上皮细胞变性、坏死，黏膜充血、水肿、出血、糜烂和溃疡。当毒剂剂量超过50mg时会引起死亡。此外，皮肤或呼吸道严重中毒的伤员，也会出现消化道损伤的症状和表现，其特点是以小肠为主的下消化道损伤（见芥子气消化道中毒）。

全身吸收中毒　芥子气经皮肤、眼和呼吸道染毒后，毒剂会吸收进入体内，引起广泛的全身性毒性作用。人体皮肤接触液滴态芥子气中毒的半数致死剂量（LD_{50}）为100mg/kg，经呼吸道吸入和眼接触气态芥子气的半数

表1　芥子气对人皮肤的毒性效应

芥子气状态	皮肤毒性			
	红斑	浅Ⅱ度水疱	深Ⅱ度水疱	深Ⅱ度坏死痂
液滴态（mg/cm²）	0.005~0.05	0.1~0.15	0.2	>0.2
气雾态（mg/L）				
接触15分钟	0.02	0.45	0.80	—
接触30分钟	0.006	0.35	0.75	—

表2　气态芥子气对人眼的毒性效应

接触时间（分钟）	气态芥子气毒性（mg/L）	
	眼结膜炎	眼角膜炎
1	0.01	—
15	0.005	0.01
60	0.001	—

表3　气态芥子气对人呼吸道的毒性效应

吸入时间	气态芥子气毒性（mg/L）		
	咽喉炎、气管炎、支气管炎	半数致死	致死
5分钟	0.1	0.15	0.35
15分钟	0.02	0.07	0.20
1小时	0.01	0.05	0.12
6小时	0.001	0.006	0.02

致死浓时积（LCt$_{50}$）为 1500（mg·min）/m^3，经口中毒的 LD$_{50}$ 为 50 毫克/人。在液滴态毒剂大面积染毒且未能及时洗消、误食毒剂污染的水和食物，或者长时间暴露于高浓度的气态毒剂时，都会引起严重的全身吸收中毒，导致人体的多个系统和器官伤害，主要表现为神经系统的显著兴奋和抑制、造血功能严重抑制、肠黏膜出血性坏死性炎症、循环衰竭和代谢障碍等（见芥子气全身性中毒）。

长期毒性效应　芥子气中毒除了引起一系列急性中毒症状外，还会导致各种慢性症状和后遗症，如视力减退、慢性角膜炎和慢性气管炎等，非特异性刺激即可诱发皮肤、眼炎症的复发。在对两伊战争中伊朗芥子气伤员愈后 20 年的随访中发现，慢性支气管炎、延迟或复发性角膜炎，以及免疫抑制是常见的芥子气长期毒性表现。此外，芥子气具有致癌性，已被国际癌症研究机构（IARC）列为第一类致癌物。

诊断　芥子气从染毒到出现毒性症状，中间有一段时间的无症状潜伏期。及早确定芥子气中毒，对于及时洗消、减少伤害效应至关重要。芥子气中毒后，主要依据接触史、典型症状、毒剂检测和临床检查结果，进行综合分析和诊断。

接触史　详细了解伤员是否在染毒地区停留或战斗过，是在液滴态染毒地区还是在空气污染地区的下风方向，以及在污染区内是否饮水和进食。通过询问获得毒剂的施放方式、环境温度和湿度、人员防护条件等信息，可以及时判断伤员的中毒途径和吸收中毒程度并采取相应的急救和治疗措施。

症状特征　人体接触或暴露于芥子气时，一般没有明显的疼痛和不适感，数小时的无症状潜伏期后会出现一系列的眼、呼吸道和皮肤症状。其中，眼中毒症状通常较呼吸道和皮肤症状出现的早，伤员会出现眼内异物感、针刺感、流泪、畏光、疼痛和眼睑痉挛等症状，并有结膜充血、水肿和角膜混浊等表现。呼吸道中毒的潜伏期较长，染毒当时通常无明显的刺激症状，早期表现为类似于鼻炎、咽炎、喉炎和气管炎的症状。轻度中毒伤员可能在 1～3 天或 1 周后出现急性咽炎的症状。潜伏期短的伤员通常损伤程度更重，中毒后数小时内即出现明显的眼和呼吸道症状的伤员，很可能是重度呼吸道中毒。皮肤接触毒剂后，染毒局部皮肤首先出现红斑，继而是散在性小水疱，然后融合成大水疱，如项链状水疱或环状水疱。消化道中毒的早期表现为急性胃炎或急性胃肠炎的症状。除了恶心、呕吐外，还会发生上腹部剧痛、口腔和咽部黏膜的充血、水肿和疼痛等表现。全身性中毒伤员在潜伏期后首先出现皮肤或呼吸道局部症状，包括恶心、呕吐、头晕、头痛和烦躁不安等症状，随后有骨髓和淋巴造血功能、胃肠道消化功能紊乱等全身症状。

毒剂检测　及时获得现场毒剂检测结果，有助于芥子气中毒的诊断。条件许可时，可以采集伤员早期呕吐物、可疑的饮水和食物样品，以及皮肤和衣物表面的擦拭样品进行分析检测，或者采集伤员的血、尿样品，进行暴露生物标志物的检测，以确证芥子气暴露和中毒（见芥子气暴露生物标志物）。

临床化验检查　临床血液检查，特别是连续监测白细胞总数和分类，对芥子气全身性中毒伤员的诊断、中毒程度判断以及预后的评估，具有重要的参考价值。

鉴别诊断　芥子气的中毒诊断还应注意与其他化学战剂或毒物中毒的鉴别，以及与其他化学、物理或生物因素伤害的鉴别。

路易氏剂中毒　路易氏剂中毒的特征是可嗅到天竺葵或洋绣球花的气味；毒剂与皮肤和黏膜接触时有剧烈的刺激或疼痛；皮肤和黏膜染毒的潜伏期很短甚至无潜伏期，症状出现一般不超过半小时，皮肤局部充血、水肿较重且范围广，有出血点，水疱液混浊且含有血液；路易氏剂的吸收中毒较为严重，可引起肺水肿和循环衰竭。此外，从伤员衣物、早期呕吐物、尿液和皮肤水疱液样品中，可检测到砷。

芥子气和路易氏剂混合中毒　早期表现为路易氏剂中毒的特征，后期表现和病程则与芥子气中毒相似，确诊主要靠毒剂检测结果。

氮芥中毒　氮芥中毒症状与芥子气中毒相似，会出现皮肤、眼、呼吸道中毒症状和表现。但氮芥染毒时会有鱼腥气味。与芥子气中毒相比较，氮芥的皮肤伤害效应较轻，很少出现大水疱，对上呼吸道的刺激作用较强，吸收后的全身性毒性作用更为严重。结合毒剂检测的结果，可对二者进行鉴别。

光气中毒　光气释放时可以嗅到特殊的烂草气味，暴露中毒会引起眼和上呼吸道的轻度刺激和炎症，但没有皮肤中毒损伤的症状。光气中毒经过一定时间的潜伏期后，伤员会发生程度不同的肺水肿。

刺激性毒剂中毒　刺激性毒

剂施放时多为烟态，可迅速引起眼和呼吸道的强烈刺激作用，对眼、上呼吸道和暴露部位的皮肤产生轻度伤害，一般在离开毒源后症状会迅速减轻或消失。

其他因素 芥子气皮肤中毒应与物理因素损伤（日晒斑、烧伤或冻伤）、某些植物引起的接触性皮炎，以及丹毒等感染性皮肤病相区别。芥子气眼中毒应注意与阳光、尘埃、有害气体等刺激所引起的眼发炎，以及细菌性或病毒性急性结膜炎等的区别；呼吸道中毒应与上感、流感以及有害气体等引起的上呼吸道疾病进行区别；消化道中毒则应与食物中毒和急性胃肠炎相区别。

（蒋　宁　周文霞）

jièzǐqì pífū zhòngdú

芥子气皮肤中毒（skin poisoning and injury of sulfur mustard）

芥子气皮肤接触中毒后引起人体皮肤和黏膜损伤，产生红斑、水疱、坏死和溃疡等病理改变，并通过透皮吸收产生全身性中毒症状乃至死亡的过程。皮肤染毒是芥子气最为常见的中毒途径，液滴态和气态毒剂都可造成人体皮肤的严重损伤。

病理改变 芥子气中毒引起的皮肤损伤是一种化学烧伤，很少见血管的血栓形成。接触毒剂部位的皮肤经历最初的发白、几小时后红斑、一天或数日后水疱形成的过程，随后皮肤结痂、坏死、脱皮、新上皮逐渐形成，损伤皮肤的痊愈通常需要数周或更长的时间，并取决于损伤的严重程度和治疗情况。芥子气导致的人皮肤损伤程度可采用一般烧伤的三度四分法进行划分。Ⅰ度损伤主要是皮肤表皮受损，生发层未受损害；表皮细胞先表现为肿胀和有丝分裂抑制，逐渐过渡到核固缩及整个细胞固缩；真皮浅层毛细血管、小血管及淋巴管扩张，血浆、白细胞和少量红细胞渗出，形成肉眼可见的红斑。浅Ⅱ度损伤时，表皮大部分坏死，但保留着少数生发层基底细胞，真皮炎性反应较明显，出现浅层水疱，使表皮和真皮分离。深Ⅱ度损伤可达真皮深层，仅留有皮肤附件残余，出现深层水疱；水肿广泛，波及真皮深层或皮下。在早期，皮肤表面可见中央凹陷的坏死区，边缘有大小不等的水疱，或不出现水疱而出现干痂。Ⅲ度损伤可达皮肤全层，出现坏死，形成深的溃疡，但芥子气皮肤损伤达到Ⅲ度者较为少见。

毒性作用 芥子气引起的皮肤中毒和伤害程度，与毒剂的战斗状态、染毒剂量、不同部位的敏感性、气温和湿度、皮肤接触面积以及损伤的深度等多个因素相关。皮肤接触中毒通常发生在裸露皮肤处，以及会阴、腋窝和腘窝等皮肤薄嫩而敏感的部位，与衣服产生较多摩擦部位的皮肤对芥子气也很敏感，在炎热而潮湿的环境下，皮肤的中毒和伤害会加重。经皮肤染毒的芥子气，一部分被"滞留"在表皮和真皮内，形成结合芥子气，其他则能穿透皮肤，经血液循环分布到肾脏、肝脏、胃肠道和肺脏等器官，产生全身性毒性作用。液滴态和气态芥子气染毒都能导致皮肤局部中毒和损伤，但二者引起的皮肤中毒症状、临床表现和病情发展过程却明显不同。

液态芥子气皮肤毒性 液滴态芥子气与皮肤接触时，除了薄嫩潮湿部位会有瘙痒感外，其他部位并无明显的刺激作用，因此不易被发觉。与气态毒剂相比，液体毒剂引起的皮肤毒性作用潜伏期短、伤害更为严重，典型的临床症状和表现可分为如下5期：①潜伏期。皮肤染毒后有2~6小时的潜伏期，其长短与芥子气的剂量、皮肤温度和湿度相关。在炎热潮湿季节中，潜伏期可缩短至1小时。尽管潜伏期中染毒部位通常无明显症状，但病理过程已在发生和发展中。②红斑期。皮肤接触部位首先出现红斑，由于真皮内毛细血管充血，染毒局部皮肤逐渐变为红色，出现界限明显的、稍高于皮肤表面的红斑，指压后会留下白色压痕，伴有局部水肿、烧灼感及皮肤刺痒。红斑持续十余小时后进入水疱期，但损伤程度较轻时常不发展为水疱。③水疱期。水疱一般在染毒后12~24小时出现，先在红斑区出现分散、细小的水疱，随后逐渐融合成大水疱。水疱边缘有范围较大的充血和水肿。起初疱液清亮透明，呈黄色，易于抽吸和引流，一段时间后疱液颜色加深变混浊，并凝固成胶冻状。根据损伤程度的不同，水疱可分为浅层和深层两种。浅层水疱的基底是真皮乳头层，疱皮薄，疼痛感较轻；深层水疱的坏死部分波及真皮，疱较饱满，疱皮较厚，疼痛感较重，疱液易变为胶冻状。有时在染毒后1~2周，还会不断出现多个大小不等的水疱，这些水疱互相融合后可形成环状水疱。④溃疡期。小水疱可自行吸收、干燥。浅层大水疱易破溃，出现粉红色糜烂面，但很少发生继发感染。深层水疱大多在几天后破裂，往往会形成深达真皮层的溃疡，有时基底部有一层乳白色的坏死膜。由于坏死组织脱落较缓慢，肉芽和上皮的新生滞后，易于并发感染，并有较多的脓性分泌物。⑤愈合期。水疱愈合时间取决于中毒程度、损伤部位以及有无继发感染。如损伤较轻的 I 度损伤，红斑在 3~5 天后有鳞屑脱落，愈合时有暂时性色素沉着。小的浅层水疱一般在 7~10 天上皮再生后愈合，无瘢痕，有色素沉着。深层水疱经 2~3 周的时间上皮形成，一般留有瘢痕并有色素沉着。凝固性坏死区溃疡较深，愈合时间需要 6~8 周，通常通过瘢痕修补，周围有深的色素沉着，如果损伤发生在关节部位可能影响功能。皮肤创面在愈合过程有瘙痒感，愈合后可出现慢性皮炎、多发性疖肿和湿疹样皮炎等。

气态芥子气皮肤毒性 在较高的气温条件下，多见气态芥子气引起的皮肤损伤。气态芥子气接触皮肤时无刺激性，潜伏期一般比液态毒剂长，常温下为 6~12 小时，低浓度毒剂染毒时潜伏期可长达 1~2 天。气态毒剂中毒引起的红斑多为弥漫性，出现在脸、颈和手部等暴露皮肤部位，以及会阴、腋窝等敏感皮肤部位；红斑一般不会发展为水疱。高浓度气态毒剂染毒时，接触部位的皮肤可出现广泛性红斑，间杂苍白区，偶尔在苍白区出现水疱，但多为浅层水疱。人员无面具防护时，气态毒剂的皮肤中毒还会伴有眼和呼吸道的损伤。

临床表现 不同部位皮肤的芥子气中毒损伤特点和临床症状不同。颜面和颈部的皮下组织疏松，染毒后水肿明显，水疱通常较小，头皮处会出现湿性皮炎，有时并发化脓性毛囊炎。手掌角质层厚，不易起疱，但一旦起疱则疼痛强烈，愈合较慢；手背及指间接触液态毒剂会引起严重水肿，手背常出现巨大水疱，疼痛和瘙痒显著。男性外生殖器对芥子气很敏感，由气态毒剂引起的

外生殖器损伤比液滴态更为多见，症状常在染毒后 1 周左右出现；阴茎和阴囊出现水肿、丘疹和糜烂；阴茎水肿严重时积液向四周扩散，在包皮前端形成半透明的环，并经常有小水疱和溃疡；由于机械性反射性的原因，会出现尿潴留和尿痛的现象。烧灼感、疼痛和瘙痒是外生殖器损伤常见的主观症状，水肿减轻时开始发生瘙痒，并可持续很长时间。气态毒剂引起的小腿部皮肤轻度损伤可引起刺激症状和瘙痒，很容易涉及腘窝，产生点状水疱。高浓度的气态芥子气可导致整个小腿出现红斑和散在性水疱。液态芥子气引起的膝部损伤，常导致运动受限。足背的芥子气损伤类似于手背，膝、胫与足底由于血液循环缓慢，一旦形成溃疡，愈合很慢。

中毒防护 芥子气皮肤中毒常因接触时无明显感觉、症状发作有潜伏期、受伤后愈合较慢等原因而易于造成战斗减员，及时佩戴军用防毒面具保护眼、呼吸道和面部，穿着防护服、防护手套和靴套等皮肤防护器材阻断或减少毒剂与机体的接触暴露，可有效防护毒剂中毒。提前在暴露皮肤处涂抹化学毒剂皮肤防护膏，可以加强器材的防护作用，在一定时间内有效防护芥子气对皮肤的伤害和透皮吸收，使用时需注意防护膏涂抹的均匀度和厚度。在缺少专业防护器材的情况下，应尽量使用雨衣、塑料薄膜、雨鞋、胶皮手套等简易防护器材，通过毒剂污染的地面时，可用塑料布、帆布或麻袋等缠裹在脚和小腿上，以减少芥子气与皮肤的接触。但简易防护器材的防护性能较差，保护时间有限，使用后应尽快撤离污染区域，并及时观

察是否有皮肤染毒。在皮肤不慎沾染芥子气液滴时，应立即用个人消毒手套、消毒包，或者手帕和纸巾等吸水物品小范围蘸吸、擦拭，除去毒剂液滴。离开染毒区域后及时用含氯消毒剂、肥皂水或清水进行彻底洗消，避免交叉和二次污染。

中毒治疗 芥子气中毒尚无特效的抗毒治疗药物可用。皮肤染毒后首先要及时消毒，然后进行对症治疗。治疗原则基本同普通的热烧伤，即止痒、镇痛、保护创面、预防和治疗感染、促进创面愈合。在治疗过程中应随时注意皮肤损伤处的伤情发展，特别是全身性中毒症状的发生和治疗，在大面积皮肤中毒时，应积极进行全身吸收中毒的综合治疗（见芥子气全身性中毒、芥子气中毒综合救治）。芥子气皮肤中毒后的对症治疗措施简述如下。

红斑 按接触性皮炎的治疗原则进行红斑的治疗，用止痒、消肿、抗炎的外用药涂抹或湿敷，减轻刺激症状，防止因瘙痒抓破皮肤而加重损伤。如红肿面积较大、症状较重，或外涂药不方便时，可口服或静脉滴注肾上腺皮质激素类药物。外生殖器部位禁用刺激性大的药物，尽可能采取暴露疗法，防止因瘙痒使皮肤破损而引起感染。红斑奇痒难忍时，如面积不大，可行冷疗法，用 10~20℃ 的清水淋洗、浸泡或冷敷创面。

水疱 尽量保留疱皮，保护创面，预防感染。对小水疱可待其自行干燥吸收；对充满液体或有剧痛的水疱，在无菌条件下行低位穿刺，抽出水疱液，保留疱皮。对破溃或疱液凝固的水疱，可无菌清除疱皮和凝固的疱液，露出溃疡创面，再依创面情况进

行相应处理。

溃疡 依照化学烧伤或热烧伤创面治疗的原则进行溃疡的治疗，主要是去除坏死组织，控制感染，保护残留上皮组织，促进创面愈合。根据伤员具体情况进行创面的处理和治疗，有坏死组织或感染的创面应清创引流，采用去腐生新措施；肉芽形成后，可用鱼肝油等药物外敷，加速愈合；愈合缓慢的创面可进行红外线照射。深Ⅱ度溃疡尤其是功能部位的创面可行植皮，以减少功能障碍和畸形。外阴部用 1∶5000 高锰酸钾坐浴或冲洗；创面未溃烂时涂抹少许液状石蜡，溃烂后可用抗生素溶液湿敷或喷涂，并注意加强护理，避免排泄物的污染；深度溃疡感染创面，行植皮修复。

治疗转归 芥子气皮肤损伤的治疗转归与中毒损伤程度、是否及时有效治疗，以及创伤面愈合情况等因素相关。严重皮肤损伤形成的溃疡创面一般很难愈合，治愈后的瘢痕在很长时间内仍有瘙痒感，给伤员带来精神和机体上的痛苦。采用手术削痂或应用激光治疗法去除瘢痕，促进新皮生长是一个有效的手段。

（蒋　宁　周文霞）

jièzǐqì yǎnzhòngdú

芥子气眼中毒（sulfur mustard induced ocular poisoning and injury）

眼睛接触气态或液态芥子气后，引起眼刺激、流泪、红肿、结膜炎和角膜炎等中毒和伤害效应的过程。人眼睛对芥子气非常敏感，在暴露于同等浓度的毒剂时，眼比呼吸道和皮肤更易受到伤害，中毒症状也出现得更早。例如，暴露于芥子气污染空气（浓度为 $0.7mg/m^3$）1~2 小时即可引起眼结膜炎，而此时毒剂对呼吸道和皮肤尚无明显的作用。

病理改变 芥子气眼中毒多以眼接触气态毒剂所致，潜伏期短，主要损伤眼球暴露面，不易伤及眼球内部。轻度中毒仅限于结膜炎。中度中毒常伴有角膜表层上皮细胞脱落，还可因角膜水肿和炎细胞浸润造成暂时的角膜混浊，合并结膜炎、眼睑炎或睑板腺炎；眼周软组织严重水肿可使眼睑活动困难，如无继发感染约一周后缓解，完全恢复大约需要一个月。芥子气液滴进入眼多引起眼的重度中毒和损伤，芥子气混入泪液沿结膜囊扩散至眼球四周，伤及角膜、结膜及其深部组织，并由浆液性炎症发展为脓性出血性炎症。由于球结膜严重水肿，沿角膜缘形成一环状隆起使中央的角膜呈相对凹陷，似"火山口"状。角膜明显混浊，因上皮坏死脱落致角膜表面粗糙，出现许多小凹窝，似橘皮状。炎性渗出物可浸润到角膜全层及结膜甚至巩膜。结膜囊内有大量脓液，并因眼皮水肿、眼眶痉挛及眼睑粘连致脓液不易排出。重度眼中毒有时会导致虹膜炎、虹膜睫状体炎甚至全眼球炎。炎症发展可使角膜形成深溃疡、角膜穿孔和前房积脓。上述病变的预后大多不良，病程可延续数月。常见的后遗症为角膜瘢痕、球结膜粘连、泪管狭窄和瘢痕挛缩等。

毒性作用 芥子气所致的眼中毒多因眼接触气态芥子气所引起，或因液态芥子气喷溅进入眼内而引起。芥子气眼中毒主要引起结膜炎和角膜炎，气态毒剂接触中毒一般导致轻度或中度损伤，而液态毒剂中毒则可导致眼睛的重度伤害。

症状 如下是不同程度眼中毒的症状和临床表现。

轻度中毒 芥子气眼睛染毒后到出现症状一般有 4~12 小时的潜伏期，首先出现眼部针刺、烧灼和异物感，伴有疼痛、轻度流泪和畏光，以及眼睑水肿、结膜充血和眼睑痉挛。临床检查可见睑裂部位的结合膜充血、眼睑红肿。2~3 天后症状减轻，1~2 周后症状消失，一般没有后遗症。

中度中毒 染毒后的潜伏期为 3~6 小时，然后眼内出现异物感、烧灼感和剧烈疼痛，大量流泪，眼结膜充血以及眼睑高度水肿；角膜表层呈雾状混浊，表面粗糙，视物模糊；眼睑痉挛、水肿，翻转眼睑十分困难；早期有黏性分泌物，之后出现脓性分泌物。由于眼睑痉挛和睑板腺、睑缘腺出现炎症，眼内脓性分泌物使上下眼睑粘连，易于导致感染而使伤情加重。中度眼中毒的病程为 3~4 周，角膜通常可恢复正常，角膜瘢痕少见，不影响视力，预后大多良好。

重度中毒 接触高浓度的气态毒剂，或液态芥子气溅入眼内均可造成重度眼中毒。当芥子气液滴落入眼内时，会立即出现针刺、烧灼和异物感；1~3 小时后出现大量流泪、畏光、疼痛、眼睑痉挛等症状；6~12 小时后眼中毒症状发展达到高峰，结膜严重充血，高度水肿，眼睑和球结膜可自眼裂突出，疼痛剧烈，并有大量浆液性或黏性分泌物，随后可发展为化脓性结膜炎，结膜和眼睑上形成溃疡；角膜严重混浊、粗糙，出现浅的溃疡，极严重者出现深溃疡，角膜坏死或穿孔，炎症可涉及虹膜和睫状体，甚至发生全眼球炎。重度眼中毒一般需要经过 2~4 个月后方能痊愈，且易于复发。

后遗症 中度和重度眼中毒

可导致结膜慢性充血，眼肌易疲劳和轻度畏光等慢性症状。重度伤员还会出现视力减退、角膜白斑、泪管狭窄、眼睑变形，甚至眼球萎缩和失明。有些伤员痊愈后对于低浓度气态芥子气，以及风、尘埃等各种刺激的敏感性显著增加，并易于引起结膜炎和角膜炎的复发。

诊断 芥子气眼中毒症状通常较呼吸道和皮肤症状出现早，是芥子气中毒的重要指征。如眼出现异物感、针刺感、流泪、畏光、疼痛、眼睑痉挛、结膜充血水肿和角膜混浊等症状和临床表现，结合接触史和毒剂检测结果，即可判定芥子气中毒。

中毒防护和治疗 佩戴防毒面具可以有效阻断芥子气的眼接触，防止眼中毒和损伤。眼不慎接触芥子气后，应及时冲洗，可用2%碳酸氢钠、0.5%氯胺或生理盐水作为冲洗液，在1~2分钟内完成冲洗，越快越好。芥子气眼中毒的治疗原则与眼化学烧伤相似，主要措施包括：①抗感染，尽早应用氯霉素等眼药水滴眼，重症伤员需全身应用抗生素，这是芥子气眼中毒治疗的重要措施，可控制病情发展。②抗炎，轻度或中度眼中毒时可用激素类眼药水滴眼，也可酌情结膜下或全身给予激素治疗，可的松与抗生素合用滴眼对促进愈合有较好的疗效。③对症治疗，针对眼睑痉挛性闭合、大量溢泪、角膜溃疡、虹膜粘连等症状，选用合适的药物进行对症治疗。

(蒋　宁　周文霞)

jièzǐqì hūxīdào zhòngdú
芥子气呼吸道中毒（sulfur mustard poisoning and injury by inhalation） 人吸入气态或雾态芥子气中毒后，引起鼻、咽喉、气管和支气管黏膜损伤，支气管和肺部炎症以及心肺功能损伤，并因坏死组织和假膜脱落导致下呼吸道梗阻而死亡的过程。吸入染毒是芥子气中毒的主要途径之一，特别是在环境温度较高时，芥子气易于挥发形成气态，经呼吸道吸入中毒。

病理改变 芥子气轻度呼吸道中毒的病理改变仅限于上呼吸道，表现为黏膜充血和水肿，伤员出现喉头炎性水肿和气管刺激症状。中度中毒有支气管的病理改变，黏膜轻度坏死，上皮脱落，形成浅溃疡，表面多有脓性渗出物，支气管炎发作，如无继发感染黏膜在约1个月的时间内恢复。重度中毒的病理改变表现为整个呼吸道的纤维素性坏死性黏膜炎，引起支气管肺炎发作；气管及支气管黏膜坏死深达黏膜下，形成假膜。假膜的形成是芥子气呼吸道中毒的主要病理特点，其为坏死的黏膜，内有大量炎细胞浸润，表面覆盖纤维素脓性渗出物，色灰白，较白喉假膜分布广且易于脱落。脱落的假膜呈树枝状，可以咳出，但也很容易阻塞支气管。支气管肺炎是以小支气管为中心的急性炎症，镜下可见小支气管中黏膜坏死脱落，周围肺泡腔中常出现浆液纤维素渗出物，严重者可见以小支气管平滑肌轮廓为中心的坏死区，往往形成融合性肺炎。肺组织可呈区域实变，实变区之间和肺的周边常见代偿性肺气肿，有时可见因支气管阻塞而引起肺不张。中毒后期，支气管肺炎可发展为肺脓肿、肺坏疽、支气管扩张等慢性病变，从而导致病情恶化。重度中毒引起的呼吸道和肺损伤虽然可逐渐恢复，但通常需时数月，并且会留下容易感冒、慢性咽喉炎、慢性支气管炎和支气管扩张等后遗症。

毒性作用 芥子气暴露初时可嗅到特殊气味，但很快嗅觉迟钝，呼吸器官在接触毒剂时也无明显的刺激作用，因此，中毒者不易觉察毒剂的存在。芥子气吸入染毒时，首先伤及鼻、咽、喉和气管，芥子气易吸附在潮湿的上呼吸道表面，故上呼吸道较下呼吸道的损伤严重，对支气管以下部位以及肺泡组织的直接损伤作用较小。但高浓度芥子气的吸入，会引起细小支气管和肺组织的损伤，毒剂还能很快吸收入血引起全身性中毒。

症状 芥子气呼吸道吸入中毒和伤害程度取决于毒剂的浓度和接触时间，可分级为如下所述的轻度、中度和重度。

轻度中毒 主要表现为急性鼻、咽和喉炎症，潜伏期在12小时以上，有流涕、咽干、咽痛、咽痒、声音嘶哑等症状；有时咳嗽，并咳出少量黏痰；临床检查可见鼻咽黏膜轻度充血，并有脓性黏液。整个病程与重感冒类似，可出现低热、头痛、倦怠，但肺部无阳性体征，约2周恢复。

中度中毒 主要表现为气管和支气管急性炎症，潜伏期6~12小时。起始症状与轻度中毒相同，但更为严重。出现症状的第2天胸闷、胸痛和咳嗽加重，先为黏痰，随后转为黏稠的血丝痰，数日内常因并发感染而出现脓性痰。伤员抑郁，食欲不振，体温可上升至38~39℃；临床检查可见鼻腔有脓性分泌物，黏膜充血水肿，咽喉部充血；肺部可听到呼吸音粗糙、干性啰音和少量湿性啰音，肺X线检查显示肺纹理增粗紊乱。中毒2周后急性症状消退，病程约一个月。长期不愈伤员可转为慢性支气管炎。

重度中毒 芥子气吸入引起的重度中毒较为少见，主要由较长时间暴露于高浓度的气态芥子气所致。中毒后意识丧失的伤员，颜面或严重上肢损伤、无法佩戴防毒面具的伤员，或炎热季节在丛林地区的无防护人员，容易发生重度呼吸道损伤。重度中毒和损伤表现为从上呼吸道到小支气管黏膜的坏死性炎症，潜伏期短于6小时。中毒初期出现严重的鼻、咽、喉、气管和支气管黏膜症状，剧烈咳嗽，可咳出黏稠血性痰及脓痰；伤员呼吸急促、脉搏频数增高、体温可上升至39～40℃，并可出现严重抑郁、淡漠、嗜睡、恶心、呕吐等全身吸收中毒症状。中毒后的第2～3天，鼻、咽、喉、气管和支气管黏膜表面形成假膜，假膜由坏死组织、纤维蛋白和炎性渗出物所组成，脱落后可随痰咳出，假膜脱落处形成糜烂面；如果坏死深达黏膜下层，则形成愈合缓慢的溃疡。因支气管以下的管径较窄，假膜和坏死组织易于造成阻塞，难以咳出，加之感染和肺不张，会引起严重的肺换气障碍，此时伤员呼吸困难，鼻翼扇动，吸气时肋间间隙等处凹陷，发绀明显，并可因下呼吸道梗阻而死亡。芥子气重度中毒常发生继发感染，伤员出现化脓性支气管炎或支气管肺炎，呼吸道病程可长达2～4个月，有些伤员会因下呼吸道的阻塞和全身吸收中毒在1周左右急性死亡；有些在中毒2周后因继发感染（肺炎、肺坏疽、肺脓肿）或心肺功能不全而死亡。

中毒诊断 芥子气呼吸道中毒具有一定的季节性，夏季显著多于冬季。但如果毒剂以气溶胶方式施放时，在任何气温条件下都会发生呼吸道中毒。芥子气呼吸道中毒后，主要依据接触史、症状特征和毒剂检测结果进行诊断。呼吸道中毒的特点是在接触毒剂时对呼吸道无明显的刺激症状，早期表现为鼻炎、咽炎、喉炎和气管炎，但症状出现有数小时至十几小时或更长的潜伏期，轻度中毒可能在1～3天后发生急性咽炎，有的可能在1周后才出现咽炎症状，且开始时症状不明显。芥子气的呼吸道中毒损伤比眼和皮肤中毒更为隐蔽，呼吸道症状往往在眼中毒症状之后出现并逐渐发展。因此，在污染区内如果无防护的人员出现眼中毒症状和皮肤弥漫性红斑时，就应考虑同时也存在呼吸道吸入中毒。中毒后潜伏期短的伤员，一般其呼吸道的损伤程度较重，中毒后数小时内即出现明显的眼和呼吸道症状的伤员，很可能是重度呼吸道中毒伤员，应及时采取措施，进行对症治疗。

预防和治疗 及时佩戴全面式军用防毒面具，尽快离开污染区域并脱去污染的衣物进行彻底洗消，可以有效防护芥子气的呼吸道暴露染毒。芥子气的呼吸道中毒治疗，以抗感染为主，同时采用其他的对症治疗措施，如保持呼吸道通畅、给氧、防止假膜堵塞等。

控制感染 芥子气损伤的呼吸道黏膜适于细菌的侵入和繁殖，极易并发感染。因此，防治感染是芥子气呼吸道中毒治疗的重要措施，应及早并针对性地进行抗生素的局部喷雾吸入和/或全身给药，注意将伤员与呼吸道感染患者隔离，防止交叉感染。

对症减轻症状 清洁口腔，防止口腔溃烂和感染；吸入氧气时注意增加通气量，以排出蓄积的二氧化碳；使用雾化器或让伤员吸入温热蒸气，并提高环境空气的湿度，以保持呼吸道湿润；鼓励伤员咳嗽及深呼吸，帮助其翻身，排出呼吸道假膜和分泌物；给予支气管扩张剂，局部滴注或雾化吸入异丙基肾上腺素或地塞米松等药物，缓解支气管痉挛。

防止呼吸道阻塞 在重度呼吸道中毒伤员的气管及支气管内会形成坏死性假膜，中毒数天后假膜开始脱落，可采取喷雾吸入糜蛋白酶等对症治疗措施，促进坏死假膜液化及咳出；如大片假膜脱落或喉头水肿引起呼吸道梗阻，应立即行气管切开术取出假膜。

（蒋宁 周文霞）

jièzǐqì xiāohuàdào zhòngdú
芥子气消化道中毒 （digestive poisoning and injury of sulfur mustard） 芥子气经口染毒引起的消化道黏膜上皮细胞变性、坏死和脱落，导致黏膜充血、水肿、出血、糜烂和溃疡的中毒和损伤过程。芥子气消化道中毒主要由误服芥子气染毒的水或食物引起。此外，芥子气经皮肤和呼吸道染毒引起严重中毒时，毒剂吸收进入体内产生全身性中毒时也可见消化道中毒症状和损伤。

病理改变 误服芥子气的伤员，常见其舌、齿龈和咽部黏膜发生糜烂、出血和坏死性病变，黏膜表面呈纵行条纹状出血，且食道壁增厚，呈现出血性坏死性食道炎的病变。显微镜检查可见黏膜坏死，黏膜下蜂窝织炎性改变，尤其是在食管下段。胃多见出血性坏死性胃炎的病变，胃壁增厚，黏膜肿胀，皱襞增宽，沿皱襞突起呈线状分布的广泛出血，有时黏膜上覆盖纤维素性薄膜。显微镜检查可见深浅不同的黏膜坏死，黏膜下组织呈严重的出血、水肿和白细胞浸润。中毒后期食管和胃黏膜损伤处形成溃疡。

毒性作用 芥子气经口中毒主要损伤上消化道，毒性靶器官是胃；非经口途径染毒引起全身性中毒时，主要损伤下消化道，毒性靶器官是小肠。芥子气经口中毒可直接损伤消化道黏膜，其程度取决于毒剂的剂量和胃内食物充盈情况等因素。

症状 消化道中毒伤员的初期症状与急性胃炎或胃肠炎相似，毒剂入胃后15分钟到1小时内即可出现流涎、上腹部疼痛、恶心和呕吐等症状，随后出现全腹疼痛、厌食、腹泻及柏油样便，口唇、舌、牙龈和口腔黏膜水肿、充血，出现水疱和溃疡，吞咽困难和语言障碍。中轻度中毒时，上述症状会逐渐好转，其中食欲好转是预后良好的指征，但便秘和厌食会持续一段时间。消化道重度损伤的预后通常较差，伤员有可能因全身吸收中毒和严重休克而死亡。

中毒诊断 芥子气口服中毒的早期表现为急性胃炎或急性胃肠炎的症状，除了恶心、呕吐外，如出现上腹部剧痛，以及口腔和咽部黏膜的充血、水肿和疼痛等症状和表现，应考虑为芥子气消化道中毒，结合接触史和毒剂检测结果，做出诊断。

治疗 消化道中毒或疑似中毒时，应立即用手指刺激舌根，反复引起呕吐，或及时用2%碳酸氢钠、0.05%高锰酸钾或0.5%氯胺水洗胃，洗胃液的温度要适当，压力不能过大，以免加重胃黏膜损伤。洗胃后可给予10~20g活性炭加100ml水吞服，吸附毒剂。越早洗胃毒剂清除的效果就越好，染毒数小时后再洗胃，毒剂清除作用会显著降低，且有加重黏膜

损伤甚至发生胃穿孔的危险。针对芥子气中毒引起的呕吐、剧烈腹痛以及烦躁不安等症状，进行对症给药治疗。治疗中还应调整饮食，补充营养或补液，维持水和电解质平衡，防治酸中毒。在控制胃肠道和肺部并发感染的同时，积极进行全身吸收中毒的综合治疗（见芥子气全身性中毒）。

（蒋 宁）

jièzǐqì quánshēnxìng zhòngdú

芥子气全身性中毒（general toxicity of sulfur mustard）

芥子气经皮肤、眼、呼吸道和消化道等途径中毒后吸收进入体内，引起全身造血、生殖、胃肠道、泌尿和心血管等多个器官和系统毒性反应和功能紊乱的过程。在芥子气液滴引起大于1%皮肤面积的损伤，以及呼吸道中毒产生中度以上的伤害效应时，吸收进入体内的毒剂会导致轻度至中度的全身性中毒症状。当人体皮肤大面积接触液态芥子气且未能及时消毒，长时间暴露于高浓度气态毒剂或误食毒剂污染的水和食物时，就有可能引起严重的全身性中毒。芥子气的全身性中毒主要影响和伤害骨髓和淋巴造血功能、睾丸造精功能、胃肠道消化功能和泌尿系统排泄功能，引起心血管功能紊乱、酸碱平衡和物质代谢障碍等中毒症状和临床表现。

毒性作用和症状 轻度和中度的全身吸收中毒会出现全身不适、恶心、呕吐、食欲不振、发热、烦躁不安、抑郁、白细胞计数下降等症状和临床表现。严重中毒时，可累及机体多个器官系统，主要表现为中枢神经系统先兴奋后抑制，造血功能抑制，肠黏膜上皮受损和代谢障碍等。芥子气全身性中毒的毒性作用和症状，按系统分述如下。

神经系统 早期出现频繁的恶心、呕吐、头痛、头晕和烦躁不安，随后转为抑郁、寡言、淡漠、嗜睡和反应迟钝；有伤员会在夜间发出惊叫、呓语，以及舞蹈样动作。在中毒后较长的一段时间内，部分伤员会出现精神萎靡从事脑力和体力劳动时极易疲乏。严重中毒的伤员会出现早期虚脱或休克。极度严重中毒伤员会发生阵挛性惊厥、谵妄和神志不清，然后昏迷、全身麻痹，乃至死亡。

造血系统 骨髓和淋巴组织对芥子气很敏感，轻度中毒时周围血液中白细胞（主要是粒细胞）暂时升高；中度中毒时，白细胞在短暂升高后下降，但红细胞变化不大；重度中毒时白细胞下降十分显著，极严重时有可能降至接近于零，血小板和红细胞数亦有明显减少。白细胞计数和中性粒细胞在中毒后1~2日内升高，其中中性粒细胞占到90%以上，并有核左移或核右移现象，此后白细胞数会骤然降低，白细胞降低的程度与中毒严重程度基本一致，极严重时可低至数百个或几乎看不到。白细胞的变化还表现为中性粒细胞胞质中出现中毒颗粒和空泡，以及出现异形淋巴细胞等。嗜酸性粒细胞在中毒早期即可减少，甚至消失，当出现逐渐恢复或比例增高时，是预后良好的指征。淋巴细胞在中毒早期即显著下降，病情好转时其相对和绝对数增加。严重中毒伤员的血小板显著减少，伤员有出血倾向，出血时间延长，以及出现皮肤瘀斑、鼻出血、咯血和便血。红细胞在中毒的最初几天内可因血液浓缩而暂时升高，后因造血功能障碍而降低。周围血中红细胞下降速度和程度没有白细胞明

显，一般可在 3 周前后回升。血红蛋白的变化基本上和红细胞变化一致。严重中毒伤员在后期会出现贫血，被称为芥子气贫血。

消化系统　皮肤、呼吸道染毒途径引起的吸收中毒也会出现消化道中毒症状，主要伤害以小肠为主的下消化道。中毒早期的常见症状有恶心、呕吐、食欲不振、便秘等。全身吸收中毒严重时，可因小肠黏膜上皮隐窝细胞分裂抑制，绒毛上皮屏障缺损，血浆样液体渗入肠腔而出现稀便、腹泻和血样便，伴有腹痛，并可因严重脱水、电解质紊乱而导致心血管功能障碍。

心血管系统　中毒早期的毒性表现有心率加快、心音亢进、血压升高及期前收缩等，严重时可出现心律不齐、内脏血管麻痹、扩张，血压降低。由于失水引起循环血量减少，血压下降可导致循环衰竭。

泌尿系统　发生严重的全身性中毒时，泌尿系统可见急性中毒性肾小管肾炎，肾小管上皮细胞变性，血中非蛋白氮升高，并出现蛋白尿及血尿。

物质代谢　芥子气全身性中毒时，机体物质代谢紊乱，出现糖代谢障碍和血糖增高，蛋白质和脂肪分解增加，尿中氮、氨、肌酸、肌酐及磷总排泄量增加，血液乳酸、酮体含量增加，并可发生酸中毒。严重中毒伤员在急性期后出现消瘦和虚弱，会形成所谓的芥子气恶病质。

中毒诊断　芥子气全身性中毒的诊断主要根据接触中毒史、毒剂检测结果和中毒症状，并结合血液化验检查结果进行。连续检查外周血白细胞总数、分类及形态学，可以为中毒诊断、伤害程度的判定，以及预后评估提供

依据和参考指标。中毒早期 1~2 天内白细胞总数和中性粒细胞升高，随后显著下降。淋巴细胞在中毒早期即下降。病情好转时其相对和绝对数均增加。对于芥子气引起的大面积皮肤损伤伤员，在其创面结痂前看到单核细胞明显增多，也是预后良好的指征。

治疗　芥子气全身性中毒的治疗原则以抗感染、抗休克和对症治疗为主，具体措施简述如下。

毒剂清除　芥子气中毒早期应尽快采取皮肤洗消、催吐等措施，减少毒剂的吸收。也可取 25%硫代硫酸钠注射液 50ml，以每分钟 5ml 的速度进行静脉注射。注射中如出现心率变慢、血压下降明显或恶心呕吐时暂停，反应过后继续缓慢注射。硫代硫酸钠的解毒作用主要是和游离芥子气结合后清除毒剂，但由于芥子气进入体内后原型会很快与生物大分子结合，或分布进入脂肪等组织器官，血液循环中的游离毒剂浓度快速下降，硫代硫酸钠的给药时间非常重要，中毒后越早使用越好。但现场急救时常因条件所限，难以实施硫代硫酸钠的静脉注射治疗。

防治循环衰竭　抗休克是芥子气全身性中毒治疗的关键。中毒早期出现的恶心呕吐，以及广泛性皮肤中毒引起的皮肤水肿、水疱形成以及水疱破后创面血液的流失等，均可使血液循环液量减少，导致休克的发生。伤员发生严重吸收中毒时，小肠黏膜隐窝细胞增殖受抑制，绒毛上皮剥离，大量水分自肠壁渗出，也可导致休克。及时输血补液有助于保持血容量，维持循环功能，加速各种分解产物的排出，同时还能补充营养，增强机体抵抗能力。因此，应根据伤员病情及时补液，

并注意维持水和电解质的平衡，必要时给氧。中毒早期适量使用激素药物，不仅可增强机体代偿能力，对于维持和增加食欲，促进机体的恢复也会有所帮助。

抗感染　早期使用抗生素，并根据细菌学检查、血培养以及临床症状变化，及时选择有效的抗生素对抗感染，是芥子气全身性中毒的重要治疗措施。在发生严重败血症时，由于细菌内毒素的作用，可使伤员出现一系列内毒素休克症状，此时需加大抗生素用量，并考虑联合使用激素和抗生素。

恢复造血功能　芥子气中毒引起的造血功能抑制，其恢复过程比辐射损伤快。临床可视伤员的病情，采用对造血抑制有效的药物进行治疗。在周围血象指标较低时，可适当输全血、白细胞、血小板悬液或粒细胞集落刺激因子等。

其他　在伤员出现烦躁不安时可少量使用镇静剂；出现严重兴奋或惊厥时，应用苯妥英钠或巴比妥类药物；腹痛者注射阿托品等解痉药物，呕吐严重时使用止吐药；为防止弥散性血管内凝血，使用低分子右旋糖酐；有酸中毒时及时采取措施纠正，并对伤员加强营养和护理。近年的实验研究显示，抗氧化应激类药物对于改善芥子气中毒症状和降低死亡率有较好的效果，临床可根据伤员情况，合理使用抗氧化应激药物。

（蒋　宁）

jièzǐqì dúlǐxué jīzhì

芥子气毒理学机制（toxicological mechanism of sulfur mustard）

芥子气进入体内后，与机体的核酸、酶、蛋白质结构中的亲核基团发生烷基化反应，导致

一系列的生物化学和细胞组织形态变化，以及机体功能损伤等毒性效应的毒理学基础。芥子气是糜烂性毒剂的代表，其分子中有一个富电子的硫原子和两个亲电碳原子，是典型的双功能烷化剂，化学性质非常活泼。芥子气进入体内后，部分毒剂可快速水解和氧化，代谢生成毒性的或无毒的代谢产物，其他可与生物大分子发生烷基化反应，引起一系列的毒性反应和伤害效应。

毒理学机制 芥子气在体内的作用靶点众多，生物学和毒理学作用复杂，目前已知的毒性通路和机制如图1所示。芥子气在体内可形成硫鎓离子，与核糖核酸（RNA）、脱氧核糖核酸（DNA）、酶和蛋白质等生物大分子结构上的氨基、巯基、羟基、羧基、磷酸基及咪唑基等亲核基团发生烷基化反应，共价结合形成不可逆的结合产物，从而引起一系列的生化和细胞组织形态变化，以及机体功能紊乱，这是芥子气毒性作用的分子基础。淋巴造血组织、肠黏膜上皮组织及睾丸造精组织对芥子气较为敏感，是芥子气吸收中毒的主要损伤部位。

毒理作用 芥子气在体内的毒性作用广泛，可对核酸、酶、细胞、组织等不同靶标产生如下的毒理作用。

核酸 尤其是脱氧核糖核酸（DNA）对芥子气最为敏感。芥子气与核酸的作用速度很快，与芥子气自身的水解速度（37℃的水解半衰期为3分钟）相当。作为双功能烷化剂，芥子气有两个烷基链，除了以单臂方式在鸟嘌呤N7位形成7-羟基鸟嘌呤加合物外，还可以双臂形成双（鸟嘌呤-7）加合物，此时芥子气是与DNA分子中两条配对链上的鸟嘌呤形成交叉联接（又称链间交联或链内交联），引起DNA分子结构的扭曲，影响两条配对链的正常裂开以及半保留复制，从而阻碍细胞的有丝分裂，影响细胞增殖。当7-羟基鸟嘌呤从核酸链上解离时，还可引起核酸链上的糖-磷酸链断裂，导致DNA分子裂解，严重影响细胞功能，引起

细胞代谢紊乱以及形态上的改变，最后致使细胞死亡。除鸟嘌呤外，核酸腺嘌呤的N3位、鸟嘌呤O6位，以及胞嘧啶的氮原子和磷酸酯链等，也能与芥子气发生烷基化反应。芥子气对核糖核酸（RNA）的作用机制与DNA类似，主要的烷基化位点也是鸟嘌呤的N7位。RNA与芥子气的烷基化反应可导致蛋白质代谢紊乱。芥子气烷基化损伤的核酸可通过一系列的酶反应进行修复，其中包括"切除"核酸受损部分，由原有DNA配对链进行置换性合成，以恢复原来的分子结构和功能。核酸的芥子气烷基化反应引起的自发去嘌呤、DNA链断裂、DNA合成抑制等作用都能启动DNA修复，激活聚腺苷二磷酸核糖聚合酶（poly ADP-ribosepolymerase，PARP）。PARP是细胞凋亡和坏死过程中的重要调节因子，在接触芥子气2小时后即被激活。激活的PARP可迅速消耗大量辅酶因子烟酰胺腺嘌呤二核苷酸（NAD^+），导致NAD^+含量降低和缺失，从而抑制糖酵解，干扰能量代谢，最终致使细胞坏死。

酶 尽管芥子气对机体内源性酶的特异性不强，毒性作用较弱，但芥子气仍可通过直接的烷基化作用和间接的诱导作用，影响己糖激酶、胆碱酯酶、胃蛋白酶，以及某些脱氢酶和氧化酶等30多种酶的活力、结构和功能，最终导致细胞死亡。此外，芥子气中毒后，与炎症相关的弹性蛋白酶、胰蛋白酶、组织蛋白酶B、组织蛋白酶H、钙激活蛋白酶和髓过氧化物酶等酶类活性增高；谷胱甘肽过氧化物酶和谷胱甘肽-S-转移酶等与氧化还原相关的酶类，以及葡萄糖-6-磷酸脱氢酶等与糖代谢有关的酶类的活性也有

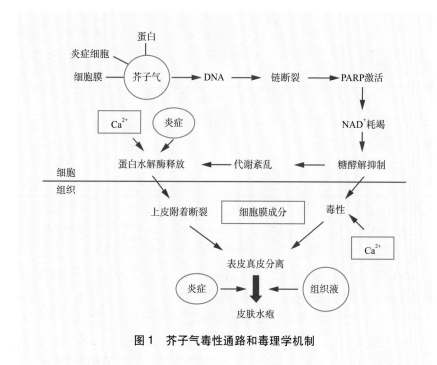

图1 芥子气毒性通路和毒理学机制

所增高。人基质金属蛋白酶（matrix metalloproteinases，MMP）等蛋白酶的释放与芥子气引起的水疱形成有关。

细胞 芥子气分子容易透过细胞膜。淋巴细胞、造血细胞、肠黏膜上皮细胞，以及腺体和睾丸造精细胞等增殖旺盛的细胞对芥子气最为敏感。细胞生长周期可分为合成前期（G_1期）、核酸合成期（S期）、合成后期（G_2期）及有丝分裂期（M期），增殖细胞在不同生长周期对芥子气的敏感性有所不同。芥子气对多种生物细胞的毒性作用，涉及细胞生长周期的全部过程，但S期和G_2期较为易感。芥子气能抑制细胞有丝分裂，引起细胞染色体断裂和染色体桥等染色体损伤作用，剂量大时会出现细胞的核碎裂、核崩解和细胞死亡等现象。芥子气还可引起细胞和亚细胞结构的变化和破坏，导致细胞死亡。但芥子气的细胞损伤机制与一般物理因素和其他化学毒物快速引起细胞死亡的作用不同，其对细胞内成分的作用迅速，但细胞的死亡则需要经过一定的时间，这与毒剂中毒后临床上观察到的毒性症状发作有潜伏期的现象一致。

组织 芥子气接触机体组织后，由于其细胞毒性和细胞死亡作用，可引起组织炎症、坏死和后期的修复反应，这一过程发展缓慢，其间易于产生继发性感染。早期表现为以浆液渗出为主的炎症，毛细血管扩张，通透性增强，血浆和血细胞渗出，组织呈严重的水肿，疏松的组织更为明显；后期毛细血管被动扩张，血流缓慢，同时组织中细胞相继发生核固缩、核崩裂和崩解。损伤严重的组织会形成凝固性坏死，坏死组织外周肉芽组织形成缓慢，坏

死组织难于脱落，所以损伤组织的修复时间较长。

细胞因子 炎症反应是芥子气急性暴露中毒后出现的毒性效应。细胞因子在芥子气介导的急慢性炎症中发挥重要作用，芥子气急性中毒和中毒后的远期效应均可见炎性因子和炎性细胞的升高。白介素-8（interleukin-8，IL-8）、白介素-1（interleukin-1，IL-1）、肿瘤坏死因子-α（tumor necrosis factor，TNF-α）以及转化生长因子-β（transforming growth factor-β，TGF-β）等炎性因子的释放增加，以中性粒细胞等为代表的炎性细胞增多和浸润，以及TNF-α、p38、c-jun氨基端激酶（c-jun N-terminal kinase，JNK）-1和JNK-2、激活物蛋白-1（activator protein-1，AP-1）等炎症信号通路被激活。

钙离子 芥子气诱导的细胞内钙离子增加和细胞内钙稳态的破坏在其细胞毒性中也发挥重要的作用。芥子气中毒后，细胞膜上的Ca^{2+}-ATP酶有1个或多个基团被烷基化，使得Ca^{2+}的外排受阻，细胞内的Ca^{2+}浓度大幅度升高。游离的Ca^{2+}即与胞内的钙调蛋白结合，形成的复合物可激活多种钙依赖性的降解酶，如磷脂酶A2、钙激活蛋白酶系统和核酸内切酶等，从而引起细胞膜、细胞内骨架和核酸的分解，最终导致细胞死亡。钙调蛋白的抑制剂均可不同程度地抑制芥子气诱导的上皮细胞凋亡相关蛋白的激活，如含有半胱氨酸的天冬氨酸蛋白水解酶和聚腺苷二磷酸核糖聚合酶。同时，Ca^{2+}浓度的升高还会损伤线粒体，抑制细胞的氧化磷酸化。

生理损伤 芥子气可自染毒局部经吸收进入体内，导致机体

生理功能紊乱。吸收中毒的轻重程度取决于进入机体的芥子气量，不同器官组织的损伤程度则取决于组织细胞的功能活动状态。细胞分裂活跃、代谢旺盛的组织，如淋巴造血系统、肠上皮组织及睾丸造精组织对芥子气较为敏感。淋巴组织，包括脾脏、淋巴结、胸腺和肠壁淋巴，中毒后出现损伤较早，表现为淋巴细胞大量迅速消失，有时可见到淋巴细胞核碎和核溶，淋巴器官出现萎缩和减重。造血系统也是芥子气毒性作用的重要靶点，在中毒者骨髓中可见造血细胞破坏和消失，留下少数原始造血细胞、网状内皮细胞和血窦等，呈现一片荒芜景象。处于不同增殖分化状态的血细胞对毒剂的耐受性不同，幼稚细胞最敏感，趋向成熟的血细胞其次。造血干细胞损伤会影响造血组织内原始幼稚细胞的数量，最终影响到末梢血液中各种血细胞的数量，外周血液中白细胞总数迅速下降，包括粒细胞和淋巴细胞，其中以淋巴细胞最为敏感。中毒较重时还能看到红细胞和血小板的减少。消化道的损伤以小肠隐窝细胞最为敏感，回肠受损严重，黏膜上皮和腺体细胞出现核浓缩和碎裂，绒毛呈水肿和坏死，黏膜大片脱落，伴有固有层及黏膜下的炎症及出血。由于肠黏膜的剥离脱落，肠黏膜屏障缺损，大量液体自肠壁渗出，伤员会出现腹泻、便血、水分缺失、电解质平衡紊乱，以及肠腔腐败物和毒素的回吸收，严重者可出现休克。肠腔中细菌或毒素进入血液，可导致败血症或毒血症。睾丸的曲精管上皮可见到核碎、崩解和坏死的改变。中枢神经组织会发生中毒性脑病的改变，神经细胞中可见尼氏小体溶解和空

泡等，导致伤员出现神经中毒的临床症状。芥子气严重中毒时还可引起大面积的组织损伤，蛋白质分解增加，血中非蛋白氮，尿中氮、氨、肌酸和磷的总排出量增多；糖和脂肪代谢也受到影响，糖酵解和脂肪消耗增加，尿中可出现糖和酮体。

（蒋 宁）

jièzǐqì dúwù dàixiè dònglìxué

芥子气毒物代谢动力学（toxicokinetics of sulfur mustard）

芥子气经皮肤、呼吸道、眼、消化道等途径染毒后，在体内的吸收、分布、代谢和排泄的动力学过程及规律。芥子气是一种难防难治性化学战剂，经不同途径染毒后，会产生一系列的局部和全身性毒性效应，毒剂的毒性效应与其在体内的吸收程度、分布器官、代谢转化和排泄过程密切相关，染毒途径和剂量不同，其中毒症状和临床表现也有所不同。

吸收 芥子气经接触部位吸收入血的毒剂量与其染毒途径密切相关。皮肤染毒时，在较高温度下，部分芥子气可在皮肤表面快速挥发；进入皮肤的毒剂一部分滞留在皮肤的角质和上皮层，另一部分（10%~20%的染毒剂量）经皮肤吸收入血。芥子气的透皮吸收还与吸收部位上皮组织的厚度和皮肤的湿度相关，毒剂在毛发干的基部和毛囊处的吸收较快，因为这些部位的上皮组织相对较薄，湿度也能增加毒剂的透皮吸收。气态芥子气在经呼吸道吸入，或鼻黏膜和眼接触中毒时，70%~90%的毒剂可被吸收进入体内，分布到各个器官组织，导致全身性毒性。气态毒剂还能与上呼吸道黏膜快速发生反应，引起呼吸道局部损伤。

分布 经皮肤、呼吸道、眼等途径染毒并吸收进入体内的芥子气，可随血液循环快速分布至全身的器官组织。芥子气的高脂溶性使其容易分布进入脂肪组织和脂性组织中，芥子气中毒死亡者的尸检可见毒剂在脂肪中大量分布，脑中的毒剂分布也较高。在动物染毒实验中观察到，芥子气能在脂肪组织中大量分布，并能长时间滞留。因此，脂肪组织是芥子气在体内的临时储库。除了脂肪外，芥子气在肾脏、肝脏和肠道的分布浓度也较高。皮肤染毒后，部分未水解的芥子气原型可在脂性的角质和上皮中分布并停留，染毒24小时后，毒剂在上皮和真皮中的分布比例约为2:1。因此，及时进行彻底的皮肤洗消，或采用激光清创治疗法去除局部染毒并损伤的皮肤，有助于降低芥子气在脂性皮肤层的蓄积，减轻毒剂的局部和全身中毒伤害效应。

代谢 芥子气是具有高化学活性的毒剂，进入体内后可发生广泛的代谢转化，如水解生成硫二甘醇，在机体代谢酶的作用下氧化生成二羟乙基亚砜、芥子亚砜、芥子砜等代谢产物，其中，芥子亚砜和芥子砜是芥子气的毒性产物，具有较高的毒性。芥子气还可与谷胱甘肽结合生成谷胱甘肽加合物，后者在 γ-谷氨酰基转肽酶和半胱氨酰甘氨酸酶的作用下，生成芥子气的半胱氨酸加合物，然后再经 N-乙酰转移酶的作用，生成 1,1'-磺酰基-双［2-S-（N-乙酰半胱氨酸基）乙烷］；芥子气的半胱氨酸加合物还可以在 β-裂解酶的作用下，发生硫原子的甲基化和氧化反应，生成 1,1'-磺酰基-双［（2-甲基亚磺酰基）乙烷］、1-甲基亚磺酰基-2-（2-甲硫基乙基磺酰基）乙烷等小分子代谢产物（图1），在中毒大鼠和人体内均能检测到上述的代谢产物。同时，作为典型的双功能烷化剂，芥子气在体内能形成活性

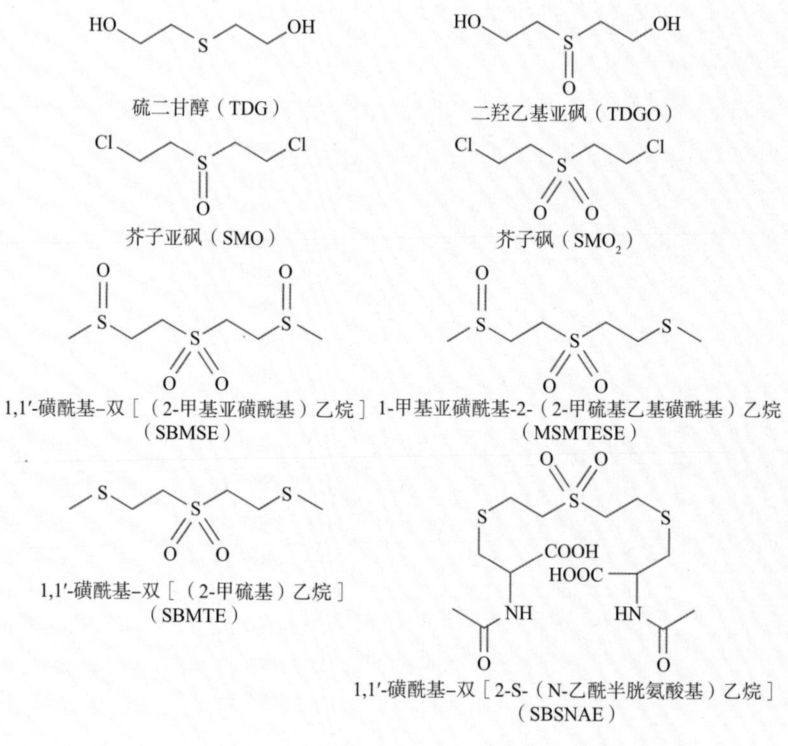

硫二甘醇（TDG）

二羟乙基亚砜（TDGO）

芥子亚砜（SMO）

芥子砜（SMO₂）

1,1'-磺酰基-双［（2-甲基亚磺酰基）乙烷］（SBMSE）

1-甲基亚磺酰基-2-（2-甲硫基乙基磺酰基）乙烷（MSMTESE）

1,1'-磺酰基-双［（2-甲硫基）乙烷］（SBMTE）

1,1'-磺酰基-双［2-S-（N-乙酰半胱氨酸基）乙烷］（SBSNAE）

图1 芥子气在中毒人和大鼠体内的代表性小分子代谢产物

中间体环锍离子，其很快转化为碳正离子，后者是强效的亲电性中间体，能与DNA、RNA、血红蛋白、白蛋白等生物大分子结合，形成芥子气的蛋白和DNA加合物。例如，芥子气在DNA鸟嘌呤N7和O6位、腺嘌呤N3位发生加合反应，生成相应的DNA加合物，其中以DNA鸟嘌呤N7位加合物为主（图2），约占DNA加合物的60%；其次是腺嘌呤N3位加合物（16%）。芥子气与蛋白质的结合位点主要有组氨酸的N1/N3位、缬氨酸的N-端，以及谷氨酸的羧基和半胱氨酸的巯基等，生成相应的蛋白加合物。经皮肤染毒的芥子气在染毒局部即可与肌动蛋白、细胞角蛋白以及DNA鸟嘌呤等形成加合物。芥子气的体内小分子代谢产物和大分子加合物都可以作为生物标志物，用于进行芥子气的暴露确证、染毒溯源性分析和中毒诊断（见芥子气暴露生物标志物）。

排泄 吸收进入体内的芥子气主要以其代谢产物和加合物的形式，经肾脏由尿排出体外。在尿中几乎检测不到芥子气原形，但中毒后很快就能检测到硫二甘醇、二羟乙基亚砜、芥子亚砜、芥子砜等代谢产物，以及谷胱甘肽结合后经乙酰转移酶或β-裂解酶作用生成的小分子代谢产物。

（李 桦）

jièzǐqì bàolù shēngwù biāozhìwù

芥子气暴露生物标志物（bio-markers for exposure to sulfur mustard）

芥子气暴露中毒后在体内与内源性酶或生物大分子发生相互作用而形成的，能用于判定毒剂暴露并在血和尿等生物医学样品中可稳定检测的芥子气代谢产物、DNA加合物和蛋白加合物。芥子气是糜烂性毒剂的代表，主要以液滴态、蒸气态和雾态等形式施放，污染空气、地面、水源和物体表面，人体经皮肤、黏膜接触以及呼吸道吸入中毒（见芥子气）。芥子气中毒后有一段无症状的潜伏期，会造成中毒诊断和救治的延误。检测人体生物医学样品中的芥子气暴露生物标志物，有助于芥子气的中毒诊断和治疗效果评估。

分类 芥子气是高反应性的化学战剂。芥子气染毒后，进入人体的毒剂可经非酶催化的水解反应，以及代谢酶催化的氧化和结合等反应，生成一系列的小分子代谢产物；同时，芥子气在体内形成的锍鎓离子还能与DNA、蛋白质等生物大分子发生亲电反应，形成DNA加合物和蛋白加合物。经实验验证，部分芥子气的体内代谢产物和加合物可作为暴露标志物，用于确证芥子气的接触暴露。代表性的芥子气暴露生物标志物见图1。

代谢产物 进入体内的芥子气，在体液中能快速水解，生成硫二甘醇，并在氧化酶的作用下发生反应，生成二羟乙基亚砜、芥子亚砜和芥子砜等氧化产物。同时，芥子气在谷胱甘肽转移酶和γ-谷氨酰基转肽酶的作用下，与机体内源性谷胱甘肽发生结合反应，生成谷胱甘肽加合物，后者进一步反应生成半胱氨酸加合物，然后经N-乙酰转移酶的作用生成小分子代谢产物1,1'-磺酰基-双［2-S-（N-乙酰半胱氨酸基）乙烷］；芥子气的半胱氨酸加合物还可以在β-裂解酶的作用下，发生硫原子的甲基化和氧化反应，生成1,1'-磺酰基-双［（2-甲基亚磺酰基）乙烷］、1-甲基亚磺酰基-2-（2-甲硫基乙基磺酰基）乙烷等β-裂解产物（见芥子气毒物代谢动力学）。上述代谢产物很好地保留了芥子气原型的化学结构特征。动物实验显示，染毒大鼠血浆中的硫二甘醇、芥子亚砜、1,1'-磺酰基-双［2-S-（N-乙酰半胱氨酸基）乙烷］和1-甲基亚磺酰基-2-（2-甲硫基乙基磺酰基）乙烷的浓度与芥子气中毒剂量之间有良好的相关性。芥子气中毒后，应用液相色谱-质谱联用技术在中毒伤员以及大鼠的血液和尿液中都能很快检测到这些代谢产物，依据中毒剂量的不同，这些产物可以在体内稳定存在十几小时至数日。

DNA加合物 芥子气的结构中有一个富电子的硫原子和两个亲电碳原子，是典型的双功能烷化剂。芥子气进入体内后能与

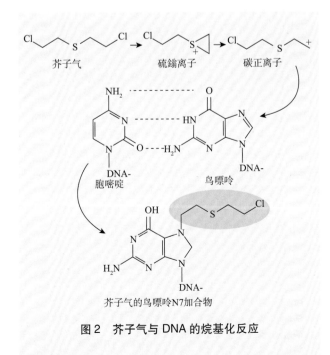

图2 芥子气与DNA的烷基化反应

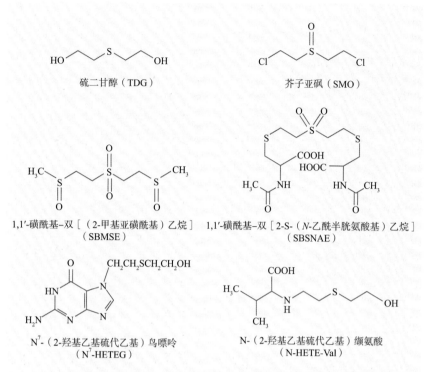

硫二甘醇（TDG）

芥子亚砜（SMO）

1,1′-磺酰基-双［（2-甲基亚磺酰基）乙烷］（SBMSE）

1,1′-磺酰基-双［2-S-（N-乙酰半胱氨酸基）乙烷］（SBSNAE）

N⁷-（2-羟基乙基硫代乙基）鸟嘌呤（N⁷-HETEG）

N-（2-羟基乙基硫代乙基）缬氨酸（N-HETE-Val）

图1　芥子气在中毒人和大鼠体内检测到的代表性暴露生物标志物

DNA 快速发生烷基化反应，生成 DNA 加合物，烷基化的位点包括 DNA 鸟嘌呤的 N7 和 O6 位，以及腺嘌呤 N3 位。芥子气与 DNA 的烷基化反应是芥子气的毒理机制之一（见芥子气毒理学机制），DNA 加合物的形成可致使 DNA 单双链断裂，DNA 复制受阻，细胞循环阻滞，并可阻碍 DNA 聚合酶的功能，使互补碱基对错配，从而导致细胞中毒死亡。芥子气的 DNA 加合物在体内能稳定存在两周或更长的时间，从中毒伤员血液或尿液样品提取得到的 DNA，经酸水解、酶水解或热裂解后用液相色谱-质谱联用技术检测，可测得带有芥子气结构特征的 N⁷-（2-羟乙基硫代乙基）鸟嘌呤、N³-（2-羟乙基硫代乙基）腺嘌呤、O⁶-（2-羟乙基硫代乙基）鸟嘌呤等 DNA 加合物，这些加合物能为芥子气暴露确证、中毒诊断、临床救治监测以及毒理学机制的研究提供支持。

蛋白加合物　芥子气与蛋白质肽链上的亲核基团反应使其烷基化，生成共价结合的芥子气蛋白加合物。芥子气与蛋白的烷基化位点主要有组氨酸和缬氨酸的氨基、谷氨酸的羧基、半胱氨酸的巯基等。烷基化的蛋白质发生变性并导致补体失活和免疫功能下降等毒理学效应。芥子气可与多种蛋白质形成加合物，其中用于毒剂暴露检测的加合物主要是芥子气与血红蛋白和清蛋白的加合物。从中毒伤员的血液或尿液样品中提取得到的血红蛋白或清蛋白，经过酶解反应或五氟苯基硫代异氰酸酯反应，释放出芥子气烷基化的氨基酸，如烷基化的血红蛋白缬氨酸［N-（2-羟基乙基硫代乙基）·缬氨酸］，将其进一步衍生化形成七氟丁酰衍生物后，可用气相色谱-质谱技术进行定性和定量分析。

应用　作为芥子气的暴露标志物，芥子气的小分子代谢产物、DNA 加合物和蛋白加合物已经应用于芥子气的暴露确证、中毒诊断、临床救治、健康监测，以及《化学武器公约》相关的核查分析中。小分子代谢产物、DNA 加合物和蛋白加合物在中毒伤员体内的生命周期不同，检测方法的难易程度也不同。在实际应用时，可以根据不同的检测需求和目的，选择性地检测或定量分析其中一种或多种标志物。

小分子代谢产物　芥子气中毒后，5 分钟时就能在血液中检测到硫二甘醇、二羟乙基亚砜和芥子亚砜等小分子代谢产物。依据染毒剂量的不同，这些代谢产物能在体内稳定存在十几个小时至数日，高剂量中毒后 3～7 日内，在血或尿中能检测到二羟乙基亚砜、芥子亚砜、1,1′-磺酰基-双［（2-甲基亚磺酰基）乙烷］和 1-甲基亚磺酰基-2-（2-甲硫基乙基磺酰基）乙烷等代谢产物。小分子代谢产物的检测方法简便，不需要进行繁复的样品前处理和衍生化反应，可以作为芥子气暴露的早期标志物应用。在芥子气急性中毒早期的无症状潜伏期内，应用液相色谱-质谱联用技术分析伤员的血液或尿液样品，可通过上述小分子代谢产物的检测，确证毒剂暴露，辅助中毒诊断。在中毒治疗过程中，通过定量分析血液中的标志物浓度，判断毒剂中毒及清除的程度，为临床救治、疗效监测提供定量化的指标。

DNA 加合物　芥子气的 DNA 加合物在体内的生命周期约为两周，芥子气中毒后通过检测 DNA 加合物也可提供毒剂暴露的证据，并可为毒剂的快速检测和临床监测提供手段。例如，应用免疫层析法原理开发的芥子气胶体金检测试纸，就是用固定在试纸上的寡核苷酸捕获皮肤上沾染的芥子气，并以特异性的芥子气 DNA 加合物抗体作为标记抗体，使芥子气 DNA 加合物显色，从而实现对皮肤染毒芥子气的快速检测。

蛋白加合物 相对于小分子代谢产物和 DNA 加合物，芥子气的蛋白加合物在人体内稳定停留的时间最长。例如，血液中含量丰富的血红蛋白在体内的生命周期约 120 天，清蛋白的半衰期约为 20 天。芥子气的血红蛋白和清蛋白加合物在体内的停留时间与各自蛋白的生命周期相近，因此蛋白加合物的检测对于长时间低剂量芥子气暴露者，以及从事化学战剂销毁等工作的职业人员的健康监测，具有重要意义。此外，在进行《化学武器公约》条款规定的化学武器指控使用调查，以及化学战剂中毒事件调查时，对疑似暴露人员或已知中毒者进行 DNA 加合物和蛋白加合物的检测，可为芥子气武器或战剂的使用确证，以及中毒溯源提供直接证据。

（李春正 李桦）

jièzǐqì zhòngdú zōnghé jiùzhì

芥子气中毒综合救治（medical management of sulfur mustard poisoning）

通过采取防护、现场急救、抗毒治疗和对症治疗等措施，对芥子气中毒伤员实施综合救治的过程。芥子气是难防难治的化学战剂，中毒后会造成多个器官和系统伤害，且无特效抗毒药可用。积极预防、尽早诊断、及时洗消、对症加支持的综合治疗，是减少芥子气中毒、降低伤害效应、提高治愈率和改善预后的重要措施。

防护 正确穿戴个人防护装备、使用皮肤防护膏等外用预防药物、快速撤离污染区域和及时洗消是芥子气中毒防护的有效手段。

器材防护 全面式军用防毒面具、防护服、防护手套和靴套等个人防护器材对各种战斗状态的芥子气都有良好的防护性能，应及时穿戴和正确脱卸。在缺乏专业的个人防护器材时，应尽可能使用手边易得的湿毛巾和纸巾、防护镜、雨衣、塑料薄膜、雨鞋和胶皮手套等简易防护器材进行暂时性防护，并尽快离开污染区。人员在通过染毒区域时，为防护地面或植被上污染的毒剂，可用塑料布、帆布或麻袋布等保护脚和小腿。使用过的防护器材必须及时洗消和处理，以免发生交叉或二次污染。

药物防护 条件许可时，在进入污染区前将化学毒剂皮肤防护膏等外用的皮肤防护药品涂抹在裸露皮肤或个人防护装备交接处的皮肤上，离开污染区后及时清除防护膏，并用洗消液和清水彻底洗消。

撤离 在染毒区域内应尽可能避免触碰可疑液滴或沾染了毒剂液滴的疑似染毒物品，禁止饮用染毒区内的水以及在染毒区内进食和抽烟，人员穿戴个人防护器材后应尽快撤离污染区。对于中毒或疑似染毒伤员，应及时将其转移至缓冲区（温区）进行洗消和必要的医学处置。在芥子气严重污染的区域内，除了止血和固定等必需的急救措施外，原则上不对伤员进行医疗救治。

现场洗消和急救 由于缺乏特效抗毒药物，芥子气中毒的现场急救措施主要是及时洗消，以减少毒剂的局部伤害作用和阻止毒剂吸收进入体内；在条件许可时，对洗消后的伤员进行必要的对症医学处置。

洗消 人员和器材在离开染毒区后，应尽快洗消。对于皮肤和衣物上沾染的芥子气液滴，应立即用军用消毒包、消毒手套，小范围以蘸吸的方式除去液滴，避免在擦拭的过程中扩大污染面，然后用含有活性氯的消毒液洗消以及用清水冲洗污染处。在缺乏消毒液的情况下，及时脱去外层衣物，用肥皂水或大量清水冲洗，有条件时淋浴、更衣。眼染毒时，应尽量屏住呼吸，迅速用生理盐水或清水冲洗眼睛。在缓冲区内执行洗消和医疗救治任务的人员，应全身防护，以防止接触污染人员或器材而中毒（见化学毒剂污染人员洗消）。

现场医学处置 对于失去知觉或无法自主行动的伤员，首先用防毒面具等器具保护呼吸道和眼，及时去除染毒衣物，视污染情况进行局部或全身洗消，洗消后再进行医疗救治。伤口染毒时，先用纱布或干棉球去除伤口内的毒剂液滴，然后用生理盐水或清水对伤口进行反复冲洗，肢体部位应在伤口上端扎止血带。误服染毒水和食物时，立即刺激舌根反复引起呕吐，有条件时，及早用清水及 2% 碳酸氢钠等彻底洗胃，但出现明显的消化道症状时，要避免因洗胃加重消化道损伤。待伤员情况平稳后，后送治疗。

院内治疗 芥子气中毒的救治，主要采用对症治疗和支持疗法。针对局部和全身性中毒症状进行中西医结合的综合救治，具有较好的疗效。对于大面积皮肤芥子气染毒，高浓度气态毒剂吸入，或毒剂经创面或消化道吸收中毒伤员，必须尽早进行全身吸收中毒的综合治疗，待出现严重的全身性中毒症状时，伤员多个器官的功能已受到严重伤害。芥子气中毒伤员的救治原则简述如下。

皮肤中毒 治疗原则基本同热烧伤。原则是止痒、镇痛、保护创面、预防和治疗感染、促进创面愈合。禁用刺激性药物。会阴部损伤应采用暴露疗法（见芥子气皮肤中毒）。

眼中毒 治疗原则同一般化学眼烧伤，主要是防止感染，以及对眼痛、眼睑痉挛、角膜溃疡、眼分泌物多、眼睑粘连等症状或临床表现，进行对症用药处置（见芥子气眼中毒）。

呼吸道中毒 主要采取措施预防继发感染，对中毒引起的咽炎、气管炎、严重呼吸道损伤和假膜形成等症状，分别采取对症和支持治疗措施，如雾化吸入抗生素或糜蛋白酶制剂，吸入温热蒸气，视伤员情况给予止咳剂或祛痰剂，给呼吸困难伤员吸氧，因假膜脱落或严重喉头水肿引起窒息时，行气管切开术，清除脱落的假膜，保持呼吸道通畅（见芥子气呼吸道中毒）。

消化道中毒 根据伤员的病情，止吐、止泻，加强营养，维持水和电解质平衡，治疗消化性溃疡（见芥子气消化道中毒）。

全身吸收中毒 对于出现全身吸收中毒症状的伤员，应果断采取综合治疗措施，防止休克，防治感染，并促进造血功能恢复。具体措施主要包括中毒早期适量使用激素，及时输血补液以保持血容量和维持循环功能，应用促造血药物或必要时输血，根据病情和微生物检查结果合理使用抗生素对抗感染，以及针对伤员出现的烦躁不安、消化道症状、酸碱失衡等，给予相应的药物治疗，并及时补充营养，加强护理（见芥子气全身性中毒）。

（蒋 宁 李 桦）

dànjiè

氮芥（nitrogen mustard） 化学结构中含有氮和氯元素，经皮肤、眼、呼吸道和消化道等多途径中毒并引起局部和全身性伤害效应的一类糜烂性毒剂。又称氮化芥子气，是一组类似物的总称。具有军事意义的氮芥有 3 个，即 N，N-二（2-氯乙基）乙胺（氮芥-1，军用代号 HN-1），N，N-二（2-氯乙基）甲胺（氮芥-2，军用代号 HN-2）和三（2-氯乙基）胺（氮芥-3，军用代号 HN-3），它们的化学结构如图 1 所示。糜烂性毒剂氮芥一般指氮芥-3，其糜烂毒性最强，使用也最为广泛。

简史 氮芥类化合物是在研究芥子气的基础上发现的，其中，氮芥-1 最初是作为药物发现并进行研究的。氮芥作为化学武器的研究起始于第二次世界大战前夕，并延续至第二次世界大战期间，但披露的资料极少。1942 年，德国军队轰炸意大利的巴里港，其中一艘被炸货船上装有 100 吨的芥子气炮弹，芥子气泄漏引起约 600 人中毒受伤，在对伤员进行医学检查时发现淋巴细胞显著降低的现象，提示芥子气具有免疫抑制作用。同年，耶鲁医学院的两位科学家在小鼠淋巴瘤模型上发现了氮芥的抗肿瘤作用，且其毒性低于芥子气，于是他们将氮芥-1 作为淋巴瘤治疗药物进行临床试验。1943 年，耶鲁医学院的一位医生首次将氮芥用于一位患有非霍奇金淋巴瘤，且具有重度气道梗阻患者的治疗，由此开启了肿瘤化疗的历史。第二次世界大战期间，美国、德国等多个国家都储备了氮芥，第二次世界大战后氮芥-1 和

氮芥-3 被美国军队正式列装为制式化学战剂，但其从未在战争中使用过。1997 年 4 月正式生效的《化学武器公约》将氮芥-1、氮芥-2 和氮芥-3 列为 1A 类化学战剂，其生产和使用受到严格的限制。

理化性质 氮芥在常温下是带鱼腥味的油状液体，纯品无色，工业品呈淡黄色，挥发度很小，易于聚合，其物理性质见表 1。氮芥是一种有机碱类化合物，遇氯化氢反应生成盐酸盐，并通常以盐酸盐的形式保存，性质稳定，且易溶解于水。氮芥与芥子气的化学性质相似，化学稳定性好于芥子气，但水解后的产物都有一定毒性。因此，氮芥不能用水解的方式消毒。氮芥可与强氧化剂以及具有氧化性的含氯消毒液或者二氯铵反应，反应速率较慢，产物无毒，但反应液中会有少量具有糜烂毒性的氮芥盐酸盐存在。因此，氮芥的洗消较为困难，通常需要加大消毒剂用量，使毒剂彻底反应。氮芥易于穿透木材、纸板和纺织品等材料，但对皮革和橡胶的渗透性弱于芥子气。氮芥的水溶液不稳定，进入体内在血液循环中短暂停留后很快消失，24 小时内 50% 的氮芥以代谢产物的形式排出体外。

毒性作用 氮芥是典型的烷化剂，可通过皮肤、眼、呼吸道、

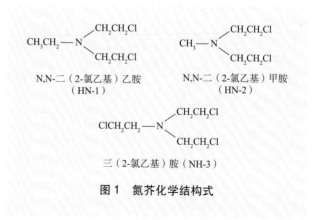

图 1 氮芥化学结构式

表 1 氮芥的物理性质

性质	分类		
	HN-1	HN-2	HN-3
化学式	$(ClCH_2CH_2)_2NC_2H_5$	$(ClCH_2CH_2)_2NCH_3$	$N(CH_2CH_2Cl)_3$
化学文摘登记号	538-078	51-75-2	555-77-1
分子量	170.08	156.07	204.54
性状	油状液体	油状液体	油状液体
沸点（℃）	194	75	256
凝固点（℃）	−34	−60	−3.7
蒸气压（25℃，mmHg）	0.25	0.43	0.01
溶解性质	有限的水溶性，可与有机溶剂混溶		

消化道等途径中毒，在皮肤接触部位引起红斑、水疱和组织损伤。与芥子气相比，氮芥对皮肤的局部毒性作用相对较轻，愈合较快。眼对气态氮芥较为敏感，低浓度氮芥就能对眼产生刺激作用。氮芥可由接触部位吸收进入体内引起全身性中毒反应，且毒性作用大于芥子气。氮芥抑制胆碱酯酶的作用比芥子气强，因此大剂量中毒容易产生胆碱能神经系统功能紊乱的症状。氮芥的人体毒性作用强度与染毒剂量和中毒途径相关，气态氮芥吸入染毒和皮肤吸收的半数致死浓时积（LCt_{50}）分别为 1500（mg·min）/m³ 和 10 000（mg·min）/m³。人皮肤染毒后吸收中毒的致死剂量约为 20mg/kg；口服 2~6 毫克/人的剂量能引起恶心和呕吐，口服 2mg/kg 的剂量可以致死（见氮芥中毒）。与芥子气相似，氮芥的中毒机制比较复杂，目前尚无特效抗毒药物可用，中毒伤员的救治主要采用对症治疗和支持疗法相结合的治疗综合措施（见氮芥中毒防治）。

（刘峰 蒋宁）

dànjiè zhòngdú

氮芥中毒（nitrogen mustard poisoning）

氮芥经皮肤接触引起局部组织的红斑、水疱和坏死，经呼吸道吸入和消化道摄入引起黏膜组织损伤，吸收后导致全身性中毒乃至死亡的过程。氮芥对人皮肤的毒性比芥子气小，中毒损伤后愈合较快。但氮芥吸收进入体内后的全身性中毒毒性大于芥子气。

病理改变 氮芥中毒对皮肤的损伤较芥子气为轻，尤其是气态毒剂，主要使皮肤表皮受损，表皮细胞先出现肿胀和有丝分裂抑制，逐渐过渡到核固缩及整个细胞固缩；真皮浅层可见毛细血管扩张，红细胞和白细胞渗出，形成肉眼可见的红斑。气态或液滴态严重染毒后会造成表皮大部分坏死，真皮炎性反应较明显，出现浅层小水疱，但小水疱之间融合较少。氮芥引起的眼损伤较重，病理损伤和改变与芥子气相似（见芥子气眼中毒）。

毒性作用和症状 氮芥经不同途径染毒的中毒症状和程度不尽相同，其毒性作用和症状还与毒剂的物理状态和剂量相关。

皮肤中毒 氮芥经皮肤局部染毒后的毒性作用发作慢，皮肤毒性小于芥子气，皮肤损伤的愈合较快。气态毒剂皮肤染毒常仅引起短时间的刺激和轻度红斑，不会产生皮肤损伤，气态氮芥经皮肤吸收的半数致死浓时积（LCt_{50}）为 10（g·min）/m³。液态氮芥对人皮肤的染毒密度在 1~3mg/cm² 时，可引起皮肤的严重损伤，6~12 小时逐渐出现红斑，数小时后有轻度烧灼感及瘙痒，24 小时后变为浅表水疱。除非大剂量染毒，通常水疱不融合，水疱液吸收形成干痂，痂下愈合，有暂时性色素沉着。严重皮肤中毒时会引起继发感染和溃疡。经皮肤染毒的氮芥会吸收进入体内，引起全身性中毒。

眼中毒 眼对气态氮芥比较敏感，在对皮肤和呼吸道不产生明显作用的浓度水平，就能对眼产生刺激作用，且刺激作用的出现早于芥子气，6~7mg/m³ 的氮芥即可引起眼的损伤。气态氮芥眼中毒的症状与芥子气相似，轻度或中度中毒时 20 分钟左右眼出现轻度刺痛和流泪，症状时隐时现，2~3 小时后症状明显，8~10 小时达到高峰。重度中毒时，会立即出现眼中毒症状，并在 24 小时或更长时间内持续发展。氮芥液滴不慎溅入眼时，轻者引起眼睑结膜和球结膜红肿，角膜表层雾状混浊，并出现流泪、深部眼痛、瞳孔缩小和畏光等刺激症状；重者在上列症状之后出现虹膜点状出血，角膜上皮脱落，甚至角膜局部坏死，并可能导致穿孔。

呼吸道中毒 氮芥的呼吸道中毒损伤与芥子气相似，但潜伏期较短，毒剂对上呼吸道的刺激作用显著，黏膜损伤程度沿呼吸道向下递减，但个别严重中毒伤员的损伤可能深达细支气管和肺泡，引起肺水肿。氮芥由呼吸道吸入引起的全身性吸收作用比芥子气更为明显，气态氮芥经吸入中毒的半数致死浓时积（LCt_{50}）为 1500（mg·min）/m³。

消化道中毒 氮芥对消化道的毒性作用与芥子气相似，主要由误食染毒水或食物所引起，皮肤和呼吸道途径引起的重度吸收中毒也可见消化道症状。氮芥经口中毒主要损伤上消化道，以胃为主；其他途径吸收中毒后则主要损伤以小肠为主的下消化道。氮芥中毒后可引起消化道黏膜水肿、充血和坏死。人经口摄入2~6毫克/人的氮芥就会引起恶心和呕吐，2mg/kg 的剂量即可致死。

全身性中毒 氮芥经消化道、呼吸道或皮肤中毒后的全身吸收作用比芥子气严重，主要损伤细胞分裂旺盛的组织器官，并有明显的中枢神经系统作用。急性严重中毒后，伤员很快发生不安、兴奋、反射增加、恶心、呕吐、呼吸急促、脉搏加快，然后全身阵发性痉挛，最后转为抑制、麻痹、失去知觉，严重者死亡。在外周血液系统，毒性作用表现为一过性的白细胞增加，很快出现淋巴细胞、白细胞减少。度过危险期后，淋巴和造血组织的恢复较快。小剂量全身吸收时，可能发生延缓性损伤，其特征是消瘦、恶病质、淋巴细胞和白细胞减少，以及实质性器官变性。

中毒机制 氮芥是典型的烷化剂，其中毒机制与芥子气类似。氮芥进入体内后在体液中形成具有高化学活性的𬭩离子（环状乙烯季铵离子），可以与体内脱氧核糖核酸（DNA）和蛋白等生物大分子的亲核基团，如氨基、巯基、羧基、磷酸基及咪唑基等发生烷基化反应，形成共价的烷基化产物并导致广泛的毒性作用。

DNA 烷基化反应 氮芥可使DNA 烷基化，主要的烷基化位点是鸟嘌呤的 N7 位，致使 DNA 链断裂，造成模板损伤和 DNA 分子的扭曲变形，尤其是产生 DNA 双链内的交叉联结或 DNA 同链内不同碱基的交叉联结，使 DNA 复制时双链打开发生障碍，复制后的 DNA 分子结构和生化功能发生改变，由此导致细胞有丝分裂抑制和细胞分裂增殖阻抑。G_1 期及 M 期细胞对氮芥的细胞毒作用最为敏感，使 G_1 期进入 S 期延迟。氮芥大剂量中毒时对各周期的细胞和非增殖细胞均有杀伤作用。

烷基化反应类型 虽然氮芥与芥子气毒理学机制的基础都是生物体内广泛的烷基化反应，但是两者之间存在一定的差异。一般认为，烷基化反应可分为 SN_1 和 SN_2 亲核取代反应。SN_1 反应中，烷化剂首先缓慢离子化形成正碳离子，随后正碳离子很快与生物大分子的亲核中心结合，因此烷基化速度取决于烷化剂的离子化速度。SN_2 反应中，烷化剂先与亲核试剂形成活化络合物，然后迅速解离，生成烷基化产物，烷基化速度与亲核试剂的浓度相关。芥子气的烷基化反应主要是 SN_1 反应类型，反应的离子化速率高，毒性作用发生快，在染毒局部的细胞杀伤作用强，但对于远隔部位的细胞，由于正碳离子的迅速减少，其作用降低。氮芥的烷基化反应主要是 SN_2 反应，SN_2 反应对细胞的杀伤作用有一定的时间进行选择，对远隔部位的组织细胞有较强的杀伤作用。因此，氮芥中毒吸收后对淋巴及造血组织的伤害作用比芥子气更为显著。此外，氮芥抑制胆碱酯酶的作用比芥子气强，大剂量中毒时常导致伤员的惊厥发作。

诊断和鉴别诊断 氮芥中毒诊断主要根据伤员的接触中毒史、临床症状、化验检查和毒剂检测结果进行判断。氮芥皮肤中毒后也有潜伏期，通常在几小时到十几小时内无明显的不适与疼痛，随后染毒区域出现红斑，一昼夜变为浅表水疱，除非大剂量染毒，一般水疱不融合。眼对氮芥较敏感，轻度或中度染毒 20 分钟内即可引起轻度刺痛和流泪，严重染毒时立即出现症状。氮芥的全身吸收毒性大于芥子气，急性的严重中毒还会较早出现乙酰胆碱蓄积所致的胆碱能神经先兴奋后抑制的一系列毒蕈碱样（M 样）、烟碱样（N 样）和中枢神经系统症状。氮芥与芥子气中毒的鉴别诊断除了依据毒剂检测外，还可以根据气味及临床症状观察进行判定。氮芥中毒时可闻见鱼腥味，且其对皮肤的毒性作用较轻，对上呼吸道的刺激作用较强，吸收作用明显，可以引起惊厥，这在芥子气中毒伤员中是很少见的。

（刘峰 蒋宁）

dànjiè zhòngdú fángzhì

氮芥中毒防治（prevention and treatment against nitrogen mustard poisoning）

为预防和对抗氮芥中毒，减少人员伤害而采取的个人防护、现场急救和中毒治疗措施。氮芥是分子中含有氮和氯元素的一种糜烂性毒剂，属于典型的烷化剂，其毒理机制和中毒症状与芥子气相似。与芥子气相比，氮芥的挥发度低但持久性更长，对皮肤的损伤作用小，但眼中毒造成的损伤比芥子气严重，吸收后的全身性毒性作用较大。

个人防护 氮芥的中毒途径以液态毒剂皮肤接触中毒、气态毒剂呼吸道吸入和眼接触中毒为主，及时和正确穿戴军用防毒面具和化学防护服等个人防护器材，是防止或减少中毒的重要措施。在穿戴个人防护器材的基础上，在裸露皮肤或防护服与面具、手套和靴套交接处的皮肤上涂抹化学皮肤防护膏，可以在短时间内阻止或减少毒剂与皮肤的接触以及毒剂的透皮吸收，加强防护器材的效能。在缺乏个人防护器材时，可以利用眼镜、毛巾、纸巾、雨衣或风衣等简易防护物品，保护呼吸道、眼和裸露皮肤，并尽快离开污染区域。不慎染毒时，及时洗消也可避免或减少人体中毒。

现场急救　氮芥中毒尚无特效抗毒剂可用，中毒急救措施主要是洗消和加速毒剂清除。对于重度中毒伤员，采取对症措施维持伤员的生命体征，待伤情稳定迅速后送。在进入氮芥染毒区域前或接触毒剂时，应佩戴防毒面具，穿着防护服，保护眼、呼吸道和皮肤，离开染毒区域后及时进行洗消。如皮肤或衣物沾染了毒剂液滴，先用个人消毒包或消毒手套小心除去毒剂液滴，或用手帕、纸巾等物品吸去毒剂液滴，避免在污染区反复擦拭扩大污染范围，然后脱去污染外衣，用含氯消毒剂、肥皂水或清水冲洗染毒皮肤。如毒剂已透过衣服接触到皮肤，应立即脱去染毒衣物，直接消毒染毒的皮肤。眼中毒时应立即用大量生理盐水或清水冲洗，或由医护人员进行洗消。消化道中毒后要立即催吐、洗胃，洗胃液的温度要适宜，压力不能过大，以免加重黏膜损伤。洗胃后给伤员 10 ~ 20g 活性炭加水 100ml 吞服。洗胃液及呕吐物要及时消毒处理，避免二次污染。消化道中毒晚期禁止洗胃，以避免胃穿孔。

中毒治疗　与芥子气中毒的治疗措施相似，氮芥中毒治疗主要采取对症和支持疗法相结合的综合救治方案。由于氮芥吸收进入体内后，血中半衰期比芥子气长（18~20 分钟），尽早给予足量的硫代硫酸钠，有一定的抗毒疗效。对于皮肤中毒和损伤，一般采用热烧伤的治疗原则进行处置，即止痒、止痛、保护创面，预防和治疗感染，促进创面愈合。对损伤皮肤禁用刺激性药物（见芥子气皮肤中毒）。对于眼中毒和损伤，可先用 2% 碳酸氢钠溶液或生理盐水冲洗，给予局部麻醉药减轻疼痛，用抗生素滴眼剂消炎，1% 阿托品点眼扩瞳以免虹膜粘连。呼吸道中毒损伤的治疗，在咽喉炎、气管炎较重时给予抗生素、止咳剂或祛痰剂，呼吸困难时给伤员吸氧。对消化道中毒伤员，先行催吐，用 2% 碳酸氢钠溶液洗胃，口服活性炭吸附以加快毒剂排出；如伤员出现剧烈呕吐和腹泻，对症用药，并维持营养、水和电解质平衡。全身吸收中毒的治疗，主要以防休克、防感染以及造血功能恢复为主（见芥子气中毒综合治疗）。

（刘峰 蒋宁）

Lùyìshìjì

路易氏剂（lewisite）　分子结构中含有氯和砷元素，并以皮肤损伤伴有疼痛和烧灼感为中毒特征的糜烂性毒剂。路易氏剂的毒性特点是刺激作用强，中毒后发病快，血管损伤明显。路易氏剂中毒除了造成皮肤和黏膜组织的局部糜烂和坏死性损伤外，还可经多种途径吸收进入体内，引起全身性中毒。

简史　1904 年，朱利斯·阿瑟·纽兰德（Julius Arthur Nieuwland）在美国印第安纳州圣母大学进行博士学位课题研究时，采用乙炔与三氯化砷反应，首先合成得到路易氏剂，他本人也因暴露于路易氏剂而中毒。1918 年，美国华盛顿特区天主教大学的化学家温福德·李·路易氏（Winford Lee Lewis）在纽兰德博士论文的基础上，对路易氏剂进行了研究和纯化，路易氏剂也因其而得名。不久之后，美国军方将路易氏剂作为秘密武器，在俄亥俄州克利夫兰的实验室和工厂中进行研究和生产，军用代号为 L 或 L-1，路易氏剂曾被称为"死亡之露"，其战斗性能与芥子气类似。1920 年，美军进行了路易氏剂作为化学武器使用的野战试验，但由于该毒剂在野战高湿环境中容易水解使毒效降低，以及其特殊的气味和黏膜刺激作用引起流泪的效应，能使对方作战人员很快警觉并及时进行防护等缺点，使得试验未能获得期望的结果。第二次世界大战期间，尽管美国、德国和意大利都批量生产了路易氏剂，并将其作为化学武器储备，但其从未被大规模使用过。随着英国研发成功，路易氏剂的特效抗毒剂 2,3-二巯基丙醇，路易氏剂作为化学战剂单独使用的军事性能进一步降低。于是外军将路易氏剂与芥子气混合组成了芥-路混合战剂，军用代号 HL。芥-路混合战剂克服了芥子气在低温时易于冻结的缺点，并利用路易氏剂容易渗入橡胶制品使其变性的性质，提高混合战剂对防护器材的穿透能力。第二次世界大战期间，日本军队生产了大量的路易氏剂（代号黄 2 号）以及芥子气-路易氏剂混合剂的化学炮弹（称为黄弹），侵华日军将包括黄弹在内的化学武器运往中国战场，并在战败投降后将这些化学武器遗弃在中国，至今仍对中国人民的健康和环境安全造成危害（见日本在华遗弃化学武器）。

化学组成 用作化学战剂的路易氏剂又称路易氏剂1，化学名为 α_2-氯乙烯二氯胂，俗称氯乙烯氯胂，化学文摘登记号 541-25-3，军用代号 L 或 L-1，化学式 $ClCH = CHAsCl_2$，分子量 170.08。路易氏剂（L-1）通常由顺反异构体以 10：90 的比例组成，其中还含有路易氏剂的同系物二（2-氯乙烯基）氯胂和三（2-氯乙烯基）胂。二（2-氯乙烯基）氯胂的化学式为（$ClCH = CH$）$_2AsCl$，化学文摘登记号 40334-69-8，军用代号 L-2；三（2-氯乙烯基）胂的化学式为（$ClCH = CH$）$_3As$，化学文摘登记号 40334-70-1，军用代号 L-3。路易氏剂及其同系物的化学结构见图1。

理化性质 路易氏剂（L-1）纯品在常温下是无色无味的油状液体，但因其通常含有杂质，多为淡黄色油状液体，有天竺葵样气味，人对路易氏剂的嗅觉阈值浓度为 $14 \sim 23mg/m^3$。路易氏剂的沸点 190℃，凝固点 $-13 \sim 18$℃（取决于其纯度），其较低的凝固点适合在冬季使用。路易氏剂的挥发度比芥子气大，20℃ 和 25℃ 时的蒸气压分别为 0.22mmHg 和 0.34mmHg，微溶于水，溶解度约为 0.5g/L，易溶于汽油、煤油、苯、无水乙醇等有机溶剂，能与芥子气互溶。路易氏剂的亲脂性强，容易渗入皮肤和橡胶制品并使橡胶变性，因此橡胶防护手套沾染路易氏剂后应及时消毒。路易氏剂的化学性质不稳定，遇水容易发生水解反应，水解产物氯乙烯氧胂也是一种有毒的三价砷化合物，对皮肤仍有糜烂作用，但不易渗透进入皮肤。常温下，路易氏剂与强碱作用分解生成乙炔和亚砷酸钠等产物。在加热时，路易氏剂也可与弱碱作用分解生成乙炔等产物。因此，可将路易氏剂在强碱的稀溶液或弱碱溶液中煮沸进行消毒。路易氏剂易于氧化，有水存在时与氧化剂作用生成无毒、无糜烂作用的氯乙烯胂酸。路易氏剂还可与碘发生反应，生成的产物无毒，因此，路易氏剂皮肤染毒后可以用氧化剂或碘酒消毒。路易氏剂还能与氯气发生氯化反应，生成无毒的氯乙烯胂酸。

毒性作用 路易氏剂的毒性作用和中毒症状在很多方面与芥子气相似，皮肤接触毒剂的部位会出现红斑、水疱、溃疡和坏死，但局部刺激作用比芥子气强，红斑等症状在中毒后会很快出现。眼对气态路易氏剂较为敏感，其最低作用浓度为 $2mg/m^3$，很短的接触时间即可引起眼的刺激；在 $10 \sim 30$ mg/m^3 的浓度水平，毒剂对眼产生强烈的刺激作用和伤害效应。路易氏剂经呼吸道吸入的毒性与芥子气相当，但对呼吸道黏膜有较强的刺激作用。毒剂可经皮肤、眼、呼吸道和消化道等途径吸收进入体内，吸收后引起的全身性毒性作用大于芥子气（见芥子气中毒）。与芥子气相比，路易氏剂中毒具有以下的特点：①刺激作用强烈，接触部位有明显的疼痛和烧灼感，容易被察觉。②潜伏期较短或无潜伏期，中毒后病程发展快而猛烈。③对毛细血管和微血管有强烈的刺激和损伤作用，使血管壁渗透性显著增加，引起广泛的渗出、水肿和出血。④吸收作用强，容易引起全身性中毒，严重时可因急性循环衰竭、肺损伤和肺水肿而导致死亡（见路易氏剂中毒）。

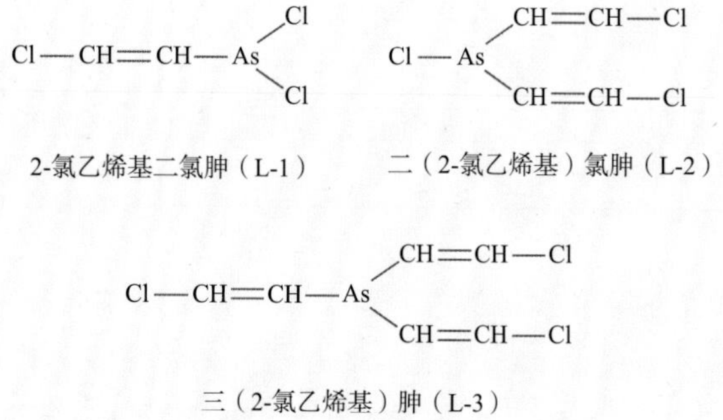

中毒防治 路易氏剂的中毒防护主要以穿戴防毒面具和防护服等器具为主，提前在裸露皮肤上涂抹皮肤防护膏，可以加强防护器材的防护作用。中毒现场急救措施主要是快速彻底消毒和使用二巯基丁二酸、二巯基丙磺酸钠等特效抗毒剂。路易氏剂中毒后及早使用这些抗毒剂，能有效对抗毒剂的中毒和损伤效应（见路易氏剂中毒防治）。

（程军平 李桦）

Lùyìshìjì zhòngdú

路易氏剂中毒（lewisite poisoning） 路易氏剂经皮肤和黏膜接触引起红斑、水疱、坏死和溃疡等局部伤害效应，以及吸收后引起全身性中毒症状乃至死亡的过程。路易氏剂是分子结构中含有氯和砷元素的一种糜烂性毒剂，其对皮肤和黏膜的刺激作用较强，中毒后的潜伏期较短或无潜伏期，对毛细血管和微血管有强烈的刺激和损伤作用。

中毒机制 路易氏剂的中毒机制与三价砷化合物相似，它可以与体内多种含巯基的酶和蛋白结合，特别是与体内重要的细胞代谢酶结合。例如，丙酮酸脱氢

图1

2-氯乙烯基二氯胂（L-1）　　二（2-氯乙烯基）氯胂（L-2）

三（2-氯乙烯基）胂（L-3）

图1　路易氏剂及其同系物的化学结构式

（氧化）酶系辅酶中的二氢硫辛酸，其结构中两个相邻的巯基对路易氏剂非常敏感，被抑制后，糖代谢进行到丙酮酸环节即停止，血液丙酮酸含量升高，能量供应不足，导致细胞代谢紊乱和生理功能障碍。由于大脑组织活动旺盛，能量消耗大，中枢神经系统对糖代谢障碍特别敏感，路易氏剂严重中毒时会出现中枢抑制和昏迷。此外，琥珀酸脱氢酶、苹果酸脱氢酶、羧基酶以及三磷酸腺苷酶等对路易氏剂也很敏感，中毒时这些酶的生物活性受到抑制，使得神经系统、毛细血管以及其他组织细胞发生异常改变和损伤，影响机体的新陈代谢。路易氏剂还能损伤毛细血管和微血管，使血管壁通透性增加，引起广泛性渗出、水肿、出血、血液浓缩和休克，它对皮肤和黏膜的感觉神经末梢有强烈的刺激作用，因此，皮肤和黏膜接触路易氏剂时会因出现明显的疼痛而被察觉。

毒性作用和症状 路易氏剂中毒的损伤作用和临床表现在许多方面与芥子气相似，除了能引起染毒局部产生红斑、水疱、溃烂和坏死等损伤外，也可通过皮肤、眼、呼吸道、消化道黏膜等途径吸收，引起全身性中毒。

皮肤中毒 皮肤是路易氏剂的主要染毒途径，液滴态路易氏剂接触皮肤时，毒性作用的出现几乎没有潜伏期或者潜伏期很短，染毒部位很快会出现疼痛和烧灼感，30分钟内出现红斑，颜色鲜红，界限不明显，4~8小时出现水肿并有点状出血，12小时内形成水疱，水疱液先为淡黄色，后呈血性混浊，水疱周围红晕并有剧烈疼痛，抽取疱液检测，可测得微量砷。与芥子气相似，潮湿的皮肤和黏膜组织对路易氏剂更

为敏感。皮肤接触大剂量、高浓度路易氏剂可引起局部皮肤的重度损伤，短时间内染毒局部皮肤出现灰白色凝固性坏死。经皮肤染毒的路易氏剂，因其较高的脂溶性，可透皮吸收进入体内，在高剂量染毒时（10mg/kg的剂量），引起全身性中毒症状。气态路易氏剂短时间暴露对皮肤的损伤较轻，一般不会形成水疱；长时间或高浓度气态毒剂的皮肤接触，可导致红斑、水疱和溃烂，1~2周后逐渐痊愈，愈后很少发生色素沉着。气态路易氏剂皮肤暴露30分钟的半数致死浓度（LC_{50}）估算值为3300mg/m^3。

眼中毒 眼睛对气态路易氏剂较为敏感，潜伏期很短。毒剂产生眼刺激作用的最低浓度为2mg/m^3，10~30mg/m^{3}的毒剂浓度暴露即可对眼产生的剧烈刺激和损伤作用。轻度损伤时出现烧灼感、刺痛、流泪和结膜炎，一般在数天内即可好转；中度损伤时产生角膜损伤和严重的结膜炎，出现剧烈疼痛、严重充血及结膜和眼睑水肿，角膜表层混浊，一个月左右恢复，痊愈后眼的抵抗力减弱。重度眼损伤一般由液滴态路易氏剂溅入眼中引起，可立即出现眼部刺激、剧烈疼痛、大量流泪和眼睑痉挛等症状，短时间暴露即可引起严重的出血性坏死性炎症，并导致坏死性结膜炎、结膜出血、角膜溃疡和坏死甚至穿孔，严重者可导致眼球萎缩和失明。

呼吸道中毒 路易氏剂对呼吸道有强烈的刺激作用，呼吸道吸入气态路易氏剂的毒性作用几乎没有潜伏期，很快就会出现上呼吸道刺激症状。轻度中毒表现为鼻咽部及胸骨后疼痛、喷嚏、咳嗽、流泪和流涕等症状。

10mg/m^{3}的毒剂浓度吸入暴露30分钟，即可引起较重的呼吸道中毒症状，产生出血坏死性喉炎、气管炎和支气管炎，并进一步出现呼吸困难等临床表现。严重中毒除上述的中毒症状外，还会发生浆液性出血性肺炎和急性肺水肿，继而出现呼吸困难、呼吸衰竭和死亡。气态路易氏剂经呼吸道吸入10分钟和30分钟的半数致死浓度分别为120mg/m^{3}和50mg/m^3。

消化道中毒 误服路易氏剂污染的水或食物可引起消化道中毒，通常病程发展迅速，很快出现剧烈呕吐、腹痛和腹泻，呕吐物带血，并有天竺葵样气味，严重者导致全身吸收性中毒，出现肺水肿和循环衰竭。

全身性中毒 路易氏剂可通过皮肤、呼吸道和消化道吸收而引起全身性中毒，毒性靶器官包括肺、肾、肝、胆囊和膀胱等。轻度中毒时表现为无力、头痛、眩晕、恶心、偶尔呕吐，并出现心率过快，血压升高和血液轻度浓缩，偶见蛋白尿等症状。严重中毒时症状发展迅猛，产生先兴奋后抑制的症状，首先出现流涎、心率过速、呼吸短促、恶心和呕吐，然后很快出现中枢神经系统抑制症状，表现为全身无力、反射降低、麻痹和意识丧失，几小时后可发生急性循环衰竭、血压下降、休克和肺水肿，并因广泛的毛细血管损伤，导致出血和失血，重度急性中毒伤员常因严重肺损伤和肺水肿而死亡。

中毒诊断 路易氏剂的中毒诊断，主要根据伤员的接触中毒史、症状特点、化验检查和毒剂检测结果，进行综合分析和判断。接诊伤员时，首先要了解其是否有毒剂的接触史，并了解和观察

伤员是否有路易氏剂中毒的特征性症状，例如，呼吸道吸入毒剂后，上呼吸道有强烈的刺激反应，很快出现明显的烧灼感和刺痛感，并嗅到天竺葵样气味；眼接触时出现烧灼感、刺痛和流泪；皮肤接触损伤伴有剧烈疼痛和烧灼感，并在几十分钟内出现红斑；胃肠道中毒时有剧烈呕吐、腹痛、腹泻，呕吐物带血以及天竺葵样气味等。如果临床检查时在伤员水疱液、尿和胃肠道中毒的早期呕吐物中检出砷，或现场毒剂检测发现含砷化合物污染，即可确诊，尽早对伤员采取洗消和抗毒治疗等救治措施（见路易氏剂中毒防治）。

（程军平　李　桦）

Lùyìshìjì zhòngdú fángzhì

路易氏剂中毒防治（prevention and treatment against lewisite poisoning）

为预防和对抗路易氏剂中毒、减少人员伤害而采取的个人防护、现场急救、抗毒和对症治疗等措施。路易氏剂是分子结构中含有氯和砷的一种糜烂性毒剂，主要经过皮肤和黏膜接触，以及呼吸道吸入中毒，其局部毒性作用与芥子气相似，但中毒后的潜伏期很短，甚至没有潜伏期，主要表现为染毒部位产生红斑、水疱、溃烂和坏死等，并伴有强烈的疼痛和烧灼感。路易氏剂可经多个途径染毒并吸收进入体内，引起全身性中毒症状，其对毛细血管和微血管具有强烈的刺激和损伤作用，使血管壁渗透性显著增加，引起广泛渗出和出血以及肺损伤，严重中毒时可因急性循环衰竭、肺水肿而导致死亡。

防护　为预防路易氏剂中毒、降低毒剂对人体的伤害和健康风险，应及时主动穿戴防毒面具、防护服等个人防护装备，并在防护器材的交接部位或者裸露皮肤上均匀涂抹化学毒剂皮肤防护膏。人员应避免在污染区域内无谓停留。在中毒或疑似中毒时，应尽快采取洗消措施，去除皮肤等部位沾染的毒剂，以减少毒剂与机体的接触和透皮吸收。在缺乏专业防护器材时，尽可能利用手边易得的简易器材或替代物品保护呼吸道、眼和裸露皮肤。例如，用打湿的毛巾、纸巾捂住口鼻，戴上防护或普通眼镜避免毒剂溅入眼中，用雨衣、风衣或长袖长裤等衣物遮盖皮肤，并立即向上风处移动，离开毒源和污染区域。

现场急救　路易氏剂中毒的现场急救措施以洗消为先，用化学毒剂消毒包、消毒手套纱布或纸巾以蘸吸的方式除去可见的毒剂液滴，脱去污染的衣物，然后用消毒液洗消，或者用大量清水冲洗污染部位。眼中毒时，屏住呼吸后，侧身用生理盐水或清水冲洗眼睛。对洗消后的伤员，及时使用二巯基丙醇软膏或眼膏进行现场抗毒救治。

抗毒治疗　二巯基丙醇和二巯基丁二酸等药物是路易氏剂的特效抗毒剂，其结构中的两个活性巯基与路易氏剂的亲和力高于内源性酶或蛋白的巯基，药物活性巯基与路易氏剂结合形成稳定且无毒的络合物而解毒。现有的抗毒药物及制剂包括5%二巯基丙醇软膏、3%二巯基丙醇眼膏、二巯基丙醇注射液、二巯基丁二酸钠粉针剂和二巯基丙磺酸钠注射液等，它们适用于不同部位路易氏剂中毒的治疗。路易氏剂中毒后，越早使用抗毒剂，治疗效果越好。由于二巯基类药物与路易氏剂形成的络合物有一定的解离度，解离出来的砷仍具有毒性作用，并且巯基化合物会很快氧化降解。因此，抗毒治疗时需要重复用药，在伤员染毒局部或体内维持有效的药物治疗浓度，以对抗毒剂的毒性作用。

皮肤中毒治疗　皮肤接触毒剂后应尽快用化学毒剂消毒包、消毒手套或吸水性好的织物、纸巾等轻轻吸去毒剂液滴，然后在染毒部位涂抹5%二巯基丙醇软膏，5~10分钟后用水洗去。二巯基丙醇软膏为脂溶性药物，容易透过皮肤和黏膜。对于皮肤中毒并已出现红斑者，涂抹软膏依然有效。

眼中毒治疗　眼接触路易氏剂后，最好立即取3%二巯基丙醇眼膏涂入结膜囊内，轻柔眼睑约1分钟后，用清水冲洗。越早使用眼膏效果就越好，在大多数情况下，染毒后1~2分钟内给药，中毒的眼在数日内可完全恢复。

全身性中毒治疗　对于路易氏剂全身性中毒伤员，在洗消后应及时肌内注射二巯基丙醇注射液或二巯基丙磺酸钠注射液进行抗毒治疗，前者为10%的油性注射液，须深部肌内注射；后者为水性注射液，肌内注射后对全身性中毒症状的治疗效果好于前者。二巯基丁二酸钠粉针剂也适用于全身性中毒伤员的抗毒治疗，使用前将粉针剂用生理盐水溶解，然后给伤员缓慢静脉注射，或加入2%普鲁卡因注射液2ml，肌内注射。相对于其他两种注射液，二巯基丁二酸钠的副作用和自身毒性较低，可使用较大的剂量。在治疗路易氏剂全身性中毒时，需要在医生的专业指导下，合理重复使用上述药物。对于误食染毒水或食物的伤员，除了引吐、洗胃、吞服活性炭外，还可口服5%二巯基丙磺酸钠20ml进行抗毒治疗。二巯基类解毒药物在静脉注射给药时，一定要缓慢注射，以降低恶心、头痛、头晕、乏力、四肢酸痛、食欲不振等不良反应。严重肝脏功能不良、有可能发生高血压并发症的伤员，或有铁、硒、镉、有机汞吸收中毒的伤员，禁用二巯基丙醇注射液。使用二巯基丙磺酸钠注射液后，个别伤员可能会出现皮疹、寒战、发热，甚至发生剥脱性皮炎或过敏性休克等过敏反应症状，应立即停药。

（程军平 李桦）

qínglèi dújì

氰类毒剂 (cyanide agents)

分子结构中含有氰离子（CN⁻）或氰基（-CN），主要经呼吸道吸入中毒，导致细胞呼吸抑制，继而引起组织中毒性缺氧并致死的一类化学战剂。又称全身中毒性毒剂或血液毒剂。氰类毒剂是一类速杀性化学战剂，其主要代表有氢氰酸（军用代号 AC）和氯化氰（军用代号 CK），二者都是《化学武器公约》管控的化学品。

简史 氰化物作为毒药使用已有数千年的历史。早在古埃及时代，人们就将含有氰化物衍生物的植物（苦扁桃、月桂樱树叶、桃仁或木薯等）作为致死性毒药使用。古罗马曾经将月桂樱树叶作为一种行刑手段。据记载，古罗马皇帝尼禄使用月桂樱水，毒杀其所憎恶的人。尽管对氰化物中毒现象的描述最早出现在 16 世纪中期，科学家在处理苦扁桃提取物时就发现了其毒性作用，但直到 1782 年，瑞典药物学家和化学家卡尔·威廉·舍勒将普鲁士蓝与稀硫酸加热时，方分离得到易溶于水的酸性易燃气体氢氰酸。1802 年科学家贝托莱成功合成得到氯化氰。第一次世界大战期间，氰化物作为化学武器在战场上被大量使用。法国人将浓缩氰化钾溶液和稀硫酸溶液混合蒸馏，生产了约 800 万磅的氢氰酸。1916 年 7 月 1 日，法国军队在索姆前线用氢氰酸攻击德国军队，由于德军装备的面具涂有可有效防护氢氰酸的氧化银过滤层，加之毒剂的相对蒸气密度较低，地面战斗浓度维持时间短的原因，此次攻击未能取得预期的战术效果。1916 年 9 月，法国军队在战场上再次尝试使用氯化氰，取得了一定的攻击效果。与氢氰酸相比，氯化氰的比重大、挥发性低，有一定的累积效应，并具有与窒息性毒剂氯气和光气相类似的迟发毒性作用。在同一时期，澳大利亚人合成了溴化氰，但由于其挥发性比氢氰酸高、毒性较低，且腐蚀性大不易储存等原因，最终被放弃。第二次世界大战期间，德国纳粹使用由氢氰酸制备的齐克隆 B，在集中营中屠杀了数以百万计的平民和战俘。齐克隆 B 也曾经被美国和其他国家用作舰船上的灭鼠剂。日本军队在侵华战争期间，曾用氰类毒剂打击中国军民。除了曾在战争中使用外，氰类毒剂还被作为恐怖剂使用，1982 年在美国芝加哥发生的泰诺林中毒事件中，氰化物中毒导致 7 人死亡。氰化物是双重用途的化学品，氢氰酸、氰化钠和氰化钾，以及异氰酸酯类化合物都是重要的化工原料，在工业生产中广泛用于合成纤维、塑料、有机玻璃、冶金、制药、染料、农药、电镀和黄金等行业，在生产和使用过程中时有氰化物中毒事件发生。至今为止，最严重的中毒事件发生在 1984 年 12 月，印度博帕尔市美国联合碳化合物公司的农药厂发生异氰酸甲酯泄漏事件，导致 3787 人死亡，15 万人中毒受伤并接受了治疗，150 余万人受到此次事件的影响（见印度博帕尔毒气泄漏事件）。除了工业生产中因氰化物泄漏发生的化学事故外，在日常生活中也常发生因恶意使用和误用氰化物引起的中毒事件。

理化性质和军事性能 氰类毒剂在常温下是液态，其沸点低、挥发度高，战斗状态主要是蒸气态，无防护人员经呼吸道吸入中毒，其主要的理化性质见表 1。由于氢氰酸和氯化氰的分子量较小，饱和蒸气压较高（氯化氰为 $1.34 \times 10^5 Pa$），毒剂气体不易被活性炭等多孔物质吸附，使用普通吸附剂的防毒面具不能有效防护氰类毒剂的吸入中毒。军用防毒面具滤毒罐装载了经金属氧化物和三乙烯二胺等试剂处理的浸渍活性炭吸着剂，可以与氰化氢和氯化氰气体进行反应而将其滤过。氢氰酸的蒸发潜热较大，在气化时可吸收大量的热，使周围空气变冷，这不仅能使未及时蒸发的氢氰酸凝结成液体，还能使染毒空气显著降温，比重增加，有利于毒气稳定附着在地面上，延长作用时间。与氢氰酸相比，氯化氰的密度更大，易于下沉至地面或战壕内发挥作用。氢氰酸和氯化氰易溶于水，但水解很慢，能污染水源。加热和加酸可以加速氢氰酸的水解反应，生成低毒的产物甲酸胺。氢氰酸和氯化氰可与金属氧化物（如氧化银等）发生中和反应，生成稳定的含氰根金属络合物，因此，军用防毒面具滤毒罐所用的活性炭吸附剂在浸渍或涂布了金属氧化物后，能有效防护氰类毒剂。

毒性作用 氢氰酸和氯化氰释放后呈蒸气态，主要经呼吸道吸入中毒。氰类毒剂因沸点低、挥发度大，野战条件下经皮肤染毒吸收中毒的可能性较低，但其

表 1 氢氰酸和氯化氰的物理性质

物理性质	氢氰酸（HCN）	氯化氰（CNCl）
美军代号	AC	CK
外观	无色透明液体	无色液体
气味	苦杏仁味	苦杏仁味，强刺激性
凝固点（℃）	-13.3	-6.9
沸点（℃）	26.5	12.8
液体比重（d_4^0）	0.715	1.222
蒸气比重	0.93	1.98
蒸气压（mmHg）		
-10℃	167.1	270.5
0℃	265.1	450.1
20℃	612.7	1001.9
挥发度（20℃）mg/L	903.1	3.362
蒸发潜热（cal/g）	210.7（20℃）	135（12.6℃）
吸附性能	不易被活性炭吸附	更不易被吸附
溶解性	与水任意互溶，易溶于有机溶剂	可溶于水，易溶于有机溶剂，与氢氰酸互溶

性质相对稳定，在水中的水解速率较慢，可以污染水源或食物，使人误食引起中毒。进入人体的氰类毒剂在机体酶的作用下能发生代谢而解毒，但由于内源性酶的代谢容量有限，当毒剂的染毒剂量大于机体自身解毒能力时，会很快出现中毒症状（见氰类毒剂毒物代谢动力学）。氰类毒剂进入体内后释放出氰离子，后者能迅速与线粒体内氧化型细胞色素氧化酶的三价铁结合，生成氰化高铁细胞色素氧化酶，使酶失去传递电子的功能，导致呼吸链中断，组织细胞不能利用经血液输送的氧气，从而造成细胞内窒息、组织缺氧等一系列的中毒症状和表现，其毒性作用的大小与毒剂浓度、暴露时间，以及人员的机体状态密切相关。氢氰酸中毒发病急，症状发展较快，轻者出现恶心、呕吐、头痛或头晕、四肢无力、精神不振或烦躁不安等症状，体温正常或稍高，脉搏加快，呼吸深而稍快。严重中毒者昏迷、

惊厥，体温降低，血压下降，脉搏减慢，呼吸困难或不规则；瞳孔散大，对光反射消失；四肢阵发性痉挛，腱反射亢进或消失。极高浓度暴露时，伤员会突然出现意识丧失、呼吸极度困难、跌倒、抽搐，以及呼吸停止，此时通常看不到伤员出现其他典型的氰化物中毒症状，直到最终心脏停止跳动。氯化氰中毒时，除了上述症状外，还伴有强烈的眼和喉的刺激症状，出现胸闷、咳嗽和流泪，伤员可能会发生肺水肿，并出现顽固性咳嗽，咳泡沫样痰，严重呼吸困难和显著发绀等。

中毒防护和急救 在进入氰类毒剂或氰化物污染场所前，必须预先采取个人防护措施，穿戴军用防毒面具和防护服保护呼吸道、眼和皮肤。在毒剂浓度较高，特别是高于立即危及生命或健康浓度（IDLH），或者需要工作较长时间时，应采用自携氧式防毒面具或呼吸器，以避免军用防毒面具滤毒罐的滤毒容量饱和后引

起人员中毒。在条件许可时，可在穿戴个人防护器材的基础上，提前服用预防药物（见氰类毒剂中毒预防）。人员进入污染现场工作或实施救援时，应配备特效抗毒剂等急救药物和急救医疗设备，严格禁止在污染区内吸烟、进食和饮水。人员不慎中毒时，应佩戴防毒面具后尽快撤离污染区至空气流通处，及时洗消，自行注射或同伴相互注射抗氰急救针进行自救和互救，或者由医护人员肌内注射抗氰急救注射液，服用抗氰胶囊等特效抗毒药物进行救治（见氰类毒剂中毒治疗）。

（赵 建 丁日高）

qīngqíngsuān

氢氰酸（hydrocyanic acid） 第一次世界大战战场上首个使用的、化学名为氰化氢的氰类毒剂。又称普鲁士酸。氢氰酸的化学分子式为 HCN，军用代号 AC，分子量 27，化学文摘登记号 74-90-8，化学结构式见图 1。

$$H—C≡N$$

图 1 氢氰酸的化学结构式

简史 1782 年，瑞典化学家和药物学家卡尔·威廉·舍勒将普鲁士蓝染料与稀硫酸加热后，分离得到氢氰酸。1916 年 7 月，法国军队首先将氢氰酸作为化学武器，在第一次世界大战战场对德军作战时使用。法国军队所用的 Vincennite 炮弹，弹内填充了 50% 氢氰酸、30% 三氯化砷、15% 锡酸和 5% 氯仿的混合物，但由于氢氰酸的高挥发度，作用时间短暂，加之德国军队士兵已有防护，氢氰酸混合战剂的武器攻击效果不佳。第二次世界大战期间，德国纳粹在集中营中使用齐克隆 B

（混合了40%氢氰酸的硫酸钙团块），杀害了数以百万计的平民和战俘。除了作为武器使用外，氢氰酸还是化学工业的重要原料，广泛用于合成纤维、橡胶、有机玻璃和医药产品的生产中，平时在工业生产中有大量生产和贮存，战时作为化学战剂使用获取方便。氢氰酸的高毒性、无色和高挥发度等特点，还可被恐怖分子用作恐怖剂或暗杀工具，在生产和生活中因氢氰酸引发的中毒事故也时有发生。例如，1980年，300多位朝圣者在沙特阿拉伯的利雅得因飞机意外起火，吸入机舱内塑料不完全燃烧产生的氢氰酸而致死。

理化性质　氢氰酸在常温下是一种无色、有苦杏仁味的水样液体，其沸点较低，蒸气压和挥发度较大，易于挥发成为气体，经呼吸道吸入使人中毒。氢氰酸的沸点26.5℃，凝固点−13.3℃，20℃时的蒸气压为612.7mmHg，挥发度为903.1mg/L，相对蒸气密度0.93（空气为1）。氢氰酸易溶于水，可溶于醇类、卤代脂肪烃类、丙酮等有机溶剂，并能溶于氯化氰、光气和有机磷化合物中，但在矿物油和全氟烷中的溶解度较低。氢氰酸的暴露浓度达到3μg/L时，人鼻可以闻到其典型的苦杏仁味，但高浓度时毒剂对嗅觉有一定的麻醉（抑制）作用，吸入高浓度的氢氰酸可使呼吸骤停。氢氰酸在水中的水解反应很慢，液态氢氰酸可以污染水源，但加热加酸可以加速氢氰酸的水解反应，生成毒性显著降低的产物甲酸胺。因此，通过加热或加入甲酸，可以消毒处理氢氰酸污染的水。氢氰酸能与醛和酮反应，生成无毒的氰醇和羟基腈，但其与强碱水溶液能迅速发生中

和反应，生成剧毒的产物。在碱性条件下，氢氰酸与硫酸亚铁作用生成稳定的无毒产物亚铁氰化钾，这一反应也可用于消毒处理氰化物污染的水；产物亚铁氰化钾进一步与三氯化铁反应，生成普鲁士蓝，可用于鉴定水中的氰化物。

军事性能　作为化学战剂，氢氰酸可装填在炮弹、航空炸弹或火箭弹中使用，造成空气污染，经呼吸道吸入中毒。由于氢氰酸易于挥发，加之其分子很小，不易被活性炭完全吸附，普通的工业防护面具通常不能完全滤过空气中的氢氰酸。氢氰酸可与金属氧化物（如氧化银等）发生反应，生成稳定的金属络合物。利用此原理，军用防毒面具滤毒罐使用了表面涂布金属氧化物的吸附剂，对氢氰酸有良好的滤过性能，但有效防护时间仍短于其他毒剂。

毒性作用　氢氰酸主要以气态形式经呼吸道吸入中毒，毒性作用的发挥迅速，但持久性差，是典型的暂时性毒剂。气态氢氰酸引起人员中毒死亡的毒效浓度（半数致死浓时积，LCt_{50}）与其在空气中的暴露浓度相关。低于10 mg/m^{3}的暴露浓度，一般不会引起人体中毒；暴露浓度达到150mg/m^{3}时，LCt_{50}为4500（mg·min）/m^3；200mg/m^{3}时，LCt_{50}为2000（mg·min）/m^3。氢氰酸也能以液态毒剂的形式，经皮肤接触中毒，半数致死剂量（LD_{50}）为100mg/kg。氢氰酸的中毒症状和临床表现可分为4期：①前驱期，表现为黏膜刺激、呼吸加快加深、乏力、头痛。②呼吸困难期，表现为呼吸困难、血压升高、皮肤黏膜呈鲜红色等。③惊厥期，中毒者出现抽搐、昏迷、呼吸衰竭。④麻痹期，中毒者全身肌肉

松弛，呼吸心跳停止而死亡。短时间内吸入高浓度的氰化氢气体，可立即致受害者呼吸停止并死亡。长期慢性接触氢氰酸则会引起神经衰弱综合征和皮炎等慢性症状。

防护和救治　氢氰酸中毒的防护，重点是保护呼吸道、眼和裸露皮肤，及时正确穿戴军用防毒面具、防护服和防护手套等个人防护器材，可以有效阻止毒剂与机体的接触。由于军用防毒面具滤毒罐对氢氰酸的吸附滤过能力有限，使用面具时应注意其有效保护时间，尽量缩短人员在染毒区域的停留时间。在高浓度毒剂污染的环境中，或需要在污染区内长时间作业时，应佩戴自携气式防毒面具/呼吸器（见氰类毒剂中毒预防）。在可能接触氢氰酸的工作场所，应配备急救设备和药品，并禁止人员在内吸烟、进食和饮水。当发生氢氰酸泄漏、火灾或不慎中毒时，应尽快佩戴防毒面具保护呼吸道，自行注射抗氰自动注射针，然后向上风处撤离污染区，在清洁通风处脱去污染衣物，用清水或生理盐水冲洗眼睛，并用肥皂水或清水冲洗裸露皮肤。污染区域内的伤员，应及时转移至空气流通的无污染区域，进行洗消，保持其呼吸道畅通，条件许可时及时给氧，肌内注射抗氰急救注射液，或吸入亚硝酸异戊酸进行救治（见氰类毒剂中毒急救）。

（赵 建 丁日高）

lǜhuàqíng

氯化氰（cyanogen chloride）
含有氯元素、曾在第一次世界大战中作为化学武器使用的氰类毒剂。氯化氰又称氯甲腈。分子式为CNCl，军用代号CK，分子量61.47，化学文摘登记号506-77-4，化学结构式见图1。

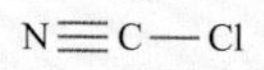

N≡C—Cl

图1 氯化氰化学结构式

简史 1787 年，法国化学家布斯莱特（Bethollet）在将氯气与氢氰酸反应时，首次合成得到氯化氰，但直到 1815 年，才由法国科学家盖·吕萨克确定其化学结构。1916 年 9 月，法国军队在前期使用氢氰酸作为化学武器攻击效果不佳的情况下，将氯化氰作为武器，在第一次世界大战战场对德军的战斗中使用。20 世纪 30 年代和第二次世界大战期间，美国军方都曾进行氯化氰的作战性能测试，以确定是否可将其开发成为化学武器，并装填了氯化氰的火箭弹，但最终氯化氰未被正式列装。氯化氰是具有军民双重用途的有毒化学品，除了曾作为化学战剂使用外，其还是重要的化工原料，主要用于制备丙烯腈和甲基丙烯酸甲酯等化工产品，并用于提取贵金属或富集铅锌矿石等生产中。作为剧毒化学品，氯化氰是潜在的化学恐怖剂，在生产、储存和使用过程中因操作不慎引起的中毒事件也时有发生。

理化性质 氯化氰在常温下是无色、有强烈刺激味的气体，沸点 12.8℃，凝固点 -6.9℃，相对蒸气密度（空气为 1）1.98，饱和蒸气压为 1.34×10^5 Pa。氯化氰的挥发度很高，为 3.362mg/L，是典型的暂时性毒剂。氯化氰可溶于水，遇水生成氢氰酸，易溶于醇、醚等有机溶剂，能与氢氰酸和芥子气等毒剂互溶。氯化氰燃烧时会产生氰化物和氯化物的有毒烟雾，并具有爆炸物的性质，装载氯化氰的钢瓶等容器在日晒或受热时，有可能发生爆炸和泄漏，释放出有毒气体。与氢氰酸相比，氯化氰更容易水解，加热或加碱均可加速其水解反应。

军事性能 氯化氰易于挥发的性质使其武器在爆炸时主要以气体释放，毒气经呼吸道吸入中毒。氯化氰的蒸气密度比氢氰酸大，更易于沉积在战壕中或低洼处，毒性作用持久时间比氢氰酸长。氯化氰的毒性与氢氰酸相似，但在低浓度或持续暴露时的毒性作用则比氢氰酸更为明显。由于氯化氰的蒸气压高，不易被活性炭等多孔物质吸附，防毒面具滤毒罐对高浓度氯化氰的防护效果有限，在高浓度氯化氰的污染环境中，应佩戴自携气式的防毒面具/呼吸器。

毒性作用 氯化氰经呼吸道吸入中毒的半数致死浓时积（LCt₅₀）为 11（μg·min）/m³。气态氯化氰对眼和呼吸道有强烈刺激作用，液滴态的毒剂也可经皮肤染毒吸收中毒。氯化氰在体内遇水代谢生成氢氰酸，释放出的氰离子能抑制细胞色素氧化酶，使组织细胞不能利用氧气，造成细胞内窒息和组织缺氧。氯化氰中毒时，伤员出现典型的氰类毒剂中毒症状，包括乏力、头痛、皮肤黏膜呈鲜红色、呼吸加快加深以及呼吸困难，严重中毒时出现昏迷、抽搐、强直性痉挛和呼吸衰竭（见氢氰酸）。吸入高浓度氯化氰气体可迅速致死。氯化氰与氢氰酸的不同之处是其分子中含有氯原子，因而对呼吸道和肺部有较强的刺激作用。当人员暴露于 1mg/m³ 的氯化氰时，几分钟便可引起大量流泪和咽部刺激感，更高浓度的毒剂会导致伤员的剧烈咳嗽和眼结膜炎，严重中毒时会引起伤员的肺水肿发作，并伴有顽固性咳嗽、泡沫样痰、呼吸困难和显著发绀等症状。

防护和救治 氯化氰属于剧毒化学品，对环境和人体的危害较大。在进入氯化氰污染区域或从事氯化氰相关作业时，应注意对呼吸道、眼和皮肤的防护，佩戴军用过滤式防毒面具或自携氧式防毒面具/呼吸器，穿着防护服和防护手套。工作场所应配备氰类毒剂中毒急救药品和装备，严格禁止人员在污染区内吸烟、进食和饮水（见氰类毒剂中毒预防）。发生氯化氰泄漏或人员不慎接触染毒时，应及时向上风处转移，撤离污染区，脱去污染衣物，用清水或生理盐水冲洗眼，并用肥皂水或清水冲洗裸露皮肤。如果出现中毒症状，尽快实施自救和互救，自行或互助注射抗毒自动注射针。对于污染区内的伤员，应及时将其转移至无污染的空气流通处，进行洗消和抗毒救治。给伤员肌内注射抗氰急救注射液或吸入亚硝酸异戊酯，保持呼吸道清洁畅通，并及时给氧（见氰类毒剂中毒急救）。在救治氯化氰中毒伤员时，除了使用氰类毒剂特效抗毒药物外，还应针对其呼吸道和肺部刺激作用，特别是可能出现的肺水肿进行预防和治疗（见窒息性毒剂中毒治疗）。

（赵　建　丁日高）

qínglèi dújì dúwù dàixiè dònglìxué

氰类毒剂毒物代谢动力学（toxicokinetics of cyanide agents）

氰类毒剂经不同途径染毒后，在机体内的吸收、分布、代谢以及排泄的动力学过程。氰类毒剂是速杀性化学战剂，其主要代表是氢氰酸和氯化氰。其他氰化物，如氰化钠、氰化钾和异氰酸酯等，在工业生产和生活中也常因泄漏、误用和恶意使用，引起人员中毒。

氰类毒剂中毒后，在体内很快释放出氰离子，后者可抑制细胞色素氧化酶等体内与生物氧化或细胞呼吸相关的酶系，使酶失去传递电子的功能，导致细胞内窒息，引起组织中毒性缺氧并致死。氰类毒剂在体内的吸收、组织分布、代谢解毒和排泄清除与其毒性效应、中毒程度和救治密切相关。

吸收 氰类毒剂在体内的吸收较快，其吸收速率取决于毒剂的物理化学性质、染毒途径和剂量。例如，氢氰酸是非离子化的小分子，易于透过生物膜吸收；氰化钾的分子较大，且易于离子化，其在体内的吸收就要慢于氢氰酸。二者吸收快慢的差异可以体现在它们的半数致死剂量上，氢氰酸和氰化钾肌内注射的半数致死剂量（LD_{50}）分别为 0.018mmol/kg 和 0.050mmol/kg。经呼吸道吸入染毒的氢氰酸和氯化氰，很容易透过肺泡膜吸收；而经皮肤染毒的毒剂，穿透皮肤屏障吸收的速率就显著减慢。此外，毒剂吸收进入体内的量，会随着毒剂的暴露浓度和暴露时间的增加而增高。

分布 氰类毒剂经呼吸道、皮肤、黏膜或消化道进入体内后，能迅速分布于全身。与染毒途径相关的组织器官通常有较高的分布浓度，如吸入中毒时，以肺组织的浓度为最高。在非染毒器官和组织中，以血液中的毒剂浓度为最高，其次是脑和心脏，其他组织中的分布相对较低。氰类毒剂进入体内的路径不同，其组织分布浓度和自身解毒程度会有所不同。经吸入和皮下途径进入体内的毒剂，直接吸收入血，仅有很少的部分进入肝脏解毒。口服吸收的毒剂部分会在通过肝脏时，被肝脏酶代谢解毒，因此，吸收

入血的毒剂量就低于吸入途径。血浆对氰类毒剂的转硫化能力、毒剂与细胞内生物大分子的结合作用，以及毒剂与不同组织的亲和力，也会对氰类毒剂的体内分布、代谢解毒和毒性作用的强弱产生影响。例如，血液中红细胞对氰类毒剂有较高的亲和力，红细胞与毒剂的结合能减缓毒剂的毒性作用。

代谢解毒 人体内有多个氰化物的生物解毒途径，具有一定的自身解毒能力。最重要的生物解毒途径是机体酶催化的转硫化反应，即氰离子与内源性的硫烷硫原子反应，生成稳定低毒的硫氰酸盐，由肾脏经尿排出，这一途径在氰化物体内代谢解毒中占到约 80% 的份额。口服氰化钠和相应硫氰酸盐的半数致死剂量（LD_{50}）分别是 5.7mg/kg 和 764mg/kg，机体酶将氰化物转化成为硫氰酸盐后，毒性大大降低。硫氰酸酶（EC 2.8.1.1）和 β-巯基丙酮酸 - 氰基转移酶（EC 2.8.1.2）是体内主要介导氰化物转硫反应的两类酶，前者又称硫代硫酸盐-氰酸盐硫转移酶，是分布在肝脏、肾脏和嗅黏膜的线粒体酶，后者主要在血液、肝脏和肾脏分布。此外，胱硫醚酶（EC 4.4.1.1）或胱硫醚 γ-裂合酶也参与了氰化物的生物解毒。尽管机体内存在氰化物的生物解毒机制，但由于体内的硫氰酸酶主要分布于肝、肾细胞的线粒体内，血液中解毒酶的含量很低，可供生物解毒的内源性硫供体有限，以及在氰化物中毒时细胞利用氧的能力减弱等原因，人的自身解毒速率仅为 0.017mg（CN^-）/（min·kg），机体的自身解毒能力不足对抗所有进入体内的氰化物。当进入体内的毒剂量大于机体解毒能力时，

会很快出现中毒症状，此时需要应用特效解毒剂，对抗毒剂的毒性作用。在了解氰化物中毒和体内解毒机制的基础上开发的高铁血红蛋白形成剂和硫代硫酸钠等抗毒剂，可有效对抗氰化物中毒。例如，硫代硫酸钠是供硫剂，氰化物中毒后及时用药，硫代硫酸钠可在体内硫氰酸生成酶的催化下，反应生成活化的硫烷复合物，与氰离子结合形成毒性较低的硫氰酸盐（见氰类毒剂中毒治疗）。

排泄 进入体内的氰类毒剂，主要经代谢转化成为硫氰酸盐后由尿排泄，部分硫氰酸盐进一步氧化代谢生成二氧化碳后经呼吸排出；少部分的毒剂可经肾脏、肺或汗腺直接排泄，消除半衰期约为 2.7 天。氰类毒剂还可以与内源性的羟钴胺结合，生成氰钴胺，经胆汁或尿排泄，这是羟钴胺等钴类药物用于对抗氰类毒剂的机制之一（见氰类毒剂中毒治疗）。由于体内存在自有的代谢解毒和清除机制，在一定的剂量范围内，氰类毒剂中毒吸收进入体内的毒剂量可与代谢清除排出体外量之间达到平衡，消除半衰期为 30~60 分钟，毒剂一般在体内无蓄积作用。

（李 桦）

qínglèidújì zhòngdú

氰类毒剂中毒（cyanide agent poisoning）

氰类毒剂染毒进入体内后，通过抑制细胞色素氧化酶，阻碍细胞内氧的利用，使细胞内呼吸中断，产生全身性中毒症状乃至死亡的过程。氰类毒剂主要以蒸气态形式，经呼吸道吸入以及眼鼻黏膜接触后吸收中毒，也可因误食误饮毒剂污染的食物和水，经消化道摄入中毒，或以液滴态经皮肤接触中毒。

毒理机制 细胞色素氧化酶是含铁蛋白质，在细胞呼吸中处于细胞色素系统的末端，其通过血红素中铁的氧化还原变化，把呼吸底物的电子传递给分子态的氧。氰类毒剂进入体内后，释放出的氰离子能很快与线粒体内的氧化型细胞色素氧化酶的三价铁结合，生成氰化高铁细胞色素氧化酶，使酶失去传递电子的功能，呼吸链中断，细胞不能利用血氧，从而导致细胞内窒息、组织缺氧，体内乳酸、丙酮酸和葡萄糖蓄积。氰离子对氧化型细胞色素氧化酶最为敏感，抑制浓度为 10^{-8} mol/L，而对其他细胞色素酶的抑制浓度在 $10^{-7}\sim10^{-6}$ mol/L。与细胞色素氧化酶结合的氰离子，在体内氰离子浓度下降时会自动解离，使酶活性自动恢复。此外，氰离子还能与高铁血红素酶以及非高铁血红素酸等结合。氰类毒剂中毒时，动静脉血氧差明显缩小，静脉血变得明亮鲜红，皮肤呈淡红色。由于颈动脉和主动脉的化学感受器对细胞缺氧很敏感，中毒伤员会出现吸气性气喘和呼吸过度症状。中枢神经系统对缺氧十分敏感，中毒表现为先兴奋后抑制，呼吸先停，心跳后停，呼吸停止后心跳还可以维持 $4\sim5$ 分钟，这对于氰化物中毒伤员的抢救，具有重要意义。

毒性作用 氰类毒剂的毒性效应和致死剂量与空气中的毒剂浓度、暴露时间和染毒途径密切相关。人体暴露于氢氰酸 1 分钟和 10 分钟的半数致死浓度（ LC_{50} ）分别为 4400mg/m^3 和 504mg/m^3，吸入氢氰酸的半数致死浓时积（ LCt_{50} ）估算值为 4.4（mg·min）/m^3，经眼染毒的半数致死剂量估算值为 $1\sim2$mg/kg，口服致死剂量在 0.7$\sim$

3.7mg/kg 的范围内。氯化氰经呼吸道吸入中毒的 LCt_{50} 约为 11（mg·min）/m^3，引起失能的半数有效浓时积（ ICt_{50} ）为 7000（mg·min）/m^3，可使人员失去战斗力。氯化氰还对眼和呼吸道黏膜有强烈的刺激作用，当浓度为 1mg/m^3 时，几分钟便可引起眼刺激作用，导致大量流泪；浓度更高时能强烈刺激呼吸道和眼黏膜，即刻引起受害者的剧烈咳嗽，并可导致结膜炎。

中毒症状和表现 氰类毒剂的中毒症状和表现取决于中毒时的毒剂浓度、暴露时间长短和机体状态。轻度中毒时，可嗅到苦杏仁味，口内出现金属味；最初感觉全身无力、头痛、头晕、口腔及舌根发麻、恶心、胃部不适、呼吸不畅、不安、心前区疼痛。此时中毒人员若能迅速脱离污染区至空气流通处，则一般不需要医学处理，症状会逐渐缓解并消失。中度中毒时，伤员会很快出现眩晕、下肢无力、头痛、耳鸣、心悸、恶心、呕吐和口腔黏膜麻木等症状，并出现呼吸短促、心前区疼痛、言语和意识障碍，有时还有流涎和心率减慢等症状，中毒人员面部呈粉红色，随后可能会出现惊厥和昏迷。重度中毒伤员在数秒钟内即可出现呼吸加深加快，20$\sim$30 秒后惊厥发作，1 分钟左右出现不规则呼吸或浅表喘息，随后重度意识障碍，癫痫大发作样抽搐并猝死。暴露于极高氰类毒剂浓度的伤员，会发生闪电性中毒，出现突然的意识丧失、呼吸极度困难、跌倒和抽搐，甚至呼吸停止，此时尚未见伤员有其他的氰化物中毒典型症状，直至心脏停止跳动。氯化氰因分子中含有氯，除了上述的中毒症状和表现外，还对眼和喉部

有强烈刺激作用，并伴有胸闷、咳嗽、流泪和眼睑痉挛等症状；暴露于高剂量氯化氰的伤员，还可能会出现肺水肿，引起顽固性咳嗽、咳泡沫样痰、严重呼吸困难和明显的发绀。

中毒诊断 氰类毒剂的中毒诊断，主要根据伤员的接触史、症状特点，以及毒剂检测结果进行综合分析和判断。氢氰酸中毒通常发病急，症状发展较快，如果人员突然感到呼吸不畅，闻到苦杏仁味，出现胸闷、呼吸困难、皮肤及黏膜呈鲜红色、抽搐等症状时，结合接触史即可做出初步诊断，尽快实施现场急救。氯化氰中毒时会立即产生眼和喉部的强烈刺激症状，并伴有胸闷、咳嗽、流泪和眼睑痉挛，随后出现眩晕、头痛和呼吸困难，据此可将氯化氰中毒与氢氰酸中毒进行区别。氰类毒剂中毒的临床表现与一氧化碳、神经性毒剂中毒、硝基化合物及其他化学品中毒有较多相似之处，因此，临床应根据症状特点并结合临床检验和毒剂检测的结果，对伤员进行鉴别诊断。例如，在问诊时了解伤员口腔黏膜是否有麻木感、胸口是否有紧迫感，并观察伤员皮肤及黏膜是否呈现玫瑰红色等。现场可采用便携式检测仪，检测确定是否有氰类毒剂的存在（见氰类毒剂检测）；条件许可时，采集伤员的血、尿或唾液等样品，进行氰离子的检测，检查尿、唾液和血样中的硫氰酸盐含量是否有明显增高等。此外，氰类毒剂中重度中毒伤员的动静脉血氧浓度差会明显缩小，血浆乳酸浓度大于 4mmol/L。氰类毒剂中毒不会检出一氧化碳中毒时的血样碳氧血红蛋白阳性，以及神经性毒剂中毒时的全血胆碱酯酶活性显著降低，

以此可将氰类毒剂中毒与一氧化碳或神经性毒剂中毒进行区别。

（赵　建　丁日高）

qínglèi dújì zhòngdú yùfáng

氰类毒剂中毒预防 （prevention against cyanide agent poisoning）

为防止或减少氰类毒剂中毒伤害而采取的物理防护和医学防护措施。氰类毒剂是一类速杀性化学战剂，代表性毒剂是氢氰酸和氯化氰，它们的毒性作用迅猛，杀伤力强，严重中毒时，症状发展很快并能致死。预先防护以及在中毒后及时救治，是对抗氰类毒剂中毒的有效措施。氰类毒剂的防护包括物理防护和医学防护，前者主要采用个人防护器材阻断毒剂与人体接触，后者则以药物预防为主，药物防护是器材防护的补充，但不能替代器材防护。

器材防护　氢氰酸和氯化氰等化学战剂主要经呼吸道吸入、眼鼻黏膜或皮肤接触染毒，及时穿戴防毒面具和防护服等个人防护器材可保护呼吸道、眼和皮肤等重要器官。军用过滤式防毒面具和透气式防护服在短时间内对气态氢氰酸和氯化氰有较好的防护效能。但军用防毒面具滤毒罐对氢氰酸的有效防护时间要比其他毒剂短，约为30分钟，接触高浓度毒剂时，保护时间还会进一步缩短。因此，佩戴军用过滤式防毒面具进入氰类毒剂污染区时，应事先了解面具的有效防护时间，并控制佩戴人员的工作时间。当氢氰酸的浓度超过 $1800mg/m^3$，或人员需要在染毒区域内长时间作业时，应选用自携氧式防毒面具或呼吸器。进入液态氰类毒剂污染区域或工作场所时，应穿戴隔绝式防护服，以防止液体毒剂喷溅，接触皮肤后透皮吸收中毒。

在现场发生紧急情况但缺乏专业的个人防护器材时，可以用水润湿的毛巾、手帕甚至纸巾掩住口鼻，戴上眼镜或防护镜，尽快从上风处撤离毒剂污染区域。离开染毒区域后，及时脱去外衣，用清水冲洗眼，用清水或肥皂水清洗裸露皮肤，去除可能沾染的毒剂。

药物预防　人员进入染毒区域前，在器材防护的基础上服用中毒预防药物，可以进一步加强器材的防护效能。在不慎中毒时，预先服用的药物有助于减轻中毒症状，争取急救时间，提高救治效果。现有的药物是根据氰类毒剂中毒机制研制的，主要是高铁血红蛋白形成剂（见高铁血红蛋白形成剂），如抗氰胶囊。人员进入氰类毒剂污染区域前要提前30分钟服用抗氰胶囊，服药后的有效防护时间为 4~6 小时。服药后对血压、心率等无明显影响，也不影响作业能力和日常活动（见抗氰胶囊）。由于服药后药物在体内促进高铁血红蛋白的形成，服用者的皮肤黏膜会呈现轻度紫色，约 1 小时后逐渐消失。预防药物一般为单次使用。必要时，在间隔一定时间后可以再次服用。对于高铁血红蛋还原酶缺乏者，应禁用抗氰胶囊等高铁血红蛋白形成剂。

（赵　建　丁日高）

qínglèi dújì zhòngdú jíjiù

氰类毒剂中毒急救 （first-aid treatment of cyanide agent poisoning）

在氰类毒剂中毒现场，为挽救中毒人员生命、减少中毒损伤效应而采取的应急救治措施和方法。氰类毒剂是快速起效并能致死的速杀性化学战剂，主要经呼吸道吸入中毒，在体内快速抑制细胞呼吸链中的氧化型细

色素 C 氧化酶，导致细胞氧利用障碍，引起细胞内窒息和组织缺氧，中毒症状发展迅速，中毒者出现头痛、疲乏、焦虑、眩晕、心悸、呼吸困难和心前区疼痛等症状。严重中毒伤员首先出现呼吸停止，数秒或数分钟后心跳停止而死亡（见氰类毒剂中毒）。人员进入氰类毒剂或氰化物污染区域，或者拟进行氰类毒剂相关的作业时，应预先采取防护措施，穿戴个人防护器材，服用预防药物。在人员发生中毒或疑似中毒时，应立即展开急救，尽早给予特效抗毒药物，以避免人员伤亡。

氰类毒剂中毒救治具有很强的时效性，及时给中毒者使用特效抗毒药物，是氰类毒剂中毒急救最为有效的措施。抗毒自动注射针、抗氰急救注射液和亚硝酸异戊酯是常用的现场急救药品，它们给药后吸收好、起效快，并且使用方便（见高铁血红蛋白形成剂）。对于训练有素的军人和应急救援人员，在现场发生氰类毒剂或氰化物污染中毒时，应尽快开展自救或互救，措施包括立即佩戴防毒面具，取出自动注射针进行自我注射，或者同伴之间互相注射。随后，现场人员因尽快向上风方向撤离染毒区域，在清洁通风处脱去污染衣物，用肥皂水或清水冲洗裸露皮肤。眼染毒时，用生理盐水或清水冲洗眼睛。对于严重中毒伤员的现场急救，在注射抗毒自动注射针的基础上，条件许可时还可静脉注射硫代硫酸钠，补充体内的硫供体，促进解毒；及时清除伤员口、鼻中的分泌物，保持其呼吸道通畅；对于出现发绀和呼吸困难的伤员，及时给氧；当伤员出现呼吸衰竭或停止时，立即行正压人工呼吸。对经过现场急救症状缓解并稳定

的伤员，应尽快送往医院继续治疗。

在氰化物引发的群体中毒事件现场，现场救援人员或急救人员应立即组织民众采用手边可得的简易防护器材进行防护，如用湿毛巾、湿纸巾捂住口鼻，用眼镜和长袖外衣等遮挡眼睛和裸露皮肤，尽快撤出污染区域，进行洗消和更衣。对于中毒伤员，在条件许可时，应迅速给中毒者带上防毒面具，立即使用自动注射针或肌内注射抗氰急救注射液（见抗氰急救注射液）。在不具备抗氰注射液的情况下，可以给伤员吸入亚硝酸异戊酯或口服抗氰胶囊进行抗毒救治。在染毒区内可将亚硝酸异戊酯置于防毒面具内吸入，随后快速撤离染毒区。情况允许时，可先将中毒伤员转移出染毒区，在空气流通处，打开亚硝酸异戊酯安瓿，置于中毒伤员的鼻下吸入给药，每 5 分钟吸入 1 支（0.2ml），可以连续吸入 4~5 个安瓿的药物。其间若伤员的收缩压降至 80mmHg 时，应立即停止吸入。由于氧气和亚硝酸异戊酯混合后有爆炸的危险，故不应在氧气面罩内吸入亚硝酸异戊酯。

（赵 建 丁日高）

qínglèi dújì zhòngdú zhìliáo
氰类毒剂中毒治疗（medical treatment against cyanide agent poisoning）

针对氰类毒剂中毒所采取的抗毒治疗和对症治疗措施和方法。氰类毒剂是中毒后能快速起效，中毒症状发展迅速，并可致死的一类化学战剂。中毒伤员会出现头痛、疲乏、焦虑、眩晕、心悸、呼吸困难和心前区疼痛等中毒症状。严重中毒患者首先出现呼吸停止，随后心跳停止而死亡。氰类毒剂中毒后，应

根据现场情况、伤员症状和毒剂检测结果尽快做出诊断，条件允许时立即在中毒现场展开急救（见氰类毒剂中毒急救）。经急救病情稳定的伤员，以及现场无条件急救的中毒伤员，应尽快送往医院进行治疗。

抗毒治疗　氰类毒剂中毒发病急，严重时可引起死亡，中毒救治具有很强的时效性，及早使用高铁血红蛋白形成剂等抗毒药物，进行针对性的抗毒治疗，是缓解中毒症状，降低死亡率的有效措施。对氰类毒剂的严重中毒伤员，在给予高铁血红蛋白形成剂的基础上，联合使用硫代硫酸钠，可以提高抗毒效价，促进机体彻底解毒。氰类毒剂中毒常用的抗毒剂简述如下。

高铁血红蛋白形成剂　通过在体内促进红细胞内的血红蛋白转变形成高铁血红蛋白，与细胞色素氧化酶竞争性结合氰离子，从而对抗氰类毒剂中毒的一类药物，主要包括亚硝酸异戊酯、亚硝酸钠、4-二甲氨基苯酚和对氨基苯丙酮。其中 4-二甲氨基苯酚是抗氰急救注射液的主要成分，用于抗毒治疗具有解毒快、使用方便等特点。以高铁血红蛋白形成剂为主要成分的抗氰胶囊，可以口服用于轻中度中毒伤员的抗毒治疗（见高铁血红蛋白形成剂）。

供硫剂　硫代硫酸钠等供硫剂进入人体后，在硫氰酸酶的催化作用下，发生硫代硫酸反应生成活化的硫烷复合物，提高内源性硫烷硫原子的水平。活化的硫烷复合物容易与氰离子反应，生成毒性较低的硫氰酸盐，经肾脏随尿液排出，从而起到解毒的作用。与高铁血红蛋白形成剂不同，硫代硫酸钠等供硫剂不需要血红

蛋白的参与，在体内不会影响氧的运输，但由于它们难以进入线粒体为硫氰酸酶等内源性酶提供解毒反应必需的硫原子，故起效缓慢。因此，在临床上，硫代硫酸钠一般作为高铁血红蛋白形成剂的补充或联合治疗药物使用，不适合用于氰类毒剂急性中毒、特别是重度中毒伤员的急救。此外，在使用过程中，硫代硫酸钠给药速度过快时可能会引起血压迅速降低的副作用。

钴类抗毒剂　这是一类氰离子螯合剂，它们对氰离子的亲和力高于细胞色素 C 氧化酶，在体内可与游离的氰离子螯合，中和氰类毒剂的毒性作用，并且可以通过竞争结合，促进与细胞色素氧化酶结合的氰离子发生解离。钴类化合物与氰离子结合后生成性质稳定、毒性显著降低的氰钴酸盐，经肾脏随尿液排出体外。目前临床应用的钴类药物有依地酸二钴和羟钴胺，前者对氰离子的亲和力高于细胞色素氧化酶，可以与体内游离态的氰离子结合，也可争夺与细胞色素氧化酶结合的不稳定氰基，使酶恢复电子传递功能，缓解机体缺氧症状。羟钴胺是维生素 B_{12} 的前体，进入人体后可与氰离子结合，生成无毒的氰钴胺后由尿液排出，从而发挥解毒作用。羟钴胺临床应用的安全性良好，适用于存在烟气的火灾现场氢氰酸和一氧化碳复合中毒伤员的救治。

醛、酮、醇类化合物　醛、酮、醇类化合物也可以与氰离子结合，生成低毒且稳定的氰醇化合物而解毒。但是这一过程比较缓慢，对轻、中度中毒有一定的治疗作用，但对于急性重度中毒伤员的治疗效果不佳。例如葡萄糖，虽有一定的抗毒作用，但作

用较慢，通常与亚甲蓝配成亚甲蓝葡萄糖溶液后静脉注射。

综合治疗 重度中毒伤员的院内治疗，通常采用抗毒治疗与对症和支持治疗相结合的综合治疗措施。如氯化氰中毒，在抗毒治疗的同时需要特别注意肺水肿的发生和治疗。对症和支持治疗措施主要包括给伤员吸入高浓度氧或纯氧，积极防治可能出现的脑水肿和肺水肿，维持伤员的水、电解质平衡以及微循环稳定，给予能量合剂和细胞色素 C 等。

（赵 建 丁日高）

gāotiě xuèhóngdànbái xíngchéngjì

高铁血红蛋白形成剂（methemoglobin-forming drugs）

在体内能将红细胞内血红蛋白转变为高铁血红蛋白，与细胞色素氧化酶竞争结合氰离子，从而对抗氰类毒剂中毒的一类药物。高铁血红蛋白形成剂是用于氰类毒剂中毒急救和抗毒治疗的主力药物，主要包括 4-二甲氨基苯酚、对氨基苯丙酮、亚硝酸异戊酯和亚硝酸钠等。

抗毒原理 高铁血红蛋白形成剂是一类基于"竞争性保护"机制的氰类毒剂特效抗毒药物，可经呼吸道吸入、注射或口服等途径给药。在体内，高铁血红蛋白形成剂能使红细胞内血红蛋白的二价铁（Fe^{2+}）氧化成为三价铁（Fe^{3+}），生成高铁血红蛋白，后者与氰离子（CN^-）具有较高的亲和力，可在血液中与氧化型细胞色素氧化酶中的三价铁竞争结合氰离子，生成氰化高铁血红蛋白络合物。血液中氰离子与高铁血红蛋白的结合会打破血液和组织氰离子浓度的平衡，促使组织中与氧化型细胞色素氧化酶结合的氰离子发生解离，转运进入血液并与高铁血红蛋白结合，从

而促进细胞色素氧化酶与氰离子的复合物发生解离，恢复氧化型细胞色素氧化酶转递电子的正常功能。但是，与高铁血红蛋白结合的氰离子有可能发生解离，游离的氰离子会再次与细胞色素氧化酶结合而导致中毒，特别是大剂量氰类毒剂中毒的伤员，有可能会因抗毒治疗不彻底而出现二次中毒。因此，在进行中毒救治时，需要密切观察重度中毒伤员的病情发展，在使用高铁血红蛋白形成剂的同时，配伍应用硫代硫酸钠等供硫剂或者羟钴胺等钴类抗毒剂，加快体内氰离子的清除。高铁血红蛋白形成剂的血液浓度与抗氰效价在一定范围内成正比关系，但过高的高铁血红蛋白含量会影响红细胞的携氧功能。因此，在氰类毒剂中毒救治时，应控制高铁血红蛋白形成剂的用药剂量，以血液高铁血红蛋白含量不超过 30% 为宜。此外，在高原缺氧地区、相对封闭的火灾现场，以及空气流通不畅的室内等空气含氧量偏低的场所和环境，需要慎用高铁血红蛋白形成剂，用药后要密切观察伤员的病情变化。

代表性药物 临床用于氰类毒剂中毒治疗且疗效确定的高铁血红蛋白形成剂简述如下。

4-二甲氨基苯酚 是抗氰急救注射液的主要成分，口服和肌内注射吸收好。中毒急救时单次肌内注射给药，注射 10 分钟后药物的血浆浓度达到峰值，抗毒作用起效快，效果明确。给药后再注射硫代硫酸钠，对高剂量氰类毒剂中毒伤员有良好的救治效果。4-二甲氨基苯酚的安全性较高，对心血管系统没有明显影响。但药物作用持续时间较短，用药后会出现皮肤发绀的现象，过量用药时会引起高铁血红蛋白症。

对氨基苯丙酮 通常以口服给药，吸收良好，给药 30 分钟后起效，药效作用持续时间可达 4 小时以上。安全性良好、无降血压等副作用。将对氨基苯丙酮与 4-二甲氨基苯酚配伍使用，抗毒疗效更佳，可用于轻度氰化物中毒，以及无呕吐症状中度中毒伤员的急救和抗毒治疗（见抗氰胶囊）。

亚硝酸异戊酯 是唯一可经呼吸道吸入给药的氰类毒剂抗毒药物，作用快，效果好，多用于氰类毒剂中毒的现场急救。在氰类毒剂污毒环境中，应将吸入剂放置在防毒面具里，供中毒者吸入。因亚硝酸异戊酯具有血管扩张作用，用量不当时可导致低血压；过量使用时会引起发绀、晕厥和呼吸困难。因此，此药必须在医务人员的指导下使用。

亚硝酸钠 注射液的组分是 3% 的亚硝酸钠水溶液，静脉注射有效，发挥作用较快。在中毒早期给伤员使用亚硝酸钠注射液，可暂时性地延缓氰类毒剂的毒性作用，随后需及时给其他抗毒药物，以达到良好的治疗效果。亚硝酸钠能引起低血压，过量时可因高铁血红蛋白的大量生成而加重缺氧。

亚甲蓝 作为氧化剂，大剂量或高浓度的亚甲蓝能将血红蛋白氧化成高铁血红蛋白，与氰离子结合形成氰化高铁血红蛋白。但亚甲蓝的作用时间短，结合后的氰离子解离较快。因此，仅可在中毒早期作为替代抗毒剂给药，暂时性地延缓氰类毒剂的毒性，但其作用弱于亚硝酸钠。在条件许可时，现场急救应优先肌内注射 4-二甲氨基苯酚或吸入亚硝酸异戊酯。

（赵 建 丁日高）

kàngqíng jíjiù zhùshèyè

抗氰急救注射液 (first-aid injection for cyanide agent poisoning)

以4-二甲基氨基苯酚为主成分，用于氰类毒剂中毒急救的肌内注射剂。氰类毒剂是一类速杀性化学战剂，其毒性作用强，起效快，大剂量中毒时可快速导致死亡。氰类毒剂中毒时，应尽早诊断，及时给中毒者使用抗氰急救注射液等特效抗毒剂进行急救，以避免和减少氰类毒剂中毒导致的人员伤亡。

在氰类毒剂中毒急救时，通常给中毒者单次肌内注射抗氰急救注射液，每次1支（2ml）。如果需要重复给药，必须与首次给药间隔1小时，并且剂量减半。抗氰急救注射液的主成分4-二甲基氨基苯酚属于高铁血红蛋白形成剂，经肌内注射后吸收好，起效快，注射进入血液后，能将血红蛋白转化成为高铁血红蛋白，后者可与细胞色素氧化酶竞争结合氰离子，使细胞色素氧化酶恢复电子传递功能，有效对抗氰类毒剂中毒（见高铁血红蛋白形成剂）。肌内注射抗氰急救注射液后，中毒者血液中高铁血红蛋白的初始形成速度与静脉注射亚硝酸钠相当，并且无明显的血压降低等副作用。在野战条件下和中毒现场，氰类毒剂的中毒急救多采用自动注射针，由现场人员自行注射或与同伴互相注射，以避免因等候医护人员而错失抗毒急救的时机。现场有医护人员的情况下，也可由医护人员给中毒者肌内注射抗氰急救注射液。

对于氰类毒剂以及其他氰化物严重中毒者，在注射抗氰急救注射液后静脉注射硫代硫酸钠，可以补充体内硫烷硫原子，促进解毒，防止中毒症状反复。抗氰急救注射液的安全良好，肌内注射后，被注射者的用药局部有轻度胀痛感，脸面、唇和指甲会出现轻度发绀，这些症状在数小时后会明显减轻。少数患者可能会因轻度溶血出现一过性低热。但是，抗氰急救注射液严禁与亚硝酸盐类药物同时使用，并禁止给患有高铁血红蛋白还原酶缺乏症的中毒者使用。

（赵 建 丁日高）

kàngqíng jiāonáng

抗氰胶囊 (anti-cyanide capsules)

以高铁血红蛋白形成剂为药用成分，主要用于预防氰类毒剂中毒的胶囊制剂。人员在进入氰类毒剂或氰化物污染区，或开展毒剂相关作业前预先服用该药，可以增强器材防护的作用，并在不慎中毒时减轻毒剂对服药者的中毒伤害效应，降低死亡率。此外，抗氰胶囊也可作为口服抗毒剂，用于氰类毒剂轻度中毒和无呕吐症状中度中毒者的急救和抗毒治疗。

抗氰胶囊预防给药时，每人单次口服1粒，服药后20分钟人体内高铁血红蛋白含量达到5%，60分钟时高铁血红蛋白含量达到15%左右，此时可有效对抗氰类毒剂及氰化物中毒。服药后约30分钟，服药者因体内开始形成高铁血红蛋白，其指甲、口唇会逐渐出现青紫色，这是药物产生作用的特异性标志。服药5小时后，药物作用逐渐消失，青紫色退去，指甲和口唇恢复正常颜色。抗氰胶囊的安全性良好，副作用小。但患有高铁血红蛋白还原酶缺乏症的人，应禁服抗氰胶囊。

（赵 建 丁日高）

zhìxīxìng dújì

窒息性毒剂 (choking agents)

主要损伤呼吸道和肺，引起肺部损伤和肺水肿，从而使机体急性缺氧，导致呼吸障碍、窒息乃至死亡的一类化学战剂。又称肺损伤性毒剂或肺刺激剂。窒息性毒剂种类较多，主要包括光气、双光气、氯气、氯化苦和全氟异丁烯等。

简史 1774年，瑞典化学家卡尔·威廉·舍勒在用盐酸与软锰矿反应时，首次制得氯气。英国化学家约翰·戴维于1812年利用一氧化碳和氯气合成了光气。随着19世纪工业的发展，光气在化学工业生产中的地位日趋重要，在染料工业中有大量的应用，随后又经合成得到双光气和三光气。在氯气和光气的应用过程中，它们的毒性作用和军事价值被逐渐发现。1914年，第一次世界大战爆发后不久，法国军队和德国军队就开始在战争中小规模地使用刺激性气体，但收到的效果有限。1915年4月22日在比利时伊珀尔（Ypres）地区，德军用数千个钢瓶同时施放了168吨氯气，对英法联军实施大规模的化学攻击，造成1万5千余人中毒，其中约5千人死亡，由此开启了现代化学战的时代。由于氯气的颜色和气味容易被敌对方察觉，很快被无色、味轻的光气和双光气所替代。1915年12月和1916年5月，德军分别将光气和双光气用于战场，随后英国和法国军队也使用氯气和光气武器进行反击。窒息性毒剂成为第一次世界大战战场上主要使用并造成大量伤亡的化学战剂（表1）。第二次世界大战期间，光气和双光气是各国贮存较多的一类毒剂。日军在侵华战争中曾多次对中国军民使用以光气和三氯化肿混合物为主的窒息性毒剂武器。20世纪30年代之后，随着速杀性神经性毒剂的出

表1　第一次世界大战中使用的化学战剂

化合物	类型	首次使用时间	化合物	类型	首次使用时间
溴乙酸乙酯	I	1914 年 8 月	氯苯	I	1915 年
o-二茴香胺氯甲磺酸酯	I	1914 年 10 月	丙烯醛	I	1916 年 1 月
氯丙酮	I	1914 年 11 月	双光气	R	1916 年 5 月
溴甲基甲苯	I	1915 年 1 月	氢氰酸	R	1916 年 7 月
苯二甲基溴	I	1915 年 1 月	硫化氢	R	1916 年 7 月
溴化苄	I	1915 年 3 月	氯化苦	R	1916 年 8 月
氯气	R	1915 年 4 月	溴化氰	R	1916 年 9 月
溴气	R	1915 年 5 月	氯化氰	R	1916 年 10 月
甲基氯磺酸	I	1915 年 6 月	氯化苯胩	—	1917 年 5 月
乙基氯磺酸	I	1915 年 6 月	二苯氯胂	I	1917 年 7 月
氯甲酸氯甲酯	I	1915 年 6 月	氰基甲酸酯	—	1918 年
氯甲酸二氯甲酯	I	1915 年 6 月	二氯化苯基胂	I	1917 年 9 月
溴丙酮	I	1915 年 6 月	双（氯甲基）乙醚	R	1918 年 1 月
溴甲基乙酮	I	1915 年 7 月	双（溴甲基）乙醚	R	1918 年 1 月
碘丙酮	I	1915 年 8 月	硫光气		1918 年 3 月
硫酸二甲酯	I	1915 年 8 月	二苯基氰胂		1918 年 5 月
高氯甲基硫醇化合物	R	1915 年 9 月	N-乙基咔唑		1918 年 7 月
碘乙酸乙酯	I	1915 年 9 月	α-氰化溴苄		1918 年 7 月
光气	R	1915 年 12 月	10-氯-5, 10-二氢-吩砒嗪	I	1918 年 9 月
o-硝基苄氯	I	1915 年	二溴化苯基胂	I	1918 年 9 月

注：表中毒剂按首次使用时间排序。I：以刺激性作用为主的化学毒剂；R：经呼吸道吸入中毒并可致死的化学毒剂；—：无相关数据。

现，窒息性毒剂因其毒性相对较低且易于防护，逐渐被神经性毒剂和糜烂性毒剂等杀伤性更强的化学战剂所取代，不再作为主要战剂储备和使用。氯气、光气和双光气等窒息性毒剂都是军民两用化学品，是重要的化工原料，被广泛应用于制药、塑料、印染等化工产业，全氟异丁烯则是聚四氟乙烯生产中不可避免的副产品。由于氯气等毒剂在工业中大量生产，容易获得，第二次世界大战结束至今，仍有作为武器在战争或武装冲突被使用的案例。例如，在伊拉克，叛乱分子曾用氯气攻击当地族群和联合武装，造成人员伤亡。2013 年以来，在叙利亚内战中多次发生因氯气使用导致无辜民众伤亡的事件。此外，在氯气和光气的生产、加工、储存和运输过程中，因泄漏或事故造成的人员中毒或伤亡事件也时有发生。例如，2004 年 4 月在重庆发生的氯气泄漏和储气罐爆炸事故，造成 9 人死亡，3 人受伤，15 万群众被疏散。同年 6 月，福建发生的一起光气泄漏事故中，260 人中毒，1 人身亡。

理化性质　窒息性毒剂在常温下均为气体，有特殊的气味，其战斗状态主要是蒸气态或雾态，经呼吸道吸入中毒，杀伤对方有生力量，削弱战斗力。窒息性毒剂有效杀伤浓度的持续时间与现场的气象和地形条件相关。例如，在夏季开阔地，光气有效杀伤浓度的持续时间为 15 ~ 20 分钟，在森林或低洼地为 2 ~ 3 小时；在冬季开阔地的持续时间是 1 小时，而在森林或洼地处则可增加数倍。

光气和双光气的野战杀伤浓度分别是 200 ~ 400mg/m³ 和 150mg/m³，它们可以单独装填炮弹或炸弹使用，也能与其他毒剂（如芥子气、二苯氰胂等）或发烟剂混合使用，增加毒性作用的复杂性和杀伤力，延长有效杀伤时间，并可增加毒剂侦检的难度。干燥光气在常温下稳定，弹药爆炸时不易分解。但光气遇水时容易发生水解，因此光气不易造成水源或含水量较高的食物染毒。双光气释放时有一部分以液滴态落在地面或物体表面，其水解速度较慢，可使水源染毒几小时以上，加热煮沸或加碱能促使双光气的分解。光气和双光气能与氢氧化钠和氢氧化钙等碱性物质发生中和反应，生成氯化钠和碳酸钙，因此，可以用碱溶液进行光气和双光气的消毒。光气和双光气还能与氨反应生成尿素和氯化铵；与乌洛托品发生加成反应，生成无毒的加合物。为此，乌洛托品在第一次世界大战期间曾被作为光气防护口罩的浸渍剂使用。氯气的毒性较低且易于防护，使用时易受风向影响，其实战意义有限。氯化苦因其强烈的气味和刺激性，如今主要用于部队训练，或用作防毒面具气密性检查试剂。

毒性表现　窒息性毒剂主要经呼吸道吸入中毒，损伤呼吸道和肺，增加肺血气屏障的通透性，从而引发肺损伤或肺水肿，造成机体急性缺氧或窒息，严重中毒可导致死亡。气态毒剂在接触眼、黏膜和皮肤时，产生局部刺激作用。液态窒息性毒剂（如液态光气）接触皮肤时，会引起严重的皮肤灼伤。窒息性毒剂中毒引起的肺水肿有一定的潜伏期，一般为2~8小时，有时可长达24小时，肺水肿发生得越早，则中毒程度越严重，危险性就越大（见窒息性毒剂中毒）。

防护和救治　及时佩戴防毒面具保护呼吸道、眼和面部，是窒息性毒剂中毒防护的有效措施。人员的集体防护还可以利用有毒剂吸附和滤过装置的化学防护工事或防毒帐篷。在缺乏专业防护器材的情况下，用水或碱液浸湿的纱布、口罩或毛巾等简易用品掩盖口鼻，也有一定的防护效果（见窒息性毒剂中毒防护）。对于不慎暴露于窒息性毒剂的中毒者，应尽快将他们转移撤离污染区域，轻轻脱去外衣后洗消，用清水洗眼、鼻和漱口。对于出现中毒症状的中毒者，在移至空气流通处进行洗消后，使其平卧以减少机体的氧耗量，安静，保温，保持其呼吸畅通，必要时吸氧，防止

肺水肿的发生，并及时后送至医院进行治疗（见窒息性毒剂中毒急救）。

（赵　建　丁日高）

guāngqì
光气（phosgene）　化学名为二氯碳酰，并曾在第一次世界大战中规模使用过的窒息性毒剂。又称二氯碳酰或碳酰氯。军用代号CG，化学分子式为$COCl_2$，分子量98.92，化学文摘登记号75-44-5，化学结构见图1。光气主要经呼吸道染毒，刺激呼吸道和眼黏膜，引起肺损伤和肺水肿，严重时可导致死亡。

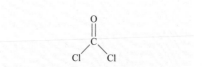

图1　光气的化学结构式

简史　1812年，英国化学家约翰·戴维在将氯气和一氧化碳的混合物暴露于阳光下时，首次合成得到光气。因在合成过程中约翰·戴维用阳光催化反应，故其将这一气态化合物命名为光气。19世纪以来，随着化学工业、特别是染料工业的发展，光气成为重要的化工原料。第一次世界大战期间，光气的合成采用了效率更高的方法，即将氯气和一氧化碳在活性炭催化剂的作用下反应，应用此法可以规模制备光气。1915年底，德国军队首次将光气作为化学武器用于第一次世界大战战场，随后多个国家的军队装备了光气武器，光气以及等量光气与氯气的混合气体在第一次世界大战战场上被大量使用。由于光气的密度大于空气密度，易于在低洼处蓄积，在战壕中的作战人员容易受到光气的伤害而造成

严重伤亡。因此，第一次世界大战期间光气武器是使用较多并致大批人员伤亡的化学武器。第二次世界大战期间，光气的使用主要在中国，侵华日军多次使用光气杀伤中国军民。第二次世界大战以后，随着杀伤力强且容易存储的神经性毒剂快速发展，光气和双光气等窒息性毒剂逐渐退出各国制式装备。光气是典型的双重用途化学品，具有重要的工业和商业价值，大量的光气被用于生产异氰酸酯，如甲苯异氰酸酯和亚甲基异氰酸酯等，光气还被用于生产杀虫剂、药品和染料等产品。1997年生效的《化学武器公约》，将光气列为附表清单3化学品（见化学武器公约）。由于光气在常温下是气态，且具有较强的肺损伤毒性，其生产、运输和储存过程存在较高的泄漏和健康安全风险。此外，在火灾事故中，氯化烃类燃烧时会产生光气。含氯溶剂通过光氧化作用，也会在大气中生成光气。

理化性质　光气纯品在常温常压下为无色、有特殊气味的气体，工业品常因含有氯、盐酸和三氯化铁等杂质而呈黄色。光气具有类似新鲜收割的干草或烂苹果的特殊气味，沸点8.2℃，凝固点−118℃，20℃时的蒸气压1215mmHg，饱和蒸气压1.62kPa。光气比空气重，20℃时的气体密度是3.5（空气密度为1）。光气微溶于水，可溶于芳烃、苯、四氯化碳、氯仿、乙酸等多种有机溶剂，并能与乙醇、碱类化合物、氨和金属铜发生反应。

军事性能　光气曾被装填于炮弹、航空炸弹、火箭弹等武器中使用，释放后造成空气污染，人体经呼吸道吸入中毒。由于光气比空气重得多，释放后易于沉

积在地面或低洼处。光气是典型的暂时性毒剂，易被活性炭等多孔性物质吸附，军用防毒面具能吸附滤过光气，有效保护呼吸道和眼。

毒性作用 呼吸道吸入是光气最常见的中毒途径，主要的毒性作用为损伤肺泡细胞，破坏血气屏障，引起肺水肿，严重时可导致死亡。光气的毒性作用与其剂量（或浓时积）相关。光气的嗅觉阈值为 $2\sim6$ mg/m³，此浓度对上呼吸道和眼的刺激较弱，人体不易知觉，但长时间暴露则有可能引起下呼吸道损伤。当空气中的光气浓度达到 $12\sim19$ mg/m³ 时，即可引起眼、鼻、咽喉和呼吸道的刺激作用；50 mg/m³ 的浓度吸入 $30\sim60$ 分钟，即可引起肺部严重损伤，出现肺水肿；100mg/m³ 的浓度吸入 $30\sim60$ 分钟会致人死亡；$200\sim300$mg/m³ 的浓度短时吸入即可快速致死。光气经呼吸道吸入的半数致死浓时积（LCt_{50}）的估算值为 2050（mg·min）/m³，非致死浓时积<1230（mg·min）/m³。美国国立职业安全和健康研究所制定的光气职业暴露安全管理限值，8 小时时间加权平均容许浓度（英文 TWA-8h）为 0.4 mg/m³，可立即危及生命或健康浓度值（英文 IDLH）为 8.4 mg/m³，15 分钟短时暴露阈值（英文 STEL）为 0.82 mg/m³。当工作场所和环境中的光气浓度高于 IDLH 值时，人员需要佩戴自携氧式防毒面具/呼吸器。

中毒机制 光气暴露致肺损伤和肺水肿的病因比较复杂。高化学活性的光气吸入后，能与肺泡上含氨基的蛋白反应，产生交叉偶联，损伤肺泡细胞和肺泡血气屏障，引起肺水肿，导致窒息。此外，根据不同的实验研究和观察，研究者还提出了如下的多种学说。

直接损伤学说 光气暴露进入体内后，直接作用于毛细血管壁和肺泡壁，造成血管内皮细胞、神经元胞体和肺泡上皮细胞崩解，肺泡壁破裂，渗出增加。下呼吸道的纤毛细胞断裂、脱失和倒伏，使肺内分泌物排出受阻而继发感染，进一步加重缺氧和肺水肿。

酰化学说 光气是一种强效的酰化剂。早期研究认为，光气毒性是其与体内水分相互作用过程中产生的氯化氢（HCl）所致。近期研究发现，大多数的光气毒性效应与酰化反应相关。光气、双光气的羰基（-CO-）与肺组织内多种含氨基（-NH₂）、羟基（-OH）和巯基（-SH）的氨基酸、蛋白质和酶等大分子发生酰化反应，引起广泛的肺酶系统抑制，影响细胞正常代谢和功能，使毛细血管壁通透性增加，由此引发肺水肿。

肺血流动力学变化学说 光气中毒后，肺组织内血管紧张素转化酶活力增高，使血管紧张素 I 加速转化为血管紧张素 II，后者使肺毛细血管收缩，肺微循环障碍，导致肺水肿。

花生四烯酸代谢产物学说 光气引起的肺组织细胞受损可激活磷脂酶 A2，在此酶作用下，细胞膜磷脂被裂解生成花生四烯酸，后者的代谢产物能舒张小血管，增加微血管通透性，促进肺水肿。

肺神经内分泌学说 光气中毒后，肺组织的肺神经内分泌细胞（又称 NE 细胞）会大量释放5-羟色胺、哇皮素、P 物质和血管活性肠肽（VIP）等生物活性物质，它们可导致血管运动、通透性及呼吸道功能的调节失衡，从而引起肺水肿的形成。

中毒防治 目前尚无光气中毒的特效抗毒药物可用，并缺乏对因的救治措施。在光气污染现场，及时、正确穿戴防毒面具和防护服等个人防护器材，保护眼、呼吸道和皮肤不与毒气接触，是对抗光气中毒最为有效的措施。光气中毒后的救治，主要采用对症和支持相结合的综合治疗措施（见窒息性毒剂中毒治疗）。

（赵 建 丁日高）

shuāngguāngqì

双光气（diphosgene） 化学名为三氯甲基氯甲酸酯，并曾在第一次世界大战中作为化学武器使用的窒息性毒剂。化学分子式为 $C_2O_2Cl_4$，分子量197.83，是光气的两倍。军用代号为 DP，化学文摘登记号503-38-8，化学结构见图1。双光气是在第一次世界大战期间光气用于战场不久之后问世的，因当时的防护技术有限，双光气蒸气能破坏防毒面具的滤膜，由此受到关注。1916 年 5 月，德国军队首次将双光气作为化学武器在第一次世界大战战场上使用。

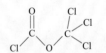

图1 双光气的化学结构

在常温常压下，双光气是无色且具刺激性气味的透明油状液体，沸点127.5℃，凝固点-57℃，蒸气压为 1.3kPa（20℃），相对密度为 1.65（水＝1）。双光气工业品常因其含有氯甲酸一氯甲酯、氯甲酸二氯甲酯、氯气和氯化氢等杂质而呈现黄棕色。双光气难溶于水，易溶于有机溶剂，可作为其他毒剂的溶剂。双光气受热至沸点后开始分解，在 $300\sim$

350℃可完全分解成为光气（见光气）。双光气易被活性炭等多孔性物质吸附，军用防毒面具能有效地吸附滤过双光气，对眼和呼吸道有良好的防护效能。

双光气的中毒症状和表现与光气相同，主要经呼吸道吸入染毒，损伤肺泡细胞，引起肺水肿，严重时可导致死亡（见窒息性毒剂中毒）。双光气的半数毒效浓时积（ICt_{50}）为 $1600(mg \cdot min)/m^3$，半数致死浓时积（LCt_{50}）为 $3200 (mg \cdot min)/m^3$。与光气等窒息性毒剂相似，双光气的中毒防治，主要以事先穿戴个人防护器材的主动防护和中毒后的对症综合治疗为主（见窒息性毒剂中毒治疗）。

（赵 建 丁日高）

lǜqì

氯气（chlorine） 化学式是 Cl_2，颜色为黄绿色并具有强烈刺激性气味的窒息性毒剂。分子量70.9，化学文摘登记号7782-50-5。

简史 氯气是自然界存在最为丰富的卤素气体。1774 年，瑞典化学家卡尔·威廉·舍勒在将软锰矿与浓盐酸混合并加热时得到氯气。1785 年，法国化学家克劳德·路易·贝托莱发现氯气的漂白作用，随后其被用于纺织品的漂白，由此改变了纺织品经日光曝晒漂白的传统方法。第一次世界大战期间，德国化学家弗里茨·哈伯向军队提出将氯气作为武器使用的建议，并负责制定和组织了氯气武器攻击计划。1915 年 4 月 22 日，德国军队在比利时伊珀尔战场 6.4 千米（4 英里）宽的前沿阵地上放置了 5730 个氯气钢瓶，对英法加联军施放了 168 吨氯气，造成约 1 万 5 千余人中毒伤亡，由此开启了在战争中大规模使用化学武器的历史。此后，

德军还多次在伊珀尔周边战场上用氯气攻击联军。从 1915 年底起，光气和双光气等更为隐蔽、杀伤力更强的窒息性毒剂开始在战场上使用，最终取代氯气成为第一次世界大战战场上主要使用的化学武器。第一次世界大战结束至今，尽管氯气不是正式列装的化学武器，但在局部战争或武装冲突中仍然被作为武器使用。例如在伊拉克的武装冲突中，叛乱分子曾用氯气攻击而造成人员伤亡。2013 年以来，在叙利亚内战中，多次发生因使用氯气而导致无辜民众伤亡的事件。除了曾被用作化学武器外，氯气还是非常重要的化工原料，大量的氯气被用于生产二氯乙烷，后者是氯乙烯和聚氯乙烯的关键原料。氯气还被用于生产盐酸、漂白粉、农药以及氯仿等有机溶剂。作为刺激性的工业有毒气体，在日常生产生活中时有因氯气泄漏或使用不当而引发的化学事故和群体中毒事件，造成人员伤亡和财产损失。例如，2004 年 4 月在中国重庆发生的氯气泄漏和储气罐爆炸事故，造成 9 人死亡，3 人受伤，15 万群众被疏散；2017 年，河北沧州发生的氯气泄漏事故，导致 2 人死亡，20 多人受伤住院，事故发生地周边 1 千余名群众被紧急疏散。

理化性质 在常温常压下，氯气是黄绿色、具有强烈刺激性气味的气体，加压可液化为液态氯，便于在钢瓶中储存。氯气的沸点 -34℃，熔点 -101℃，蒸气压 5025mmHg（20℃）。氯气的蒸气密度为 2.48（20℃），显著重于空气。氯气释放时，在其气源的周边可形成有害云团，并可在战壕和坑道等低洼处聚集，造成人员伤害。氯气可溶于水和碱性

溶液，水的溶解度约为 4.4g/L，并易溶于二硫化碳和四氯化碳等有机溶剂。氯气的化学性质非常活泼，是强氧化剂，与水反应后生成氯化氢和次氯酸，并易与多种无机和有机物质发生取代或加合反应。

毒性作用 氯气具有强烈的刺激性和窒息作用，对人体的嗅觉阈值为 $0.6 \sim 1.2mg/m^3$，可强烈刺激人眼和呼吸道黏膜。氯气主要经呼吸道吸入中毒，吸入的氯气90%以上在呼吸道被吸收，吸收部位以上呼吸道为主，吸收后能广泛分布至全身组织器官，轻者引起胸部灼热、疼痛和咳嗽，严重中毒者可导致肺损伤，引发肺水肿，不及时救治可导致死亡。液态氯气也能经皮肤接触中毒，高浓度时引起局部皮肤损伤。氯气吸入引起的中毒损伤程度与暴露浓度相关，人员暴露于浓度为 $87mg/m^3$ 的氯气时即可出现咳嗽和呕吐，暴露于浓度为 $174mg/m^3$ 时即可引起肺损伤；当暴露浓度为 $2900mg/m^3$ 时，可导致严重中毒并致命。氯气引起的肺损伤还取决于暴露时间，持续暴露于 $2.9mg/m^3$ 浓度的氯气 60 分钟，即可引起肺功能参数（FEV1 和 R_{aw}）的改变。氯气的半数致死浓时积（LCt_{50}）为 $19\,000(mg \cdot min)/m^3$，半数毒效浓时积（$ICt_{50}$）为 $1800 (mg \cdot min)/m^3$。美国国立职业安全和健康研究所制定的氯气容许暴露限值（NOISH，REL）为 $1.45mg/m^3$，职业容许暴露限值为 $3mg/m^3$，立即危及生命或健康浓度（IDLH）为 $29mg/m^3$，在高于 IDLH 浓度的场所工作时，人员应佩戴自携氧式防毒面具/呼吸器。

毒理机制 氯气损伤肺组织、引起肺水肿的毒理机制至今尚不完全清楚。一般认为，氯气引起

的肺损伤与其高反应性和强氧化性相关。经呼吸道吸入时，氯气能与气道和肺的上皮黏膜发生反应，在黏膜液体中形成次氯酸或次氯酸根离子（OCl^-），后者的刺激性和毒性显著高于氯气，OCl^-很有可能是引起氯气所致肺细胞损伤的主要物质。此外，氯气在呼吸道和肺部反应生成的氯化氢（盐酸）和次氯酸还可引起炎症反应，中性粒细胞和巨噬细胞聚集使得局部一氧化氮和过氧化氢浓度增高，它们与次氯酸和氯化氢反应生成羟基自由基及其他反应性中间产物，后者可使芳香环氨基酸发生硝化、氯化反应或者形成二聚体，从而导致细胞损伤。

中毒防治　与光气等窒息性毒剂相似，氯气中毒救治缺乏特效的抗毒药物。及时主动穿戴防毒面具和防护服等个人防护器材，能有效防护氯气中毒。氯气中毒后，应尽快将伤员撤出污染区，在清洁通风处脱去污染衣物，必要时进行洗消。同时，密切观察伤员病情发展，保持其呼吸道通畅，安静并保暖，及时后送至医院。在院内采取氧疗和激素治疗等对症措施，进行治疗（见窒息性毒剂中毒治疗）。

（赵　建　丁日高）

lǜhuàkǔ

氯化苦（chloropicrin）　化学名为硝基三氯甲烷，并曾在第一次世界大战中作为化学武器使用的窒息性毒剂。军用代号为PS，化学分子式为CO_2NCl_3，分子量164.38，化学文摘登记号为76-06-2，化学结构见图1。氯化苦具有很强的刺激性，人体暴露时能对眼、呼吸道和皮肤产生强烈的刺激作用。

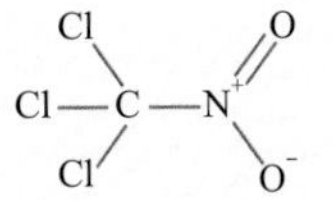

简史　1814年，苏格兰化学家约翰·斯腾豪斯在进行次氯酸钠与苦味酸的反应时，首次得到

图1　氯化苦的化学结构

氯化苦。按其所用的合成原料，他将此化合物命名为氯化苦。1916年第一次世界大战期间，德国军队首先将高浓度的氯化苦作为化学武器，在对英法加联军作战时使用。由于氯化苦的刺激性和致吐作用，它在第一次世界大战战场上被大量使用，大多情况下是与其他毒性更强的毒剂混合使用，当被攻击的士兵接触混合毒剂时，氯化苦的刺激和致吐作用促使士兵脱掉面具呕吐，会吸入混合毒剂中的高毒性气体而中毒。第二次世界大战期间，氯化苦作为化学武器被储备，但未被规模使用。氯化苦是军民两用的化学品，其具有广谱抗细菌、真菌和杀线虫作用，主要用作粮食和土壤熏蒸剂，也可用于木材防腐，以及房屋和船舶消毒等。在化学防护领域，通常利用氯化苦的强烈刺激气味，将低浓度的氯化苦用于教学、训练，以及防毒面具的气密性检查和滤毒罐效能测试。目前，氯化苦的规模化工业生产，主要采用硝基甲烷与次氯酸钠的反应，或者甲烷与硝酸的反应。

理化性质　氯化苦是无色或微黄色油状液体，熔点-69.2℃，沸点112℃，具有挥发性，20℃时的挥发度为164.5g/m³，蒸气压为23.2mmHg（25℃），液体的相对密度为1.69（水=1），相对蒸气密度5.7（空气=1）。氯化苦微溶于水，能溶于乙醇、苯等大多数有机溶剂，化学性质比较稳定。但氯化苦遇高热可分解，释放出

一氧化氮、光气、氯气和二氧化碳等有毒气体。氯化苦的强烈刺激气味使其在使用时易于引起人的警觉，并易被活性炭等吸附剂吸附，军用防毒面具能有效防护氯化苦气体。

毒性作用　氯化苦主要经呼吸道吸入、随食物摄入或经皮肤接触吸收中毒。氯化苦气体对眼、皮肤和呼吸系统具有强烈的刺激作用，接触后产生流泪、头痛、眩晕和呼吸困难等中毒症状，并引起中、小支气管损伤。高浓度的氯化苦暴露可导致下呼吸道炎症、中毒性肺炎和肺水肿。人体暴露于浓度为$2 \sim 2.6mg/m^3$的氯化苦$3 \sim 30$秒，就会导致流泪和眼痛；浓度为$28mg/m^3$时，暴露数秒即可引起暂时性失能；浓度为$105mg/m^3$时，短暂的暴露（数秒内）就能导致呼吸道损伤。美国国立职业安全和健康研究所制定的氯化苦容许暴露阈值（NOISH REL）为$0.7mg/m^3$，立即危及生命或健康浓度（IDLH）为$14\ mg/m^3$。在高于IDLH浓度的区域工作应佩戴自携氧式防毒面具/呼吸器。人体皮肤接触液态氯化苦时，会产生皮肤刺激和损伤作用。氯化苦液体溅入眼内，会导致角膜水肿和角膜液化。氯化苦吸入或经消化道摄入后，会引起恶心和呕吐等胃肠道症状，这些症状可持续数周。人员染毒后须及时洗消眼和皮肤。

中毒防治　至今为止，氯化苦中毒尚无特效的抗毒药可用。及时穿戴防毒面具和防护服等个人防护器材保护眼、皮肤和呼吸道，是有效的中毒预防措施。眼和皮肤染毒后，及时进行局部洗消可显著降低毒剂的刺激作用，刺激症状在$15 \sim 30$分钟后消失。吸入毒剂导致全身中毒时，伤员

的救治通常采用吸氧和对症用药等治疗措施（见窒息性毒剂中毒治疗）。

（赵 建 丁日高）

quánfúyìdīngxī

全氟异丁烯 （perfluoroisobuty-lene）

由聚四氟乙烯等氟代高分子化合物高温裂解形成，化学名为八氟异丁烯的窒息性毒剂。是氟塑料生产或加工过程的副产物。化学分子式为 C_4F_8，分子量 200.02，化学文摘登记号 382-21-8，化学结构见图1。全氟异丁烯也是一种肺损伤剂，吸入中毒后损伤呼吸道和肺，毒性约是光气的10倍。虽然全氟异丁烯从未作为化学武器在战争或武装冲突中使用过，但由于其典型的窒息毒性及中毒后难防难治的特点，被《化学武器公约》列为附表2化学品管控。

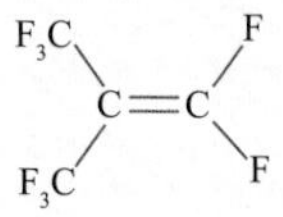

图1 全氟异丁烯的化学结构

理化性质 全氟异丁烯的沸点为 7.0℃，在常温下是无色气体，低温下是无色透明的液体，其稳定性良好，加热至200℃以上分解，气体密度为 8.2g/L。全氟异丁烯溶解于水后，可分解生成氟光气和多种反应性中间产物，氟光气可继续分解为二氧化碳和氟化氢。全氟异丁烯能穿透普通防毒面具的滤毒罐，故被称为"面具杀手"。

毒理机制 全氟异丁烯中毒的毒理学机制比较复杂，毒性作用主要与其分子中 CF_3 基团的高亲电性相关。该基团具有强氧化剂的性质，能与几乎所有的亲核物质发生化学反应，生成的反应性中间产物继而与肺组织中的生物大分子快速反应，使内源性巯基化合物的水平显著降低。因此，预先口服 N-乙酰半胱氨酸，对全氟异丁烯吸入性肺损伤有一定的保护作用。全氟异丁烯进入体内后水解生成的氢氟酸，也是导致肺细胞损伤、产生中毒效应的原因之一。此外，在动物实验中观察到，大量吸入全氟异丁烯后的中毒早期，肺毛细血管床就有血液单核细胞和中性粒细胞的聚集，随着时间的延长还可观察到大量的中性粒细胞和肺泡巨噬细胞在肺内聚集。中性粒细胞的肺内聚集和扣押所介导的过度炎症反应，是动物死亡和肺水肿发生发展的一个重要中间环节。

毒性作用 全氟异丁烯主要经呼吸道吸入中毒，造成呼吸道和肺部损伤，其毒性与吸入浓度和时间密切相关，例如大鼠吸入 15 秒和 10 分钟的半数致死浓度（LC_{50}）分别为 $3223mg/m^3$ 和 $152mg/m^3$。吸入全氟异丁烯后，中毒者会因毒气的刺激性出现咳嗽、呼吸急促、咽喉疼痛、恶心和无力等症状。轻度中毒时，及时脱离污染区域至空气流通处后，上述症状会自行消失。高浓度暴露时，中毒者首先因肺部刺激而咳嗽，随后出现头痛、胸痛、呼吸困难，数小时后病情发展形成肺水肿，如不及时救治，中毒者会出现呼吸急促、窒息，乃至死亡。与其他窒息性毒剂相似，呼吸道吸入全氟异丁烯中毒到形成肺水肿，有一定的潜伏期，其长短随暴露剂量而异（见窒息性毒剂中毒）。

中毒防治 与其他窒息性毒剂类似，全氟异丁烯中毒目前尚无特效的抗毒药物可用，也缺乏对因的中毒救治措施。及时穿戴个人防护器材，特别是佩戴自携氧式防毒面具或呼吸器，是阻断全氟异丁烯与人体接触，防止中毒的有效措施。全氟异丁烯的中毒治疗主要采取对症治疗与支持疗法相结合的综合治疗方案进行（见窒息性毒剂中毒治疗）。

（赵 建 丁日高）

zhìxīxìng dújì zhòngdú

窒息性毒剂中毒 （choking agent intoxication）

窒息性毒剂经呼吸道吸入中毒，损伤呼吸道和肺，产生以弥漫性肺细胞损伤为基础，肺水肿和肺微不张为病理特征，迅速影响气体交换功能为临床特点的肺部炎症和通透性增加综合征，导致机体急性缺氧、窒息乃至死亡的过程。

中毒症状和表现 窒息性毒剂中毒的典型症状和临床表现可分为如下4期。

刺激期 暴露初期，中毒者眼和呼吸道在接触毒剂时产生局部黏膜刺激症状。

潜伏期 脱离毒剂接触后，刺激症状减轻或消失，伤员自觉症状好转，但病理过程仍在发展，是肺水肿逐渐形成的时期。这一潜伏期通常可持续2~8小时，有时长达24小时。

肺水肿期 从潜伏期到肺水肿期的过程可以突然发生，也可以缓慢发生，典型的症状和体征为呼吸困难逐渐加重，咳嗽、胸痛、烦躁不安，伤员口鼻溢出大量淡红色泡沫状液体，肺部有明显的干湿啰音，血液浓缩，缺氧情况逐渐发展，这一时期一般为1~3天。

恢复期 中毒较轻者或经过治疗，肺水肿液可于发病后的2~4天内吸收，伤员的全身症状和情况好转，中毒后5~7天基本痊愈，2~3周恢复健康。

中毒程度分级　窒息性毒剂的中毒症状及程度，与中毒者接触毒剂的浓度、时间长短以及机体状态密切相关。临床上将窒息性毒剂中毒程度分为轻度、中度、重度及闪电型四级。中、重度中毒的病情发展迅速且严重，大约80%的光气中毒死亡案例，其死亡时间在光气暴露后的24～48小时。

轻度中毒　症状较轻，分期不明显，眼和上呼吸道黏膜有刺激症状。伤员出现消化不良和支气管炎症状，表现为咳嗽、气短、胸闷和胸痛，肺部有散在干、湿啰音，X线胸片检查可见肺纹理增强或伴有边缘模糊，通常一周内可恢复。

中度中毒　伤员出现胸闷、气急、咳嗽和咳痰等症状，以及类似急性支气管肺炎的症状和临床表现。例如，两肺出现干、湿性啰音，胸部X线检查显示两肺中、下肺野可见点状或小斑片状阴影，或类似急性间质性肺水肿的表现，两肺呼吸音减低，有明显啰音，胸部X线检查可见肺纹理增多、肺门阴影增宽，两肺散在小点状阴影和网状阴影，肺野透明度减低，水平裂增厚，有时可见支气管袖口征或克氏B线。

重度中毒　严重中毒伤员出现弥漫性肺泡性肺水肿或中央型肺泡性肺水肿，或急性呼吸窘迫综合征的症状和表现，前者出现明显的呼吸困难、发绀、频繁咳嗽，咳白色或粉红色泡沫痰，两肺有广泛的湿性啰音，胸部X线检查显示两肺野有大小不一、边缘模糊的小片状、云絮状或棉团样阴影，血气分析显示动脉血氧分压与吸入气氧浓度的比值（PaO_2/FiO_2）≤40 kPa；后者的上述症状表现更为严重，呼吸频数大于28次/分以及呼吸窘迫，胸部X线检查显示两肺呈融合的大片状阴影，血气分析显示PaO_2/FiO_2≤26.7 kPa。重度中毒伤员还可见窒息、并发气胸、纵隔气肿、严重心肌损伤、休克或昏迷等。

闪电型中毒　极为少见，多发生在短时间内吸入极高浓度的毒剂，中毒后迅速出现反射性呼吸和心跳停止，直至死亡。

中毒诊断　窒息性毒剂的中毒诊断，主要根据接触史、症状特点、X线检查、血气分析等实验室检查和毒剂检测结果的综合分析做出判断。伤员曾在无呼吸防护或防护不到位的情况下接触刺激性、有气味的气体，接触初期出现上呼吸道及眼的刺激症状，以及同一区域同时出现大量类似伤员的现象，提示伤员可能暴露于窒息性毒剂。经过一段时间后，伤员出现急性肺水肿的症状和体征，影像学检查（胸片或胸部CT）观察到典型的肺水肿表现，结合毒剂检测结果，可以判定窒息性毒剂中毒。窒息性毒剂暴露伤员的早期影像学检查，可以及时发现肺水肿的早期影像改变，有利于伤员的治疗和预后。

中毒防治　由于窒息性毒剂中毒机制复杂且不完全清楚，至今尚无特效抗毒药物可用，并缺乏针对病因的中毒救治措施。及时采用防毒面具等个人防护器材保护呼吸道和眼睛，是主动且有效的中毒防护措施（见窒息性毒剂中毒防护）。中毒救治主要采用综合对症支持疗法，包括完全卧床休息，纠正缺氧，控制炎症并预防肺水肿的发生，出现肺水肿后根据伤员的病情进行对症治疗（见窒息性毒剂中毒治疗）。

（赵　建　丁日高）

窒息性毒剂中毒防护（protection against choking agent poisoning）　为了防止窒息性毒剂中毒而采取的人员防护措施和方法。窒息性毒剂主要经呼吸道吸入中毒，引起呼吸道和肺损伤，毒剂对眼和呼吸道黏膜以及皮肤也有一定的刺激作用。呼吸道刺激症状包括轻咳、胸闷、胸骨后疼痛、呼吸变慢等，暴露于高浓度的毒剂一定时间后引起肺损伤，导致肺水肿，严重者可致死。眼接触毒剂时，有暂时的烧灼感，并引起流泪和导致化学性结膜炎。液态窒息性毒剂（如液态光气）接触皮肤时，还会引起严重的皮肤灼伤。窒息性毒剂中毒救治至今尚无特效抗毒药可用，同时也缺乏有效的对因治疗措施，因此，积极主动防护是窒息性毒剂中毒对抗的首选措施。

器材防护　光气、双光气、氯气等窒息性毒剂均可被多孔物质（如活性炭、硅胶甚至衣服等）所吸附，它们在通过军用防毒面具滤毒罐时，能被有效滤过。在毒剂污染现场，采用便携式侦检设备快速检测毒剂，及时采用个人防护器材保护眼、呼吸道和皮肤，能有效防护窒息性毒剂中毒。过滤式防毒面具和透气式防护服适用于气态窒息性毒剂的短时间防护，人员穿戴个人防护器材后，应及时撤离污染区。在脱卸个人防护装备和洗消时，应最后脱卸防毒面具，以免在洗消过程中因防护器材上沾染的毒剂解吸附，使人吸入后中毒。光气、双光气等窒息性毒剂能与乌洛托品反应，生成的加成物可进一步分解为氯化铵、氯化氢及其他无毒物质。用浸有乌洛托品溶液的纱布口罩或毛巾掩盖口鼻，对光气和双光气有一定的防护效果。在毒剂浓度高于可立即危及生命或健康浓度值（IDLH）的危害区域作业，或需要在毒气污染浓度较高的区域长时间作业时，应穿戴自携氧式防毒面具/呼吸器和隔绝式防护服，给眼、呼吸道和皮肤以最大的保护。人群的集体防护可利用装有滤过通风装置的防护工事或防毒帐篷等设施。

药物防护 由于窒息性毒剂致肺损伤的毒理机制复杂且认识不足，针对单一靶点或特定机制的药物其整体抗毒效价和治疗预后通常不佳，至今临床上仍缺乏对抗窒息性毒剂中毒的预防或救治药物。20世纪80年代有人曾提出采用静脉注射乌洛托品溶液的方法预防光气中毒。但随后的研究发现，虽然乌洛托品能与光气反应，对光气中毒有一定的预防作用，但对中毒治疗无效，并且在中毒后对防止肺水肿的发生，也无实用价值。此外，乌洛托品对人体有一定的不良作用，给药后往往会加重肺损伤，不利于中毒的治疗。因此，目前中毒预防主要依靠个人防护器材和集体防护工事等化学防护措施。

（赵 建 丁日高）

zhìxīxìng dújì zhòngdú shāngyuán fēnlèi

窒息性毒剂中毒伤员分类

（triage of choking agent casualties） 为合理利用医疗资源、提高救治效率，根据窒息性毒剂中毒伤员的伤情以及现场医疗和后送条件，将伤员进行分类，并按类进行医学处置的措施。窒息性毒剂多为气体，主要经呼吸道吸入中毒，易于引起群体中毒，且中毒人员因暴露剂量不同，病情发展和中毒程度各不相同。在中毒现场将毒剂暴露人员和伤员进

行分类，根据中毒程度和伤情分别处置，是合理利用医疗资源，积极救治危重伤员，提高救治效率和降低死亡率的有效措施。

分类方式 窒息性毒剂中毒所致肺损伤和肺水肿有明显的潜伏期，一般为2~8小时，有时可长达24小时。暴露剂量不同，潜伏期的时间长短就不同；伤员个体之间因体质和机体状态的差别，病程发展快慢也不同。中毒伤员的肺水肿发生越早，其中毒程度越重，危险性就越大。因此，窒息性毒剂中毒伤员的分类既要考虑症状严重程度，也要考虑时间的因素。例如光气暴露中毒时，先按伤员接触毒剂后的时间，以12小时分界进行分段，然后在不同时间内，根据中毒程度进行动态分类。

12小时内 按中毒的轻重程度或症状，将伤员分类为：①轻度中毒组，包括已知光气接触，但无症状者。在24小时内对轻度中毒组的接触者进行持续观察，每2小时检查一次，必要时再次进行鉴别分类。对24小时后仍无症状的接触人员，可解除观察出院；如果伤员出现病情发展的迹象或症状，则需要继续观察12小时，无症状方可出院。②密切观察组，包括主诉胸闷、胸骨后痛、憋气，甚至出现呼吸频率变快和呼吸困难，但未见明显肺水肿客观体征的伤员，需要对这一组伤员进行密切观察，每小时检查一次，必要时根据症状和检查进行鉴别和诊断，将出现明确肺水肿症状和体征的伤员分类至第3组。③严重中毒组，已出现中毒症状、发生肺水肿、发绀和低血压的伤员，应立即进行救治和监护（见窒息性毒剂中毒治疗）。

12小时后 已接触光气12小

时的伤员，按其中毒的轻重程度和症状，进行如下的分类：①轻度中毒组，包括有光气接触史，但除了一过性的轻度局部刺激症状外，无其他不适者；或曾经出现呼吸困难等症状，但已恢复者。在对这类伤员进行适当观察且未见病情发展后，可解除观察出院。②密切观察组，有光气接触史，并开始出现胸闷、咳嗽和呼吸困难的伤员，入院前已出现症状，但体征有减轻者，或症状延迟出现者，需入组进行密切观察，每2小时进行一次检查和鉴别，必要时进行再次分类。③严重中毒组，开始出现肺水肿、发绀和低血压的伤员，应立即采取措施，进行对症治疗；对于症状有拖延的伤员，进行严密监测，需要时随时进行处置。

预后 对于接触毒剂后仅出现眼和上呼吸道刺激症状的轻度中毒的伤员，在观察12小时后如无其他症状出现且查体正常，即可归队。对于出现中毒症状但未发生肺水肿的伤员，一般需要观察24~48小时，在此观察期内如无病情变化，并经查体和胸部影像学检查的正常者，可出院归队。中毒后发生肺水肿的伤员，其预后根据肺水肿发生的时间和程度轻重而不同。中毒6小时后发生肺水肿者，如及时采取医学监护措施并进行综合对症治疗，则有望治愈。中毒后在6小时内就出现肺水肿的伤员，通常预后不良，死亡率较高。

（赵 建 丁日高）

zhìxīxìng dújì zhòngdú jíjiù

窒息性毒剂中毒急救

（first-aid treatment of choking agent poisoning） 在窒息性毒剂中毒现场，为减轻毒剂伤害效应和挽救中毒伤员生命而采取的应急救

治措施和方法。窒息性毒剂暴露可对人眼、呼吸道和皮肤产生刺激作用，并可引起急性肺损伤和肺水肿，严重中毒可致死。目前，窒息性毒剂中毒尚无特效抗毒药物可用，也缺乏直接针对病因的抗毒救治措施。窒息性毒剂中毒的现场急救原则是尽早防护，及时撤离，远离毒源，终止中毒。

窒息性毒剂中毒现场应急处置的首要措施是切断毒剂与机体的接触，终止毒剂染毒。在发现毒剂污染或疑似接触时，立即穿戴防毒面具和防护服等个人防护器材，保护眼、呼吸道和皮肤。在缺乏专业个人防护器材的情况下，可以用浸有碱液或水的纱布、口罩或毛巾等替代品掩盖口鼻；采取防护措施后组织人员迅速向上风向转移，撤离污染区；在污染区外的过渡区域，轻轻脱下毒剂污染的衣物，避免因动作过大使沾染在衣物上的毒剂扬起。用清水洗眼、鼻并漱口，进行洗消。对已接触毒剂的人员，应根据接触程度和中毒症状进行分类处置（见窒息性毒剂伤员分类）。对于尚无任何症状的接触人员，要密切观察至少 24 小时，其间被观察者要保持安静，减少活动，注意保温。对于已经出现中毒症状的伤员，及时使其脱离污染，转移至空气流通处进行洗消，并注意观察，保持其呼吸畅通。为防止肺水肿的发生，伤员应保持安静，保温，采取平卧的体位，以减少机体的氧耗量，及时后送至医院进行治疗。在条件许可时，尽早开始间歇给氧，并给予泼尼松或地塞米松等激素药物。严重中毒伤员如出现呼吸停止，应立即行人工呼吸；心跳停止时，行心肺复苏术。

（赵建 丁日高）

zhìxīxìng dújì zhòngdú zhìliáo

窒息性毒剂中毒治疗（medical treatment of choking agent poisoning）

针对窒息性毒剂的中毒症状，采取对症治疗和支持治疗的综合措施，对伤员进行治疗的过程。窒息性毒剂中毒主要损伤呼吸系统，引起急性肺损伤和肺水肿，使伤员产生窒息，严重时可导致死亡。窒息性毒剂中毒的治疗原则主要是纠正缺氧，防治肺水肿，防治心血管功能障碍和控制感染，并根据伤员的个体情况，在病情发展的不同阶段，对其他症状进行对症治疗和处置。

纠正缺氧 伤员采取合适的体位，绝对卧床休息，使其保持安静并保暖，防止躁动和不必要的活动，减少氧耗量，但慎用镇静剂；保持伤员的呼吸道通畅，及时清除气道内的分泌物和支气管沉积物；对严重喉头水肿的伤员行环甲膜穿刺或气管切开术；出现肺水肿时，酌情吸入二甲硅油气雾剂（消泡净），消除液体气泡造成的阻塞（见二甲硅油气雾剂），或采用合适体位引流，必要时，可行气管切开术或气管插管术，吸出气管内的泡沫液。根据伤员病情进行合理氧疗，吸入氧浓度一般不超过 60%。吸氧可提高动脉血氧饱和度，纠正缺氧现象，防止或减轻因缺氧造成的代谢障碍及各种系统功能紊乱，切断缺氧与肺水肿的恶性循环，减缓肺水肿的发展。

防治肺水肿 在中毒潜伏期，密切监测伤员的病情发展，尽早发现肺水肿症状并采取对症治疗措施，除纠正缺氧外，早期应用大剂量激素和终末正压呼吸，有良好的疗效。

激素应用 对于呼吸道严重损伤和发生肺水肿的伤员，要早期、足量、短程应用糖皮质激素，并控制液体输入。激素可降低毛细血管通透性和减轻炎症反应，减轻肺水肿。在肺水肿发生之前，尽早口服给予泼尼松等激素。在发生肺水肿后，可用地塞米松口服，或将氢化考地松加入 10% 葡萄糖溶液中静脉滴注，待病情好转后停药。

呼气末正压呼吸 终末正压呼吸（PEEP）使气道保持正压，可提高肺泡压，对抗滤过压，减轻肺水肿，并可防止末梢气道闭塞，使闭塞的肺泡张开，增多的分流减少，降低心输出量。对中毒伤员可进行间歇（每小时 15 分钟）或连续终末正压呼吸，不能进行呼气末正压呼吸时，采取间歇正压通气（IPPV）也有一定的效果。

使用消泡剂 为了保持呼吸道畅通，改善肺通气和气体交换，提高给氧效能，并阻断水肿液泡沫引起的呼吸道阻塞与缺氧和肺水肿间的恶性循环，在出现肺水肿早期症状时，可及时使用二甲基硅油气雾剂等消泡剂。在大量泡沫液充塞呼吸道时，还可采用体位引流或吸出上呼吸道的泡沫液。必要时，可行气管切开术，吸出气管内的泡沫液。

防治心血管功能障碍 心血管功能障碍是在肺水肿和缺氧的基础上发生的，防治缺氧和肺水肿有助于心血管功能的改善。反之，防治心血管功能障碍，改善循环，也有助于纠正缺氧和减轻肺水肿。对于中毒伤员，应注意避免那些能引起心血管功能障碍的诱因，例如过度利尿脱水可造成血容量不足和加重血液浓缩。出现心血管功能障碍后，心脏活动减弱、血压下降，甚至发生休克，需要及时对症治疗。

控制感染 光气等窒息性毒剂中毒伤员容易发生感染并发症，这是伤员晚期死亡的重要原因之一。因此，治疗中应根据伤员病情早期使用广谱抗生素。继发感染时，需要及时进行抗感染治疗。

其他对症处理 呼吸衰竭时，可依病情选用呼吸兴奋剂。根据伤员病情，及时纠正酸中毒和电解质紊乱。

（赵 建 丁日高）

èrjiǎjīguīyóu qìwùjì

二甲基硅油气雾剂（dimeticone aerosol）

主成分为聚二甲基硅氧烷，主要用于窒息性毒剂中毒救治和急性肺水肿治疗的气雾制剂。又称消泡净或消泡剂。聚二甲基硅氧烷液体是无味、无色的澄清油状液体，俗称为二甲基硅油，其不溶于水和乙醇，具有显著的抗水性，能与乙醚、氯仿任意互溶。二甲基硅油的挥发性低，化学性质不活泼，高温条件下的稳定性良好。二甲基硅油可改变气泡表面张力，使其破裂，因此能消除急性肺水肿所致的深呼吸道和肺泡内的泡沫，有利于改善气体交换以及泡沫所致窒息而造成的缺氧状态。因此，二甲基硅油气雾剂适用于各种原因引起的急性肺水肿。

二甲基硅油气雾剂瓶总重18g，内含二甲基硅油0.15g，为无色或微黄色澄明液体，喷射时有薄荷气味。使用时，将二甲基硅油气雾剂瓶倒置，在距中毒伤员鼻或口约10cm处，按压瓶帽，在伤员吸气时（或呼气终末时）连续喷入，气雾剂吸入也可与给氧同时进行，直至中毒者呼吸道和肺泡内泡沫减少，症状改善为止，必要时可反复使用。需要注意的是，气雾剂瓶在温度高于40℃时易胀裂，其瓶外的防护套是用于瓶身防胀裂的，切勿撕下。在环境温度过低而不能喷雾时，可用手掌或采用其他方式将气雾剂瓶适当温热后再使用。

（赵 建 丁日高）

kòngbàojì

控暴剂（riot control agents）

能强烈刺激眼、皮肤以及呼吸道和消化道黏膜，引起流泪、喷嚏、咳嗽或疼痛等感官刺激症状，使接触者暂时性失能的一类化学毒剂。曾称刺激性毒剂，是六大类经典化学战剂中的一大类，也是第一次世界大战中使用最早和最多的化学武器。1997年正式生效的《化学武器公约》（简称《公约》），将控暴剂归类为化学毒剂的一类，禁止其在战争和军事行动中的使用，但《公约》将控暴剂在控制暴乱和驱散人群等执法行动中的用途，列为《公约》不予禁止的活动之一。因此，目前国际上多使用控暴剂作为此类毒剂的名称，但在提及曾经研发和使用过的催泪剂和喷嚏剂等化学战剂及其武器时，仍会沿用刺激性毒剂或刺激剂的名称。

简史 刺激性物质被用于对抗和战争已有上千年的历史。公元前5世纪，斯巴达人就在伯罗奔尼撒战争中，用燃烧的煤、硫磺和沥青使堡垒中的雅典人暂时性失能。中国古代军队也曾使用含有肺刺激剂的臭气弹攻击敌人。第一次世界大战是刺激性毒剂产生并大量使用的时期。德国和法国等多国军队都曾在第一次世界大战战场上大规模使用过丙烯醛、氯丙酮、溴丙酮、溴苄氰等催泪剂，以及亚当氏剂、二苯氯胂和二苯氰胂等喷嚏剂。二苯氯胂和二苯氰胂的气溶胶能透过当时仅装填了活性炭的防毒面具滤毒罐，迫使被攻击对象脱掉面具呕吐，为其他高毒性化学战剂的攻击创造条件。德国军队在第一次世界大战中曾经将二苯氯胂、二苯氰胂与光气或双光气同时使用，以增强光气或双光气等窒息性毒剂的杀伤效果。1918年，在第一次世界大战接近末期时，美国军队成功研发并开始使用苯氯乙酮，随后其成为第二次世界大战期间使用最为广泛的刺激性化学战剂。日本在第二次世界大战期间生产了大量的刺激性毒剂，不仅将毒剂及其武器运送到中国，在侵华战争中使用，战败后还将大量装填了苯氯乙酮、二苯氯胂、二苯氰胂的化学武器遗弃在中国，至今仍对中国人民的健康和环境安全造成危害。20世纪50年代初的朝鲜战争中，美国军队在战场上也使用了苯氯乙酮。1959年，美国军队开始装备新型刺激性毒剂西埃斯，其稳定性好，毒性低于苯氯乙酮，但刺激作用更强，兼具催泪、致喷嚏作用以及皮肤刺激作用。越南战争中，美军曾多次对越南军民使用西埃斯、苯氯乙酮和亚当氏剂。其他国家在越战结束后也陆续装备了西埃斯。1973年，美国军队将另一个新型刺激性毒剂西阿尔装备部队。这一化合物是作为药物发现并合成的，因其具有强烈的刺激作用而被开发成为刺激性毒剂。此后，西埃斯和西阿尔逐渐替代苯氯乙酮和亚当氏剂，成为各国军队主要装备的刺激性化学战剂。20世纪初，美国军队将辣椒素类物质作为刺激性毒剂进行研究。1970年，美国佛罗里达州警察在行动中使用喷射器发射辣椒素，开创了辣椒素在防暴执法行动中的使用先例。与传统的刺激性毒剂相比，辣椒素的刺激阈值低，症状出现和消失快，安全性高，且释放途径多，因此在执法和控暴行动中得到广泛应用。20世纪90年代初，美国警察全面装备并使用辣椒素喷射器。辣椒素目前也已成为民用防卫喷射器中的主要填充剂。

分类 早期的刺激性毒剂按其刺激作用部位分为催泪剂和喷嚏剂两大类。催泪剂以眼刺激为主，低浓度即能引起眼的强烈疼痛、大量流泪、畏光和眼睑痉挛，其主要代表是苯氯乙酮，它除了眼刺激外，对上呼吸道和皮肤也有刺激作用。喷嚏剂主要对上呼吸道产生强烈的刺激作用，能引起剧烈且难以控制的喷嚏、咳嗽、流涕和流涎，并伴有恶心、呕吐和全身不适。因此类毒剂具有致吐作用，又被称为呕吐剂，其主要代表是亚当氏剂、二苯氯胂和二苯氰胂。第二次世界大战后发展的刺激性毒剂，如西埃斯和西阿尔，虽然在分类上属于催泪剂，但对眼、呼吸道和皮肤均有刺激作用，故又称复合型刺激剂。与早期的刺激性毒剂以及失能性毒剂相比，复合型刺激剂具有较高的安全系数。目前使用较多的辣椒素类物质是一类新型的控暴剂，主要包括辣椒素/油性辣椒和壬酸香草酰胺等。

理化性质和军事性能 常温常压下，控暴剂一般是结晶固体，具有较低的蒸气压。代表性控暴剂的理化性质见表1。曾作为化学武器装备和使用的刺激性毒剂的战斗状态主要是气溶胶、微粉或溶液，以喷雾或气溶胶的形式布洒使用。作为化学战剂或防暴执法用品的控暴剂具有如下的军事特性：①扰乱性（或称疲惫性）。少量的控暴剂便可达到不可耐受浓度，导致战斗人员不带面具则无法继续执行战斗任务。因此，长时间间歇性地使用此类毒剂可达到扰乱或疲惫对方的目的。②施放形式多样化且使用方便。控暴剂不仅可装填在各种炮弹、炸弹、手榴弹或毒烟罐中施放，还可溶解于各种溶剂中后喷洒使用。③短暂性。控暴剂是典型的暂时性毒剂，使用后的持续时间长短取决于施放剂量和施放方式。控暴剂的毒烟，在几分钟至十几分钟内即可消失，对本方作战人员的影响较小。如果以溶液或粉尘的形式喷洒，则可造成地面的长时间染毒。④生产方便，成本低，性质稳定。装填在弹药中的控暴剂储存稳定性优于其他的液体毒剂，可大量储备；控暴剂的生产过程简单，操作相对安全，生产成本较低。

毒性作用 控暴剂的主要作用部位是眼、呼吸道和皮肤，可直接引起强烈的黏膜和皮肤刺激作用，前者更为显著。眼中毒的症状为眼内烧灼感、疼痛、流泪、睑痉挛、结膜充血、角膜炎或溃疡，强烈的睑痉挛会导致闭目和畏光，持续1小时左右。呼吸道的中毒症状为口腔、舌和上腭黏膜的强烈不适感甚至烧灼感，同时伴有大量的腺体分泌，流涎。毒剂刺激上呼吸道可引起鼻、咽喉或气管炎症，表现为胸闷、咳嗽、喷嚏、流涎和流涕，严重中

表1 代表性控暴剂的理化性质

性质	苯氯乙酮（CN）	亚当氏剂（DM）	西埃斯（CS）	西阿尔（CR）	油性辣椒（OC）
理化性质					
分子量	154.6	277.5	188.2	195.2	—
沸点	248℃	410℃分解	310℃	—	>187℃
蒸气压（mmHg, 20℃）	0.005 4	2×10^{-13}	0.000 34	0.000 59	
挥发性（mg/m³）	34.3（20℃）	—	0.71（25℃）	0.63（25℃）	
外观及气味	无色结晶，花香味	金黄至暗绿色结晶，无味	白色结晶粉末，胡椒味	淡黄色粉末，无味	白色粉末，无味
溶解性	难溶于水，易溶于醇、苯等有机溶剂	微溶于水，溶于丙酮	难溶于水，易溶于丙酮、苯等有机溶剂	难溶于水，易溶于乙醇、苯等有机溶剂	难溶于水，易溶于乙醇、苯等有机溶剂
环境学特性					
土壤中持久性	短期	稳定	不稳定	稳定	非常稳定
储存持久性	短期	稳定	不稳定	稳定	非常稳定
皮肤去污染	肥皂或水	肥皂或水	肥皂或水	肥皂或水	肥皂或水

毒时会引起肺炎或肺水肿。皮肤染毒后会有刺痛感和烧灼感，严重者出现红斑、水疱，乃至溃疡等症状。多汗和薄嫩的皮肤更易受到毒剂的损伤，皮肤损伤程度可达到Ⅰ～Ⅱ度化学烧伤的程度。尽管控暴剂属于非致死化学战剂，但在以往的使用中，仍有死亡案例的报道，主要由极高浓度、长时间暴露，或在密闭空间中暴露中毒所致。控暴剂的刺激阈值和致死浓度在不同毒剂之间的差异较大，并与使用方法以及个体差异有关，几种重要毒剂经不同途径给雄性大鼠染毒的急性毒性数据见表2，其中，苯氯乙酮的急性毒性显著高于西埃斯和西阿尔。给大鼠吸入染毒西阿尔，在428 400（mg·min）/m³的水平，无大鼠死亡。辣椒素在静脉和口服时，显示较高的急性毒性，但吸入染毒的半数致死浓时积则显著低于苯氯乙酮和西埃斯。经估算得到的苯氯乙酮、西埃斯和亚当氏剂的人体半数致死浓时积（LCt_{50}）分别为 8500～22 500（mg·min）/m³，2500～150 000（mg·min）/m³和 11 000～35 000（mg·min）/m³，西阿尔和辣椒素的人体吸入毒性较低。

防护和救治 控暴剂通过刺激眼、呼吸道和消化道黏膜及皮肤，造成被攻击对象暂时性失能。控暴剂的毒性作用通常是短暂的，离开污染区域后，皮肤和黏膜刺激症状会自行得到缓解，随后消失。及时穿戴军用防毒面具和透气式防护服，可以有效防护控暴剂对眼、呼吸道和皮肤的刺激作用。在缺乏专业个人防护器材的情况下，可以利用润湿毛巾或纱布、眼镜等手边易得的物品，保护眼和呼吸道，并利用雨衣和长袖长裤衣物，遮盖裸露皮肤，以减少毒剂的暴露。采取上述防护措施后，人员应尽快离开染毒区域，在空气清洁处轻轻脱去污染衣服，用清水冲洗眼、鼻、口腔和裸露皮肤。离开污染区后仍出现明显中毒症状者，应前往医院进行治疗（见控暴剂中毒防治）。

（骆 媛 李 桦）

cuīlèijì

催泪剂（lacrimators） 能强烈刺激眼睛，引起眼流泪、剧烈疼痛为主要中毒症状的一类刺激性毒剂。催泪剂接触人体时，主要刺激眼黏膜，致使受害者大量流泪，毒剂同时还兼有刺激上呼吸道黏膜和皮肤的作用。催泪剂的典型代表是苯氯乙酮，此外，溴丙酮、氯丙酮和溴化苄等卤代脂肪酮和卤代芳香酮类化合物，也曾作为催泪剂在第一次世界大战中被使用。现今在警务执法中常用的复合型刺激剂西埃斯和西阿尔，以及新型控暴剂辣椒素（见控暴剂），也能使受害者产生强烈的眼刺激作用，引起流泪，也被归类为催泪剂。

简史 催泪剂是在现代化学战中最早使用的一类化学战剂。德国和法国等国军队都曾在第一次世界大战的战场上大规模使用过丙烯醛、氯丙酮和溴丙酮等刺激性毒剂。第一次世界大战末期，美国军队开发了苯氯乙酮，将其作为刺激性战剂用于战场。第二次世界大战期间，苯氯乙酮是使用最多的催泪剂，曾被世界多个国家的军队、警察和执法部门装备和并使用。1956 年，英国生化武器实验室研发得到新刺激性毒剂西埃斯。1959 年，美国军队用西埃斯替代苯氯乙酮。1962 年，西阿尔作为药物母体被发现和合成，随后，英国军方将其作为刺激性战剂进行了研究和开发。1973 年，英美两国军队正式将西阿尔列为制式武器装备。因西埃斯和西阿尔使用时的安全系数较高，二者逐渐取代苯氯乙酮，成为各国军队和警察执法部门主要装备和使用的催泪剂。辣椒素是从辣椒中提取和分类得到的生物活性物质，20 世纪 90 年代起成为美国警用装备，随后世界各国逐渐用其取代西埃斯，成为常规使用的警用防暴剂（见辣椒素）。

理化性质和军事性能 催泪剂一般是固体，难溶于水，易溶于乙醇、丙酮等有机溶剂，化学性质相对稳定，难以水解。它们的蒸气压较低，苯氯乙酮、西埃斯和西阿尔在 20℃ 的蒸气压分别为 0.005 4mmHg、0.000 34mmHg 和 0.000 59mmHg。催泪剂主要以催泪弹和喷射器的形式施放，通过火药爆炸、高压气体喷射或加热蒸发等方法，使之分散成烟、雾或微粉状，散布到空气中，使人体接触染毒。

毒性作用 催泪剂是刺激性毒剂的一大类，催泪剂的作用快，持续时间短，可使被攻击者暂时

表2 代表性控暴剂的大鼠急性毒性数据

控暴剂	半数致死剂量/半数致死浓时积		
	静脉注射（mg/kg）	口服（mg/kg）	吸入［(mg·min)/m³］
苯氯乙酮	31	127	8500～22 500
西埃斯	27	1366	2500～150 000
西阿尔	68	7500	>428 400
辣椒素	0.56	190	835 000

性失能，最明显的毒性效应是对眼的强烈刺激作用，极低浓度即可引起眼剧烈疼痛、畏光、流泪、无法睁开等症状，同时还伴有喷嚏、咳嗽或疼痛等其他的感官刺激作用。不同的催泪剂因结构、性质的差异，产生的毒性不尽相同。在已知的催泪剂中，苯氯乙酮对呼吸道的作用最强，吸入后，可引起呼吸道和肺损伤，高浓度吸入可能导致肺水肿；西埃斯对眼和皮肤的刺激作用最强，但其毒性低于苯氯乙酮；西阿尔的刺激作用和症状与西埃斯类似，其半数致死剂量高于西埃斯或苯氯乙酮，急性中毒的毒性更小，使用较为安全。此外，西阿尔在不同天气和环境中的稳定性好于其他两种催泪剂，作用也更为持久，但有可能引起累积中毒效应。

防护和救治 穿戴军用过滤式防毒面具和防护服等个人防护器材，可有效防护催泪剂对眼、呼吸道和皮肤的刺激作用。在缺乏上述防护器材的情况下，可选用眼镜、护目镜、毛巾、纸巾、外衣或雨衣等物品，为眼、皮肤和呼吸道提供暂时性的保护，以便接触者快速向上风处转移，离开污染区域。当苯氯乙酮和西埃斯的暴露浓度高于立即危及生命或健康的阈值浓度（IDLH）时（见化学毒剂暴露阈值），应选用自携氧式防毒面具/呼吸器，以避免因过滤式防毒面具的滤过容量有限而导致眼、呼吸道和肺部的严重损伤。离开污染区的人员，要轻轻脱去可能沾染催泪剂的衣物，用大量清水冲洗眼和裸露皮肤进行洗消。催泪剂的接触者如能及时离开污染区，其已有的刺激症状会自行消失，一般不需要专业的医疗救治。因接触大剂量或长时间暴露于毒剂而导致严重

中毒的伤员，在洗消后应及时后送医院，进行对症治疗（见控暴剂中毒防治）。

（骆媛 李桦）

běnlǜyǐtóng

苯氯乙酮（chloroacetophenone） 化学名为2-氯-1-苯乙酮，人体暴露后能引起眼睛刺痛和大量流泪的刺激性毒剂。苯氯乙酮是经典催泪剂的代表，军用代号CN，分子式 C_8H_7OCl，分子量154.6，化学文摘登记号532-27-4，化学结构式见图1。

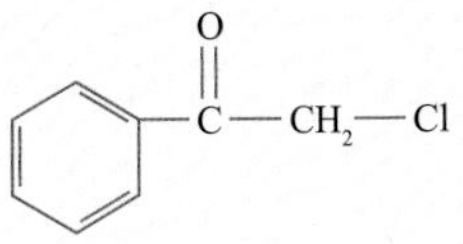

图1 苯氯乙酮化学结构式

简史 苯氯乙酮于1871年由德国化学家卡尔·格雷贝首次合成得到，曾被广泛用作自身防护剂。第一次世界大战末期，美国军队将苯氯乙酮开发成为刺激性化学战剂，并在第一次世界大战战场上使用。苯氯乙酮对人体的强烈刺激作用导致战斗人员暂时性失能的特性，使其很快成为各国争相装备的化学战剂，苯氯乙酮武器也成为第一次世界大战末期至第二次世界大战中使用最多的刺激性化学武器。日本军队在第二次世界大战期间生产了大量的苯氯乙酮，制式名称为"绿1号"。日军不仅将装填了苯氯乙酮的化学武器运入中国，在战场上对中国军民使用，战争结束后，还将未使用的苯氯乙酮武器遗弃在中国。20世纪60年代起，苯氯乙酮逐渐被西埃斯和西阿尔等新型刺激性毒剂所取代。

理化性质和军事性能 苯氯

乙酮的纯品为无色结晶，工业品呈黄色至棕色或绿色，熔点54℃，沸点248℃，蒸气压为0.005 4mmHg（20℃），蒸气密度5.3（空气＝1）。苯氯乙酮难溶于水，易溶于醇、苯等有机溶剂，常温下难以水解，即使加热加碱也很少水解。苯氯乙酮能与强氧化剂反应，生成的氧化产物无毒无刺激性。苯氯乙酮武器包括毒烟罐和毒烟手榴弹，也可将其溶于有机溶剂后装入喷射器中使用，其战斗状态多为微粒烟雾、气态或者液体喷雾形成的气溶胶。液态苯氯乙酮在喷射施放时，因溶剂挥发可形成较长的战斗持久性（2～4昼夜）。

毒性作用 苯氯乙酮主要刺激眼，其对眼产生刺激作用的阈浓度为 0.3mg/m³，不能忍受的浓度为5mg/m³。人体接触苯氯乙酮后可即刻引起眼刺痛、畏光和大量流泪。苯氯乙酮对呼吸道和皮肤也有一定的刺激和毒性作用，半数失能浓时积为20～40（mg·min）/m³，估算的人体半数致死浓时积为8500～22 500（mg·min）/m³。美国国立职业安全和健康研究所设定的、苯氯乙酮立即危及生命或健康浓度（IDLH）为 15mg/m³。苯氯乙酮的中毒症状会因其使用形式和人体接触途径的不同而有所不同。苯氯乙酮近距离（几米内）施放时，尤其是以炸弹、喷雾等形式施放时，可对眼产生强烈的刺激作用，眼中毒症状持续时间长，甚至有可能造成永久性的眼损伤；高浓度的苯氯乙酮远距离施放，在接触并进入眼睛后，可引起角膜上皮和结膜水肿，角膜上皮缺损，但损伤会很快痊愈。苯氯乙酮气溶胶或雾状微粒对呼吸系统的毒性作用较强，可强烈刺激呼吸道黏膜，

引起肺损伤和肺水肿。在大鼠、兔、豚鼠等动物模型上，苯氯乙酮的毒性是西埃斯的 3~10 倍，吸入中毒可引起严重的肺损伤，导致肺水肿，产生气管和支气管炎症等症状。皮肤接触苯氯乙酮时可引起局部皮肤的强烈刺痛，严重时产生水疱和溃疡，反复接触会导致过敏性接触性皮炎。在已知的催泪剂中，苯氯乙酮毒性是最大的，曾有人严重中毒并致死的案例。苯氯乙酮的中毒防护和救治与西埃斯和西阿尔类似，见控暴剂中毒防治的原则和措施。

（骆媛 李桦）

xī'āisī

西埃斯 （O-chlorobenzylidene malononitrile，CS）

化学名为 2-氯-1-苯亚甲基丙二腈的催泪剂。西埃斯主要以气态或气溶胶的形式施放，故又称西埃斯气（CS gas）。其军用代号 CS，分子式 $C_{10}H_5N_2Cl$，分子量 188.2，化学文摘登记号 2698-41-1，化学结构式见图 2。

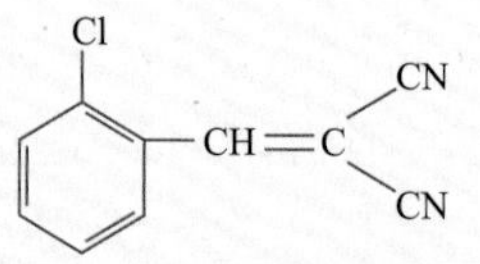

图 2　西埃斯化学结构式

简史　西埃斯是 1928 年由美国化学家本·科森和罗格·斯托顿合成的一种刺激性化合物，他们取两人姓氏的首字母将其命名为"CS"，中文音译西埃斯。20世纪 50 年代，位于英国波顿当的英国国防科学技术实验室对西埃斯的军事性能进行了评价，并将其开发成为刺激性化学战剂。1959 年美国军队开始装备西埃斯，并在越南战争中大量使用西埃斯战剂。此后，西埃斯被世界多个国家的军队列装并储备。直到 20 世纪 90 年代，西埃斯一直是军用和警用的主要催泪剂种类（见催泪剂），在控暴行动、驱散人群以及化学防护训练等活动中有广泛的应用。随着新型控暴剂辣椒素出现和应用，西埃斯的使用量不断下降，逐渐被以辣椒素为代表的新型催泪剂所替代。

理化性质和军事性能　西埃斯的纯品为白色结晶，有胡椒味。熔点 93℃，沸点 310℃，蒸气压很低，为 0.000 34mmHg（20℃），其难溶于水，微溶于乙醇，易溶于丙酮、二氧六环、二氯甲烷、乙酸乙酯和苯等有机溶剂。西埃斯的化学性质比较稳定，遇水不易水解，加热、加碱条件下，其水解加速。西埃斯能被高锰酸钾、次氯酸盐等氧化剂氧化，生成无刺激性的产物。因此，可以将高锰酸钾用于西埃斯的消毒。西埃斯具有可燃性，1993 年美国德克萨斯曾发生因西埃斯爆炸引起的火灾事故。军用和警用时，西埃斯主要通过毒气弹爆炸或喷雾器喷洒形成气溶胶或烟雾的形式施放，生成的白色烟雾，可在空气中存留数分钟。燃烧分散的颗粒比爆炸分散的颗粒小而均匀，沉降速度更慢。

毒性作用　西埃斯的刺激强度明显大于苯氯乙酮，对眼、鼻、咽有强烈刺激作用，同时还能刺激皮肤产生刺痛和红斑，其刺激阈浓度为 0.1mg/m³，半数失能浓时积为 10~20（mg·min）/m³。虽然西埃斯的刺激作用强，但其持久性较差，并且会因凝聚成团而失去效能。西埃斯的安全系数比苯氯乙酮高，在野战条件下或室外使用时，一般不会引起接触者死亡，但会出现眼、呼吸道和皮肤的中毒症状和表现。眼接触西埃斯后会立即引起流泪、眼内烧灼感、眼睑痉挛、结膜充血，严重中毒会导致结膜炎和眼睑炎。西埃斯经呼吸道吸入时，鼻腔、咽喉会即刻产生辛辣和烧灼感、疼痛、咳嗽和喷嚏，伴有流涎、流涕等大量腺体分泌现象，严重时出现胸痛，甚至短暂的呼吸困难，并有可能导致哮喘、慢性气管炎和支气管炎。如果人员在通风不良的室内等相对密闭的场所吸入高浓度的西埃斯，有可能导致肺炎或肺水肿。妇女、儿童、老人以及有慢性呼吸系统疾病或心脏病等基础疾病的人群，对西埃斯的呼吸道毒性作用要比正常人更为易感。西埃斯还可对人体皮肤产生直接的刺激作用，接触部位在数分钟后就会出现刺痛感和烧灼感；毒剂对潮湿或有伤口皮肤的刺激作用更为显著，接触部位会有红斑生成，在高浓度、高温、高湿的环境中，皮肤红斑更为持久。严重中毒者的局部皮肤在数小时后会出现水肿、水疱，颈部、手腕等易于暴露部位的皮肤会出现烧伤样损伤，皮肤损伤的病情发展过程类似于芥子气中毒。西埃斯的中毒防护和救治与其他刺激性毒剂类似，见控暴剂中毒防治的原则和措施。

（骆媛 李桦）

xī'ā'ěr

西阿尔 （Dibenz（b，f）-1：4-oxazepine，CR）

化学名为二苯并［b，f］［1，4］氧杂吖庚因的催泪剂。因其主要以气态或烟雾形式使用，故称为西阿尔气（CR gas）。军用代号 CR，分子式 $C_{13}H_9ON$，分子量 195.2，化学文摘登记号为 257-07-8，化学结构式见图 1。

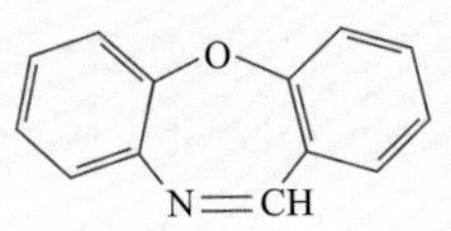

图 1 西阿尔化学结构式

西阿尔最初是作为药物母体被发现并合成的，20 世纪 60 年代，英国国防科学技术实验室将其开发成为刺激性化学战剂，1973 年，英美军队正式将西阿尔列为制式装备。西阿尔也被世界多个国家用作警用装备，用于控制暴乱和制止骚乱等执法行动。

西阿尔的纯品为淡黄色粉末，无味，熔点 72℃，沸点 335℃，微溶于水，易溶于乙醇、丙二醇、乙醚和苯等有机溶剂。西阿尔的物理化学性质稳定，不易受潮湿及雨雪天气的影响，也不易水解，可长时间存在于环境，溶于水中的西阿尔仍具有刺激作用。因此，人体接触西阿尔污染的水源后，可能会引起中毒。西阿尔能与乙醇钠和硫酸二甲酯反应，生成无刺激性的产物，此反应可用于西阿尔的消毒。西阿尔主要以气溶胶和烟雾的形式释放，或与水混合后用高压水枪、手持喷射罐等器械喷洒使用。

西阿尔对眼、鼻、咽和皮肤有强烈的刺激作用，阈刺激浓度为 0.005 mg/m³，半数失能浓时积为 5（mg·min）/m³。西阿尔对人体的刺激效应强于西埃斯，但作用时间更为短暂。西阿尔对眼的刺激作用与西埃斯类似，少量接触即可引起流泪、疼痛以及眼睑痉挛，并可持续 15～30 分钟；毒剂引起的结膜充血和眼睑水肿可持续 3～6 小时。鼻、口腔接触西阿尔后，会导致黏膜灼伤和大量腺体分泌，持续 5～10 分钟。皮肤接触西阿尔后几分钟内即会出现强烈刺痛和烧灼感，持续 15～30 分钟，严重时伴有红斑产生，脱离毒剂 1～2 小时后红斑逐渐消退。溶于水中的西阿尔仍有刺激作用，对潮湿皮肤的刺激作用更强。尽管西阿尔具有强烈的刺激作用，但其安全系数较高，急性毒性远低于苯氯乙酮和西埃斯（见控暴剂），并且对下呼吸道和肺的影响较小，一般不会引起肺损伤和肺水肿。由于西阿尔具有良好的稳定性，在环境中不易被降解，西阿尔造成的水源和环境污染可能会导致毒剂对接触人群的反复暴露，引起中毒。

（骆媛 李桦）

pēntìjì
喷嚏剂（sternutators） 能强烈刺激鼻和上呼吸道黏膜，引起剧烈和难以控制的喷嚏、咳嗽、流涕和流涎，并伴有恶心、呕吐及全身不适症状的一类刺激性毒剂。又称呕吐剂。经典的喷嚏剂包括亚当氏剂、二苯氯胂和二苯氰胂。

简史 亚当氏剂于 1915 年和 1918 年分别由德国化学家海因里希·奥托·威兰和美国化学家罗杰·亚当斯合成，并因后者而得名。第一次世界大战期间，德军和法军将亚当氏剂作为化学武器在战场上使用。美国等其他国家也曾生产和装备了亚当氏剂的武器和毒烟罐。1932 年 7 月，美国华盛顿政府曾用亚当氏剂对付补偿金事件中的游行示威群众，造成人员伤亡。美国军队还曾在越南战争中对越南军民使用过亚当氏剂。二苯氯胂和二苯氰胂是第一次世界大战中使用过的呕吐剂，德国军队曾将二苯氯胂和二苯氰胂与光气等窒息性毒剂合用，利用呕吐剂致人呕吐的性质，迫使受攻击士兵在脱去面具呕吐时吸入光气，从而增强后者的暴露和杀伤效果。第二次世界大战期间，日本侵华军队曾将装填了二苯氯胂和二苯氰胂（称为"红剂"）的化学武器运入中国，并使用这些武器伤害中国军队和民众。第二次世界大战结束后，侵华日军将装有二苯氯胂和二苯氰胂的化学武器遗弃在中国，对中国人民的健康和环境安全继续造成危害（见日本在华遗弃化学武器）。

代表性毒剂 经典的喷嚏剂包括亚当氏剂（adamsite）、二苯氯胂（diphenyl chloroarsine）和二苯氰胂（diphenyl cyanoarsine），它们的理化性质、军事性能和毒性作用分述如下。

亚当氏剂 化学名为氯化二苯胺胂，军用代号 DM，分子式 $C_{12}H_9NAsCl$，分子量 277.5，化学结构式见图 1。亚当氏剂纯品为金黄至暗绿色结晶，气态时为淡黄色烟雾，熔点 195℃，沸点 410℃，20℃时固体密度 1.648g/cm³，饱和蒸气压 $2.67×10^{-11}$Pa，挥发度 $3.12×10^{-12}$mg/L。亚当氏剂不溶于水，微溶于有机溶剂，溶于热的甲苯、冰醋酸和甲酸等溶剂。亚当氏剂的化学性质稳定，不易受潮湿及雨雪天气的影响，也不易水解，但强碱可加速其水解，水解产物仍有一定的刺激性。亚当氏剂可被漂白粉、高锰酸钾等强氧化剂氧化，生成的产物无刺激性。亚当氏剂主要刺激鼻咽黏膜和上呼吸道，刺激阈浓度约为 1mg/m³，半数失能浓时积为 22（mg·min）/m³。人体中毒时，鼻腔、鼻窦、鼻旁窦、咽喉出现烧灼感、疼痛及发胀，并引起胸闷、胸骨后疼痛，以及反射性喷嚏、咳嗽，大量流涕、流涎、流泪等不适症状。重度中毒者会出现恶心、呕吐、剧烈头痛，以及上下颌骨、牙龈、内耳等部位疼痛。因亚当氏剂引起剧烈胸骨后疼痛的毒性特征，又称胸痛剂。亚当氏剂对眼也有一定的刺激作用，但作用弱于经典的催泪剂苯氯乙酮。与其他刺激性毒剂相比，亚当氏剂的毒性大、作用持续时间较长、安全系数低。长时间吸入高浓度的亚当氏剂，可引起肺水肿以及并发支气管炎，大剂量亚当氏剂中毒吸收后，还会产生砷中毒的全身性症状。20世纪50年代后，亚当氏剂逐渐被西埃斯和西阿尔等新型刺激性毒剂所替代，退出各国军队装备系列并停止了使用。

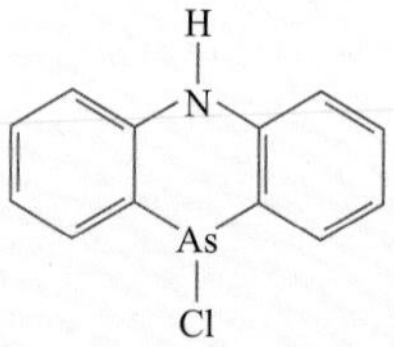

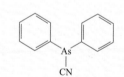

图1 亚当氏剂化学结构式

二苯氯胂 军用代号 DA，分子式 $C_{12}H_{10}AsCl$，分子量 264.59，化学结构式见图2。二苯氯胂的纯品为无色结晶，工业品呈灰色至深褐色，熔点 38℃，20℃时挥发度为 $6.8×10^{-4}$mg/L。二苯氯胂的化学性质稳定，常温下不易水解，加碱加热可加速其水解，水解产物仍有一定的刺激性。二苯氯胂主要对鼻咽黏膜产生刺激作用，引起咳嗽、流涕，对眼也有刺激性，其不可耐受的阈浓度为 $1.5\sim2.5$mg/m³。二苯氯胂的主要

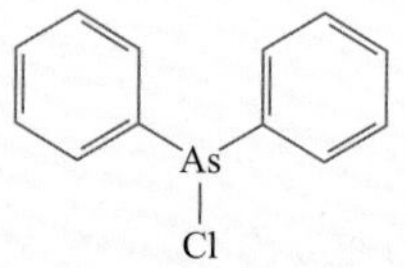

图2 二苯氯胂化学结构式

中毒症状包括鼻腔急性疼痛，喉部有烧灼感，胸闷胸痛，并能引起剧烈的喷嚏和无法控制的咳嗽，鼻涕和唾液大量分泌，头胀头痛，恶心和呕吐，对眼的刺激作用可导致疼痛和流泪。

二苯氰胂 军用代号 DC，分子式 $C_{13}H_9NAs$，分子量 254.12，化学结构式如图3所示。二苯氰胂的纯品为无色结晶，工业品呈灰色至深褐色，熔点 35℃，挥发度（20℃）为 $1.5×10^{-4}$mg/L，常温下水解较慢，加热加碱可加速其水解，产物仍有刺激性。在含砷刺激性毒剂中，二苯氰胂的刺激作用较强，约为二苯氯胂的10倍，30秒暴露时间的不可耐受阈浓度为 1mg/m³。二苯氰胂的主要毒性作用是刺激黏膜，对眼、鼻和咽喉黏膜有严重的刺激作用，引起喷嚏、呕吐和流泪等中毒症状。在野战条件下，二苯氰胂暴露引起的流泪、恶心和呕吐，会使作战人员产生厌战情绪。在密闭环境中，二苯氰胂能造成接触者严重中毒和伤害，伤员出现知觉丧失、窒息甚至死亡。

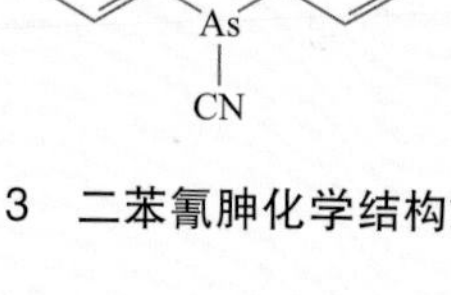

图3 二苯氰胂化学结构式

（骆媛 李桦）

làjiāosùlèi wùzhì

辣椒素类物质 （capsaicinoids）

从辣椒中分离得到或人工合成的，具有香草酰胺类结构并能对机体产生强烈刺激作用的一类活性物质。辣椒素类物质是一类生物碱同系物，具有强烈的刺激性，目前作为新型控暴剂和防身喷雾剂被广泛使用，其代表性成分包括辣椒素（capsaicin）、油性辣椒（oleoresin capsicum, OC）和壬酸香草酰胺（pelargonic acid vanillyl-amide, PAVA）等。

简史 克里斯蒂安·弗里德里希·布尔乔茨在1816年首先用有机溶剂提取获得辣椒中的辛辣物质。1846年，约翰·克莱赫分离得到近乎纯品的辣椒素，并将其命名为 capsaicin。1878年，匈牙利医学家安德瑞·豪格伊思也从辣椒中提取得到主要含辣椒素的油状辣味提取物，命名为 oleoresin capsicum，中文译名为油性辣椒。油性辣椒曾被作为化学战剂评价和开发，军用代号为 OC。1919年，科学家尼尔森首次解析了辣椒素的化学结构。1930年，辣椒素人工合成获得成功。1961年，日本化学家小菅稻垣从红辣椒中分离出一类辣椒素类似物，命名为 capsaicinoids。目前，已知的辣椒素同系物有20余种化合物，包括辣椒素（capsaicin）、二氢辣椒素（dihydrocapsaicin）和降二氢辣椒素（nordihydrocapsaicin）等，其中辣椒素与二氢辣椒素的含量之和约占天然辣椒素类似物的90%。1970年，美国佛罗里达州警察在执法行动中首次使用喷射器发射辣椒素。20世纪90年代初，美国警察全面装备辣椒素喷射器，并在制止暴乱、驱散人群等行动中使用。鉴于辣椒素类物质具有较强的刺激作用和良好的安全性，目前其已逐渐替代西埃斯和西阿尔，成为执法行动中常规使用的控暴剂。

理化性质和军事性能 辣椒素的分子式为 $C_{18}H_{27}O_3N$，分子量 305.4，化学文摘登记号 404-86-4，化学结构式见图1，其常温下为棕红色固体，熔点 62～65℃，沸点 210～220℃，难溶于水，易

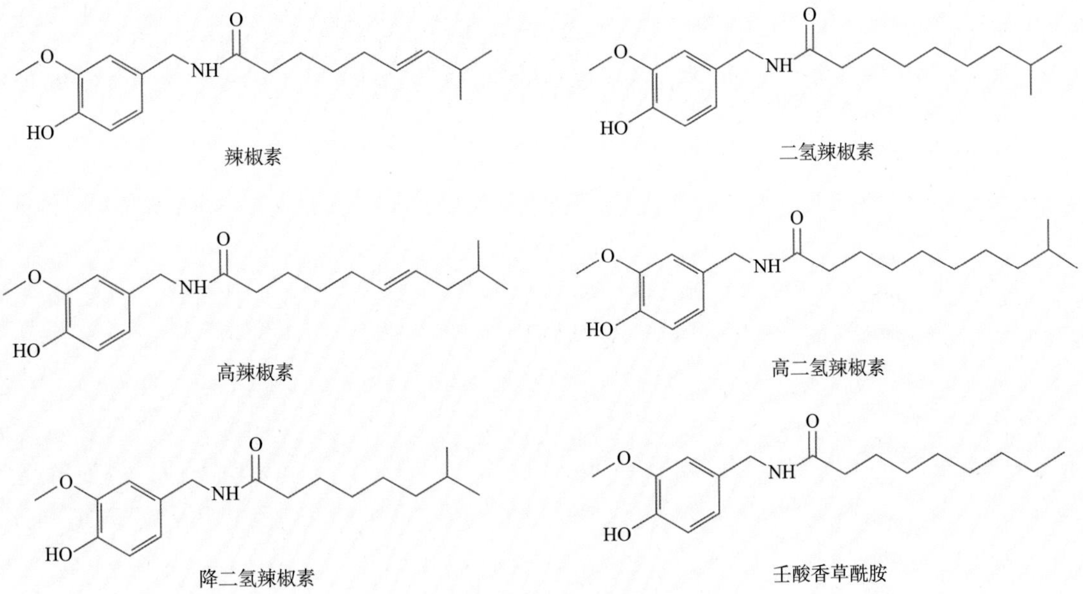

图1 辣椒素类物质的化学结构式

溶于乙醇、甲醇和乙酸乙酯等溶剂，常温下稳定性较好，在100℃及以上的高温下易于分解。壬酸香草酰胺又名辣椒素Ⅱ，是白色或淡黄色固体，分子式$C_{17}H_{27}O_3N$，分子量293.4，熔点56～58℃，25℃的水溶解度为227mg/L。壬酸香草酰胺可从天然辣椒中提取或采用化学合成法制备，目前被认为是辣椒素类似物中辛辣味和刺激性最强的一种。由于其刺激性强、纯度高、合成工艺简单、价格低，已成为警用控暴剂的主要成分。油性辣椒是混合物，其主要成分是辣椒素，约占70%，其他还包括二氢辣椒素（20%）、降二氢辣椒素（7%）、高辣椒素（1%）和高二氢辣椒素（1%）。常温下，油性辣椒是黑红色澄清的黏稠状液体，带有特殊的辛辣味，不溶于水，微溶于乙醇等有机溶剂。油性辣椒的稳定性良好，在环境中不易被降解。辣椒素类控暴剂主要以液体和微粉形式施放。液体多装载在喷雾器或喷射器中，喷射后形成气雾；微粉则装填在催泪痛球弹等弹丸中，弹丸破碎后喷射出粉末，形成烟雾，作用于人体。

毒性作用 辣椒素类控暴剂以液体喷雾器和微粉弹丸等方式施放时，可立即对眼、上呼吸道和皮肤产生刺激作用，不同的接触途径，产生的毒性作用不尽相同。尽管辣椒素具有较高的安全系数，接触引起的刺激症状通常在离开毒源后会很快消失，但当其浓度过高时，也会引起严重的呼吸系统及心血管系统症状，并导致感觉神经系统永久性损伤。至今已经有数起因辣椒素致死的案例，大多数受害者是在暴露于辣椒素1小时内死亡。辣椒素类控暴剂的主要毒性作用简述如下，其中毒防护和治疗见控暴剂中毒防治。

眼中毒 辣椒素类控暴剂接触眼后可立即产生强烈刺激作用，引起流泪，强烈的烧灼感和眼睑痉挛，眼睛充血、肿胀和结膜炎，偶尔出现瞬目反射消失的现象。

呼吸道中毒 辣椒素中毒引起的急性毒性反应主要与呼吸系统有关，低浓度辣椒素诱发咳嗽和喷嚏，高浓度辣椒素则会引起支气管收缩、黏膜水肿、呼吸困难，甚至呼吸暂停。气道黏膜对辣椒素高度敏感，吸入辣椒素后鼻腔可产生强烈的刺痛感，并激活辣椒素敏感的感觉神经，导致血管扩张、分泌物增多；这一激活反射还会累及心血管、神经内分泌和体温调控系统，可能导致心肺功能障碍，包括呼吸暂停、心动过缓、主动脉血压升高等。吸入高浓度的辣椒素对于儿童、哮喘和心血管系统疾病患者尤为危险。

皮肤中毒 接触气溶胶形式的辣椒素可引起皮肤强烈的烧灼感和麻刺感，产生水肿、红斑，偶见起疱。局部暴露可引起皮肤过敏性炎症，反复暴露则会增加炎症的程度。

神经系统中毒 辣椒素是典型的选择性神经毒性物质，可严重影响末梢神经感受器。除了在接触皮肤、眼和呼吸道时产生强烈的局部刺痛感外，辣椒素进入体内后还会引起神经肌肉功能损伤，造成自主运动能力障碍，中毒人员出现不自主的身体倾斜和摇晃，以及产生定向障碍。

(骆媛 李桦)

kòngbàojì zhòngdú jiànbié zhěnduàn
控暴剂中毒鉴别诊断 （differential diagnosis of riot control agent poisoning）

根据毒剂接触史、症状特点、实验室检查以及毒剂检测结果，对控暴剂中毒伤员进行综合分析和诊断的过程。控暴剂中的大部分毒剂曾归类为化学战剂中的刺激性毒剂，主要以气态和气溶胶形式使人暴露染毒，对眼、呼吸道和消化道黏膜及皮肤有强烈的刺激作用。大多数的控暴剂在染毒后会很快出现症状，几乎无潜伏期。因毒剂的强烈刺激作用，中毒人员的主观感觉严重，但客观检查的体征较轻。轻度中毒者在脱离接触后，症状会很快减轻并消失，无需治疗。严重中毒者，因大剂量接触毒剂会造成眼、皮肤或呼吸道损伤，甚至威胁生命，需要尽早诊断，及时救治。

中毒诊断 控暴剂中毒后，主要根据伤员的接触史、典型中毒症状，并结合毒剂检测和实验室检查结果，做出诊断。

毒物接触史 伤员曾经接触有特殊气味的刺激性气体，在接触时面部和呼吸道无防护，或防护不严密，并且同一时间内周围有多人出现类似的眼、皮肤和呼吸道刺激症状，可考虑控暴剂中毒。

典型中毒症状 控暴剂主要对眼、皮肤和上呼吸道黏膜等产生强烈的刺激作用。苯氯乙酮和西埃斯等催泪剂对眼和上呼吸道的刺激作用较强，亚当氏剂等喷嚏剂除了对眼和皮肤的刺激作用外，还可引起恶心、呕吐等症状，对照不同毒剂的特征性中毒症状，

对伤员进行观察和询问，有助于判定其所接触的毒剂（见催泪剂和喷嚏剂）。

毒剂侦检和实验室检查 依据不同毒剂的结构特征和物理化学性质，采用便携式检测设备或实验室仪器，对环境样品或伤员血、尿样品进行检测。例如，亚当氏剂中毒时，可在现场样品，中毒者血、尿和皮肤水疱液中检出砷。

鉴别诊断 控暴剂中毒后产生的眼、上呼吸道和皮肤刺激作用及症状与光气和路易氏剂等其他毒剂有相似之处，在对伤员进行中毒诊断时，应根据不同毒剂的特点，进行鉴别。以控暴剂中使用较多的西埃斯为例，其与光气和路易氏剂的中毒鉴别诊断要点见表1。

(骆媛)

kòngbàojì zhòngdú fángzhì
控暴剂中毒防治 （prevention and treatment of riot control agent poisoning）

通过采取预防措施阻断或减少控暴剂的人体暴露，以及在控暴剂中毒后对中毒伤员采取洗消、急救和对症治疗措施，减少人员伤害的过程。控暴剂释放后能快速产生眼、呼吸道和皮肤的感官刺激作用，并导

致受害者暂时失能，其毒性作用在停止接触后会逐渐减缓并消失。但人体长时间暴露于高浓度的毒剂时，或者在密闭空间中接触毒剂时，会引起眼、皮肤或呼吸道的严重中毒效应，极端情况下有可能导致死亡。

防护 防毒面具可以保护眼和呼吸道，阻断控暴剂对眼和呼吸道的刺激作用。采用风镜、多层纱布、口罩等简易就便的物品，对上述器官也有不同程度的保护作用。在使用防护器材的过程中，即使在已经接触毒剂且有刺激症状的情况下，仍应保持佩戴面具或使用简易物品遮挡眼和口鼻，减少毒剂的继续接触。在出现呕吐并产生较多的分泌物和呕吐物时，可面向上风处，闭眼并暂时屏住呼吸，迅速脱下面具清理，然后再带上面具。防护服能有效阻断控暴剂对皮肤的接触和刺激作用。在缺乏专业防护服的情况下，可以用雨衣、风衣、长袖长裤等衣物遮挡裸露皮肤，以减轻控暴剂对皮肤的刺激和损伤。人员在采取上述防护措施后，应及时向上风处移动，撤离污染区；到达清洁区域后，轻轻脱去污染衣物，避免沾染在衣物上的毒剂扬起，及时用清水洗眼、鼻和漱

表 1　西埃斯、光气和路易氏剂的中毒鉴别

鉴别要点	西埃斯	光气	路易氏剂
气味	胡椒味	烂苹果味	天竺葵味
刺激性	立即引起剧烈眼、鼻刺激和皮肤烧灼痛	轻	较快出现眼、鼻剧烈刺激，皮肤烧灼痛感出现较慢
脱离毒源后的病情发展	迅速好转或消失	轻者好转，重者延迟性加重	急剧恶化
皮肤水疱	透明（少见）	无	混浊、血性（多见）
肺水肿潜伏期	少见	2~8 小时	无
肺水肿性质	血浆渗出	血浆渗出	炎性肺水肿
毒剂检测	无特殊	无特殊	疱液和尿样可检出砷

口，进行洗消。

现场处置 一般情况下，人员接触控暴剂后的中毒症状较轻，离开污染区后，症状会很快缓解，而后逐渐消失。在控暴剂污染区域内，应及时穿戴防毒面具和防护服等个人防护器具，待视线清楚后再执行任务。如有控暴剂微粒落入眼内（一般少见），切勿用手揉眼，努力睁开眼后，用清水或2%碳酸氢钠溶液冲洗毒烟微粒。当皮肤沾染控暴剂微粉或液滴时，先用干布、棉花或纸张等轻轻擦拭，然后用大量清水冲洗除去残留在皮肤上的毒剂微粒，冲洗可能会暂时加重皮肤刺激症状。条件许可时，用肥皂水或稀释的碳酸氢钠溶液等碱性溶液清洗皮肤。对于污染区内的中毒伤员，应尽快佩戴或更换防毒面具，然后撤离现场。在伤员出现上呼吸道刺激症状时，应及时将其移至清洁通风处，条件许可时给伤员吸入抗烟剂缓解症状，必要时给氧并及时后送医院治疗。对于误食控暴剂污染食物或饮水的中毒伤员，采用催吐、洗胃或口服活性炭等方法及时清除进入消化道的毒剂，而后导泻。

对症治疗 在极少数情况下，控暴剂中毒伤员会出现严重症状，需视伤员的具体情况，进行如下的对症治疗。

眼中毒 用清水或生理盐水冲洗眼，清除进入眼内的控暴剂微粒。冲洗后滴入抗生素类滴眼剂以防止眼感染。苯氯乙酮对眼有腐蚀作用，会产生角膜刺激症状，最好给畏光者戴上深色眼镜，或将室内光线调暗。中毒严重者应送眼科进行治疗。

呼吸道中毒 一般情况下，离开污染区或脱离毒剂接触30分钟后，受害者的咳嗽、胸闷和轻微窒息症状会逐渐减轻并自行消失。但严重中毒并出现呼吸困难或肺水肿的伤员，需要及时送往医院，采取止喘、消炎等对症治疗措施，并按肺水肿治疗原则进行治疗（见窒息性毒剂中毒治疗）。

皮肤中毒 在高温、高湿环境中接触高浓度的毒剂，会引起强烈的皮肤刺激作用，出现严重的继发性红斑或水疱，短期内不能自行恢复，需要将伤员及时送往医院，在院内给伤员涂抹皮肤外用药物进行镇痛和止痒；对于较大的水疱，抽出疱液后使用抗生素防止感染。对毒剂导致的严重皮肤损伤，可按烧伤的治疗方案进行处置。

砷中毒 亚当氏剂、二苯氯胂和二苯氰胂等喷嚏剂均为含砷毒剂，染毒吸收后可能会引起伤员的全身性中毒，其中毒治疗主要参考路易氏剂中毒救治方案，给伤员使用二巯基丁二酸钠、二巯基丙磺酸钠等药物进行抗毒治疗，并根据伤员的伤情和症状，合并采用其他的对症和支持治疗措施（见路易氏剂中毒防治）。

（骆 媛）

fēizhìmìng huàxué wǔqì

非致命化学武器（non-lethal chemical weapons）

利用特定化学物质和释放技术使战斗人员或其装备丧失功能，但同时尽可能降低人员致命性伤亡、设备毁坏和生态环境破坏的一类新概念武器系统。理想的非致命化学武器是通过特定的化学物质或技术手段打击战斗人员的易感部位或者破坏其装备，使敌方作战能力严重削弱甚至丧失，以达到迫使敌方就范或阻止其行动的目的，与此同时，能将人员伤亡、财产损失和环境损害控制在最低限度。但在实际应用中，非致命化学武器仍然能造成一定比例的人员伤亡，例如失能性化学武器（见失能性毒剂）。

分类 按照作用机制及对象，非致命性化学武器可以分为以下4类。

通过刺激人员精神、味觉、皮肤而进行反人员的化学武器 主要包括：①失能性毒剂，是能使受害者产生躯体功能障碍，听觉、视觉障碍，出现精神紊乱、麻痹瘫痪、昏迷或呕吐等症状，从而降低或暂时丧失战斗力的一类毒剂及其武器。②刺激性毒剂或者控暴剂，以刺激眼、鼻、喉和皮肤为特征的一类外周性的暂时性毒剂及其武器，人员短时间接触会出现中毒症状或导致暂时性失能，脱离接触几分钟或几小时后症状会自动消失，无需特殊治疗，一般不会留后遗症。③麻醉武器，采用麻醉弹等形式，使人员暂时麻醉，从而失去作战能力的一类武器。④臭味弹，通过施放令人极度厌恶、无法抗拒的恶臭气味，使对方陷入嗅觉恐慌，丧失抵抗意志，从而减弱对方战斗力，并可用于驱散人群的一类武器。⑤口臭弹，内含施放后可使对方产生剧烈而又持久口臭的特殊化学制剂，通过影响对方的情绪，达到有效干扰对方的目的的一类武器。⑥其他类，包括害虫弹、吸血僵尸弹和性感炸弹等。

通过腐蚀材质进行反物质的化学武器 主要包括：①超级腐蚀剂，利用强酸或强碱类化合物，腐蚀甚至溶解对方装备，从而削弱其战斗能力的试剂及其武器。②材料脆化剂，能引起金属材料、高分子材料、光学材料等迅速解体的特殊化学物质，使用后可致使对方武器装备的强度大大减弱，如使敌对方飞机、坦克车辆、舰艇及铁轨、桥梁等基础设施的结构造成严重损伤而使其瘫痪。

通过改变材料黏度而限制行动的武器 主要包括：①超级黏结剂，一种以聚合物为基础的黏结剂，如化学固化剂和纠缠剂等，可直接作用于武器、装备、车辆或设施，使其性能改变或失去效能。②黏性泡沫剂，可将人员包裹使其失去抵抗能力或者覆盖装备使其失去机动能力。③超级润滑剂，利用反摩擦技术，达到限制人员行动或使运输机械装备瘫痪的目的。

通过改变燃油性质致使发动机不能正常工作的武器 主要包括：①燃油燃烧蚀变剂，可致发动机熄火的雾状物质，能使对方装备立即瘫痪。②爆燃剂，是一种以水和粉状碳化钙为主要装填物的化学物质，通过产生大规模爆炸，彻底摧毁对方装备设施。③燃料改性剂，可污染燃料或改变燃料的黏滞性，以达到破坏敌方的油库或使运输机械装备致瘫的目的。

用途 冷战结束后国际形势的变化使西方强国的军队都希望发展和拥有从致命到非致命性的能力，以应对新的作战需要。世界上多个国家曾经拥有失能性武器等非致命化学武器研发计划，并进行了武器生产和试验。1997年，《化学武器公约》正式生效，作用于人体并导致其伤害或失能的非致命性化学武器也受到《化学武器公约》的制约，尤其是将该类武器作为战争手段受到严格的禁止，但《化学武器公约》将控暴剂等化学物质用于控制暴乱等的执法行动列为公约不加禁止的活动。随着全球恐怖活动和国内冲突不断增加，各国在应付突发事件方面面临巨大挑战，非致

命性化学物质作为重要的反恐和维稳手段受到关注。非致命性化学物质在打击恐怖势力、控制暴乱、控制罪犯和解救人质等执法行动多有应用。例如，有些国家在发生人群骚乱时使用辣椒素喷射器警用装备驱散人群；2002年，俄罗斯在莫斯科剧院人质事件中使用了芬太尼类失能剂，这些控暴物质在抓捕犯罪嫌疑人、制止骚乱、维护社会治安方面显示出一定的优势。

(雍 政 苏瑞斌)

shīnéngxìng dújì

失能性毒剂（incapacitating agents）

能引起暂时性机体或精神残失的一类化学战剂。这种机体或精神的残失在暴露停止后可以持续数小时或数天，尽管通常不需要，但医学处置能帮助加快其恢复。失能性毒剂是《化学武器公约》定义的有毒化学品，简称为失能剂，它既不属于控暴剂的一类，也不包括控暴剂。

简史 失能剂是六大类经典化学战剂中的一类。在经历了第一次世界大战大规模使用化学武器导致众多作战人员伤亡后，一些国家的军队开始考虑采用能引起暂时性失能的化学品来替代致死性化学战剂。第二次世界大战结束后，随着制药工业的快速发展，一批镇静和麻醉药物被相继发现和开发应用。美国军队紧跟这一进展，对已知的精神类药物及其类似物开展研究。1949年，美国军队在一份报告中提出用精神活性化合物替代大规模杀伤性化学武器，并推荐了麦角酸二乙基酰胺（LSD）、四氢大麻酚（THC）和苯乙胺为潜在的失能剂。1951年，美国军队正式开始了"精神类化学品作为杀伤性武器备选"的研究计划，主要针对

麦角酸二乙基酰胺和四氢大麻酚及其类似物进行研究，评价了四十多个化合物，对部分化合物还进行了动物体内评价。但由于被评价的化合物安全范围过窄，或者它们引起失能的有效剂量过大而不适合作为军用战剂，于是美军把研究注意力转向抗胆碱能化合物毕兹。人体试验显示，小剂量的毕兹即可引起机体虚弱、神志不清和虚幻等效应。1961年，美军开始毕兹的武器化研究，生产了1500枚装填了固体毕兹的失能剂武器，并在越南战争中使用了毕兹战剂。由于毕兹存在起效慢、持效时间长、效应不确切且安全范围较小等缺点（见毕兹），加上美国政治军事策略的需求变化等原因，1976年美国正式将毕兹武器退役，并于80年代末销毁了其全部储备。自20世纪50年代初至2004年，美国军队公开的武器研发计划中一直包括失能剂及其施放装置。美国军队曾对吗啡类阿片镇痛剂、蒂巴因、C3-去甲蒂巴因类似物、酚噻嗪类化合物和芬太尼类化合物，以及其他具有失能潜能的化合物进行过研究。70年代早期和中期，美国曾试验性地装填了EA3834的失能剂布洒器（SUU-30/B）。1987年美国国家司法研究所也开始资助"非致死性技术项目"的研究，失能剂是其主要的研究对象。除了美国之外、英国、苏联/俄罗斯、捷克等国家也有失能剂的研发计划。俄罗斯是第一个将阿片类化合物作为失能剂用于人质解救的国家。俄特种部队在2002年莫斯科剧院人质事件中，使用了气溶胶化的化学失能剂，击毙了大多数的武装恐怖分子，成功解救了人质，但800多名人质中至少有129人因吸入失能剂而中毒身亡。事

后俄方信息表明，俄特种部队使用的是芬太尼类衍生物，在人质治疗和抢救中使用了阿片受体拮抗剂纳洛酮。1997年4月《化学武器公约》正式生效，致死性化学武器的生产、储存和使用受到严格禁止，失能剂作为武器在战争和军事行动中的使用也被公约禁止。但是，公约条款将化学品用于控暴等执法行为列为不被公约禁止的活动之一。近年来，非致死性失能剂的研究及其在反恐、防暴和人质解救等执法行动中的应用，有一定的升温趋势，与此同时，失能剂的研发、应用以及由此带来的化学安全风险也引起了国际社会的关注。

军事性能　失能剂主要损害人的认知和活动能力，使中毒者暂时失去正常功能，从而丧失战斗力，但其一般不会造成中毒者的永久性伤害或死亡。已知的失能剂和失能性化合物如毕兹、EA338、卡芬太尼等都是固体。用于军事目的的失能剂主要装填在炮弹、航弹、火箭弹、热发生器或烟雾发生器中，经爆炸或热分散形成气溶胶使空气、水、土壤、食物染毒，经呼吸道、眼、有伤口的皮肤，或经口（胃肠道）等途径暴露并吸收进入机体，发挥失能效应。

分类　失能剂可按毒理效应、作用靶点以及配方形式等不同的方式进行分类。

毒理效应　按照其毒理效应，失能剂可分为精神失能剂和躯体失能剂。精神失能剂主要引起人员的精神活动障碍，如知觉、情感、思维活动的异常和紊乱。根据其作用特点的不同，又可分为中枢神经系统抑制剂和中枢神经系统兴奋剂。中枢神经系统抑制剂能降低或阻断中枢神经系统活动，干扰突触信息传递，主要代表有抗胆碱能化合物毕兹、四氢大麻醇类化合物、吩噻嗪类化合物和丁酰苯类化合物。中枢神经系统兴奋剂能使神经冲动传递加强，进入中枢的信号增强，引起过度的神经活动，主要代表有麦角酰二乙胺、蟾蜍色胺、哈尔碱、西洛赛宾、西罗辛和麦司卡林等化合物。躯体性失能剂主要引起机体运动失调、瘫痪以及呕吐、失明、致聋、体温失调、低血压等，使人员暂时失去或降低战斗能力，具有此类作用特点的化合物包括苯咪胺、箭毒和震颤素等。但是，精神性或躯体性失能很难截然分开。有些化合物既有精神失能作用又有躯体失能作用。

作用靶点　失能剂按其对神经系统的作用靶点可分为抗胆碱能类失能剂、阿片类失能剂、靶向中枢神经系统其他受体的潜在镇静性失能剂等。①抗胆碱能类失能剂通过阻断中枢和外周胆碱能神经实现其失能效应，中毒后可引起记忆力、解答能力、注意力和理解力等高级精神活动能力的紊乱和丧失，并有一定程度的致幻作用。毕兹是这类失能剂的代表。②阿片类失能剂的作用主要是镇静、镇痛、致幻、木僵，大剂量可出现呼吸抑制、昏迷和死亡。其中研究较多的是芬太尼类衍生物，它们特异性作用于 μ 阿片受体，起效快，持效时间短，镇静-麻醉效应确切，与其他失能性化合物相比，具有明显的优势。但其易于引起呼吸抑制等严重毒性效应，个体差异较大，可控性较低。③靶向中枢神经系统其他受体的潜在镇静性失能剂主要通过直接或间接作用于中枢神经系统的特定靶点，尤其是定位于中枢神经系统的特定受体蛋白而发挥精神行为的抑制作用，代表性化合物包括苯二氮䓬类、α_2-受体激动剂、多巴胺 D_3 受体激动剂、5-羟色胺（5-HT）重摄取抑制剂、5-HT1A 受体激动剂和 μ-阿片受体激动剂等。

配方形式　失能剂根据其配伍组成可以分成单方失能剂和复方失能剂。复方失能剂含有多个失能性成分，利用不同成分在起效时间、持效时间、作用靶点和作用强度上的差异进行配伍，或者通过增溶、促进吸收等方式，解决主要成分的释放吸收问题，以达到增效和降低毒性的目的。

毒性作用　失能剂中毒后主要引起精神活动异常和躯体功能障碍。精神活动障碍包括知觉、情感、思维活动的异常和紊乱，表现为焦虑、恐惧、幻觉、妄想、兴奋、抑郁、嗜睡、失眠等；躯体功能障碍表现为机体运动失调、瘫痪以及呕吐、失明、致聋、体温失调、低血压等，上述症状可持续数小时至数天。毕兹等抗胆碱类失能剂中毒后的中枢症状主要表现为思维、感觉和运动障碍，包括眩晕，嗜睡，思维活动迟缓，反应迟钝，判断力、注意力、理解力和近期记忆力减退，谵妄，躁动不安，行为失常，胡言乱语，思维不连贯和幻觉，不自主活动、共济失调、行动不稳甚至摔倒在地等；其周围症状主要由周围肾上腺素能神经冲动的效应加强所引起，出现与阿托品相类似的症状和体征，如瞳孔散大、视物模糊、口干、心率加快、皮肤干燥潮红、体温升高、便秘及尿潴留等。阿片类失能剂中毒后主要表现为镇静、眩晕、视物模糊、致幻、恶心、呕吐、低血压、胆道括约肌痉挛、喉痉挛及出汗等，严重时可出现呼吸抑制、窒息、肌肉僵直、心动过缓、昏迷甚至死亡等。

（雍 政 苏瑞斌）

kàngdǎnjiǎnnénglèi shīnéngjì

抗胆碱能类失能剂（anticholinergic incapacitating agents）

作用于乙酰胆碱能神经系统、引起机体精神或躯体功能暂时性残失的一类失能剂。抗胆碱能类失能剂阻断乙酰胆碱与毒蕈碱型胆碱受体的结合，改变或破坏神经系统的正常生理功能，导致中毒者出现以中枢神经系统功能障碍为主，兼有外周阿托品样抗胆碱能症状的中毒特征。

简史 抗胆碱能类失能剂是外军最早研究并实现武器化的一类化学失能剂。1949 年，美国陆军化学部队在对麦角二乙酰胺类化学品、四氢大麻醇及其类似物、苯乙胺等化学品的筛选和评价未果后，将失能剂研究计划转向抗胆碱能类失能剂，由此得到毕兹，并将其开发成为失能性化学战剂。1961 年，美国开始生产毕兹武器，并于 1962 年正式装备部队，其作战方式是采用 750-Lb43 集束炸弹和 175-LbM44 集束发射器，以烟雾形式释放固体毕兹。1963 年，美军在越南战争中使用了毕兹失能武器，但使用后的评价显示，其使用成本高、起效慢、作用持久，以及野战效能不可预测等缺点。由于毕兹失能武器作为武器的明显不足以及美国政治军事策略变化等原因，美军在 1976 年将毕兹武器正式退役，并在随后的 20 世纪 80 年代末销毁了其全部的毕兹武器储备。在开发毕兹武器的同时，美军又发现了高效抗胆碱能类化合物 EA3834，将其作为新一代的失能剂候选物进行开发，并进行了 EA3834 的野战施放试验。EA3834 的特点是失能作用强、生产简便、价格低廉，可与添加剂配伍使用，既能通过呼吸道吸入中毒，又能通过皮肤吸收中毒。但随着《化学武器公约》的谈判和生效，EA3834 最终未能列装。

军事性能 抗胆碱能类失能剂的物理状态是固体和液体，其代表性战剂是毕兹。毕兹的战斗状态主要是烟状或固体气溶胶，可装填于炮弹、航空炸弹和热发生器内使用，经爆炸或热分散形成气溶胶，经呼吸道和眼染毒。抗胆碱能类失能剂也能通过污染经水和食物，经口（胃肠道）染毒并吸收进入体内，或者加入溶剂或添加剂后，经皮肤接触染毒。

毒性作用 抗胆碱能类失能剂的化学结构类型主要是乙醇酸盐类化合物，含有类似乙酰胆碱的基团和立体结构。抗胆碱能类失能剂的毒性靶点是胆碱能受体，其分子可与胆碱能受体结合，形成牢固的失能剂-受体复合物，从而有效阻断乙酰胆碱与受体的结合，引起一系列的中枢神经系统及外周抗胆碱能症状，使中毒者暂时失能。由于这类失能剂与受体的结合是可逆的，一般不会造成永久性伤害或死亡。抗胆碱能类失能剂中毒时中枢神经系统先兴奋后抑制，首先出现的是中枢神经兴奋症状，如烦躁不安、兴奋、焦虑、哭笑不止、幻觉和精神错乱等，继而出现记忆障碍、步态不稳和语言不清，严重时谵妄、抽搐发作，最后昏迷甚至死亡。周围神经系统症状表现为明显的副交感神经抑制症状，如口干、皮肤黏膜发红、发热、干燥、心率加快、脉细速、瞳孔散大、视物模糊及畏光等（见毕兹中毒）。

中毒防治 抗胆碱能类失能剂的中毒机制和临床表现与抗胆碱能药物东莨菪碱和阿托品中毒极为相似。抗胆碱能药物的中毒救治原则适用于抗胆碱能类失能剂。及时佩戴防毒面具和穿着防护服，染毒后迅速撤离污染毒区，并及时用清水冲洗眼和裸露皮肤，防止毒剂的吸收，是预防中毒或降低伤害效应的有效措施。中毒救治的有效抗毒剂是毒扁豆碱、催醒宁和催醒安等具有中枢作用的氨基甲酸酯类可逆性乙酰胆碱酯酶抑制剂，使用越早，效果越好。在中毒伤员的治疗中，需要根据不同个体中毒症状的轻重，调整抗毒剂的使用剂量。对极重度伤员常出现的昏迷、高热、躁动、尿潴留、瞳孔散大、心率过快等症状，需要及时采取支持治疗或对症治疗措施（见毕兹中毒防治）。

（雍 政 苏瑞斌）

bìzī

毕兹（3-quinuclidinyl benzilate, BZ）

化学名为二苯羟乙酸-3-奎宁环酯的一种抗胆碱能类失能性战剂。毕兹是至今唯一被武器化并正式列装的失能性化学战剂，也是《化学武器公约》附表 2A 的禁控化学品。毕兹的中文名取自其军用代号 BZ 的译音。

简史 美国在第二次世界大战结束后开始了新型化学品作为非杀伤性武器的研究计划，研究重点在于发现和评价可以暂时性导致行为失能，但不会影响重要机体功能的失能剂，包括羟基乙酸酯等类似阿托品的抗胆碱能化合物。LSD-25（D-麦角酸二乙酰胺）是其失能剂研究的第一个候选化合物，但由于 LSD-25 的理化性质不理想，以及中毒后的行为不可预测等问题，被很快放弃。美军转而将研究重点放在抗胆碱能化合物，在众多化合物中筛选得到毕兹。20 世纪 60 年代，美军完成了毕兹的武器化，生产和储备了约 9 万磅的散装毕兹战剂和 1500 枚毕兹武器，并在越南战争中试用了毕兹武器。作为第一代失能剂，毕兹存在起效慢、持续时间长、效应不确切、个体差异大且安全范围小等缺点。由于毕兹自身的缺点以及美国政治军事策略变化的需求，美军在 1976 年将毕兹化学武器正式退役，并于 80 年代末销毁了其所有的毕兹战剂和武器储备。

理化性质和军事性能 毕兹是白色或微黄色的无臭结晶粉末，化学结构见图 1。其分子量 337.39，消旋体熔点 168℃，沸点 412℃。毕兹的挥发性很低，不溶于水，微溶于乙醇，可溶于稀酸以及氯仿、苯、二氯乙烷等有机溶剂。毕兹的热稳定性高，在 200℃下加热 2 小时的分解率低于 20%。毕兹在常温下难以水解，但加热加碱可加速其水解。毕兹战剂主要被装载在集束炸弹或集束发射器中，经爆炸或热分散形成气溶胶或雾状微粒，人体经呼吸道吸入、眼或破损皮肤接触中毒。毕兹化学结构中的奎宁环叔胺呈碱性，遇酸生成盐后可溶于水，降解产物有毒，可使水源长期染毒。

毒性作用 毕兹战剂主要以气溶胶或雾状微粒的形式经呼吸道中毒，吸入染毒的半数失能浓时积为 110（mg·min）/m^3，产生以中枢胆碱能系统功能紊乱为主

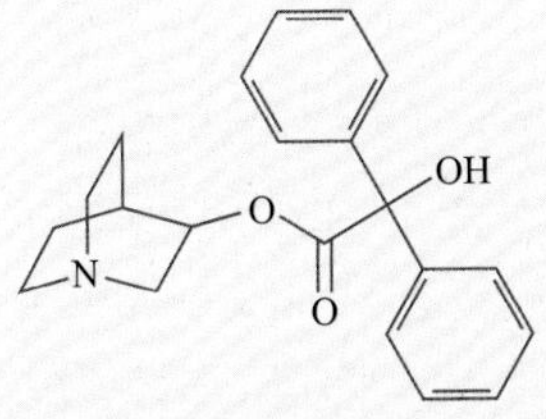

图 1 毕兹的化学结构式

的中毒症状，导致思维、感觉和运动障碍，同时也会出现类似于阿托品化的外周症状，如瞳孔散大、视物模糊、口干等（见毕兹中毒）。人体肌内注射和静脉注射毕兹的有效失能剂量分别为 0.01mg/kg 和 0.005mg/kg。

代谢分布特点 毕兹通过呼吸道吸入、口服和皮肤等途径进入人体后很快吸收，并通过血液循环分布于全身器官组织。毕兹易于透过血脑屏障分布至大脑的各脑区和脊髓，并与毒蕈碱受体各亚型稳定结合而发挥生物学效应。毕兹静脉注射后不到 3 分钟脑内各部位的浓度即可达到峰值，尾状核、豆状核和大脑皮质的浓度为最高，其次是中脑、脑桥、黑质、丘脑、下丘脑和嗅球，毕兹在小脑和脊髓的分布最低。在周围组织中，除肠壁肌肉浓度较高，心、脾和肺等器官的分布浓度均低于中枢。毕兹在人体的代谢消除较慢，需要数日。

中毒防治 及时穿戴防毒面具和防护服等个人防护器材，阻断或减少毕兹经呼吸道、眼和裸露皮肤进入体内，是防护毕兹中毒的有效措施。易于进入中枢的氨基甲酸酯类可逆性乙酰胆碱酯酶抑制剂是对抗毕兹中毒的特效解毒剂，中毒后应尽早使用解毒剂，并根据中毒伤员的病情，特别是针对重度中毒伤员常见的昏迷、高热、躁动、尿潴留、瞳孔散大、心率过快等症状，采用其他的对症或支持措施进行治疗，可以有效减轻症状，改善预后（见毕兹中毒救治）。

（雍 政 苏瑞斌）

bìzī zhòngdú

毕兹中毒（BZ poisoning） 失能性毒剂毕兹经呼吸道、消化道和皮肤等途径进入体内，阻断乙

酰胆碱与毒蕈碱型胆碱能受体的结合，产生一系列中枢和外周胆碱能系统毒性作用的过程。毕兹是抗胆碱能类失能剂的代表，也是至今为止唯一武器化并正式列装的失能性战剂。毕兹本身是无特殊气味的白色或微黄色固体，经爆炸或热分散施放后呈白色烟雾，人体主要经呼吸道吸入中毒，其次是经眼或破损皮肤接触中毒。由溶剂溶解得到的液体制剂也可经皮肤接触后吸收中毒。

中毒机制 毕兹与阿托品、东莨菪碱同属抗胆碱能类化合物，它们的生物学效应和机制极为相似。毕兹的化学结构中有类似乙酰胆碱的基团和立体结构，进入体内后能与毒蕈碱型胆碱能受体（M 受体）结合，形成稳定的毕兹-受体复合物，有效阻止乙酰胆碱与受体的结合，改变或破坏胆碱能神经系统的正常生理功能。毕兹与胆碱能受体的结合是可逆的，因此其对胆碱能受体的阻断作用也是可逆的。机体内的乙酰胆碱酯酶能快速催化乙酰胆碱的水解，但不能催化毕兹的降解，故毕兹在体内代谢消除较慢，其体内清除通常需要数天的时间。可逆性胆碱酯酶抑制剂是对抗毕兹中毒的有效解毒药物，毒扁豆碱、催醒安和催醒宁等可逆性酶抑制剂能与乙酰胆碱酯酶可逆性结合，形成易于解离的复合物，使酶暂时失去水解乙酰胆碱的活性，致使内源性乙酰胆碱聚积，与毕兹竞争结合 M 受体，从而对抗毕兹的毒性作用，逐渐恢复胆碱能神经系统的正常功能。

中毒症状 毕兹中毒后，产生以中枢胆碱能系统功能紊乱为主的中毒症状，同时也会出现拟阿托品的外周毒性症状。毕兹中毒症状的发展与接触的剂量和途

径有关，并在个体之间有一定的差异。毕兹中毒的症状发展通常可分为3个阶段：中毒后1~4小时为症状发展期，中毒者首先出现外周阿托品样症状，随后出现思维、感觉和运动减缓和障碍；中毒后4~12小时为症状高峰期，此时症状加重，中毒者处于谵妄状态，失去对周围环境的反应，甚至昏迷；中毒12小时后进入症状恢复期，中毒症状逐渐减轻或消失，但中毒者有时还会出现意识模糊或冲动盲目行为，恢复过程一般需要2~4天，头晕、无力和思维活动缓慢等症状可能会持续更长时间。

中枢症状　毕兹能阻断中枢乙酰胆碱与M受体的结合，破坏中枢神经系统功能的完整性和协调性，引起思维、感觉和运动障碍，主要表现为眩晕、嗜睡、思维活动迟缓、反应迟钝，以及判断力、注意力、理解力和近期记忆力减退。当毕兹的毒性效应达到高峰时，由于大脑皮质处于深度抑制，皮质下中枢兴奋，中毒者会出现谵妄综合征，如躁动不安、行为失常、胡言乱语、思维不连贯和幻觉等。毕兹中毒引起的运动障碍初期表现为中毒者感觉无力，随后手脚不能抬起，言语不清；继之出现不自主活动、共济失调和行动不稳，中毒者甚至会摔倒在地。源自皮质深部的锥体细胞也会受到毕兹的阻断作用，因此会出现反射亢进以及巴宾斯基征阳性的症状。

周围症状　毕兹与M受体的结合能阻断胆碱能神经冲动的传导，使肾上腺素能神经冲动效应相对加强，出现拟阿托品的外周症状和体征，包括瞳孔散大、视物模糊、口干、心率加快、皮肤干燥潮红、体温升高、便秘及尿

潴留等。特别是毕兹小剂量中毒时，主要表现为口干、心率加快、瞳孔散大、皮肤潮红而干燥、体温升高等外周症状，并伴有头晕、无力、注意力减退以及昏睡等中枢症状。

诊断　毕兹中毒诊断，主要依据情报、接触史、中毒者的症状表现和现场侦检结果进行综合分析并做出判断。

接触史　详细观察现场情况并收集相关信息，结合战前或事发前的有关情报进行分析。毕兹施放多呈烟态，对眼和呼吸道无明显刺激，中毒症状的出现滞后，有一定的潜伏期，如果在同一区域同时发现众多症状相同的中毒者，是判断毕兹中毒的重要线索和依据。

症状特点　当中毒者出现头晕或眩晕、不服从命令、胡言乱语、步态不稳及其他反常行为时，就应考虑毕兹中毒的可能性。如果伴有口干、心率加快、体温升高、颜面潮红、瞳孔散大等症状时，则可判定为毕兹中毒。

毒剂检测　采用基于化学显色法的侦检管和侦检盒，或者便携式拉曼光谱仪、红外光谱仪和气相色谱-质谱联用仪等现场侦检装备进行检测，可以快速检出空气中或环境污染的毕兹（见失能性毒剂检测）。条件允许时，采集现场水、食物或中毒者的呕吐物等样品，送往毒剂检测专业实验室进行确证分析。

鉴别诊断　在进行毕兹中毒诊断时，应注意与神经性毒剂以及麦角酸二乙基酰胺（LSD）等其他失能剂中毒的区别。麦角酸二乙基酰胺和四氢大麻酚类失能化合物的中毒症状与毕兹有相似之处，但治疗措施不同，因此鉴别诊断对于采用正确的救治措施

至关重要。麦角酸二乙基酰胺是中枢兴奋剂，可引起明显的中枢兴奋和致幻作用，如欣快、傻笑、恐惧、不安、彩色幻视等，其周围症状有瞳孔散大、视物模糊、血压升高、畏寒、手掌出汗等，但不会出现毕兹中毒时的口干和皮肤潮红等症状。四氢大麻酚中毒不会出现典型的外周抗胆碱能症状和意识障碍，主要引起中枢抑制症状，如安静、嗜睡。由于其引起直立性低血压，站位时头晕和无力等症状更为明显。毕兹中毒早期或轻度中毒的伤员，常常仅出现体温轻度升高、脉搏加快、头晕、无力、疲劳、困倦、关节不适等上呼吸道感染的症状，需要通过接触史的询问和毒检结果进行鉴别，以免耽误治疗或误用药物。

（雍　政　苏瑞斌）

bìzī zhòngdú fángzhì

毕兹中毒防治（prevention and treatment against BZ poisoning）

通过预先采取措施阻断或减少机体接触毕兹，以及在毕兹中毒后对伤员进行现场急救、特效药物抗毒和综合治疗以减少人员伤害的过程。

中毒预防　毕兹主要经呼吸道吸入中毒，也可经眼或破损皮肤接触中毒。因此，积极主动的呼吸道、眼和皮肤防护，是预防中毒的有效措施。在进入毕兹污染区域前或疑似接触毒剂时，应及时佩戴防毒面具或滤烟口罩，穿着化学防护服，阻断毕兹与呼吸道、眼和皮肤的接触。在不具备防毒面具和防护服时，可以使用湿毛巾、湿纸巾、眼镜、风镜、风衣和雨衣等简便易得的替代物品遮挡口、鼻、眼和裸露皮肤，尽快向上风方向撤离污染区域。

现场急救　毕兹呼吸道中毒

伤员的症状一般在数小时后达到高峰。在现场人员出现中毒症状或疑似中毒时，首先给伤员戴上防毒面具，迅速将其撤离污染区，阻断毒剂的继续暴露。在不具备制式防毒面具时，可用防烟面具或多层纱布口罩代替。离开污染区的伤员和人员应尽快洗消，轻轻脱去外层污染衣物，用清水冲洗眼和鼻咽部，清洗裸露皮肤以除去可能沾染的毒剂微粒。条件许可时，及时给伤员服用催醒宁或催醒安等抗毒药物，对抗毕兹的毒性作用，减缓中毒症状。在气温超过25℃的炎热季节，应及时脱去伤员身上的多余衣物以预防恶性高热。如果伤员体温升高至39℃以上，皮肤黏膜发绀时，应立即采取物理降温措施，限制饮水。毕兹中毒虽然会引起口唇发干，但一般不宜给伤员大量饮水，以避免其呕吐和出现尿潴留。对处于昏迷状态的伤员，要注意保持其呼吸道通畅，取俯卧位，头转向一侧，避免呕吐物吸入气管内。对躁动不安的伤员需要加强监护，尽快后送治疗，以免发生意外。

抗毒治疗　毕兹的中毒机制及临床表现与抗胆碱能药物东莨菪碱和阿托品中毒相似，具有中枢作用的可逆性乙酰胆碱酯酶抑制剂是对抗毕兹中毒的特效解毒剂。这类药物进入机体后可与中枢和外周神经系统的乙酰胆碱酯酶形成易于解离的复合物，使酶暂时失去活力，致使乙酰胆碱蓄积，增加内源性乙酰胆碱的浓度，与毕兹竞争结合毒蕈碱型胆碱能受体（M 受体），恢复胆碱能神经系统的正常功能。常用的毕兹解毒药物有毒扁豆碱、催醒宁和催醒安，其中催醒宁和催醒安是中国自主研发的解毒药物，其对

抗毕兹中毒的作用与毒扁豆碱相似，但作用时间较长且具有较低的毒副作用。毕兹中毒后，越早使用解毒剂，抗毒效果就越好。在进行中毒伤员的抗毒治疗时，一般需要根据中毒症状的轻重，合理选择抗毒剂的剂量和用药方案。毕兹中毒治疗的预后取决于中毒伤员吸收的毒剂剂量以及是否及时并有效采取急救治疗措施。如急救抗毒治疗措施得当，伤员的恢复较快、预后良好。常用的毕兹抗毒剂及其应用简介如下。

毒扁豆碱（依色林）　毒扁豆碱是生理作用强但毒性较大的一种可逆性胆碱酯酶抑制剂，其化学结构属于叔胺盐，易于透过血脑屏障，具有良好的中枢作用。毒扁豆碱的作用迅速并强烈，误用、过量或敏感者均可产生拟胆碱能样副作用，故应在医护人员的指导下用药。在使用毒扁豆碱进行毕兹抗毒治疗时，由于毒扁豆碱的体内半衰期较短（30 分钟），需重复给药才能取得良好的疗效，过早终止治疗有可能导致中毒症状复发。首次剂量根据中毒症状的轻重可肌内注射 2～4mg，首次给药 30～45 分钟后如无明显效果，可重复用药一次；随后的维持用药可改为 2～5mg 口服。同时，用滴眼剂对抗毕兹的扩瞳作用。当治疗产生良好的解毒效果后，改为维持剂量间断性重复给药，并随着中毒症状的减轻和改善，逐渐减少剂量和给药次数。在使用毒扁豆碱进行治疗性诊断时，剂量要减半，儿童用药也需酌减。对过量或产生明显副作用者，如心率减慢低至 50～60 次/分、血压明显下降时，可肌内注射硫酸阿托品。

新斯的明　毒扁豆碱的同系物，作用与毒扁豆碱相似，但其

为季铵盐，不易透过血脑屏障，中枢作用极弱，因此，一般不能用新斯的明代替毒扁豆碱治疗毕兹中毒，但可用其对抗毕兹中毒的外周症状。

催醒宁　药理毒理作用与毒扁豆碱相似，毒性只有毒扁豆碱的1/5，作用时间长于毒扁豆碱，为 2～4 小时。催醒宁的有效剂量范围为 15～30mg，首次治疗可肌内注射 10～20mg，治疗性诊断剂量减半。当首次剂量的治疗效果未到要求时，可适当增加剂量。维持用药的剂量可酌减，随着病情缓解逐渐减少药量，延长重复给药间隔或改为口服给药维持。催醒宁的不良反应与毒扁豆碱类似。

催醒安　药理毒理作用与毒扁豆碱和催醒宁相似，其毒副作用比催醒宁更低，约为催醒宁的1/10，特别是其烟碱样作用和对心血管系统的影响小于催醒宁。在治疗毕兹及其类似物中毒时，催醒安多以静脉注射给药，常用剂量为 100～200mg，用药原则以及不良反应的治疗与毒扁豆碱和催醒宁相似。

其他药物　氢溴酸加兰他敏肌内注射，有预防毕兹中毒的作用。槟榔中含有的槟榔碱，具有拟副交感神经作用，水煎剂口服对毕兹中毒也有一定的预防和治疗作用。

综合治疗　院内综合治疗对于毕兹重度中毒伤员的救治至关重要，主要针对重伤员常见的昏迷、高热、躁动、尿潴留、瞳孔散大、心率过快等症状，进行对症和支持治疗。

昏迷　对于昏迷不醒的伤员应加强护理，防止角膜溃疡和吸入性肺炎。同时严密观察病情变化，补充体液和营养，维持营养

与体液平衡，必要时给予抗生素以防感染。

高热 由于伤员不能排汗，可能出现严重高热。当体温迅速上升超过41℃时，如不及时处置，可因心血管系统功能衰竭而导致死亡。对于出现高热的伤员，应迅速用冰袋、酒精擦浴等物理方法降温，同时给氧以纠正缺氧；静脉滴注5%碳酸氢钠溶液纠正酸中毒；应用20%甘露醇静脉滴注以防脑水肿；静注利尿酸钠预防肾功能不全。

躁动 毕兹中毒伤员常因抗毒药物剂量不足或膀胱过度充盈而出现明显躁动，这些伤员在追加抗毒药物剂量后即可安静。但重度中毒伤员可能出现极度躁动，甚至全身抽搐，即使给予大剂量的抗毒药物，也不一定能够控制症状。此时可酌情加用小剂量的氯丙嗪等安定剂使伤员入睡，减少体力消耗。由于中枢安定剂可加强毕兹的中枢抑制作用，甚至使伤员进入麻醉状态，用药时应密切监视呼吸系统功能，如发现严重的呼吸抑制，应立即对症采取相应的医学处置。由于毕兹可加重巴比妥类、吗啡类等药物对呼吸的抑制作用，毕兹中毒治疗时禁用上述的镇静药物。

心率过快 心率过快的伤员可口服给予普萘洛尔（心得安）治疗。

瞳孔散大 经抗毒治疗后如伤员仍有瞳孔扩大的症状，可用毒扁豆碱或毛果芸香碱滴眼。

尿潴留 如果伤员在中毒后12小时不排尿，应检查膀胱扩张情况。出现尿潴留时，可皮下注射新斯的明或毛果芸香碱，或用针刺足三里、三阴交、关元等穴位，必要时导尿。

（雍 政 苏瑞斌）

āpiànlèi shīnéngjì

阿片类失能剂（opioid incapacitating agents）

主要作用于中枢阿片受体系统，引起人员暂时性精神或躯体功能残失的一类失能剂。阿片类失能剂是 μ 阿片受体的高效激动剂，进入体内后主要作用于 μ 阿片受体，对中枢神经系统产生先兴奋、后抑制，且以抑制为主的毒性作用，包括致幻、昏迷和呼吸抑制，严重中毒时引起死亡。

简史 20世纪60年代起，美国军队在开发毕兹失能性武器的同时，开展了麻醉剂、镇痛剂、镇静剂、呕吐剂、抗胆碱能类化合物等多个种类已知药物和化合物的筛选和评价，以期发现高效、安全的失能性战剂候选物，以及为执法行动选择合适的控暴剂。美国军队很早就关注吗啡类阿片镇痛剂，曾经对哌啶醇类化合物（军用代号 EA3382）以及非那唑辛类镇痛药（军用代号 M-140）进行评价，并尝试将上述化合物与相应的拮抗剂合用，以提高使用的安全性，但上述的筛选和评价尝试并未得到合适的失能剂候选物。同一时期（20世纪60年代），强生制药公司发现并合成获得芬太尼，其具有显著强于吗啡的镇痛效应，并且成本低廉。芬太尼很快被开发成药，成为一类重要的临床镇痛剂。在随后的70年代，包括舒芬太尼、瑞芬太尼、阿芬太尼和雷米芬太尼等一批芬太尼类药物相继开发上市。在此类药物的研发中，还合成了强效的卡芬太尼，后者因其过于强效的阿片受体激动效应，未能成为人用药物，被开发成为大型动物用镇静剂。芬太尼的问世很快引起美国军方的注意，并将其纳入失能剂研发计划。20世纪80年

代，美国军方进行了卡芬太尼气溶胶的灵长类动物实验。80年代后期，美国国家司法研究所的"非致死性技术项目"，也将阿尔芬太尼作为快速制动剂进行研发。但芬太尼类衍生物的严重呼吸抑制毒性以及较窄的安全范围限制了其应用价值。美国研究人员曾经探讨将芬太尼类失能剂与其拮抗剂纳洛酮联合使用，或通过新型施放工具的开发，在使用芬太尼类失能剂后立即追加纳洛酮以减轻前者的呼吸抑制作用。1989年，美国军队化学战研究报告总结了躯体失能剂的研究进展，在系统评价镇痛剂和挥发性麻醉剂的基础上，明确将芬太尼类衍生物列为失能剂的研发重点，但后续未见相关产品和应用的报道。阿片类失能剂也是俄罗斯失能剂计划的重要内容。2002年，在莫斯科剧院人质事件中，俄罗斯特种部队从剧院的空调系统施放芬太尼类似物，成功解救了被恐怖分子挟持的人质。尽管在随后的治疗和抢救中，俄方使用了阿片受体拮抗剂纳洛酮，但由于对现场中毒人员的救治不够及时，800多名人质中至少有129人中毒身亡。2005年，俄罗斯城市纳契克受到武装分子袭击，俄罗斯特种部队在执行任务过程中也装备了与2002年人质事件类似的失能性物质。俄罗斯在人质事件中使用阿片类失能剂的成功案例，对阿片类等新型失能剂的研发以及在执法行动中的应用有一定的推动作用，与此同时，也引起了国际化学裁军和安全领域相关组织和专业人士的担忧。除了作为失能剂研发和使用外，2010年以来，芬太尼类衍生物作为新型精神活性物质，在美国、加拿大和澳大利亚等国家的滥用，以及与海洛

因等毒品混用造成的中毒和死亡人数快速增长，成为上述国家，特别是美国的严重社会问题。中国政府高度关注芬太尼类精神活性物质的管控，2015年颁发并实施的《非药用类麻醉品和精神药品管理办法》将芬太尼类化合物列入管控品种目录。2017年，又将卡芬太尼、呋喃芬太尼等4个芬太尼衍生物列入增补目录，使列管的芬太尼类衍生物数量达到23种。

理化性质和军事性能　芬太尼类失能剂的代表是卡芬太尼（carfentanil），其在常温下为白色固体，分子式 $C_{24}H_{30}O_3N_2$，分子量394.5，易溶于水。以卡芬太尼为主要成分的兽用药物，如 Wildnil© 主要用于大型动物麻醉和镇静。卡芬太尼特异性作用于 μ 阿片受体，作用强度是吗啡的一万倍、芬太尼的一百倍，其镇静-麻醉效应确切，起效快，持效时间短。与抗胆碱类失能剂类似，阿片类失能剂可经爆炸或热分散形成烟雾或气溶胶，使空气、水、土壤、食物等染毒；也可以与易于气化的化学品混合使用，形成气溶胶，主要经呼吸道吸入中毒，发挥失能效应。

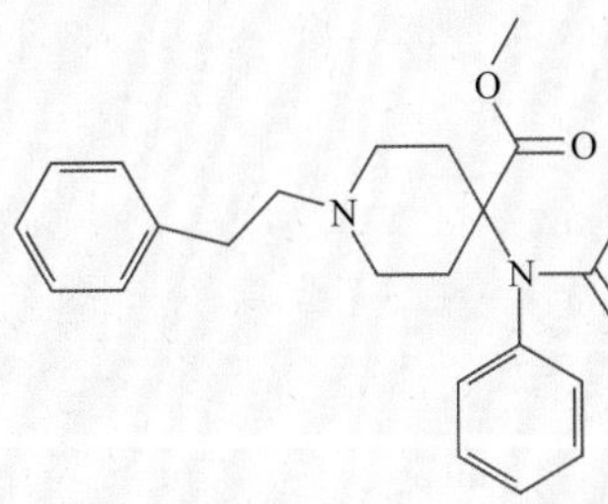

图1　卡芬太尼的化学结构

毒性作用　阿片类失能剂中毒后，首先抑制大脑皮质的高级中枢，继而影响延脑，抑制呼吸中枢并兴奋催吐化学感受区。阿片类失能剂同时也能兴奋脊髓，提高平滑肌及其括约肌张力，降低肠蠕动；用量过大时可抑制延脑血管运动中枢，使周围血管扩张，导致低血压和心动过缓。阿片类失能剂引起的中毒失能效应主要表现为制动、呼吸抑制和昏迷。

中毒救治　对于吸入中毒者，应及时注射阿片受体拮抗剂纳洛酮，对抗阿片类失能剂的毒性效应，同时根据伤员的个体症状进行对症治疗。例如，使用阿托品刺激呼吸中枢对抗呼吸抑制作用，必要时采用血液透析加快毒剂清除，使用抗生素控制感染，保持中毒者呼吸道通畅，并及时吸氧等。口服中毒者应尽早洗胃，促进毒物清除，但禁用阿扑吗啡催吐（见阿片类失能剂中毒防治）。

（雍　政　苏瑞斌）

āpiànlèi shīnéngjì zhòngdú

阿片类失能剂中毒（opioid incapacitating agent poisoning）

阿片类失能剂通过呼吸道、眼或皮肤等途径染毒后，特异性激活阿片受体，引起致幻、昏迷、呼吸抑制以及瞳孔缩小等中枢和外周毒性作用，乃至死亡的过程。外军重点研发并已在人质解救事件中使用的阿片类失能剂主要是芬太尼类衍生物，它们是中枢阿片受体的强效激活剂，中毒后可引起机体暂时性的精神或躯体失能，严重中毒可致死（见阿片类失能剂）。

病理改变　阿片类失能剂中毒引起的呼吸抑制可导致全身严重缺氧，从而产生一系列的病理变化。脑是氧耗最高、对缺氧最为敏感的重要器官，缺氧可使中枢神经系统结构迅速发生改变，出现脑细胞肿胀、变性、坏死和脑间质水肿等病变。中枢神经系统病理改变是这类失能剂引起死亡的主要原因。

中毒症状　卡芬太尼等阿片类失能剂急性中毒时的症状和临床表现与中毒剂量和伤员的个体体质等因素有关。轻度中毒伤员出现头痛、头晕、恶心、呕吐、兴奋或抑郁、便秘、尿潴留以及血糖增高等症状和表现，并且还会出现幻觉以及失去时间和空间的感觉。重度中毒伤员一般呈现阿片类失能剂中毒的三大特征，即昏迷、针尖样瞳孔和呼吸高度抑制，伤员的呼吸先变浅而慢，随后出现叹息样呼吸或潮式呼吸，以及并发肺水肿。当脊髓反射增强时，常见惊厥、牙关紧闭和角弓反张。伤员中毒症状加重发生休克时，瞳孔散大，最终因呼吸麻痹而死亡。阿片类失能剂的安全范围较窄，其半数致死剂量和有效剂量的比值一般在20以下。由于此类失能剂的毒理效应个体差异较大，在达到群体失能的剂量水平下，死亡发生率一般在10%或以上。阿片类失能剂中毒伤员如不及时救治，多在中毒后的12小时内死于呼吸麻痹或并发的肺部感染。

中毒机制　阿片类失能剂的主要毒性靶标是 μ 阿片受体。芬太尼类衍生物是阿片受体的强效激动剂，它们的毒性效应与阿片受体在中枢和外周的分布密切相关，在人脑内，丘脑内侧、脑室及导水管周围灰质有较高的阿片受体分布，这些区域与痛觉的整合以及感受有关；涉及情绪和精神活动的脑边缘系统和蓝斑核中，阿片受体的分布密度最高；与缩瞳相关的中脑盖前核，与呼吸中枢、咳嗽反射和交感神经中枢相关的眼脑孤束核都有阿片受体的分布。卡芬太尼等阿片类失能剂通过激动中枢阿片受体，抑制大脑皮质的高级中枢和延脑，抑制呼吸中枢和兴奋催吐化学感受区，产生镇痛、镇静和呼吸抑制等药理毒理效应。阿片类失能剂还能增强脊髓的兴奋性，提高胃肠道平滑肌及括约肌张力，降低肠道蠕动，并对支气管、胆管及输尿管平滑肌也有相似作用。此外，阿片失能剂还可抑制延髓血管运动中枢并释放组胺，使周围血管扩张从而导致低血压和心动过缓。

中毒诊断　阿片类失能剂中毒后，主要根据接触史、阿片受体强效激动剂所具有的特征性中毒症状，以及毒剂侦检的结果进行诊断。在出现疑似中毒伤员时，应及时观察并收集中毒现场的情况，结合有关情报和信息进行分析。当伤员出现头痛、头晕、恶心、呕吐，以及昏迷、瞳孔缩小如针尖大小和呼吸困难等症状时，可初步判断阿片类失能剂中毒。条件允许时，采集食品、环境、伤员呕吐物和血尿等样品进行毒剂检测，用以确定涉及的毒剂种类。

（雍　政　苏瑞斌）

āpiànlèi shīnéngjì zhòngdú fángzhì

阿片类失能剂中毒防治（prevention and treatment against opioid incapacitating agent poisoning）

通过预先采取措施阻断或减少阿片类失能剂的人体接触，以及在中毒后通过现场急救、特效抗毒以及综合治疗减少人员伤害和死亡的过程。阿片类失能剂是一类阿片受体的强效激动剂，主要包括卡芬太尼等芬太尼类衍生物，中毒后会出现头痛、头晕、恶心、呕吐，以及昏迷、瞳孔缩小如针尖大小和呼吸困难等症状，

引起机体暂时性的精神或躯体失能，严重中毒时可致死。

中毒预防　阿片类失能剂主要以气溶胶或雾状微粒的形式经呼吸道吸入染毒，其也能通过眼和皮肤接触，或者消化道摄入中毒。及时穿戴个人防护器材，是预防中毒的首要措施。在遭遇毒剂攻击或进入污染现场前佩戴防毒面具或滤烟口罩，穿着化学防护服，可以有效保护呼吸道、面部及其他部位的裸露皮肤，阻断或减少气溶胶或雾状毒剂与人体的接触。在不具备上述个人防护器材时，可以利用手边易得的湿毛巾、湿纸巾、眼镜、风镜、雨衣和长风衣等物品，遮挡口鼻、眼和裸露皮肤。这些简易器材能为污染区内的人员提供短时防护，以便其能快速向上风方向撤离污染区域。从污染区撤出的人员，应尽快脱去污染衣物，进行洗消。

现场急救　阿片类失能剂中毒的现场急救措施主要包括个人防护、洗消和医学处置。在现场发现阿片类失能剂中毒伤员后，应立即给伤员佩戴防毒面具，防止其继续吸入毒剂，在不具备制式防毒面具时，可以用防烟面具或多层纱布口罩代替；随后迅速将伤员撤出污染区至空气流通的清洁区域，轻轻除去外层污染衣物，用清水冲洗眼和鼻咽部，水洗除去皮肤上可能沾染的毒剂微粒。条件许可时，及时给伤员服用纳洛酮等抗毒药物，以对抗芬太尼类失能剂的毒性作用，减缓中毒症状。在此过程中，使伤员处于平卧体位，头偏向一侧，保持其呼吸道通畅，及时吸净痰液、呼吸道分泌物和呕吐物，防止因痰液和呕吐物阻塞呼吸道而致窒息，同时防止舌后坠。尽快给伤员吸氧，或采用球囊-面罩加压给

氧。在伤员出现严重的呼吸抑制症状时，进行气管插管，采用呼吸机辅助通气，减轻低氧或缺氧对伤员脑组织及其他器官的损伤。待伤员情况稳定后，及时后送医院进行治疗。

抗毒治疗　阿片类失能剂中毒的特效抗毒药物是纳洛酮等阿片受体拮抗剂。纳洛酮对阿片 μ 受体有很强的亲和力，能与卡芬太尼等芬太尼类失能剂竞争结合阿片受体，起效迅速，拮抗作用强，给药后可快速逆转失能剂引起的呼吸抑制，对抗其镇静效应，但可同时引起机体的高度兴奋和心血管功能亢进。由于卡芬太尼等阿片类失能剂中毒能引起严重的呼吸抑制，如不及时给药救治，会导致人员死亡。伤员一旦确诊，应立即建立静脉输液通道，注射纳洛酮进行抗毒治疗。在救治过程中，应密切观察伤员的伤情变化，根据其中毒情况重复给药，并在需要时采用其他的对症治疗措施，直至伤员缺氧情况改善，双侧针尖样瞳孔恢复正常，神志恢复清醒。

综合治疗　中毒伤员的院内综合治疗，除了上述的抗毒治疗外，还可针对呼吸抑制、肺水肿、躁动等症状采取相应的对症或支持治疗措施。例如，针对呼吸抑制，可使用阿托品刺激呼吸中枢，及时给氧并保持伤员呼吸道通畅；对呼吸停止者，予以心肺复苏；对出现肺水肿的伤员，在高流量吸氧过程中加用消泡剂，使用激素类药物、呋塞米等进行脱水治疗；以及给伤员服用脑神经保护药物，提供神经营养支持，用抗生素治疗肺部感染等。在院治疗过程中，应密切观察伤员的血压、脉搏、呼吸等生命体征，对于伤员在用纳洛酮抗毒治疗后出现的

烦躁不安、血压升高、心动过速、室颤等症状，及时进行干预和对症治疗，注意观察伤员局部以及全身有无不适、躁动、口干等不良反应，防止伤员因烦躁和挣扎而出现坠床等意外。阿片类失能剂中毒伤员的预后取决于其呼吸抑制的控制和改善程度，中毒后如能及时给予抗毒药物，采取对症措施改善呼吸抑制症状，伤员通常恢复较快，预后良好。

（雍 政 苏瑞斌）

zhènjìngxìng shīnéngjì

镇静性失能剂（sedative incapacitating agents）

能作用于中枢神经系统，产生镇静催眠效应，从而导致机体暂时性失能的一类失能剂。镇静类失能剂曾是美国等西方国家失能性武器研发计划中的研究项目之一，通过已知药物的评价、新化合物的筛选和结构改造，期望发现高效、安全的新型失能剂。潜在的镇静性失能剂主要包括苯二氮䓬类（benzodiazepines）化合物，地西泮（长效）、咪达唑仑（短效）和依替唑仑等临床使用的镇静类药物曾被作为潜在失能剂进行评价和测试。但这些已知药物及其同类化合物在作用时间、安全窗、化学稳定性，以及施放技术等方面，均未能达到作为化学战剂或化学武器使用的战术指标。因此，迄今为止尚无镇静性失能剂被正式作为化学战剂或武器列装和使用。但是，镇静性失能药物滥用和恶意使用导致的人员失能和中毒风险，应予以关注。

理化性质 苯二氮䓬类药物多为1,4-苯并二氮的衍生物，其代表性药物地西泮（安定）的镇静催眠效果好，安全范围大，长效制剂的作用时间长，且具有中枢性肌肉松弛作用，曾被认为是

潜在的失能剂候选物。地西泮为白色或类白色的结晶粉末，无嗅，味苦，能溶于乙醇，但几乎不溶于水。地西泮口服吸收快而完全，生物利用度为76%，给药后0.5~2小时血药浓度达到峰值，血浆蛋白结合率高达99%，消除半衰期为20~70小时。地西泮及其代谢产物的脂溶性强，易于穿透血脑屏障进入中枢。

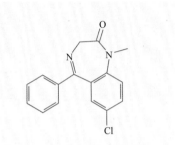

图1 地西泮的化学结构式

毒性作用 地西泮作用于中枢神经系统抑制性神经递质γ-氨基丁酸（GABA）相关受体，诱导γ-氨基丁酸受体偶联的氯离子通道加强开放，增加氯离子流入胞内的数量，产生超极化而抑制突触后电位，减少中枢某些重要神经元放电，从而引起中枢抑制，产生镇静催眠和肌肉松弛等效应。地西泮临床使用的安全范围较大，正常使用时很少发生严重中毒。但连续给予治疗剂量的地西泮可能导致服药者出现头晕、嗜睡、乏力、兴奋、多语、睡眠障碍、幻觉、暂时性记忆缺失等反应。大剂量给药时可致共济失调，服药者会出现持续的精神错乱，严重嗜睡、抖动、语言不清、蹒跚、心率异常减慢，以及呼吸短促或困难、严重乏力等症状。过量使用引起急性中毒时，中毒者会出现昏迷和呼吸抑制。

中毒防治 对医护人员以及大众进行安全用药的普及教育，

避免过量使用地西泮等镇静性失能药物是降低中毒风险的有效措施。在发生药物超量使用或中毒时，应及时送医进行救治。苯二氮䓬受体拮抗剂氟马西尼（Flumazenil）可用于地西泮等镇静性失能药物过量中毒的诊断和对因救治。当中毒者出现兴奋异常时，要避免使用巴比妥类药物。其他的中毒对症处置措施还包括催吐、洗胃，以及呼吸循环支持性治疗等。

（雍 政 苏瑞斌）

shīnéngxìng huàhéwù

失能性化合物（incapacitating compounds）

具有致精神和机体暂时性失能潜能的化合物。失能性化合物通常具有较强的失能效应，但由于它们在作用时间、安全窗、化学稳定性和规模合成生产等方面存在的种种问题，最终未能成为失能性化学战剂，或未能明确入选为候选失能剂。但是，其中的部分失能性化合物，如麦角酸二乙基酰胺和多姆等，已被外军列为化学防护的对象。

分类 失能性化合物按其作用性质可分为精神失能性化合物和躯体失能性化合物。精神失能性化合物的主要代表有麦角酸二乙基酰胺、四氢大麻酚和多姆。躯体失能性化合物的类型较多，如三唑苯并二氮杂䓬类的中枢性肌肉松弛剂等。

代表性化合物 麦角酸二乙基酰胺、四氢大麻酚和多姆是失能性化合物的典型代表，它们的结构、性质、毒理作用和防治措施简述如下。

麦角酸二乙基酰胺（Lysergic acid diethylamide，Lysergids）
麦角酸二乙基酰胺于1938年首次报道由麦角菌的成分麦角酸合成获得，现由麦角酸半合成制备。

麦角酸二乙基酰胺的英文缩写为 LSD 或 LSD_{25}，是无嗅、稍带苦味的白色结晶体，分子式为 $C_{20}H_{25}ON_3$，分子量 323.44，化学结构式见图1。麦角酸二乙基酰胺酒石酸盐的熔点为 198～200℃，易溶于水，在水溶液中稳定。自 1943 年偶然发现麦角酸二乙基酰胺有拟精神分裂症作用至今，其一直是典型的、作用最强的拟精神性化合物和致幻剂。20 世纪 50 年代，美国军队在模拟野战试验中，进行了麦角酸二乙基酰胺作为失能剂的人体评价。人口服 $2\mu g/kg$ 剂量的麦角酸二乙基酰胺即可出现失能症状，人体半数致死剂量（LD_{50}）的估算值为 0.2mg/kg，半数有效浓时积（ICt_{50}）的估算值为 10（mg·min）/m^3。人体吸入麦角酸二乙基酰胺数分钟或口服 30～60 分钟后会出现早期失能症状，1～3 小时作用达到高峰，4～12 小时症状逐渐消失。麦角酸二乙基酰胺的中毒症状及程度受到服用者性格、服药前情感状态、对化合物的了解程度等主观因素，以及环境、气氛、周围人际关系等客观因素的影响，有很强的暗示性。麦角酸二乙基酰胺中毒后会出现眩晕、无力、震颤、恶心、瞳孔扩大、视物模糊、心率加快等躯体症状；皮肤虫爬或针刺感、视物变形、变色、幻觉、时间判断障碍等感知觉障碍；以及情绪快速变化、思维困难、人格解体、梦样感等情感思维障碍。麦角酸二乙基酰胺一般不会引起严重的定向力障碍。在应激条件下，如睡眠不足、紧张、恐惧时，中毒症状往往加重，产生精神分裂症样的偏狂、妄想、焦虑、抑郁甚至敌意。在不良主客观环境下，滥用麦角酸二乙基酰胺可以引起长时间的焦

虑、抑郁、幻觉以及其他精神病样症状，如不及时治疗有可能导致服用者的伤害和自杀行为。麦角酸二乙基酰胺的中毒治疗，主要采用氯丙嗪等吩噻嗪类镇静剂和安定等苯并二氮䓬类弱镇静剂注射给药，口服给药的治疗效果往往不佳。对于出现明显兴奋不安的中毒者，可以注射阿米妥钠等巴比妥类药物进行治疗；对于心动过速伴有焦虑的中毒者，可以合并应用普萘洛尔等肾上腺素 β 受体阻滞剂。

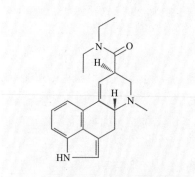

图1 麦角酰二乙基酰胺的化学结构式

四氢大麻酚（tetrahydrocannabinol，THC）是大麻（cannabis sativa）的活性成分，因其结构中双键位置的不同，有多种异构体存在。Δ^9-四氢大麻酚是致幻剂的主要成分（化学结构式见图2），其是红棕色油状物，沸点200℃，溶于乙醇，不溶于水。Δ^9-四氢大麻酚的人体失能效应以拟精神症状为主，包括欣快、激动、幻觉、人格解体和定向力障碍等。躯体和自主神经症状包括恶心、呕吐、腹泻、口干、运动失调和四肢发凉等。人吸入 0.2mg/kg 或口服 0.48mg/kg 的 Δ^9-四氢大麻酚即可产生拟精神样的作用，中毒后 1～2 小时作用达到高峰，可持续 2～3 小时。近年来出现的一些四氢大麻酚人工合成类似物，其精

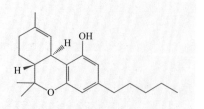

图2 四氢大麻酚的化学结构式

神失能作用更强，作用以降压、降温和中枢抑制为主，与 Δ^9-四氢大麻酚有明显的不同。拟交感药物甲氧胺和去氧肾上腺素可以拮抗其降压作用。

多姆 化学名为 2,5-二甲氧基-4-甲基苯异丙胺（2,5-dimethaxy-4-methyl amphetamine）的一种致幻剂，中文简称多姆，英文缩写 DOM，又名 STP。多姆的纯品为白色粉末，熔点 184～185℃，其盐酸盐易溶于水。多姆的致幻作用强度只有麦角酰二乙胺的 1/30。健康人口服 3～4mg 后会出现思维紊乱、情感欣快，以及感知觉障碍和定向力障碍等精神失能症状，同时伴有心率加快、血压轻度升高、恶心、出汗等自主神经症状。服用多姆后 1～1.5 小时起效，3～4 小时作用达到高峰，7～8 小时作用开始减退，但有些症状可以持续 3～4 天。目前，对于多姆中毒的治疗尚无有效的抗毒药物，中毒后可以使用氯丙嗪减轻症状。

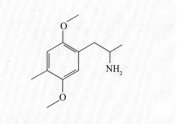

图3 多姆的化学结构式

（雍 政 苏瑞斌）

zhōngjiānpǔxì huàxué zhànjì

中间谱系化学战剂（mid-spectrum chemical warfare agents）

介于经典化学战剂谱系与生物战剂谱系之间的一类化学毒剂。又称生物化学战剂。主要包括天然毒素、机体内源性生物调节剂，以及应用生物技术制备的有毒化学物质。

简史 中间谱系化学战剂概念的形成和提出与天然来源毒素毒物中毒和使用以及现代生物技术的发展密切相关。人类对天然毒素的毒性作用早有认识并深受其害，如20世纪初在俄罗斯、爱尔兰、法国等国家，因误食真菌毒素污染的裸麦面包而多次发生的大规模麦角生物碱中毒事件。在战争或武装冲突中用生物毒素等天然毒物攻击敌对方，或用毒素进行谋杀的事件，也多有报道，典型事件之一是在1978年，保加利亚记者乔吉·马尔科夫在英国伦敦被装有蓖麻毒素微型弹丸的伞尖刺杀身亡。在化学武器和生物武器的发展过程中，剧毒性的生物毒素和高活性的机体内源性生物调节剂都曾被一些国家和军队纳入其武器研发计划中，第二次世界大战期间，美、英等国家就开展了生物毒素武器的研究；20世纪70年代后，美国等西方国家的高活性生物调节剂武器研发计划也陆续为人所知。随着对毒素和生物调节剂研究的深入，人们认识到，源自生物体的生物毒素战剂和生物调节剂战剂在其来源、中毒机制、侦检和救治等方面，具有其独特的性质和特点。为了与经典的化学战剂和生物战剂相区别，中间谱系化学战剂的概念逐渐形成并被广泛接受。近年来，随着现代化学和生物学技术的快速发展，天然来源的生物毒素和高活性生物调节剂的制备技术有所突破，适用于毒素和生物调节剂的施放技术也得以快速发展，中间谱系化学战剂实战性能和威胁性不断提高，因此，中间谱系化学战剂的危害性质、潜在使用风险和中毒防护救治受到关注。

分类 中间谱系化学战剂主要包括生物毒素战剂和生物调节剂两大类。生物毒素战剂由天然毒素开发得到。天然毒素包括动物毒素、植物毒素、微生物毒素和海洋生物毒素等。如蜂毒、蛇毒、蜘蛛毒、蝎毒、蛙毒等陆地动物毒素；相思子毒素、蓖麻毒素等植物毒素；芋螺毒素、石房蛤毒素、岩沙海葵毒等海洋生物毒素；黄曲霉毒素、麦角生物碱、镰刀菌毒素、赤霉菌毒素等真菌毒素；以及霍乱毒素、肉毒杆菌毒素、大肠埃希菌肠毒素、破伤风毒素、白喉毒素等细菌毒素（见生物毒素战剂），它们对人体具有强烈的毒性。生物调节剂指机体内调节生命活动所必需的高活性微量化学物质，如各种神经递质、激素等（见生物调节剂）。

特点 中间谱系化学战剂的种类繁多，毒性极强，具有难检测、难诊断、难防治等特点。中间谱系化学战剂的军事用途与经典的化学战剂和生物战剂相似，在战争或武装冲突中使用可造成敌方人员失能、伤害和死亡，并有可能引起永久性损伤。大多中间谱系化学战剂无色无味，毒性极高，可通过皮肤、呼吸道和胃肠道等多途径染毒，也可用于暗杀等恐怖活动，在公共场所对密集人群施毒时，不易被人觉察和防范。在来源方面，中间谱系化学战剂与生物战剂相似，主要来源于生物机体，大多为动物、植物、微生物体内合成的毒素，机体内特殊的代谢物、分泌物以及调节生命活动所必需的神经递质和激素等高活性化学物质。在毒性方面，中间谱系化学战剂的毒性极强，通常比现有化学战剂的毒性高数千倍至数万倍。在毒性作用和中毒机制方面，与生物战剂进入机体后通过自身繁殖或复制机制引发疾病和死亡，疾病出现有一定的潜伏期，以及可能具有传染性不同，中间谱系化学战剂为无生命的化学物质，本身不具有繁殖能力和传染性，其中毒机制多与化学战剂相似，进入机体后能直接作用于靶标，迅速产生毒性效应，出现中毒症状。中间谱系化学战剂的靶标主要是中枢神经系统，大多具有很强的神经毒性，引发的中毒症状和体征没有明显的特征性，易与其他疾病相混淆，增加了中毒诊断的难度。相对集中的人群突发出现相似的中毒症状有助于此类战剂中毒的临床诊断，但散在发作中毒者的诊断就会比较困难。在侦检方面，由于中间谱系化学战剂的种类多且毒性强，微量或极微量的战剂即可导致中毒，对检测技术及其设备的灵敏度和特异性有更高的要求。此外，中间谱系化学战剂中的某些毒素在染毒后能很快进入机体组织和细胞发挥毒性作用，而生物调节剂本身就是机体内天然存在的内源性物质，这些因素进一步增加了战剂的侦检难度。在中毒救治方面，理论上特异度疫苗能预防生物毒素中毒，特异性抗体（如抗毒血清、单克隆抗体等）也可作为特效解毒药用于中毒治疗，但目前已在临床使用的抗毒疫苗和抗毒血清品种极少，也缺乏其他类型的特效解毒药，这些因素使得中间谱系化学战剂成为潜在的新型化生威胁。

（郑建全）

shēngwù dúsù zhànjì

生物毒素战剂（biotoxin warfare agents）

用于战争目的，能有效杀伤人、畜和植物的剧毒生物毒素。生物毒素是由动物、植物、微生物等生物有机体分泌代谢生成或经半生物合成产生的，不可自复制但对其他生物物种有毒害作用的活性物质，又称天然毒素。生物毒素战剂归属于中间谱系化学战剂，是构成毒素武器杀伤力的核心，对人体有较强的急性毒性，一些毒素的毒性比已知的化学战剂高出数百倍甚至数千倍，有些毒素对人体还有远期致癌效应。

简史 天然毒素作为候选战剂的研究计划，始于第二次世界大战前，肉毒毒素、蓖麻毒素、石房蛤毒素和河鲀毒素等都曾被列入多国军队的毒素战剂发展计划。至今为止，曾作为潜在战剂研究的毒素多达20多种。第二次世界大战期间，美国曾试生产了约1700kg的蓖麻毒素粗品。英国军队也曾进行过代号为WA的蓖麻毒素武器试验性生产，其将蓖麻毒素悬浮于四氯化碳后装入炸弹，制造出的蓖麻毒素炸弹在爆炸后可产生高浓度的蓖麻毒素毒雾，使人和动物经呼吸道吸入中毒。20世纪60年代，美军曾列装过4种毒素战剂，分别为葡萄球菌肠毒素B，代号PG；麦锈霉菌毒素，代号TX；肉毒毒素，代号XR或X；石房蛤毒素，代号TZ。美国陆军1975年版野战手册（FM-3-9）中，将肉毒毒素和葡萄球菌肠毒素列为化学战剂，并阐述了其生物特点和预防等问题。曾经拥有过生物战剂研究发展计划的国家还包括苏联和伊拉克等，苏联军队曾研制了肉毒毒素和葡萄球菌肠毒素战剂。20世纪70年代前，由于受到当时科学技术水平的限制，天然来源的毒素很难实现规模生产，加之生物毒素对光和热较敏感，在外环境中的稳定较差，从而使生物毒素战剂的发展受到严重制约。1969年，美国总统尼克松宣布停止包括生物毒素战剂在内的生物武器计划，并销毁了所有库存的生物战剂和生物武器。自从生物毒素被作为战剂和武器研发以来，国际社会就一直在努力通过裁军公约和建立国际法等形式，禁止毒素武器的生产和使用。1925年生效的日内瓦议定书（《禁止在战争中使用窒息性、毒性及其他气体及细菌作战方法议定书》）就明确禁止在战争中使用毒素战剂（见日内瓦议定书）。1972年，《禁止发展、生产和储存细菌（生物）及毒素武器和销毁此种武器的公约》（简称生物武器公约）也正式生效，公约明确将毒素战剂列为禁控对象，禁止其发展、生产和使用。尽管至今为止，生物毒素战剂从未在战争和武装冲突中被规模使用，但生物毒素战剂对国家安全和人民健康的潜在和现实威胁不容忽视。毒素作为恐怖剂或暗杀武器的事件也时有报道。1978年，保加利亚记者乔吉·马尔科夫在伦敦遭到暗杀，数日后不治身亡，事后调查发现，他是被装有蓖麻毒素微型弹丸剂的伞尖刺中而中毒死亡。美国"9·11"事件后，发生了多起邮件夹带炭疽杆菌和蓖麻毒素的事件，并有呼吸性炭疽病样病例的发生，引起世界各国对生物恐怖活动的关注和警惕。近年来，随着基因工程、代谢工程等生物技术的快速发展，生物毒素的规模生产技术有一定的突破，采用结构改造等手段可以提高毒素的稳定性。1998年，澳大利亚集团出口控制清单的毒素种类仅有10种，到2002年6月已增加到19种。1996年美国疾病预防中心发布的潜在生物战剂清单列入了相思子毒素、蓖麻毒素、石房蛤毒素、黄曲霉毒素、肉毒毒素、产气荚膜梭菌毒素、芋螺毒素、草镰孢烯醇、致贺式毒素、葡萄球菌肠毒素、河鲀毒素和T-2毒素12种毒素。此外，在日常生活中，蜂毒、蛇毒、贝类毒素和蘑菇毒素引起的中毒事件频发，对公众的健康和生命安全造成危害。除了作为化学和生物战剂用于战争外，生物毒素因其来源和结构的多样性、生理活性的特异性等特点而具有很高的和平利用价值，成为制药、农业和环境等应用领域的研究热点。例如，河鲀毒素、芋螺毒素、蝎毒和蛇毒等毒素在生命科学领域已成为酶、受体、离子通道的有效研究工具；河鲀毒素作为镇痛、戒毒和止咳候选新药物被研究和开发；从毒蜥中分离得到的艾塞那肽，经结构改造后已成为治疗糖尿病和肥胖病的候选新药。

分类和结构 生物毒素具有生物多样性的特征，已知化学结构的生物毒素有数千种。按其来源，可分为动物毒素、植物毒素、微生物毒素、昆虫毒素以及来源于海洋动植物的海洋生物毒素等。动物毒素包括蛇毒、蜘蛛毒、蝎毒和蛙毒毒素等。植物毒素有蓖麻毒素、相思子毒素、毒蕈碱、乌头碱和鱼藤酮等。微生物毒素是微生物在生长繁殖过程中产生的一种次级代谢产物，主要包括来源于真菌的黄曲霉毒素、镰刀菌毒素、甘薯黑斑病菌毒素、赤霉菌毒素和麦角菌毒素，以及来源于细菌霍乱毒素、肉毒杆菌毒素、大肠埃希菌肠毒素、破伤风毒素和白喉毒素等。昆虫毒素包括蜂毒、斑蝥毒素和刺蛾毒素等。海洋生物毒素主要包括芋螺毒素、水母毒素、西加毒素、石房蛤毒素、海参毒素和岩沙海葵毒素。因来源不同，生物毒素的化学结构呈现复杂的多样性，既有结构简单的小分子化合物，又有复杂结构的多肽和蛋白质大分子。动物毒素的成分主要以多肽、酶和胺类为主，植物毒素的致毒成分可分为酚类化合物、生氰化合物、生物碱、萜类化合物等小分子化合物，以及酶、多肽和蛋白质等大分子成分。复杂多样的化学结构，决定了生物毒素的中毒机制和临床中毒症状的复杂性和多样性。

军事性能 作为军用生物战剂使用的生物毒素一般应满足致病力强、稳定性好并可大量生产制备等要求。生物毒素的自然染毒途径是口服，通过消化道进入体内。作为战剂和恐怖剂使用的毒素，主要以气溶胶的形式通过呼吸道吸入进入人体，或制成微胶囊装入特殊的注射装置中，经皮肤或肌内染毒进入体内，气溶胶化毒素的毒性明显强于经口摄入和皮肤染毒等中毒途径。

防护和救治 应用特异性疫苗可以预防生物毒素中毒，特定毒素中毒后可以采用其特异性抗体（如抗毒血清、单克隆抗体等）作为特效解毒药，进行抗毒治疗。但由于生物毒素的种类繁多，性质各异，中毒途径和中毒机制各不相同，针对生物毒素战剂的医学防护研究相对滞后，对大多数已知毒素的中毒救治，无特效解毒药和有效医学防护措施可用。

目前仅有个别种类的抗毒疫苗和抗毒血清批准用于临床，如用于肉毒毒素中毒治疗的多价马血清等。因此，生物毒素的中毒对抗主要依赖于快速侦检、有效的人体防护，以及洗消和体内毒素清除，中毒后如能及时确诊，并采用对症治疗和支持治疗等临床综合救治措施，可以降低毒剂的伤害，挽救中毒者的生命。

（郑建全 张树卓）

bìmá dúsù

蓖麻毒素（ricin） 天然存在于大戟科蓖麻属植物蓖麻籽中的蛋白毒素。

理化性质 蓖麻毒素纯品为白色粉末，无味，性质稳定，具有很强的细胞毒性。

军事用途 美国军队从第一次世界大战末期开始就将蓖麻毒素列入生物化学战剂研究计划中，研发者曾试图将蓖麻毒素以有毒粉尘的形式进行施放，也曾尝试将毒素涂抹在子弹和榴霰弹的表面使用，但因各种原因最终未能实现毒素的武器化。第二次世界大战期间，美国军队再次开展蓖麻毒素战剂（军用代号为 W）的研究，并尝试了毒素的武器化。蓖麻毒素曾被装填在少量的集束炸弹中，进行野战试验，但最终因为成本过高而放弃。为此，蓖麻毒素被列为《化学武器公约》附表 1 A 类化学品以及生物和毒素武器公约的 B 类清单物质。与其他毒素相比，蓖麻毒素的来源广、制备容易，并且具有性质稳定、中毒途径多、毒性强烈和潜伏期长等特点，是世界各国重点关注和防护的生物化学战剂和化学恐怖剂。蓖麻毒素曾被用于暗杀、小范围投毒和扰乱社会秩序等恐怖活动。众所周知的蓖麻毒素致人中毒死亡的事件是 1978 年

在伦敦发生的保加利亚记者乔吉·马尔科夫暗杀案，他在伦敦街头被装有蓖麻毒素微型弹丸剂的雨伞尖刺中，于第 3 天不治身亡。2002 年 "9·11" 事件后，在美国等地多次发现 "白色粉末" 信件，恐怖分子将微量蓖麻毒素与白色粉末混合，装入信封中投寄，以此引起社会恐慌。

来源与结构 蓖麻是常见的经济农作物，在热带区域广泛种植，主要用于获得蓖麻油，后者是生产药品、日用化妆品、润滑油、乳化剂、涂料及其他许多化工产品的优质原料，全世界蓖麻油的年需求量近百万吨。蓖麻籽中含有 30%～60%（重量比）的蓖麻油，榨油后的固体残留物中含有 1%～5%（重量比）的蓖麻毒素，经提取分离后可得到毒素纯品。蓖麻毒素是糖基化蛋白，由 A 链和 B 链两条球状多肽链组成，它们都与毒素的毒性相关，分别含有 267 个和 262 个氨基酸残基，由一条二硫键相连接。蓖麻毒素的分子量约为 65 kDa，但其不是一个均一的化学实体，分子中有数目不同的糖苷链，并因糖苷链数目的不同而存在多个亚型。蓖麻毒素能溶于水和弱酸溶液，在常温下很稳定，但加热至 80℃ 以上的温度能使毒素失活。

毒性作用及机制 实验动物吸入蓖麻毒素的致死剂量范围为 $1\sim10\,\mu g/kg$，估算的人体吸入致死剂量也在此范围内，致死剂量的高低与气溶胶颗粒的体积大小相关。蓖麻毒素经口染毒后，在胃肠道能被内源性酶降解，吸收入血的毒素量显著降低。因此，动物口服毒素的致死剂量要比吸入高约 3 个数量级，估算的人口服致死剂量为 $1\sim20\,mg/kg$，注射染毒的致死剂量则为 $1\sim10\,\mu g/kg$。

蓖麻毒素的毒性作用存在显著的种属差异，兔是最为敏感的动物。蓖麻毒素属于 II 型核糖体失活蛋白（ribosome-inactivating proteins, RIPs），这类蛋白均具有 N-糖苷酶活性，能催化腺嘌呤碱基和核糖核酸（RNA）核糖残基之间特有的 N-糖苷键水解断裂。蓖麻毒素的 A 链具有糖苷酶活性。B 链是半乳糖特异性的凝集素，含有两个半乳糖结合位点，能与细胞表面含半乳糖的糖蛋白或糖脂结合，介导毒素以内陷方式进入细胞，形成细胞内囊，随后毒素分子由细胞内囊进入细胞质，并在高尔基体或溶酶体内裂解，游离出 A 链，后者催化 28S 核糖体 RNA（rRNA）在 4324 位脱去一个腺嘌呤，使核糖体 60S 亚基失活，无法与延长因子-2 结合，从而抑制蛋白质的生物合成。随后，失活的核糖体丧失抗 RNA 酶的抗性而被降解，核糖体数量的减少进一步加重蛋白质合成的抑制，最终导致细胞死亡。此外，蓖麻毒素还可诱导细胞免疫，促进外周血单核细胞分泌 TNF-α 和 IL-1β 等炎症因子，产生自由基和活性氧，并可直接诱导细胞凋亡。蓖麻毒素中毒引起细胞死亡的后果是机体组织损伤，器官衰竭，乃至死亡。取决于不同的染毒途径和剂量，人或实验动物从染毒到死亡的过程通常为 1~5 天。

中毒症状　蓖麻毒素可经呼吸道吸入、消化道摄入和肌内注射（如毒针刺入肌肉组织染毒）等途径中毒，中毒后有一段无症状的潜伏期，一般为 4~8 小时。畏食、昏睡、倦怠和流行性感冒样症状是常见的早期中毒症状，但中毒症状会因中毒途径的不同而异。呼吸道吸入中毒的症状通常出现在染毒后的 8 小时内，表现为呼吸困难、发热、咳嗽、恶心、胸部压迫感、大汗，中毒者会出现肺水肿、发绀，以及低血压和呼吸衰竭，在 1.5~3 天内死亡。消化道摄入的中毒症状为口麻、咽部烧灼感、恶心、呕吐、腹痛、腹泻、少尿、四肢麻木、步态不稳和烦躁不安，继而出现发热、黄疸、血便、血尿、脱水和血压下降，精神萎靡或精神错乱，严重者可出现抽搐、昏迷，2~5 天内中毒者会因肝、脾、肾、呼吸和神经系统功能衰竭而致死。肌内给予致死量的蓖麻毒素后，注射部位会出现肌肉和淋巴结坏死，中毒者的肝、肾、脾等器官出现功能障碍，胃肠道出血，最终因多脏器衰竭而死亡。眼接触毒素可导致结膜炎、瞳孔扩大和视神经受损。无破损皮肤对蓖麻毒素有一定的屏障作用，透皮吸收量极小，因此，皮肤接触毒素一般不会引起中毒。

中毒预防和治疗　目前国内外均无正式批准的蓖麻毒素中毒预防药物和特效抗毒药物。在疑似接触或已知蓖麻毒素染毒后，应及时脱掉污染衣物，用清水洗眼、鼻腔和裸露皮肤。对疑似蓖麻毒素中毒者，除了观察其中毒症状和表现外，还可采集血液、呕吐物等样品，用蓖麻毒素胶体金检测试纸条进行检测，或采集其接触过的食品和饮品，送往专业实验室进行毒素分析（见毒素检测条和毒素免疫分析法），毒素检测和分析结果有助于毒素中毒的确认和诊断。蓖麻毒素中毒后应及时促排，清除体内的毒素，同时采用如下的对症和支持疗法进行治疗。

促排　对于口服毒素时间短于 1 小时的中毒者，可用大量清水或 1：5000 高锰酸钾液洗胃，用单次剂量的活性炭吸附毒物，或者高位灌肠后给予柠檬酸镁盐导泻，导泻后口服蛋清、氢氧化铝凝胶或牛乳保护胃黏膜。中毒者应暂时禁食脂类及油类食物。

药物治疗　可采用静脉滴注亚甲蓝、硫代硫酸钠等药物进行解毒；给予地塞米松抑制肝纤维化，或者使用葡醛内酯和肌苷保护中毒者的肝功能；给中毒者服用维生素 K_1 预防出血；20% 甘露醇、地塞米松、葡萄糖注射液分别静脉滴注以减轻脑水肿；对脑水肿且出现昏迷者给予尼可刹米、洛贝林、甲氯芬酯等进行对症或支持治疗。目前，已有一些对抗蓖麻毒素中毒的药物正在研发中，例如蓖麻毒素的特异性抗体，中毒后及时给药可以与血液循环中的毒素结合，将其清除。研发中的毒素 A 链或含 A 链的疫苗，提前给药可以在用药者体内产生抗体，预防毒素中毒。

其他　对于出现酸中毒者，及时补充乳酸钠或碳酸氢钠。针对可能出现的溶血性肾病、溶血、惊厥等症状，分别采取对症治疗措施。对于吸入中毒者，要密切观察，维持其呼吸道通畅，及时给氧、吸痰，必要时辅助呼吸。

（王玉霞　李　桦）

shífánggé dúsù

石房蛤毒素（saxitoxin，STX）

由某些海洋甲藻和蓝藻产生的、在阿拉斯加石房蛤中首次分离得到的一类神经毒素。海洋甲藻和蓝藻通常在赤潮和水华期大量发生，这些产毒藻类生成的毒素经食物链传递后蓄积在滤食性贝类或蟹类中，人误食这些贝类或蟹类后会产生以麻痹症状为主的麻痹性贝类中毒（paralytic shellfish poisoning, PSP）症状，因此石房蛤毒素又称麻痹性贝类毒素

（paralytic shellfish toxin）。石房蛤毒素最早是从美国阿拉斯加石房蛤（奶油蛤）中分离得到，故因此而命名。

简史 石房蛤毒素是已知的毒性最强的非蛋白类海洋生物毒素。20 世纪 50 年代，美国军队研究人员首先分离得到少量的石房蛤毒素水合物二盐酸盐，其代号为战剂 TZ。美国军队在 20 世纪 60 年代曾将石房蛤毒素武器化，装填在 M1 Biodart（E1）机载小钢矛系统中。为此，石房蛤毒素被列为《化学武器公约》附表 1A 化学品（见化学武器公约附表化学品）。除了军事用途外，石房蛤毒素还被作为工具药，用于电生理等神经化学和神经药理学研究，以及作为市售麻痹性贝类中毒检测盒的组分之一。

来源 石房蛤毒素是毒藻产生的、化学结构相似的一类神经毒素的代表，这类神经毒素还包括新石房蛤毒素（neosaxitoxin，neoSTX）、膝沟藻毒素（gonyautoxins，GTX）和去氨甲酰石房蛤毒素（decarbamoyl saxitoxin，dc-STX）等。能产生麻痹性贝类毒素的藻类主要是甲藻和蓝藻，此外还包括膝沟藻、亚历山大藻和项圈藻等淡水藻。这些藻类广泛分布于世界各大洋，尤其是欧洲和北美的一些国家的沿海，中国沿海海域也有这些藻类的分布。石房蛤毒素是最先发现且确定结构和毒性效应的麻痹性贝类毒素，其主要来源是石房蛤和贻贝。麻痹性贝类毒素在贝类体内一般呈结合状态，对贝体本身不会产生毒性效应，也不会引起贝类生态和外形上的变化。当人们误食有毒石房蛤后，与贝体结合的石房蛤毒素迅速释放，进入血液循环，使中毒者产生麻痹性神经中毒的症状。目前，石房蛤毒素也可经化学合成获得，但合成的产率很低（总产率约为 1.6%）。

结构和理化性质 石房蛤毒素是四氢嘌呤衍生物，分子式为 $C_{10}H_{17}O_4N_7$，具有两个碱基，分子量为 299.29。毒素结构中的活性部位是两个胍胺基和两个羟基（图 1）。石房蛤毒素以游离碱（水合物）和二价盐两种形式存在，它们易溶于水。毒素游离碱溶于水后形成碱性溶液，但毒素在碱性条件下不稳定。因此，石房蛤毒素常以二盐酸盐或二乙酸盐的形式存在，其纯品为白色固体，脂溶性极低，遇热稳定，在酸性溶液中很稳定，但在碱性条件下极不稳定，能与氧化剂发生氧化反应，反应后毒性消失。毒素经胃肠道摄入后易于吸收，且不易被人体消化酶所水解。

毒性作用 石房蛤毒素是毒性极强的麻痹性神经毒素，日常生活中主要经误食进入体内中毒，人的口服致死剂量范围为 0.5～12.4 mg。石房蛤毒素能特异性地与钠离子通道结合，阻断电压门控性钠通道，抑制钠离子进入细胞，阻滞细胞动作电位，产生以神经肌肉麻痹为主的毒性反应。石房蛤毒素在很低的浓度水平（3×10^{-7} mol/L）即可阻断钠离子通道，但对钾离子通道无影响。动物实验的结果显示，石房蛤毒

素经静脉注射后能透过血脑屏障进入中枢，对呼吸和心血管中枢产生抑制作用，快速引起呼吸减慢、血压下降。石房蛤毒素不能透皮吸收，在空气中的挥发度也很低。当毒素二盐酸盐以气溶胶的形式释放时，动物吸入后会很快出现中毒症状。

中毒症状 人误食含有石房蛤毒素等麻痹性神经毒素的有毒贝类后，通常在 10～60 分钟出现中毒症状，数小时后毒性反应达到高峰。早期的中毒症状为唇和舌的麻木感，间或有刺痛感（因局部吸收引起），继而扩展至面部和颈部，随后指尖和四肢出现刺痛感，末端麻痹，直至随意肌共济失调，步态不稳，全身肌肉松弛麻痹，咽和喉麻痹可导致失音。中毒者多感到身体有"飘浮感"。呼吸系统的中毒症状为呼吸窘迫，出现发绀。胃肠道症状为恶心、呕吐、腹泻。心血管系统则出现心律失常、血压下降。中毒者一般在中毒后 2～12 小时内因呼吸肌麻痹、呼吸系统衰竭而死亡。

预防和治疗 石房蛤毒素等麻痹性贝类毒素的中毒预防措施主要是对来自有毒藻类污染海域的海产品进行严格检疫。中毒后，首先通过接触史调查以及临床症状和表现进行初步判断，以便立即开展救治。若中毒者出现从唇、舌、咽喉开始到肢体末端的进展

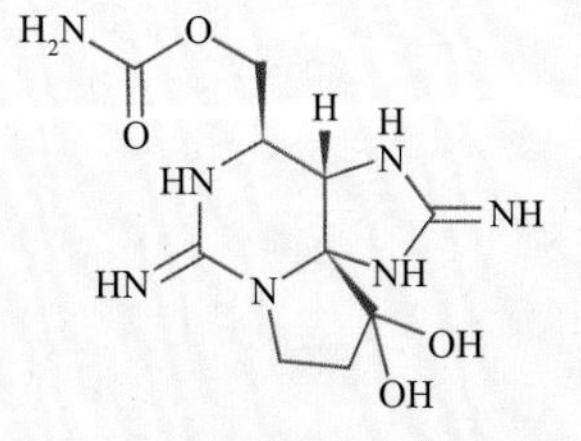

石房蛤毒素水合物（游离碱） 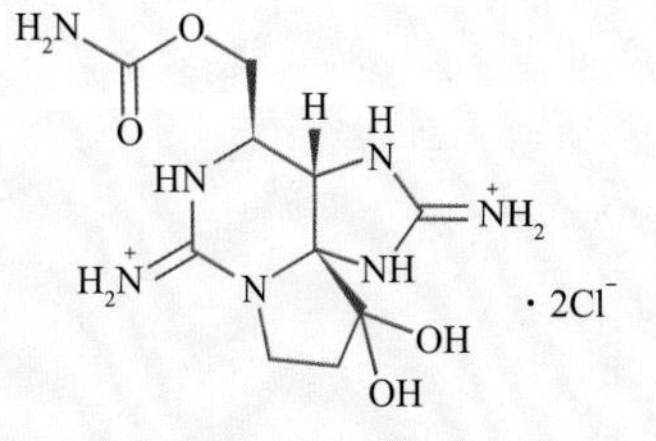　　石房蛤毒素二盐酸盐

图 1　石房蛤毒素化学结构式

性麻痹，应考虑是石房蛤毒素中毒。毒素的现场检测和实验室分析是中毒诊断的有效辅助手段。应用免疫学和微流控芯片技术，中国已实现对石房蛤毒素污染样品的现场快速检测。石房蛤毒素中毒尚无特效解毒药，临床救治主要采取对症治疗的措施。早期可催吐、洗胃，用2%碳酸氢钠中和胃内的毒素，或洗胃后通过鼻胃管给予活性炭吸附胃内的残余毒素，减少毒素的吸收。麻痹性贝类毒素主要经尿排泄清除，临床治疗可以使用利尿药加快毒素的排泄。治疗中使用可逆性胆碱酯酶抑制剂新斯的明，有助于恢复肌力和呼吸。对中毒者必须实行24小时监护，一旦发现呼吸困难，立即进行人工呼吸，及时吸氧。如果在中毒后的12~24小时能有效控制中毒症状，中毒者通常可以完全康复，预后良好。

（郑建全　张树卓）

xiāngsīzǐ dúsù

相思子毒素（abrin）

来源于豆科植物相思子种子的一种植物毒素。相思子毒素与蓖麻毒素同属于Ⅱ型核糖体失活蛋白（RIP）家族成员，是迄今为止所发现的毒性最强的植物毒素，也是潜在毒素战剂和恐怖剂。

来源与理化性质 相思子为豆科攀缘藤本植物，其种子为相思豆，又名红豆、相思子等，主要分布于中国福建、台湾、广东、广西及云南等地。相思豆中相思子毒素的含量为种子重量的2.8%~3.0%。纯化后的相思子毒素为微黄白色的无定形粉末，无味，易溶于水、氯化钠溶液和甘油溶液，化学性质较为稳定。但相思子毒素不耐热，60℃加热30分钟，毒素可部分失活，100℃加热30分钟，毒素蛋白活性完全

消失。

结构 相思子毒素是糖基化蛋白，由A链和B链两条多肽链组成，通过1条二硫键相连，分子质量约为65 kDa。全毒素在SDS-PAGE分析时呈一条蛋白带，经二巯基乙醇处理后，A、B两链分离，其中A链呈酸性，分子质量约为30 kDa，与蓖麻毒素A链相比，有102个相同的氨基酸残基；B链呈中性，分子质量约35 kDa。相思子毒素存在4种同族毒素（isoabrins），即相思子毒素-a、相思子毒素-b、相思子毒素-c和相思子毒素-d，它们的编码基因属于同一个多基因家族，相对分子质量介于63~67 kDa。

毒性作用 相思子毒素的毒性作用机制与蓖麻毒素相似，但其毒性是蓖麻毒素的75倍。相思子毒素的A链具有N糖苷酶活性，可专一水解核糖体28S第4324位腺苷酸的糖苷键而使核糖体失活，进而阻断蛋白质合成。相思子毒素的B链是对半乳糖具有特殊亲和力的凝集素，可以与细胞表面含半乳糖残基的受体结合，引导相思子毒素进入细胞，每个细胞可以结合近100个相思子毒素分子。相思子毒素进入细胞内后逆行转运，即毒素通过膜泡运输到高尔基氏体，形成分泌囊泡再进一步转运到内质网，其中有极少量的毒素到达胞质。A链被运至核糖体后，发挥N糖苷酶的作用，催化真核细胞核糖体60S大亚基的28S核糖体核糖核酸（rRNA）的第4324位脱腺嘌呤，使之不与延长因子2结合，从而抑制蛋白质合成过程中多肽链的移位，最终因蛋白质合成障碍导致细胞死亡。在相思子毒素的同族毒素中，相思子毒素-a和相思子毒素-d有极强的细胞毒性，小

鼠的半数致死剂量（LD_{50}）为0.04 μg/kg，成年人的LD_{50}约为300纳克/人；相思子毒素-b和相思子毒素-c由于其B链的凝集活性低而仅有较弱的细胞毒性作用。

中毒症状 相思子毒素经不同途径中毒后，在数小时至数天的潜伏期后出现中毒症状。经呼吸道吸入的中毒症状约在8小时后出现，主要表现为呼吸困难、发热、咳嗽、恶心、胸闷、大量出汗和肺水肿，由于缺氧，中毒者出现发绀、昏迷，如不能及时治疗，中毒者会因循环和呼吸衰竭而死亡。经消化道中毒时，中毒者首先出现恶心、呕吐、腹泻和腹部痉挛性疼痛等消化道症状，严重时出现脱水和低血压，其他的体征或症状还包括出现幻觉、癫痫发作和血尿等，若不及时救治，中毒者在几天之内会因肝、脾、肾等多脏器功能衰竭而死亡。

中毒预防和治疗 相思子毒素中毒尚无特效的解毒药物。避免误食相思子种子可降低中毒风险。对于相思子毒素疑似中毒者，通过询问接触史和观察其症状可以进行初步诊断。此外，及时采集其曾经接触过的食品和饮品，或采集中毒者的血液、呕吐物等样品，应用免疫分析方法或仪器分析法进行毒素或其代谢产物的检测（见毒素检测），有助于确定引起中毒的毒素种类，以便采取必要的救治措施。与蓖麻毒素相似，相思子毒素的中毒治疗一般采用对症和支持治疗的措施进行（见蓖麻毒素）。

（王玉霞）

hétún dúsù

河鲀毒素（tetrodotoxin，TTX）

由寄生于河鲀鱼以及其他生物体内的溶藻弧菌等细菌产生的一类胍胺类毒素。河鲀毒素对电压

门控性钠离子通道具有高度选择性的阻断作用，通过阻断神经元之间及其与效应器之间的兴奋性冲动，产生中毒效应。

来源 1909 年，日本学者田原良纯首先从鲀科（tetrodontidae）鱼类中发现河鲀毒素。除鲀科鱼类外，河鲀毒素在各类海洋脊椎动物、无脊椎动物、纽形动物、腹足类和头足类、节肢动物、棘皮动物中都有分布。已知的、在体内或体表有河鲀毒素及其类似物存在的生物包括河鲀鱼、蝾螈、虾虎鱼、蛙类、马蹄蟹、海星、纽虫、箭虫、环节动物和石灰质藻类等。但是，在河鲀鱼体内并没有发现可分泌毒素的腺体和导管，而从海洋细菌的发酵产物中检出河鲀毒素及其类似物，并且已发现有多种微生物类群能产生河鲀毒素，因此认为河鲀毒素是细菌的代谢产物。能产生河鲀毒素的微生物类群有弧菌属（vibrio）的溶藻弧菌（vibrio alginolyticus）和鳗弧菌（vibrio anguillarum）、假单胞菌属（pseudomonas）、希瓦氏菌属的腐败希瓦菌（shewanella putrefaciens）、交替单胞菌（alteromonas）、芽胞杆菌（bacil-lus）、放线菌属的链霉菌（Streptomyces）等，其中溶藻弧菌和河鲀毒素互生单胞菌（alteromonas tetrodonis）产出的毒素毒力较高。除了微生物类群外，在毛颚类、腹足类、软体动物、棘皮类、两栖类、纽虫、海藻等其他多种生物体内也发现了河鲀毒素或其类似物。河鲀毒素在海洋生物中的累积机制依不同生物而异，遵循食物链中越高级的生物其蓄积浓度越高的原则。河鲀毒素在河鲀体内不同组织中的分布含量也显著不同，其中以卵巢和肝脏中的毒素含量为最高，肾脏和肠道次之，皮肤和肌肉中仅含微量的毒素或甚至不含毒素。

结构 日本学者横尾晃和津田藤介等人首先从鲀鱼中分离得到结晶态的河鲀毒素，随后美国学者和日本学者分别完成了河鲀毒素的结构测定，并于 1964 年在日本京都召开的国际天然产物化学大会上同期报道了毒素的结构。20 世纪 70 年代，河鲀毒素的化学合成获得成功。河鲀毒素是毒性很强的氨基全氢化喹唑啉化合物，属于海洋胍胺类毒素，其分子式为 $C_{11}H_{17}O_8N_3$，相对分子质量 319.27。河鲀毒素的结构特征是具有多羟基氢化 5,6 苯吡啶母核，含有 1 个碳环、1 个胍基、6 个羟基，在 C5 和 C10 位有一个与半醛糖内酯相连的分开的环，并存在互相之间达到动态平衡的三种结构，即河鲀毒素、半缩醛型河鲀毒素和内酯型河鲀毒素（图 1）。

理化性质 河鲀毒素为无嗅、易潮解的白色结晶体，粗制品为棕黄色粉末，其理化性质比较稳定，用盐腌、日晒、一般加热烧煮等方法处理河鲀鱼，都不能清除其体内的毒素。河鲀毒素不溶于无水乙醇、乙醚、苯等有机溶剂，微溶于水，极易溶于稀酸水溶液。在中性和酸性条件下对热稳定，但 240℃开始碳化，在碱水溶液中易于分解。在 5%氢氧化钾溶液中，加热至 80~100℃可使河鲀毒素分解成为黄色结晶的 2-氨基-6-羟甲基-8-羟基-喹唑啉，这也是河鲀毒素化学检测法所依据的原理。

毒性作用 河鲀毒素是一种弱碱性的生物碱，为非蛋白质类神经毒素，其毒性极强，是氰化物的 1 万倍。小鼠灌胃的半数致死剂量（LD$_{50}$）为 334μg/kg，腹腔注射的 LD$_{50}$ 为 8μg/kg。人口服和肌内注射河鲀毒素的 LD$_{50}$ 分别约为 25mg/人和 0.5mg/人。河鲀毒素是典型的钠离子通道阻断剂，能与肌肉、神经细胞细胞膜表面的电压依赖性钠离子通道结合，选择性地阻断钠离子通道，进而阻滞神经纤维上传导兴奋性冲动的动作电位，导致神经元之间，以及神经元与其效应器之间兴奋性冲动传导障碍。神经肌肉间信号传导阻断会导致呼吸肌和骨骼肌的麻痹，从而产生呼吸困难和

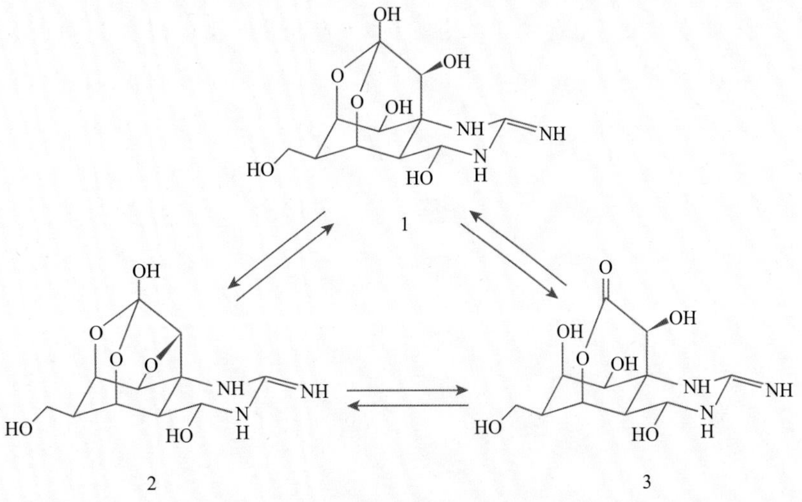

图 1 河鲀毒素化学结构式
1. 河鲀毒素；2. 半缩醛型河鲀毒素；3. 内酯型河鲀毒素

躯体失能等中毒效应。河鲀毒素结构中的活性基团是 1, 2, 3 位的胍氨基及其 C4、C9 和 C10 位的羟基，胍基在生理 pH 条件下可发生质子化，形成的正电活性区域能与钠离子通道受体蛋白的负电性羧基发生相互作用，从而阻碍钠离子进入通道。误食有毒河鲀经胃肠道进入人体内的河豚毒素，除了直接作用于胃肠道引起局部刺激症状外，还可吸收入血，迅速引起神经末梢和神经中枢麻痹，继而使各随意肌的运动神经麻痹，严重时可导致中毒者呼吸困难、心动过缓、体温和血压下降，最后因血管运动神经和呼吸神经中枢麻痹而死亡。河鲀毒素因其明确的毒性效应而被公认为是潜在的生物毒素战剂和恐怖剂（见生物毒素战剂）。

药用价值　微量浓度的河鲀毒素即可选择性地抑制细胞膜表面的钠离子通道。因此，河鲀毒素是神经生理学、肌肉生理学和药理学研究领域中常用的工具药。同时，河鲀毒素也具有良好的药用价值，已知的药理学作用有镇痛、局部麻醉、抗心律失常、戒毒，以及广谱抗菌作用。河鲀毒素对一般性神经系统疾病及关节炎、创伤、烧伤、挫伤等所产生的疼痛有显著的镇痛作用，尤其是对神经痛、肌肉痛和关节痛的镇痛作用显著，给药后其起效要比吗啡、盐酸哌替啶（俗称杜冷丁）慢，但作用时间长，镇痛时间可长达 12～24 小时。河鲀毒素还可用于癌症镇痛以及治疗顽固性哮喘等疾病，其注射给药的镇痛疗效优于盐酸哌替啶持续用药，可以有效缓解晚期癌症引起的剧烈疼痛。

中毒症状　河鲀毒素中毒者的临床症状、症状出现的快慢以及严重程度存在一定的个体差异，并与毒素的摄入量有关。临床上将河鲀毒素的中毒程度分为 4 个等级。中毒 Ⅰ 度，中毒者口唇感觉异常，并出现呕吐、腹泻和腹痛等胃肠症状；中毒 Ⅱ 度，中毒者四肢和躯干感觉异常，末梢运动神经麻痹，但反射正常；中毒 Ⅲ 度，中毒者的肌肉运动失调，出现失声，吞咽困难和呼吸困难，心前区疼痛，低血压等症状；中毒 Ⅳ 度，中毒者出现意识障碍、惊厥、呼吸麻痹、严重低血压和心律失常。严重中毒者往往因呼吸和循环衰竭而死亡。河鲀毒素的中毒诊断主要根据中毒者是否有食用河鲀鱼或注射河鲀毒素的接触史，并结合临床症状和表现做出判断，条件许可时，采集中毒者的血液和呕吐物等样品检测河鲀毒素及其代谢产物，有助于中毒的确认。

中毒预防和治疗　目前国内外都没有能直接对抗河鲀毒素中毒的特效解毒药物。避免误食含有毒素的河鲀鱼或毒素含量较高的器官组织，可显著降低中毒的风险。河鲀毒素中毒治疗一般采用对症治疗的方法。中毒后的急救治疗主要采用如下的措施：①及早进行催吐、洗胃和导泻，加快毒素排出。②给中毒者服用医用活性炭等吸附剂，减少毒素的吸收。③采取输液和服用利尿药物等措施，促进毒素的排泄。④针对毒素选择性阻断钠离子通道的毒理学机制，拮抗毒素的毒性作用。⑤应用肾上腺皮质激素等药物，提高组织对毒素的耐受性。⑥其他。呼吸中枢麻痹所致的突然呼吸停止是河鲀毒素致死的直接原因之一，保持中毒者的正常呼吸是中毒急救的关键。对出现呼吸麻痹的中毒者，可行气管插管或气管切开术，辅助人工呼吸；对出现高度房室传导阻滞者，可采取心脏起搏术等治疗措施。

（王玉霞）

yùluó dúsù

芋螺毒素（conotoxin）　由芋螺毒液管分泌、能特异性阻断多种离子通道和神经递质受体的一类多肽生物毒素。芋螺毒液是海洋生物芋螺赖以捕食和防御的工具，其中含有多种肽类毒素。芋螺毒素结构的多样性和高生物活性，使其成为潜在的生物毒素战剂和恐怖剂（见生物毒素战剂）。

来源　芋螺属于软体动物门（Mollusa）腹足纲（Gastropoda）前鳃亚纲（Prosobranchia）狭舌目（Stenoglossa）的芋螺（Conidae）科的软体动物，大多分布在热带海洋的浅水区域，少数分布在水深几十米至二百余米的深水区。芋螺的种类繁多，全世界已知约有 500 多种不同的芋螺。根据其食性，可将芋螺分为食鱼类、食螺（及其他软体动物）类和食蠕虫类，其中食鱼芋螺的毒素对人和哺乳动物的毒性最大，如致幻芋螺（conus magus）、浅纹芋螺（conus striatus）和地纹芋螺（conus geographus）等。食鱼芋螺主要分布在印度-太平洋、中国西沙群岛和海南南部等。食螺芋螺主要分布在西太平洋、印度-太平洋、墨西哥海岸及南非海岸。食蠕虫芋螺主要分布在印度-西太平洋、夏威夷以及中国海南、西沙群岛、台湾地区等。中国已知的芋螺种类有 60～70 种，主要分布在海南岛、西沙群岛和台湾海域。芋螺为食肉动物，它们的个体大小和食物类型各异，主要靠自身分泌的毒液来麻痹、捕食猎物。芋螺的毒器装置位于芋螺的背部，由毒球、毒液管、毒囊或齿鞘、鱼叉状毒箭或齿舌组成。芋螺分泌的毒液通称为芋螺毒素，其主要由毒液管和毒球细胞分泌，毒箭在毒囊内产生并充灌毒液。猎食动物时，毒箭由芋螺的长吻突射出，刺向猎物并使其中毒麻痹。

结构 芋螺毒素的成分十分复杂，一种芋螺的毒液可含有 100~300 种多肽。至今，在各种芋螺毒液中至少已经发现 5 万多种活性肽组分。芋螺毒素是二硫键密度最高的小肽，通常含有 7~46 个氨基酸，有保守的二硫键骨架，在分子内部形成 2 对、3 对及以上的多个二硫键。在众多的芋螺毒液成分中，含有两对二硫键及以上的多二硫键的多肽被称为芋螺毒素，不含二硫键或只有单个二硫键的小肽则以芋螺肽命名，如芋螺升压肽、芋螺睡眠肽等。根据芋螺毒素的基因及其前体蛋白信号肽的保守性，将其分为 A-、M-、O-、P-、S-、T-等多个基因超家族。在此基础上，根据每个成员保守的半胱氨酸骨架，并结合其作用靶点或药理学活性，进一步细分为 α、δ、μ、κ 和 ω 等家族。与其他动物来源的生物毒素相比较，芋螺毒素的分子量更小，种类繁多且结构稳定，便于人工合成和大量储备。芋螺毒素具有高度的生物活性特异性和高度的组织专一性，例如，作用于神经细胞的芋螺毒素通常对肌肉细胞没有明显的作用，反之亦然。因此，在药理学和毒理学领域芋螺毒素常被作为探针工具，用于多种离子通道及其亚型的分类和鉴定。

药理作用 芋螺毒素因其种类繁多、化学结构新颖、生物活性强，已成为新药发现的重要生物来源，为人类的药物研发提供了天然生物活性多肽库。目前已有数种来源于芋螺的活性多肽被作为镇痛药开发。尽管芋螺毒素的作用广泛，但生物活性和作用靶点已经明确的芋螺毒素并不多，这些已知的毒素对电压门控或配体门控离子通道表现出特异性阻断效应。例如，α-芋螺毒素能竞争性阻断烟碱型胆碱能受体；δ-芋螺毒素能抑制电压门控性钠离子通道的失活而延长钠通道的开放时间；κ-芋螺毒素阻断钾离子通道；μ-芋螺毒素通过两种途径来特异性地阻断肌肉组织电压门控钠离子通道，一方面，与钠通道结合，通过立体结构的空间效应阻塞开放的离子通道，另一方面，μ-芋螺毒素分子所带的正电荷可消除钠通道蛋白 G-758 及其附近酸性氨基酸残基的静电效应，削弱钠通道俘获钠离子的能力，从而降低通道对钠离子的通透性；ω-芋螺毒素选择性阻断电压门控钙离子通道。近期研究发现，桶形芋螺毒素 Ⅳ 表现为钾离子通道的激动剂，这是在芋螺毒素中首次发现的、对离子通道具有激动效应的小肽。

毒性作用 芋螺毒素的毒理作用主要是在突触前神经元通过阻断电压门控性钠通道和钙通道，减少兴奋性冲动的传递和神经递质的释放，以及在突触后膜，阻断烟碱受体，最终干扰或阻断神经-肌肉接头的信息传递，产生麻痹效应。例如，地纹芋螺和致幻芋螺分泌的毒素能使大鼠和豚鼠的膈神经-膈肌标本麻痹，使直接和间接刺激肌肉引起的收缩反应迅速消失，冲洗后虽然能恢复，但恢复缓慢且不完全。地纹芋螺毒素的毒性作用限于骨骼肌，而致幻芋螺毒素则对神经和肌肉都有作用，前者引起肌肉迟缓性麻痹，后者引起肌肉痉挛性麻痹。腹腔注射这两种芋螺毒素后，小鼠产生麻痹和死亡的时间仅为 2 分钟左右。已知的多种食鱼芋螺毒素引起动物死亡的原因主要是呼吸衰竭和心跳停止。

中毒症状 芋螺毒素所致的人中毒通常发生在海边浅水区，人们在收集芋螺或玩耍时不幸被芋螺蜇伤。中毒者的受伤部位多发生在前臂和手指，轻者类似蜜蜂刺伤，重者皮肤损伤部位可见出血斑点或撕裂伤。除了局部出血、疼痛和炎症反应外，最典型的中毒症状为伤口麻木感，并很快扩散至口、舌、唇及四肢的末端，少数中毒者伤口周围的肌肉出现麻痹。全身中毒症状通常在芋螺毒素中毒后 5~30 分钟相继出现，表现为恶心、肌肉无力、痉挛、震颤、呕吐、流泪、流涎、吞咽困难、失声、呼吸困难、反射消失、复视或视物模糊、晕厥、昏迷、共济失调、全身肌肉麻痹，最后可因呼吸和循环衰竭而死亡。芋螺毒素的中毒或伤害程度与芋螺种属相关，例如，地纹芋螺中毒的危害较大，其毒性作用发展迅速，能很快引起中毒者的脑水肿和昏迷、弥散性血管内凝血，最终因呼吸衰竭和心跳停止而死亡。芋螺毒素中毒的临床诊断主要依据中毒者或知情人口述的接触史以及中毒症状和临床表现进行判断，如果中毒者曾经接触过芋螺，或被芋螺蜇伤，随后出现上述特征性的中毒症状，即可初步判定芋螺毒素中毒。

中毒预防和治疗 目前对于芋螺毒素中毒尚无成熟有效的预防措施和特殊解毒剂可用。在已知有芋螺分布的海洋区域活动时，应随时注意观察周边环境，避免与芋螺接触，降低中毒的风险。

中毒后应及时就医，将接触芋螺或被芋螺蜇伤的情况主动告知医生。被芋螺蜇伤后，尽快用热水（45℃左右）冲洗或浸泡被刺伤的部位，可以一定程度地降低毒素的毒性并缓解疼痛。芋螺毒素中毒的致命性危害是呼吸麻痹，临床治疗时应密切观察中毒者的病情变化，加强监护，一旦发现中毒者呼吸困难，应立即给氧，进行人工呼吸，或必要时行气管切开术。芋螺毒素中毒的对症治疗还包括采取注射强效镇痛药或利多卡因等局部麻醉剂镇痛；给出现惊厥和烦躁不安的中毒者，使用抗惊剂或镇静剂；在中毒者出现脱水时，补充液体或者输血浆；早期应用抗生素，以防止感染；在救治过程中加强护理和营养，并采取其他必要的支持疗法。

（郑建全　张树卓）

hǎishé dúsù

海蛇毒素（sea snake toxins）

由海蛇毒腺产生的、以 α-神经毒素为主要毒性成分的一类生物毒素。α-神经毒素通过选择性阻断神经肌肉接头处的烟碱型胆碱能受体，导致以麻痹为主要特征的中毒症状，其中呼吸肌麻痹是海蛇毒素中毒死亡的主要原因。

来源与结构　全世界的海蛇大约有 50 种，全部为剧毒蛇类，分布在印度洋热带和亚热带、太平洋的暖水海域，多数海蛇栖息在赤道线至南、北回归线之间的近海岸边水域。海蛇分为扁尾海蛇亚科和海蛇亚科。扁尾海蛇亚科有 3 属 13 种海蛇，海蛇亚科有 12 属 36 种海蛇。在中国，已知的海蛇有 9 属 15 种，主要分布在南海、北部湾以及海南、广西、浙江、山东、江苏、广东和福建等省以及台湾地区的沿海海域。海蛇毒液由相当于腮腺的毒腺分泌，

沟牙、毒腺和排毒导管 3 个部分构成了海蛇进攻和捕杀猎物的毒器。海蛇毒液多为无色或淡黄色黏稠液体，在冷冻干燥的蛇毒中，蛋白和多肽占 90% 左右，包括酶、多肽和小肽毒素等成分，其中大多数的酶为水解酶，成分复杂，已知的酶有透明质酸酶、磷脂酶 A2、L-氨基酸氧化酶、磷酸二酯酶、核苷酸酶、磷酸单酯酶、脱氧核糖核酸酶、核糖核酸酶、三磷酸腺苷酶、精氨酸酯酶、亮氨酸氨肽酶、肽酶和蛋白酶等，它们的主要作用是促进毒素扩散、消化食物，以及直接损伤组织细胞等。海蛇毒液中已知的多肽毒素成分约有 80 余种，分子量在 5 ~ 10kDa，它们主要作用于骨骼肌突触后膜上的烟碱型胆碱能受体，阻断突触后神经传递而产生毒性，故被称为 α-神经毒素（α-neurotoxin）或类箭毒样毒素（curaremimetic toxin），是海蛇毒素导致人体中毒并致死的关键毒性成分。海蛇神经毒素有短肽链和长肽链两种，并以短肽链为主，其为 60 ~ 62 个氨基酸残基组成的单肽链，有 4 个二硫键。长肽链则由 66 ~ 74 个氨基酸残基组成，有 5 个二硫键。

毒性作用　海蛇在交配季节和受到攻击时会主动袭击人类。被海蛇咬伤后，如不及时采用特效抗毒血清救治，约 80% 的中毒者在 48 小时内死于呼吸衰竭。海蛇蛇毒中的 α-神经毒素进入体内后主要作用于神经-肌肉接头，通过选择性抑制突触后肌细胞膜上的烟碱型胆碱能受体，阻断神经与肌肉之间的兴奋性突触传递，使骨骼肌失去产生兴奋收缩的能力，临床表现为弛缓性麻痹。一旦呼吸肌出现严重麻痹，即可导致死亡。海蛇毒素的毒性强烈，

如钩嘴海蛇毒液的毒性约为眼镜蛇毒液的两倍、氰化钠毒性的 80 倍。小鼠静脉注射海蛇毒素的致死剂量（LD_{50}）约为 0.5 mg/kg，纯化得到的海蛇神经毒素以同样方式使小鼠中毒的致死剂量为 0.1mg/kg。海蛇毒液中的毒性成分主要是神经毒素，不含心脏毒素，对心肌收缩活动几乎无影响。海蛇毒液中毒也不会影响血液凝固，中毒后无明显的出血现象。

中毒症状　人体接触海蛇毒素中毒后，毒性发作一般有 30 分钟至 3 小时的潜伏期，在潜伏期内中毒者通常不会出现明显的中毒症状，一旦出现全身中毒症状就十分危重。海蛇毒素在人体的吸收较快，早期症状主要是运动功能障碍、肌肉无力、视物模糊、呼吸浅表短促等，随后出现眼睑下垂、恶心、呕吐、全身不适、颌部强直，以及类似破伤风的症状。严重中毒者会出现张口困难、舌头僵硬、言语不清，甚至吞咽困难、四肢瘫痪等。中毒者一般在被海蛇咬伤后 3 ~ 6 小时出现呼吸肌麻痹，不能自主呼吸，多数中毒者会因窒息死亡。呼吸麻痹、急性肾衰竭和心脏骤停是常见的海蛇中毒死亡原因。被海蛇咬伤后，应及时就医，将海蛇接触史主动告知医务人员，结合上述特征性的中毒症状，可使医务人员尽早做出海蛇中毒的诊断，以便及时采取救治措施。

中毒预防和治疗　在海蛇活动较多的海域，应保持警惕，注意观察周围环境，避免被海蛇咬伤是预防毒素中毒的主动措施。被海蛇咬伤后，及时注射抗蛇毒血清是最有效治疗方法。海蛇毒素具有抗原交叉性，一种抗海蛇毒血清可以中和多种海蛇毒素。澳大利亚、印度、日本等国家已

经相继针对本国海域的主要海蛇种类研制并生产了相应的抗毒血清。但中国目前尚无相应的市售抗毒血清，中毒后主要采取对症和支持疗法对中毒者进行治疗。例如，及时采用 1∶5000 高锰酸钾溶液冲洗伤口，促进毒液排出，或采用负压抽吸，吸出毒液。为了减少毒液吸收，可采用高压阻流方法，立即用布条或者绷带在伤口上方作环形结扎，保持压紧状态，但注意不要影响肢体深动脉及静脉的血液循环。在治疗中，也可以局部注射蛋白分解酶或者强氧化剂，促使毒素降解以降低其毒性效应。如患者出现呼吸困难，应及时吸氧，严重时采用呼吸机辅助呼吸或行气管切开术，以维持患者的呼吸。

（郑建全　张树卓）

shēngwù tiáojiéjì

生物调节剂（bioregulators）

天然存在于生物体内、对机体生命活动具有重要调节功能的高活性微量物质，主要包括神经递质和激素。生物调节剂是中间谱系化学战剂中的一大类，广义的生物调节剂除了机体内源性神经递质和激素外，还包括经化学结构改造和合成得到的天然生物调节剂的类似物。生物调节剂具有高活性、速效、含量低、难以识别和检测等特点。神经激肽 A、内啡肽和 P 物质等多种生物调节剂曾被作为生物化学战剂评价和研发，但至今尚未见到生物调节剂武器化和使用的公开报道。

生理功能　人体的内源性生物调节剂广泛分布于中枢和外周神经系统，分别负责调节血压、心率、呼吸、体温、睡眠、运动、情绪和意识等功能。人体内重要生物调节剂的体内合成、代谢、分布、作用靶标、信号通路和生物效应都已基本阐明。在机体生理状态下，这些内源性生物调节剂大多以微量或痕量浓度存在，但其所具有的高生物活性足以实现对机体生命活动的调节功能。当大剂量的外源性生物调节剂经血液、消化道、呼吸道等途径进入人体后，可迅速导致上述机体重要功能的失衡，产生极度疲乏、困倦、惊恐、意识障碍、惊厥、昏迷等躯体失能和/或精神失能症状。如若不及时救治，最终可导致死亡。

分类　体内高活性的生物调节剂种类较多，根据其化学结构，可分为单胺类、氨基酸类、肽类、蛋白质类等，根据其作用部位，又可分类为中枢作用调节剂和外周作用调节剂。表 1 是曾作为中间谱系战剂评价和研发，或者有一定军事意义的蛋白和肽类生物调节剂。

预防和救治　生物调节剂产生的生物效应十分广泛，因其大多是内源性的神经递质或激素，中毒症状通常不具有明显的特征性，且尚无相应的现场快速检测器或报警器可用，中毒临床诊断比较困难，主要依靠实验室检查发现中毒者体内是否存在显著高出生理浓度的内源性调节剂，或外源性的调节剂类似物。由于生物调节剂在体内的作用靶标和机制明确，在查明中毒原因的情况下，可以根据目标生物调节剂的体内作用靶标和中毒机制，用相应的选择性拮抗剂进行对抗，终止中毒效应。在生物调节剂成分不明的情况下，中毒救治则主要采用对症和支持治疗相结合的治疗措施，如及时补液、保温，积极纠正中毒者血压、体温、运动和精神意识等方面的异常和功能障碍。

（郑建全）

huàxué dújì zhēnjiǎn

化学毒剂侦检（detection of toxic chemical agents）　依据化学毒剂的结构特征和性质，应用物理学、化学和生物化学方法对其进行现场侦察和快速检测，以及实验室分析鉴定和确证的过程。

表 1　具有军事意义的生物调节剂

生物调节剂	氨基酸残基数	来源	毒性症状
内皮素	22	猪、牛、人上皮细胞	血压降低、昏迷
P 物质	11	脑灰质	血压降低、丧失知觉
神经肽 Y	36	哺乳动物脑	血压升高
神经激肽 A	10	猪脊髓	血压降低
章鱼涎肽	11	两栖动物	血压、激素变化
铃蟾肽	14	蛙皮	血压升高、惊厥
血管紧张素	8	哺乳动物肝脏	血压升高、冠状动脉收缩
加压素	10	高等哺乳动物	血压升高、休克
神经降压素	13	牛下丘脑	血压和体温降低
缓激肽	9	蛙皮、黄峰毒	疼痛、血压和体温降低
内啡肽	31	哺乳动物脑垂体	精神紊乱
强啡肽	7	猪脑	精神紊乱
生长激素释放抑制素	14	羊下丘脑	镇痛、镇静、运动功能下降和体温降低
δ-睡眠肽	9	哺乳动物	催眠

侦检对象包括化学战剂、高毒农药和杀虫剂、高毒工业化学品、毒素等。化学毒剂侦检是化学防护的重要内容，也是有效实施个人防护、洗消和救治的依据。

简史 化学毒剂的侦检策略和技术是随着化学武器的发展使用以及科学技术的进步而不断发展和提高的。第一次世界大战期间，各参战国军队主要利用基于人和动物感官和生理反应的生物检测法，以及能出现颜色变化或产生气体的化学反应法检测毒剂，例如使用碘化钾棉签检测氯气。第一次世界大战后至第二次世界大战初期，化学显色反应成为毒剂侦检的主要方法，例如，采用 γ-（对硝基苯甲基）吡啶的显色反应（简称 DB-3 反应）检测芥子气。在实验室，将电化学分析方法用于毒剂的检测，如应用电位法测定溶液中的路易氏剂。随着化学武器和化学战剂的快速发展，特别是第二次世界大战结束后世界多个国家的军队陆续开始列装和储备剧毒的神经性毒剂，促使人们发展更快、更灵敏的侦检技术，以应对毒性强、作用快且几乎无色无臭的化学战剂。20世纪50年代，依据神经性毒剂中毒机制开发了胆碱酯酶活性测定法，其对神经性毒剂的检测灵敏度远高于化学方法（见胆碱酯酶活性测定）。随后，利用酶固定化技术，开发了神经性毒剂检测试纸和生物传感器等便携式检测设备，为神经性毒剂的现场快速侦检，提供了可靠的方法和装备。与此同时，世界上第一台含磷毒剂报警器研制成功，并很快用于神经性毒剂的现场检测和报警。在实验室检测方面，随着近代物理学、化学以及仪器分析技术的发展，科学家们相继建立了基于色谱、红外光谱、磁共振谱和质谱等谱学技术的毒剂检测方法和谱图数据库，用于不同类型样品中化学战剂的定性和定量分析。这些技术也被用于毒剂便携式检测仪和报警器的设计和研制，开发了神经性毒剂红外报警器等新一代的检测设备。20世纪80年代起，微型计算机和微传感器开始应用于毒剂侦检，推动了毒剂侦检器材的小型化和智能化，实现了毒剂的自动化监测和遥测。基于比色法、离子迁移谱、光离子化、火焰光度法、红外/拉曼光谱、电化学法、表面声波技术、气相色谱以及气相色谱-质谱联用等技术的检测设备先后问世，并成功应用于化学战剂及其他毒物的现场检测和预警。目前，手持式离子迁移谱仪、硫磷检测仪、傅立叶变换红外光谱仪、气相色谱-质谱仪等便携式检测仪已成为现场检测的主流设备，大大提高了现场快速检测的效率、准确性和安全性。

分类 按照检测原理，化学毒剂检测技术可分为化学法、物理法、生物化学法和生物法4大类，它们通用的技术要求是准确、灵敏、快速、简便和稳定。

化学法 利用化学毒剂与化学试剂反应后产生颜色、荧光、沉淀或电位变化等，检测毒剂的存在，鉴别毒剂种类，以及判断染毒程度的一大类检测方法，其中以特异性化学颜色反应最为常见，通过直接目测颜色变化可以确定毒剂的存在。根据这一原理制作的侦检纸、侦检管、侦检粉笔和侦检油漆等简易侦检器材，已被广泛应用于野外和现场侦检（见化学毒剂现场侦检）。

物理法 根据毒剂物理性质差异鉴别毒剂的方法，如测定沸点、熔点、比重、溶解度、蒸气压和折光率等，或通过测定毒剂的色谱、光谱、质谱、磁共振波谱识别毒剂，并进行毒剂结构鉴定和含量测定。由于物理检测方法通常需要使用特殊的仪器设备，故又称仪器分析方法。仪器分析法最初主要用于实验室的毒剂定性定量分析，随着分析仪器的小型化和智能化发展，陆续出现了根据上述原理设计和制造的各类毒剂便携式检测仪和报警装置，如硫磷检测仪、离子迁移谱仪、红外光谱仪和气质联用仪等便携式检测仪已在化学防护和突发化学事件处置中得以广泛的应用。

生物化学法 利用毒剂与生物活性物质的特异性生物化学反应进行毒剂检测和毒剂毒性评价的方法。常用的生物活性物质包括酶、抗体或受体等。例如，用于测定全血胆碱酯酶活性的溴代麝香草酚蓝纸片法，就是将提取纯化的胆碱酯酶固定在纸片上，当待检样品中含有神经性毒剂时，毒剂能抑制胆碱酯酶，阻止或降低其催化的底物水解反应，使纸片反应区的颜色发生改变，从而检出神经性毒剂（见胆碱酯酶活性测定法）。

生物法 通过目测观察毒剂引起的动物中毒症状，或植物花、叶的颜色变化和枯萎状况，初步判断毒剂的存在以及种类（见化学毒剂生物侦检）。

应用 化学毒剂侦检的主要任务包括：①发现化学袭击的迹象，查明环境（地面、空气、物体、水体等）中毒剂的种类、污染范围和程度，为人员的有效防护、洗消，以及中毒人员的诊断救治提供依据；②确定食物和饮用水是否被毒剂污染，保障人员的饮水和食物安全；③通过对各类复杂环境样品中化学毒剂及其相关化合物（包括毒剂前体、降解产物、氧化或还原产物等）的筛查和鉴定，确定毒剂的使用和污染，为化学武器核查，以及为化学恐怖袭击或化学突发事故的原因确定提供证据；④定性定量分析生物医学样品中的毒剂生物标志物，为人体（或其他生物体）的化学毒剂暴露，提供明确的溯源性证据，并辅助中毒人员的临床诊断和医学救治。根据毒剂检测场景和目的的不同，化学毒剂侦检可分为现场侦检和实验室检测两大类。

现场侦检 采用便携、实时、快速侦检和报警设备，在突发化学事件或中毒事件的发生现场进行化学毒剂的快速筛查和检测，其目的是快速判别现场是否有毒剂污染，可能的种类及污染程度，为现场应急救援行动方案的制定、中毒人员的洗消和救治、污染现场的消毒和处置，提供信息和依据。现场侦检的主要任务包括现场侦查、信息采集、快速检测和采样，检测人员还负责检测并确认人员和物品洗消后的清洁程度，以防止可能的交叉污染。现场侦检所用的技术和设备一般应满足快速、操作简便和较低的误报率等要求。由于便携式检测设备在检测的广谱性和灵敏度等方面存在一定的局限性，现场检测最好同时采用两种及以上不同原理的技术方法和设备，以尽可能避免出现假阴性或假阳性的检测结果。当现场侦检发现毒剂或疑似毒剂存在时，通常需要进行现场采样，并将样品送至有资质的分析实验室进行场外分析，对现场侦检结果进行确认。

实验室检测 又称场外分析，是应用实验室多样化的技术方法和仪器设备，对现场采集的样品进行化学毒剂及其相关物质的系统筛查、鉴定和确证，以及必要时进行定量分析的过程（见化学毒剂实验室检测）。实验室检测的主要任务是检测样品中可能存在的毒剂及其相关物质，进行毒剂的结构鉴定和定量分析，在现场检测的基础上，进一步确证涉事毒剂的种类和含量，为后续的事件处置和伤员救治提供依据，并为事故的责任划分以及必要的法律行动，提供详尽的技术证据。

（谢剑炜 刘勤 李桦）

huàxué dújì xiànchǎng zhēnjiǎn
化学毒剂现场侦检（on-site detection of toxic chemical agents） 在化学毒剂危害现场，通过目测侦察、采用便携式检测仪等设备进行快速检测和采样，快速确定化学毒剂种类和危害程度的过程。化学毒剂危害现场主要包括使用化学武器的战场，存在化学战剂污染或发生人员中毒的现场，以及涉及有毒气体、农药、毒素等高毒化学品的化学突发事件或中毒事件现场等。现场侦检的目的是快速确定现场是否存在化学毒剂，初步判定涉事毒剂种类和危害程度，及时为现场应急处置的计划和指挥、现场救援人员防护、中毒救治和毒剂清除方案的制定提供信息和依据，并为后续的事故调查提供必要的证据。

任务 现场侦检是化学危害现场处置的关键环节，现场侦检人员通常最先进入现场，其任务主要包括：①现场侦察，初步确定危害源和中毒受伤人员；②快速检测，发现毒源，确定化学毒剂的种类、污染程度及其范围；③污染控制，在现场救援处置过程中，通过检测确认人员或物品的洗消结果和清洁程度，防止污染扩散。

检测技术和设备 用于化学毒剂现场检测的技术和设备的通用要求是响应速度快、操作简便、具有一定的灵敏度和较低的误报率。此外，用于现场检测的设备还应能适合危害现场的复杂环境，易于洗消，能自动化检测并具有报警功能。目前现场检测采用的技术方法包括直观法、化学显色法和仪器分析法。

直观法 通过目测观察现场的空气颜色、植物状态、中毒动物及人员症状，以及感官辨别现场的气味，大致判别现场是否被毒剂攻击或存在毒剂污染。直观法的特点是反应迅速，不受检测设备的制约，可以在短时间内对现场进行初步侦查和判定。但直观法要求现场检测人员具有良好的化学毒剂相关知识储备，并拥有丰富的实践经验。在条件许可时，最好在目测观察获得初步结果后，进一步采用以下两种方法进行验证或确认。

化学显色法 又称湿化学检测法，其利用化学毒剂与特定试剂的化学反应，或与胆碱酯酶等大分子的特异性生化反应产生颜色变化的原理，将装载了化学试剂或酶的侦检管和检测试纸与毒剂反应，通过目测观察反应部位的颜色变化，进行毒剂的检定和鉴别。应用化学显色法原理制作的检测试纸包括化学战剂检测试纸和胆碱酯酶活性测定试纸（见胆碱酯酶活性测定），主要用于液体样品中神经性毒剂和芥子气等毒剂的检测，其携带方便，操作简单，能快速显色。用于检测气态化学战剂的侦检管，则是将化学试剂预装在侦检管中的小安瓿内，使用时破碎安瓿，释放出试剂与吸附在填料上的化学战剂反应并显色。侦检管携带方便、检测范围宽，可用于同类毒剂的共性检测，也可进行单个毒剂的鉴别检测。除了常见的化学战剂外，侦检管还可用于氯气、二氧化硫、二硫化碳、氨气、甲醛等刺激性气体或有毒工业品的检测。但由于气体采样和颜色反应需要一定时间，侦检管显色结果的获得会有一定的时间滞后。因此，在现场侦检管通常与离子迁移谱仪或硫磷检测仪等手持式检测仪联合使用，检测仪可对毒剂产生快速响应并报警，随后用侦检管的显色结果对检测仪响应进行验证，并获得毒剂种类的信息（见化学毒剂侦检管）。

仪器分析法 应用基于现代仪器分析的技术原理制造的便携式设备，可在现场对化学毒剂进行快速检测和实时报警。已采用的技术主要包括离子迁移谱、火焰光度法、红外/拉曼光谱技术、气相色谱和质谱技术等，相对应的便携式设备有离子迁移谱仪、硫磷检测仪、拉曼光谱仪、便携式红外光谱仪和气相色谱-质谱联用仪等，它们的灵敏度高，响应快，操作简便，污染后容易洗消，适用于不同物理状态的毒剂检测，并能适应现场多变的气候和温度。手持式离子迁移谱仪和硫磷检测仪的体积小，响应时间一般在数秒至十几秒，对神经性毒剂的检测灵敏度在几到十几微克每立方米的水平，对芥子气的检测灵敏度在十几到数百微克每立方米的水平，能满足实时检测和报警的需求。便携式气相色谱-质谱联用仪可由单人操作，能用于危害区内的快速检测，也可以在现场移动实验室内使用，对现场采集的

样品进行分析和结构鉴定。值得注意的是，不同的便携式设备有各自的适用范围和优缺点，在现场受到多种因素影响时有可能出现误报（主要是假阳性）。因此，现场检测时应根据具体情况选择合适的检测仪，并在条件许可时同时使用两种或以上不同原理的检测方法或设备进行互相验证，以减少遗漏或误报。

规范和流程 现场检测通常是在高风险的化学毒剂危害现场进行，要求检测人员经过良好的培训，严格遵循危害作业的操作规范和技术流程，包括个人防护和危害现场操作规范，检测设备保养和使用规范、现场检测和采样流程，以及结果记录和报告规范等，以保证人员的健康安全并顺利完成任务。检测人员在进入化学毒剂危害现场前，应先观察现场环境，收集疑似毒剂释放方式、动植物状态、人员中毒症状、环境和气象条件等信息。现场检测人员通常是最先进入染毒现场的人，在毒剂种类和染毒浓度未知的情况下，应采取高等级的防护措施，正确穿戴个人防护器材。进入污染现场的侦检人员应至少两人一组，采用便携式侦检设备，快速查明毒剂的种类及染毒范围，及时上报检测结果以及染毒区内的情况，在污染区内若非必须，人员或设备应尽量避免直接接触毒剂或污染物品。离开污染区后应及时洗消。如果现场存在多种危害因子或污染物时，一般应首先排除爆炸物，然后依次进行放射性物质、化学危害、生物危害的检测和排除。必要时，使用现场采样设备采集样品，按要求包装后，送往有资质的分析实验室，进行场外分析。

（谢剑炜 陈佳 李桦）

离子迁移谱侦检技术（ion mobility spectrometry detection technique） 利用化学毒剂带电离子在电场中发生迁移时的速率（迁移率）差异，对化学毒剂进行定性定量分析的技术。化学毒剂在电离源中可发生电离反应或分子-离子反应，形成带电离子，后者在电场和场内中性分子的共同作用下产生迁移，不同毒剂的分子离子在漂移管内的迁移速率不同，通过记录毒剂的特征迁移率（即特征分析时间），可以获得毒剂及其碎片离子的质量信息，依此进行化学毒剂的定性和半定量分析。离子迁移谱技术采用的电离方式有放射性同位素电离、电晕放电电离、光电离（紫外光、激光等）和电喷雾电离等，在进行现场快速检测和实验室分析时，可以根据检测对象和检测目的的不同，选用不同电离方式的检测仪。

原理 现场检测使用的便携式离子迁移谱仪多采用放射性同位素电离方式。检测仪主要由放射性同位素电离源（^{63}镍或^{241}镅等）、微型迁移管和检测器构成。使用时，放射源将空气电离生成载气离子，后者与化学毒剂分子以及其他成分发生分子-离子反应，形成的产物离子在漂移电场的作用下，按其迁移率的差异在不同时间到达收集极，信号经放大和处理后，在检测仪的显示屏上显示并报警。不同检测仪内设数据库收录化合物的数量多少有所不同，数据库的容量是决定检测仪的检测能力和应用范围的重要因素。除了基于放射性同位素电离方式的检测仪外，目前还有采用高能紫外灯作为电离源的检测仪。

应用 便携式离子迁移谱仪是目前化学毒剂现场侦检最常用的设备之一，主要用于气态或气溶胶态神经性毒剂、糜烂性毒剂和氰类毒剂等化学战剂，以及工业有毒化学品、挥发性有机物和爆炸物的现场快速检测，具有灵敏度高、定性能力强、可实时检测报警等特点。便携式离子迁移谱仪有固定式和手持式两种。固定式离子迁移谱仪主要用于定点空气监测和报警。手持式离子迁移谱仪的体积小、响应快、污染后容易洗消，可由侦检人员随身携带，用于现场毒剂毒物的移动检测和报警，以及现场人员的自身安全监测。图1是用于化学战剂和有毒工业品检测的手持式离子迁移谱仪。离子迁移谱仪的不足之处是对质量相同化合物的分辨率较低，复杂环境中会因干扰物的影响而出现假阳性结果。因此，现场检测时，离子迁移谱仪常与硫磷检测仪或化学毒剂侦检管同时使用，进行互相验证，以提高检测的准确性，降低误报率。

（谢剑炜 陈 佳）

huǒyàn guāngdù zhēnjiǎn jìshù

火焰光度侦检技术（flame photometric detection technique）

利用分子结构中含硫、磷元素的化学毒剂在富氢火焰中形成 S_2^* 和 HPO^* 等激发态分子所发射的特征光谱，对毒剂进行特异性检测的技术。神经性毒剂和糜烂性毒剂是世界上存量最多、危害最大的两类化学战剂，神经性毒剂的分子结构中含有磷，其中 V 类毒剂的分子结构中同时含有磷和硫；糜烂性毒剂芥子气及其类似物的分子结构中含有硫。因此，火焰光度检测技术适用于神经性毒剂和芥子气类毒剂的检测和分析，是高灵敏度的化学毒剂侦检技术之一。

基于火焰光度检测技术制成的检测器称为火焰光度检测器，其对磷、硫原子的信号响应至少要比等摩尔碳和氢原子的信号响应高一万倍，是含磷和硫毒剂以及其他化合物的选择性检测器，故又称硫磷检测器。火焰光度检测器依据其检测光路的类型可分为单光路检测器、双光路检测器和脉冲式检测器等。在实验室，火焰光度检测器作为气相色谱仪的常规检测器，用于含硫、磷原子的化学毒剂、农药以及其他化合物的选择性检测。

手持式火焰光度检测仪/硫磷检测仪是适合单人手持使用的小型化、便携式火焰光度检测仪，适用于气态或气溶胶形式的含磷、硫化学毒剂的现场快速侦检和报警。检测时，含磷或硫的毒剂气体进入检测室后，经火焰燃烧分别生成磷的氧化物（HPO^*）和激发态的硫分子，这些生成物产生的特征光经光电倍增管接收和放大后，在检测仪的显示屏上显示并报警。手持式火焰光度检测仪具有响应时间快（一般在数秒内）、灵敏度高和假阴性率低等特点，是化学毒剂现场快速检测最常用的设备之一。目前使用较多的手持式火焰光度检测仪是法国生产的 AP2C 和 AP4C 检测仪，它们用自带的小型氢气罐作为氢气气源，使进入检测仪的气体燃烧并产生特征分子光谱。AP2C 适用于神经性毒剂和芥子气等含磷、硫化学战剂的快速检测。新一代的 AP4C 检测仪应用脉冲式火焰光度检测技术，检测对象从含磷、硫化学战剂扩展至氰氰酸等氰化物，路易氏剂、亚当氏剂和砷化氢等含砷毒剂，以及含磷、硫、砷元素的有毒化学品和氨气等。除了气体检测外，AP2C 和 AP4C 还带有手持式加热采样器，可以近距离加热液体样品，使之产生蒸气后进行检测，适用于在寒冷

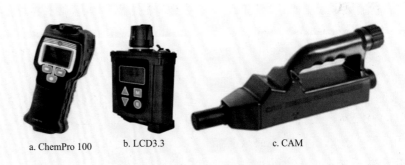

a. ChemPro 100　　b. LCD3.3　　c. CAM

图1　常见的手持式离子迁移谱仪

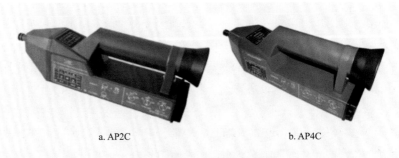

a. AP2C　　　　　　b. AP4C

图1　手持式火焰光度检测仪

条件下检测不易挥发的维埃克斯（VX）和芥子气等液体化学战剂。由于火焰光度检测技术是含磷和硫毒剂的共性检测技术，检测仪无法识别所测化学毒剂的种类。现场检测时，环境中其他含磷和硫化合物可能会对检测结果产生干扰。因此，现场检测时，最好将火焰光度检测与基于不同原理的离子迁移谱仪和侦检管同时使用，以提高检测的准确性，降低误报率。

（谢剑炜　陈佳）

guāng lízǐ huà zhēn jiǎn jìshù

光离子化侦检技术（photoionization detection technique）

利用物质分子在高能紫外线照射下发生电离的原理，对化学毒剂以及其他特定易挥发有机化合物进行快速检测的技术。光离子化检测技术是一种通用型技术，通过改变紫外线能量可以检测包括化学毒剂在内的绝大多数可挥发有机化合物，具有实时响应、定量范围宽、检测灵敏度高等特点。

原理　光离子化检测技术的原理是在高能量紫外线照射下，化合物分子被电离成正、负离子，在电场的作用下离子定向移动至感应元件并产生电流，通过测量电流强度与被测化合物浓度的响应关系，进行化合物的检测分析。用于检测化学毒剂的紫外照射强度一般为 10.9 电子伏特（eV）。

应用　依据光离子化技术原理制成的检测仪被称为光离子化检测仪（PID）。光离子化检测仪可以检测解离能低于其所用高能紫外光能量的所有有机化合物以及部分无机化合物。通过选择不同能量的紫外光，可对空气中不同大类的化合物进行检测，响应快、线性范围宽并可连续实时检测。但光离子化检测仪的选择性

较差，只能检测空气中是否存在挥发性有机化合物，无法区别化合物的具体种类。现场侦检用的手持式光离子化检测仪的结构简单、体积小、响应时间短，通常无需任何辅助设备，可以用于未知现场的实时侦检筛查，对空气中可能存在的毒剂做出快速响应，为现场人员的防护以及后续的检测提供预警。在光离子化检测仪报出阳性结果后，最好再使用其他的现场检测设备，检测并确认化学毒剂的存在。尽管光离子化检测仪的选择性和灵敏度不如离子迁移谱仪、火焰光度检测仪和拉曼光谱检测仪，但由于其在检测通用性和线性范围上独特的优势，仍是化学侦检中常用的技术装备之一。此外，在实验室分析中，光离子化检测器还可作为气相色谱的通用检测器使用。

（谢剑炜　陈佳）

hóngwài guāngpǔ zhēn jiǎn jìshù

红外光谱侦检技术（infrared spectroscopy detection technique）

利用物质分子对不同波长红外射线的吸收特性，通过测定特征性红外光谱，对化学毒剂和其他化学危害物质进行快速检测和结构鉴定的技术。红外光谱是一种无损伤分析，检测速度快、样品用量少，可用于化学毒剂的现场检测和远程危害监测。

原理　红外光谱检测技术的原理是在用一束不同波长的红外射线照射待测物时，不同的分子吸收特定波长的红外射线，使分子中原子的振动能级和转动能级发生跃迁，产生特定的红外吸收光谱。由于红外吸收光谱是由分子的振动和转动运动而产生的，待测物的分子组成和结构决定了其特有的红外光谱。在分析化学领域应用最为广泛的是傅立叶变

换红外光谱技术。该技术用麦克尔逊干涉仪将红外光分成两束会发生干涉的相干光，用其照射待测样品得到干涉图谱。依据红外光谱的强度与两束干涉光光程差之间存在傅立叶变换函数关系的原理，将干涉图上的每个频率经傅立叶变换转换为相应的光强，从而得到傅立叶红外光谱图。依此原理制成的傅立叶红外光谱仪具有检测灵敏、分辨率和测量精度高、扫描速度快、光谱范围宽等优点，并可通过透射、反射、漫反射等多种方式对未知物质进行分析。

应用　红外光谱技术已广泛用于化学毒剂的现场快速侦检和实验室结构确证分析，适用的样品类型包括气体、液体、固体和黏稠物质。

现场侦检　化学毒剂现场侦检用的红外光谱仪有便携式/手持式红外光谱仪和车载式红外探测仪，配备的数据库通常收载了数万种化合物的红外光谱数据。新一代的手持式检测仪体积小、重量轻、灵敏度高、检测速度快，内置数据库收录了化学战剂、有毒工业品、毒品和爆炸物等危害化学品的谱图，可对现场的化学毒剂和危害化学品进行快速筛查和鉴别。便携式红外光谱仪还可装载在机器人、无人车、无人机等无人化机动平台上，用于复杂地形、特殊场合、极端环境和危险环境中化学毒剂的侦检，降低检测人员的毒剂暴露风险，减少工作量。红外光谱仪的另一个用途是化学毒剂的实时监测，以及化学危害物质的大范围和远程遥测，通过获取分布浓度和距离等信息，快速判定污染区域范围。例如，采用不需要发射光源的被动式红外检测技术，通过接收和

监测环境与空气背景的红外信号差异，可以对远距离的有毒气体和云团进行定性、定量、定向及成像分析，检测半径可达数公里甚至数十公里。红外光谱技术适用于固体和液体样品的检测，但不能用于水溶液样品，水蒸气也会对红外检测造成一定影响，检测时要求样品尽量无水。红外射线穿透钢筋混凝土墙、钢板、木板、玻璃等障碍物的能力较差，因此，现场侦检时常将拉曼光谱与红外光谱配合使用，以形成互补。

实验室分析 红外光谱是化合物分子结构鉴定和官能团分析的有力工具。气相色谱-红外光谱联用技术和傅立叶红外光谱技术，是化学毒剂分析实验室在分析鉴定毒剂相关样品时常用的技术。前者集样品分离和定性分析为一体，得到的红外光谱图或官能团色谱图可用于结构解析，也可通过数据库检索和比对进行结构鉴定，在未知样品的化学毒剂实验室筛查和结构确证方面，发挥重要的作用。

(李 桦 刘玉龙)

Lāmàn guāngpǔ zhēnjiǎn jìshù

拉曼光谱侦检技术（Raman spectroscopic detection technique） 利用拉曼散射效应并依据拉曼散射光频率与样品中目标分子的振动频率相对应的原理，通过测定拉曼光谱进行化学毒剂检测和分析的技术。拉曼光谱检测技术是一种非接触、无损伤技术，具有选择性高、样品用量少、操作简便等特点，适用于液体、固体和水溶液样品中化学毒剂的检测。

原理 拉曼光谱与红外光谱同属于分子振动光谱。拉曼光谱的原理基于印度科学家钱德拉塞卡·拉曼发现的拉曼散射效应，当用一定频率的单色光照射待测样品时，大部分的散射光频率与入射光相等，但另有一小部分的散射光频率与入射光不相等，后者是样品中分子对光子的非弹性散射效应所致，即拉曼散射效应。拉曼散射光的频率与分子的振动频率相对应。根据上述原理，对与入射光频率不同的散射光谱即拉曼光谱进行分析，可以得到分子振动信息，由此可以识别待测分子并鉴定分子的结构。由于自发性的拉曼散射效应的强度很弱，且容易受到荧光干扰，拉曼光谱的灵敏度较低，仅能用于纯品或混合物中高含量的主组分分析。近年来快速发展的表面增强拉曼光谱技术通过将待测分子吸附在粗糙的金属表面，使分析物的拉曼散射信号强度提高百万倍，由此克服了普通拉曼光谱检测灵敏度低的问题，扩大了拉曼光谱的应用范围。

应用 拉曼光谱检测技术能提供物质的特征指纹图谱信息，其特异性可与质谱技术媲美。作为无损伤检测技术，拉曼光谱具有鲜明的特色和优势。例如，一次测定可同时覆盖 50～4000 波数的区间，适用于有机化合物和无机化合物的分析；可通过光纤探头或者透过玻璃、石英等材料直接对样品进行测定，不需要将样品取出，提高了毒剂检测的安全性。利用拉曼光谱数据库，可对化学毒剂进行检索和分子结构的准确鉴定。由于水的拉曼散射效应很弱，拉曼光谱是研究水溶性生物样品和水溶液样品的理想工具。依据拉曼光谱原理开发的拉曼光谱检测仪已广泛应用于化学毒剂及其他危害物质的现场快速侦检和实验室定性定量分析。

现场侦检 手持式拉曼光谱仪是近年来发展很快并大量应用的现场便携式侦检设备之一。它们的体积小、重量一般为几百克，可以非直接接触的形式检测固体、液体、水溶液样品以及玻璃容器内的化学品，并通过与内置数据库的光谱数据进行比对，快速识别和鉴定化学战剂、有毒工业品、毒品和爆炸物等有害物质。采用复杂算法的拉曼光谱仪可以检测混合物，识别其中的目标化合物，有助于复杂现场的污染物鉴别。手持式拉曼检测仪可在 -20℃ 至 50℃ 的温度范围以及污染环境下工作，易于洗消，它们还可装载在探测机器人等自动化设备上，对现场环境或物体进行自动检测，通过数据传送，将检测结果发送至事先设定的终端上。

实验室分析 在发展特异性信号增强策略和多种功能化纳米增强基底的基础上，利用表面增强拉曼散射技术，已经建立了多种化学战剂的高灵敏度拉曼光谱检测方法，可用于环境样品和生物医学样品中化学战剂及其主要降解产物的分析。例如，壳层隔绝纳米粒子增强拉曼光谱技术，通过在高表面增强活性的纳米粒子表面包覆一层极薄致密的惰性壳层，制备得到核壳型纳米粒子，可以显著提高分析物的特征拉曼光谱抗干扰能力、基底稳定性和使用寿命，适用于各种复杂基质样品或不同形貌条件下的化学毒剂检测，有效解决了待测物含量低、基质干扰严重、前处理步骤烦琐等问题。此外，拉曼光谱技术还广泛用于实验室的化合物和生物大分子结构分析、表面分析，以及生物医药产品、农药、毒品等的检测和分析。

(李 桦 吴剑峰)

chángyā zhìpǔ zhēnjiǎn jìshù
常压质谱侦检技术（ambient ionization mass spectrometric detection technique）

应用具有敞开式离子源的常压质谱进行化学毒剂快速检测的新型技术。常压质谱又称环境电离质谱，是一类在常压条件下直接对样品进行敞开式电离的质谱技术，具有原位、实时、特异和高通量检测等优点。

原理 常压质谱的核心技术是敞开式电离技术。与电子轰击电离等经典的电离技术不同，敞开式电离在常压下进行，不需要密闭的真空环境，代表性技术包括电喷雾解吸电离技术和实时直接分析电离技术等。

电喷雾解吸电离技术 其原理是高速气体携带的带电小液滴，使沉积在平面上的样品形成微米尺寸的薄液膜，液膜内的分析物被快速萃取或溶解，伴随着溶剂蒸发和库仑爆炸，分析物在大气压下进行二次电离，形成气态离子。电喷雾解吸电离技术结合了电喷雾电离和解吸附作用，以带电小液滴作为能量和电荷传递的载体，直接从样品表面通过液体/固体萃取将分析物分子解吸附出来，由此提高分析能力，简化样品的前处理过程。

实时直接分析电离技术 实时直接分析电离技术能将挥发性待测物从样品中解吸附，并使其分子电离化，其原理是将氦气、氩气或氮气等载气暴露于辉光放电针，高压辉光放电将气体分子激发成等离子体，激发态的氦或氩原子能使空气中的水分子或氮气分子发生电离，随后经过一系列的分子离子反应，将质子转移给待测物而使其离子化。该技术无须喷雾溶剂，对样品无损伤，并可用于活体分析。

应用 常压质谱分析一般不需要或仅需简单的样品前处理，在开放环境中完成复杂基质样品的进样和离子化，解决了应用质谱或色谱-质谱联用进行化学毒剂分析时需要大型真空精密仪器，以及复杂样品前处理耗时费工的问题，简化了质谱分析的操作流程，缩短了分析时间，在化学毒剂和有毒化学品的现场原位、实时、快速分析中具有独特的优势。自2004年发明至今，常压质谱技术已在化学战剂以及样品的实验室检测和分析中进行了应用研究。例如，将顶空固相微萃取与电喷雾解吸电离-串级质谱（DESI-MS/MS）相结合，用于墙面、纤维和纸张等多种基质上塔崩、沙林、梭曼、芥子气等化学战剂的快速检测，以及对野外实际演练时采集的沙林样品进行快速分析。采用实时直接分析电离质谱（DART-MS）进行塔崩、沙林、维埃克斯（VX）和芥子气样品的定量分析，检测灵敏度在ng/ml水平，线性范围跨度达到3个数量级。采用新型活性毛细管式介质阻挡放电电离质谱（DBDI-MS），通过压力辅助加热蒸发纳米喷雾技术，可将神经性毒剂、糜烂性毒剂、失能剂等化学战剂及其结构类似物气化后进行直接分析，检测灵敏度低至皮克每毫升水平。目前，常压质谱侦检技术在化学毒剂分析检测中的应用以实验室快速定性/半定量分析为主，其技术和相应的设备还有待于进一步开发和提高。

（郭 磊）

huàxué dújì jiǎndúxiāng
化学毒剂检毒箱（detection kits for toxic chemical agents）

依据化学显色反应原理制作的，用于化学毒剂现场快速检测的化学毒剂侦检管和侦检试纸的组合箱式装备。化学毒剂检毒箱一般由试剂、试纸、侦检管、塑料反应管或反应袋等部件以检测单元的方式组合而成，具有方便携带、操作简便、现场一次性使用等特点，是化学毒剂现场侦检的重要和常用装备之一。

化学毒剂侦检管或侦检试纸是根据化学毒剂的特征结构官能团与特定化学试剂发生反应并呈现颜色变化的原理，将化学试剂装载在侦检管或试纸等载体上制成的。侦检管或侦检试纸与毒剂反应后，通过观察颜色变化或目视比色，进行毒剂检定或初步鉴别，并可由颜色的深浅粗略判断毒剂的浓度（见化学毒剂侦检管）。以图1所示的便携式防化医学检毒箱为例，检毒箱由多个独

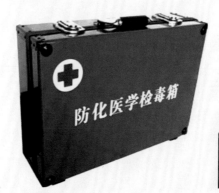
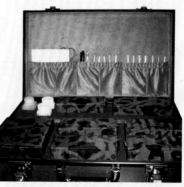

图1 便携式防化医学检毒箱

立检测单元组成，可分别用于神经性毒剂（包括有机磷农药）、芥子气、氰类毒剂（血液毒剂）、毕兹、蓖麻毒素、路易氏剂、砷和汞的检测，以及针对未知粉末进行快速生物源甄别筛查。对于重要毒剂的检测，检毒箱配置了两种不同反应原理的检测单元，可以互相比对或进行区别检定。为了提高检测效率，检毒箱采用了三联侦检管，可以同时检测样品中的路易氏剂、砷和汞。检毒箱装备的未知粉末筛查单元和蓖麻毒素检测单元，可以分别用于生物来源物质的快速筛查和蓖麻毒素的检测。此外，检毒箱内还提供了用于样品采集和样品简单前处理的容器和工具，以满足毒剂污染泥土、水、植物和粮秣等样品的快速定性检测。

为了提高现场检测的效率和准确性，拟使用检毒箱的检测人员需要事先接受培训，了解各检测单元的检测原理和操作程序，掌握技术要领，具备在穿戴全身防护装备的条件下能熟练操作并准确判断颜色变化的能力。此外，不同型号检毒箱的配置和采用的化学反应可能不同，使用前应认真阅读使用说明，检查配备的部件，使用时严格按照指南进行操作。由于化学毒剂污染现场情况复杂，环境、气候和不同来源样品等因素都可能会对颜色反应产生干扰，当检测结果出现阳性时，应采用不同原理的检测单元进行确认检测，或与其他手持式检测仪的结果进行比对验证，以避免出现误检。

（谢剑炜　唐吉军）

huàxué dújì zhēnjiǎnguǎn

化学毒剂侦检管（detection tubes for toxic chemical agents）

用抽气泵抽取空气流过预先装载试剂浸渍填料或固相化试剂填料的玻璃管，通过毒剂与管内试剂反应引起的颜色变化，进行化学毒剂检测的侦检部件。侦检管通常与手动或电动抽气泵、固定架、比色板等部件一起组成检测箱。图1展示的是捷克制造的化学战剂检测箱中的侦检管和手动抽气泵。侦检管主要用于现场检测污染空气中的化学毒剂，依据侦检管内预先装填的反应试剂和反应显示的颜色不同，可以初步判定毒剂的种类以及大致的染毒水平。现有的侦检管能检测神经性毒剂、糜烂性毒剂、氰类毒剂、窒息性毒剂（光气和双光气）、失能性毒剂和刺激性毒剂等化学战剂，同时还可检测氯气、一氧化碳、硫化氢、氯化氢、氟化氢、汞、砷等有毒气体和有毒工业品。

检测原理　侦检管主要利用化学显色法的原理，使用时先抽取空气进入侦检管，空气中的毒剂能与管中填料上预先装载的化学试剂或酶发生反应，产生特异的颜色变化。通过目测或与比色板比较，判定毒剂的种类；根据颜色的深浅，估测毒剂暴露水平。应用不同化学反应的侦检管可以检出对应的化学毒剂。例如，预先装载了固相化胆碱酯酶和硫代胆碱酯的侦检管可用于神经性毒剂的检测。其中，硫代胆碱酯为底物，其与固相化胆碱酯酶反应后再与显色剂作用。如果空气中存在G类或V类神经性毒剂，毒剂能抑制胆碱酯酶的活性，在一定的时间内显色层的颜色保持白色不变；反之，如果显色层变为黄色，则空气中无毒剂污染或者毒剂浓度很低，酶催化硫代胆碱酯反应的产物使显色剂显黄色，将侦检管显色区的黄色深浅与标准色卡比较，可以估测酶活性的抑制程度。采用邻联二茴香胺与过氧化氢反应的侦检管，根据显色层颜色由灰变黄甚至橘黄色的变化，可对G类毒剂沙林和梭曼进行鉴别检测。用于糜烂性毒剂的侦检管应用4-（对硝基苯甲基）吡啶反应，当显色层颜色由黄色变为蓝色时，可检出空气中的芥子气和氮芥；氰类毒剂侦检管采用毒剂在吡啶介质中与4-硝基苯甲醛反应，当侦检管显示层颜色由灰变为红紫色时，指示空气中存在氰化氢或氯化氰；毕兹侦检管内装载了马奎斯试剂（30%的甲醛和浓硫酸），其与毕兹反应时可产生白色至绿蓝色的颜色变化。中国检毒箱中的自制三联侦检管是在玻璃管中分段装载浸渍不同试剂的填料，可以同时检测路易氏剂、砷和汞（图2）。

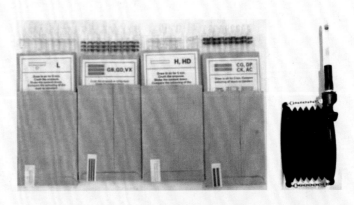

图1　捷克ORI-217型化学毒剂检测箱中的侦检管和手动气泵

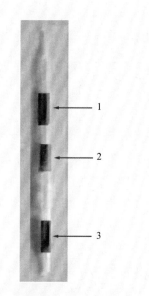

图2 路易氏剂、砷与汞的三联侦检管

注：1. 蓝紫色指示砷化物；
2. 橙红色指示路易氏剂；3. 橙红色指示汞。

使用方法 常见的侦检管是预先装载浸渍试剂填料（如硅胶或聚丙烯纤维）、两端熔封的玻璃管，试剂可以固定在填料上，也可以装载在管内的小玻璃安瓿内。侦检管外部有色环标记，用以指示侦检管所针对的毒剂种类。使用时，先将侦检管两端折断，将无色环标记的一端插入气泵的泵筒插孔中，连续抽气使空气中的毒剂或毒烟在通过侦检管时吸附在填料上，停止抽气后，用检毒箱配备的钢针捅破玻璃安瓿释放出液体试剂，反应一定时间后，根据填料的颜色变化判定毒剂种类，进一步将显色层与标准色卡进行对比，可以估测毒剂的大致浓度范围。侦检管的空气采样时间依据毒剂种类以及暴露浓度的不同而异，使用时可参照相应的说明书。与硫磷检测仪、离子迁移谱仪等手持式检测仪相比，虽然侦检管因空气采样和显色反应需要一定的时间，获得检测结果有数分钟至十几分钟的延后，但是侦检管能判定毒剂的种类。因此，条件许可时，现场侦检最好同时使用手持式检测仪和侦检管，先利用硫磷检测仪、离子迁移谱仪等手持式检测仪对毒剂的快速响应锁定目标并报警，再根据侦检管的结果进行验证并确认毒剂种类，这一策略可以大大降低现场快速检测的误报率和漏报率。

（李桦 唐吉军）

化学毒剂传感器（sensors for toxic chemical agents） 由敏感元件和转换元件组成，能将探测到的化学毒剂及其危害相关的物理化学或生物学测定量和响应值、按照一定的规律转换成光电等信号输出的一类装置或设备。按工作原理，化学毒剂传感器可分为物理化学传感器和生物传感器两大类，主要用于化学毒剂危害现场的侦检、报警和健康安全监测。

物理化学传感器 此类传感器的测定量涉及沸点、熔点、比重、蒸气压、折光率、光谱、波谱等分子特性信息，或化学毒剂与特定试剂反应后生成的颜色、沉淀、荧光或电位变化等信息。通过将上述信息转换成相应的输出信号后显示或报警，实现对化学毒剂的定性定量检测。目前用于检测化学毒剂的物理化学传感器主要包括表面声波传感器、电化学传感器和石英晶体微天平传感器等。

表面声波传感器 其工作原理来源于高频机械振荡器。表面声波传感器的信号源为压电晶体，上面覆盖一层可吸附空气中化学毒剂的敏感膜，当附着在表面声波传播路径与换能器之间的功能膜吸附气体物质时，会引起膜密度和弹性等性质的改变，使声波在压电晶体基底表面传播的共振、频率振幅随其表面的沉积质量发生变化，继而导致振荡频率的变化。通过检测振荡频率变化并进行信号转换，可测得气体的组分和浓度。基于上述原理制成的便携式表面声波仪体积小、重量轻，并具有响应速度快、灵敏度高、可重复利用等优点，可在多种复杂气体干扰下快速检出目标化学毒剂，并可进行长时间的连续监测和报警，检测灵敏度在 $ng/m^3 \sim \mu g/m^3$ 的范围内。

电化学传感器 此类传感器能探测化学毒剂在电化学池内发生的直接或间接的电化学特性改变，并将化学能转变为电能，通过电路放大实现高灵敏度和高特异性的检测并报警。电化学传感器的结构简单、检测速度快、易于小型化。已有的电化学传感器可用于检测空气中的氢氰酸和光气等化学战剂，以及氯气等有毒工业气体。例如，中国自行设计生产的光气传感器，其核心部件是电化学气体传感器，光气进入传感器后被吸附在敏感电极上发生电化学反应，产生的电流信号与其浓度成正比，信号经放大和转换处理后，以光气浓度输出到显示屏，当浓度达到危害阈值时报警。

石英晶体微天平传感器 主要用于检测气态毒剂。石英晶体微天平传感器的频率变化与传感器芯片表面的质量变化简单相关，依据测量的频率变化值可以计算传感器表面质量的变化，经换算得到气体的浓度。例如，以共聚硅氧烷等高分子为膜材料制成的QCM阵列传感器，结合模式识别方法，可以识别并定量检测空气中的沙林、芥子气和甲基膦酸二甲酯。

生物传感器 该类传感器将酶、抗体、受体、细胞及组织器官等生物活性物质作为分子识别元件，与化学毒剂发生生物化学反应，通过信号转换和输出，实现对化学毒剂的定性和定量检测。生物传感器具有高特异性和高灵敏度，主要包括酶传感器、免疫传感器和受体传感器。

酶传感器 利用酶介导的生物化学反应，测定底物、酶自身活性或者酶激活剂或抑制剂的一类传感器。目前应用最为广泛的酶传感器是基于胆碱酯酶抑制原理的神经性毒剂检测仪。神经性毒剂能特异性抑制胆碱酯酶活性，使酶水解底物的速率发生改变，从而导致化学显色剂的颜色、荧光剂的荧光强度、电流电位值或者溶液酸碱度等测量值发生变化，经信号变换器转换后将结果输出到检测仪的显示屏。基于胆碱酯酶活性的传感器可以检测包括 G 类和 V 类神经性毒剂、有机磷农药等所有能抑制胆碱酯酶的毒剂和毒物，响应快、灵敏度高。但由于胆碱酯酶抑制是有机磷酸酯类神经性毒剂共有的毒理学机制，基于酶法的便携式神经性毒剂检测仪无法识别和区分沙林、梭曼、维埃克斯（VX）等具体的毒剂种类。

免疫传感器 利用抗原抗体的特异性结合反应，快速检测鉴定化学毒剂和生物毒素的一类传感器。免疫传感器将传统的免疫测定法与生物传感技术相结合，具有灵敏度高、响应速度快、特异性好、可实现自动化等特点。便携式毒素传感器是目前应用较多的免疫传感器，可检测蓖麻毒素、肉毒毒素、葡萄球菌肠毒素 B、T-2 毒素和黄曲霉毒素等多种毒素。

受体传感器 利用受体-配体特异反应，用生物受体检测配体化合物的一类传感器。例如，采用烟碱型胆碱受体制成的生物传感器，可以检测胆碱类的化合物。受体传感器适用于对特异性受体有亲和力的毒物，具有很高的专一性。但目前此类传感器的开发和使用还面临受体分离效率、受体固定化和稳定性等问题，尚无成熟的产品可用。

（李 桦 徐 华）

yídòngshì qìxiàng sèpǔ-zhìpǔ liányòngyí

移动式气相色谱-质谱联用仪

（mobile gas chromatography-mass spectrometer） 用于现场检测和鉴别化学毒剂及其他化学品的小型气相色谱-质谱联用仪。简称移动式气质联用仪。

原理 移动式气质联用仪的原理与实验室用气质联用仪相同。分析时，样品中的待测物先经气相色谱进行分离，然后待测物分子进入质谱的离子源，被电离成带电离子后再由质量分析器进行检测，由此得到相应的化合物结构信息（见化学毒剂气相色谱-质谱联用检测技术）。移动式气质联用仪一般采用电子轰击离子源和四极杆或离子阱质量分析器，部分设备配置了飞行时间分析器。早期的移动式质谱仪或气质联用仪主要采用离子阱分析器，采集的质谱图与实验室常规使用的四极杆质谱获得的标准质谱图之间有较大差异。为了提高化合物鉴定的准确性，移动式离子阱质谱仪必须配置其专用的质谱图库，应用范围受到一定的限制。近年来发展的移动式气质联用仪主要配置四极杆分析器，可以装载商业化的通用质谱数据库和禁止化学武器组织中心分析数据库等毒剂分析专用数据库，必要时还可以使用自建的数据库，对样品中的目标化合物进行检索和比对。

分类 按用途和检测目的，移动式气质联用仪可分为车载式和便携式两大类。

车载式气质联用仪 除了防震设计要求高外，车载式气质联用仪的结构性能与实验室用小型台式气质联用仪基本相同，具有定性鉴定能力强、检测准确性高的特点。利用车辆的机动性，车载式气质联用仪可放置在侦检车上使用，也可在邻近危害现场清洁区域设置的移动实验室中使用，对现场采集的样品进行快速筛查和分析，鉴别现场污染的化学毒剂种类并评估其污染水平。

便携式气质联用仪 便携式气质联用仪的重量一般在 20kg 以下，可由单人携带进入现场的污染区域进行采样和分析（图 1）。体积更小的手持式质谱仪的重量在 5kg 以下。这些便携式检测仪通常配有自动气体采样/进样装置用于气体样品的检测，同时也配

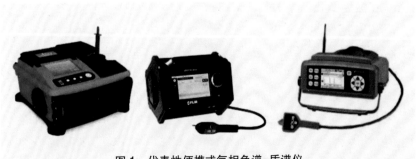

图 1 代表性便携式气相色谱-质谱仪

备了常规进样器，用于液体样品分析，它们一般采用充电式电池供电，用内置载气瓶供气，并将低热容气相色谱柱与质谱离子源和分析器整合为一体，从而使其体积大大缩小。便携式气质联用仪在现场使用时的启动很快，经数分钟至十几分钟的预热即可使用，内置的电池和载气可持续使用数小时，数据通过无线网络、以太网或通用串行总线（USB）接口等方式传输。部分便携式气质联用仪还自带质量校准和自动性能校验功能，有利于提高分析结果的可靠性。此外，现场用检测仪一般外部坚固耐用，适用于恶劣环境和气候条件，在污染区使用后方便洗消。便携式气质联用仪除了能携带进入现场检测使用之外，还能在配置固定架后，供车载或在移动实验室中使用。

应用 移动式气质联用仪集气相色谱的高效分离功能和质谱的准确定性及结构分析功能为一体，能在危害现场、侦检车上，或者在移动实验室里进行化学毒剂的检测、结构鉴定和定量分析。同时，移动式气质联用仪还广泛应用于挥发性和半挥发性的有毒工业品、环境有机污染物和爆炸物等危害化学品的快速检测和分析。

（李桦 陈佳）

huàxué dújì shíyànshì jiǎncè

化学毒剂实验室检测（laboratory analysis of toxic chemical agents）

依据化学毒剂及其相关物质的结构特征和物理化学性质，在实验室应用多种分析技术和仪器，对疑似中毒样品或复杂基质样品中的化学毒剂进行筛查、鉴定、结构确证和定量分析的过程。化学毒剂分析实验室通常是有相关资质的实验室，拥有专业的技术人员，具有分析和处置化学毒

剂等危害物质的能力和设备，并建立了良好的实验室质量控制/质量保证体系。

任务 化学毒剂分析实验室的主要任务是接受化学武器现场核查样品进行场外确证分析，或接受突发化学事件现场采集的样品以及其他可能涉及化学毒剂毒物的未知样品进行定性定量分析并提供报告，为化学中毒或突发化学事件的起因溯源和后续处理提供依据。实验室检测涉及的样品类型包括环境样品、食品样品和生物医学样品等。环境样品分析是对从自然环境或化学危害现场采集的水样、土壤样品、气体吸附样品、擦拭样品进行分析，查找并确认其中含有的或曾经存在的化学毒剂。食品样品分析主要针对中毒事件涉及的食物、饮料，以及加工原料，发现并确认中毒源。生物医学样品的分析对象是采自中毒或疑似中毒伤员或动物的血液、体液和组织等样品，经筛查和分析确认生物体曾经接触或暴露于化学毒剂。

技术方法 化学毒剂的实验室检测通常针对常见的化学毒剂和毒物制定筛查分析策略，采用多种分离分析和鉴定技术的组合，以满足高灵敏度、高准确度和高通量的需要。在样品分析时，首先根据检测对象和目的，应用液液萃取、固相（微）萃取、热解吸等技术进行样品的提取和分离，对复杂基质样品中的微量毒剂进行富集和净化；通过硅烷化、甲基化、酰胺化等多种衍生化技术，使难挥发的化学毒剂及其降解产物转化为衍生物进行气相色谱或气相色谱-质谱联用分析，以扩大目标化合物的检测范围，并为毒剂确证提供更多的结构信息。为了能在复杂基质样品中准确检出

微量或痕量的化学毒剂及其相关物质并确定它们的结构，实验室通常使用基于不同原理的多种分析仪器，进行系统筛查、分析和鉴定。例如，用配置了氟和磷探头的核磁共振波谱仪，快速筛查和分析样品中含氟、磷等特定元素的化合物；用配置了不同选择性检测器的气相色谱仪和气相色谱-质谱联用仪进行分析，获得目标化合物特征元素（如磷、硫、氮、砷等）、分子量、分子组成以及碎片组成等结构信息，进一步使用禁止化学武器组织中心分析数据库等专用数据库（见禁止化学武器组织中心分析数据库）或其他商用标准数据库，对质谱谱图进行相关化合物的检索和比对；应用液相色谱-质谱联用仪分析来源于环境、食品和生物体的水性样品以及提取液，对其中极性大、难挥发的毒剂及其降解产物进行筛查和结构分析，得到化合物的分子量和同位素比例等信息，必要时还可应用高分辨质谱测定化合物的精确分子量并推测其元素组成等；应用傅立叶变换红外光谱、^1H 和 ^{13}C 核磁共振波谱等技术，获得待测毒剂的功能团及其相互关联等结构信息。复杂基质样品或未知样品中化学毒剂的定性分析和结构确证，通常需要应用两种及以上不同原理的仪器分析技术，对它们的分析结果进行比较和互相验证，并与参考品的图谱或标准数据库进行对照，以保证分析结果的准确无误。此外，应用气相色谱、气相色谱-质谱联用以及液相色谱-质谱联用技术，对环境、食品和生物医学样品中的化学毒剂及其相关物质进行定量分析。

质量控制和保证 化学武器核查分析、化学突发事件和中毒

事件的毒源和病因确认相关的毒剂分析对结果的准确性有很高的要求，实验室的分析结果要能经得起技术和法律层面的质疑和挑战。因此，承担上述分析任务的实验室必须建立良好的质量控制/质量保证体系，制定并严格遵守相关的技术规范、标准操作程序和管理规程，符合国际或国内认可的、检测与校准实验室质量管理和控制标准，并获得相应质量体系（例如 ISO/IEC 17025）的认证，以保证分析结果的准确性和高可信度。

(谢剑炜 林缨 李桦)

huàxué dújì qìxiàng sèpǔ jiǎncè jìshù

化学毒剂气相色谱检测技术

（gas chromatographic analysis of toxic chemical agents） 以气体为流动相、将不同性质的化学毒剂在色谱柱上分离后进行定性定量检测的技术。气相色谱技术适用于可挥发或经化学衍生化后其衍生物可挥发的化学毒剂，已在化学毒剂的现场快速检测和实验室定性定量分析中得到广泛应用。

原理 气相色谱以气体为流动相，利用挥发性物质在流动相与固定相中分配系数的差异进行分离。分析时，气化的待测样品中各组分被载气带入气相色谱仪的色谱柱，根据各组分与固定相的分子作用力大小在色谱柱上分离，随后依次进入气相色谱仪检测器，得到记录各组分流出色谱柱的时间和浓度的色谱图，各个组分以色谱峰的形式在色谱图上显示，出峰时间被称为保留时间。根据色谱图显示的各组分保留时间和出峰顺序，可对毒剂进行定性分析；根据的峰高值或峰面积值，对毒剂进行相对定量。

仪器设备 用于化学毒剂气相色谱分析的常规检测器包括氢

火焰离子化检测器（flame ionization detector，FID）、火焰光度检测器（flame photometric detector，FPD）、原子发射光谱检测器（atomic emission detector，AED）、氮磷检测器（nitrogen phosphorus detector，NPD）等。氢火焰离子化检测器是对有机化合物在富氢火焰中形成的电子和离子具有响应的通用型检测器，其动态响应范围宽，可用于大多数化学毒剂的检测，但选择性较差。火焰光度检测器是对含硫、磷元素化学毒剂具有高响应的选择性检测器，含硫磷元素的化学毒剂，如神经性毒剂和芥子气，可在富氢火焰中燃烧形成激发态 S_2^* 和 HPO^* 分子，检测器能选择性地检测其特征性的发射光谱。原子发射光谱检测器通过检测被测元素的原子或离子在等离子体激发源中受激发而发射的特征性原子光谱，实现含特征元素毒剂样品的定性和定量分析。原子发射光谱检测器不仅适用于含硫和磷化学毒剂的选择性检测，对含砷的路易氏剂等也具有较高的选择性和灵敏度。氮磷检测器可用于含氮、磷元素化学毒剂的高灵敏、选择性检测。含氮、磷元素的氮芥和神经性毒剂等在碱金属盐（或氧化物）表面催化燃烧并生成的负离子 CN^-、PO^- 或 PO_2^-，在氮磷检测器上产生特征响应。除了上述常规检测器外，气相色谱还能与质谱和红外光谱联用。气相色谱-质谱联用技术和气相色谱-傅立叶变换红外光谱联用技术同时具有气相色谱的高效快速分离功能和质谱、红外光谱的结构分析和鉴定功能，在对混合样品中化学毒剂及其相关化合物进行分离的同时，提供其分子结构信息，大大提高了毒剂分析的灵敏度和准确度。

应用 气相色谱检测技术具有高效分离、准确定量的特点。配置各种检测器的气相色谱仪是化学毒剂分析实验室的主流设备，可用于环境、食品、生物医学等复杂基质样品中化学毒剂及其相关物质的筛查和定性定量分析。在对上述样品进行气相色谱分析前，需要对样品进行必要的前处理，包括样品的净化、待测组分的富集和难以挥发成分的化学衍生化反应。难挥发的化学毒剂及其降解产物经硅烷化、甲基化或酰胺化等衍生化反应后，其产物的挥发性显著提高，由此扩大了气相色谱检测技术的适用范围。化学毒剂的气相色谱筛查和定性检测一般采用参考品比对、保留指数比对和参考品添加等方法进行。定量分析主要采用标准参考品的内标法或外标法进行。在进行未知样品分析时，常采用 FPD、AED 和 NPD 等多种检测器的组合，通过不同检测器谱图特征峰和保留时间的比对，为毒剂的结构鉴定提供特征元素信息。气相色谱技术和气相色谱-质谱联用技术与专业数据库或商业化数据库相结合，已成为化学毒剂及其相关物质快速筛查、结构分析和定量分析的有力工具（见化学毒剂气相色谱-质谱联用检测技术）。此外，移动式气相色谱-质谱联用仪可作为车载设备或移动实验室设备，用于现场化学毒剂检测（见移动式气相色谱-质谱联用仪）。

(谢剑炜 张雅姣 李桦)

huàxué dújì qìxiàng sèpǔ-zhìpǔ liányòng jiǎncè jìshù

化学毒剂气相色谱-质谱联用检测技术（gas chromatography/mass spectrometric analysis of toxic chemical agents） 将气相色谱高效分离性能与质谱的检

测及结构鉴定功能相结合，以二者联用的方式检测并定性定量分析化学毒剂及其相关物质的技术。简称气质联用技术。气质联用技术是化学毒剂及其相关物质检测和定性定量分析的主流技术之一。

原理 气质联用检测技术是在气相色谱和质谱技术的基础上，将二者联用而发展起来的，是集样品组分分离和结构鉴定为一体的检测技术。分析时，样品中的各成分先进入气质联用仪的气相色谱部分，由载气带入色谱柱，在柱上按各成分与固定相的分子作用力大小进行分离后依次进入质谱的离子源，各成分的分子在源中被电离成带电的离子，经质量分析器检测后得到相应的化合物结构信息。

电离方式 化学毒剂的质谱分析主要采用两种电离方式，电子轰击电离（electron impact，EI）和化学电离（chemical ionization，CI）。电子轰击电离利用高能电子束轰击样品，如化学毒剂分析常用 70eV 的电离能量，待测物在离子源内可产生分子离子和大量的碎片离子，为毒剂检测和鉴定提供了丰富的结构信息。电子轰击电离方式得到的谱图重复性好，有标准谱图库可供检索，适用于未知样品中化学毒剂及其相关化合物的筛查和结构确证。化学电离是利用反应气体（如甲烷、异丁烷、氨气等）的离子与待测化合物发生分子-离子反应生成多种离子的电离方式。与电子轰击电离相比，化学电离是一种"软"电离方式，可避免分子离子的进一步碎裂，质谱图的分子离子峰和准分子离子峰信号较强，碎片离子峰较少，可以为毒剂的结构鉴定提供分子量信息。

质谱质量分析器 根据不同的工作原理，常用的质谱质量分析器有四极杆质量分析器、离子阱质量分析器、磁质量分析器、飞行时间质量分析器和离子回旋共振质量分析器等。其中使用最为普遍的是四极杆质量分析器，目前质谱数据库收录的电子轰击电离标准谱图（EI谱图）都是由四极杆质量分析器分析生成的。

应用 与气相色谱检测技术相似，气质联用检测技术适合分析热稳定性好、极性较低、易于挥发的化合物（见化学毒剂气相色谱检测技术）。大多数化学毒剂的沸点低、易挥发，可直接采用气质联用技术进行检测。对于极性较大、不易挥发的化学毒剂以及毒剂的水解产物和代谢产物，可先进行化学衍生化，得到易于挥发的衍生物后再进行分析。

实验室分析和结构确证 与气相色谱技术相比，气质联用检测技术不仅能提供化学毒剂的气相色谱保留时间或保留指数，还能提供质谱图，使定性结果更为可靠。在鉴定未知结构的化学毒剂及其相关化合物时，用质谱电子轰击电离方式可获得毒剂的结构碎片信息，得到谱图后应用自动谱库检索功能，将测得的谱图与禁止化学武器组织中心分析数据库等专用数据库或美国国家标准与技术研究院质谱数据库等商业化数据库进行检索比对，可以显著提高毒剂筛查和鉴定的效率。采用化学电离方式的质谱分析则可获得化合物的分子量信息，对于未知结构毒剂，或者谱图数据库未收录的毒剂及其相关物质的结构解析至关重要。必要时，还可采用双聚焦磁质谱和飞行时间质谱等高分辨质谱进行分析，获得毒剂分子或碎片的精确质量，从而推算其分子或碎片的元素组

成。将上述几种方法进行有机组合和结果的综合分析，可显著提高未知毒剂或其相关化合物结构鉴定的准确性和可靠性。在进行化学毒剂定量分析时，多采用标准参考品内标或外标的定量方法。例如，将待测毒剂的同位素标记物作为气质联用定量分析的内标，可以有效降低样品的基质干扰，提高毒剂定量分析的灵敏度和准确性。

现场毒剂检测和鉴别 采用特殊防震设计的小型台式气质联用仪已作为车载设备或移动实验室设备用于化学毒剂的现场侦检。利用车辆或移动实验室的机动性，可以在靠近危害现场的清洁区域设置仪器，对现场采集样品进行分析。近年来开发的便携式气质联用仪，其重量在一般在 10～20kg。重量更轻的手持式气质联用仪，可由单人携带进入现场，进行空气采样、分析和预警，也可在现场的清洁区域，对采集的液体或固体样品进行筛查和鉴别，以便及时为现场化学毒剂的处置和人员防护提供化学毒剂及其危害的信息（见移动式气相色谱-质谱联用仪）。

（李桦 刘勤）

huàxué dújì yèxiàng sèpǔ-zhìpú liányòng jiǎncè jìshù

化学毒剂液相色谱-质谱联用检测技术（liquid chromatography/mass spectrometric analysis of toxic chemical agents）

将液相色谱高效分离性能与质谱的检测及结构鉴定功能相结合，以二者联用的方式检测并定性定量分析化学毒剂及其相关物质的技术。简称液质联用技术。液质联用技术是实验室检测分析化学毒剂降解产物和代谢产物的重要技术之一。

原理 液质联用技术是以液相色谱为分离系统，质谱为检测系统，集分离和定性定量分析为一体的检测技术。分析时，样品中的各成分先由液体流动相带入液相色谱的色谱柱，依据各成分分子在流动相和色谱柱固定相之间的分配性质进行分离，随后依次进入质谱离子源中被电离成带电的离子，再由质量分析器进行检测，获得相应待测成分的结构信息。

色谱柱 针对不同性质的化学毒剂分子，需要选用不同固定相的色谱柱和流动相，以达到理想的分离效果。适用于化学毒剂分析检测的液相色谱柱固定相主要是适合反相色谱分离条件的非极性键合相填料。例如，维埃克斯和毕兹等极性较弱的化学毒剂，其分子在 C18 固定相上具有较强的色谱保留行为。而甲基膦酸和硫二甘醇等极性较强的化学毒剂降解产物在 C18 固定相上的色谱保留行为则较差，选用亲水相互作用色谱柱可改善它们的色谱保留行为。

电离方式 化学毒剂及其相关物质的质谱分析多采用电喷雾电离（electrospray ionization, ESI）和大气压化学电离（atmospheric pressure chemical ionization, APCI）两种离子源模式。ESI 适用于热稳定的极性化合物分析，如神经性毒剂的降解产物甲基膦酸等；APCI 则用于具有一定挥发性且极性较低的化学毒剂及其相关物质的分析。

质谱质量分析器 用于化学毒剂分析的质谱质量分析器主要有四极杆（quadrupole, Q）、离子阱（ion Trap, IT）和飞行时间（time-of-flight, TOF）分析器等。四极杆是一种通过四根金属杆之间的交变电场作用，使特定质荷比的离子到达检测器以实现特异性检测的质量分析器，具有灵敏度高和定量重现性好的特点，适用于绝大多数化学毒剂的定性定量分析。离子阱是一种通过改变电场将驻留在阱内的离子按不同质荷比分离并检测的质量分析器，可进行多级质谱分析，在化学毒剂及其相关物质的定性分析和结构鉴定方面具有较大优势。飞行时间质量分析器的原理是当不同质荷比离子以恒定速度飞向离子接收器时，离子质量越大，到达接收器所需的时间越长，反之离子质量越小，所需的时间越短，由此可将不同质量的离子按其质荷比大小进行分离并检测。飞行时间质谱是高分辨质谱，可提供样品中化学毒剂及其相关物质的精确分子量，用以推定分子的元素组成，是化学毒剂结构分析的有力工具。

应用 液质联用技术主要用于环境、食品和生物医学等复杂基质样品中化学毒剂及其相关物质的筛查、分析和结构鉴定，特别适用于生物医学样品中化学毒剂及其代谢产物和加合物的定量分析。液质联用技术能将复杂基质样品中的化学毒剂与其降解产物、代谢产物，以及合成前体或杂质进行分离，获得上述待测物的精确分子质量、分子组成以及碎片信息，通过与标准图谱或参考品图谱的比对，进行毒剂的定性分析和结构鉴定。采用标准参考品作为内标或外标进行定量分析，可以获得样品中不同成分的浓度或含量。与气质联用技术相比，液质联用技术具有样品前处理简单、灵敏度高的优点。除了检测化学毒剂原型分子外，该技术还可用于直接分析水溶性、不易挥发的极性降解产物和体内代谢产物，例如血浆、尿液、组织样品中的神经性毒剂代谢产物和蛋白质加合物，芥子气的水解产物以及 DNA 和蛋白质加合物，也可用于洗消液等水性样品中化学毒剂及其降解产物的检测和定量分析。液质联用技术的不足之处是采用软电离导致碎片离子的相对丰度不同，目前尚无采用液质联用技术建立的通用标准谱库。因此，化学毒剂分析实验室需要用各自的液质联用仪，建立自用的化学毒剂及其相关化合物谱库。因此，在实验室进行化学毒剂分析时，常常同时使用气质联用技术与液质联用技术，使二者形成互补。

（李桦 徐斌）

huàxué dújì hécí gòngzhèn bōpǔ jiǎncè jìshù

化学毒剂核磁共振波谱检测技术（nuclear magnetic resonance spectroscopic analysis of toxic chemical agents）

利用化学毒剂及其相关物质分子结构中的 ^1H、^{13}C、^{31}P 和 ^{19}F 等自旋原子核的核磁共振效应，应用核磁共振谱仪进行化学毒剂定性定量分析的技术。简称核磁共振技术。核磁共振技术是一种无损伤检测技术，可以提供包括化学毒剂在内的化学品分子结构和分子动力学信息，是化学品分子结构解析以及物理化学性质表征的重要手段之一。

原理 核磁共振是电磁波作用于磁场中的自旋原子核，使其发生自旋转能量跃迁，共振吸收一定频率射频辐射的物理过程。通过测量跃迁过程中所吸收的能量谱，可获得相应原子核的化学环境信息。化学毒剂，如神经性毒剂的分子结构中含有 H、C、P

或 F 原子，通过核磁共振谱的选择性测定，可以获取这些原子的化学位移、偶合常数和积分面积等信息，用于毒剂的分子结构解析，或将待测物的谱图与数据库收录的标准谱图进行比对，进行结构鉴定。待测化学毒剂的核磁共振谱图如同是指纹谱，通过与同等检测条件下测得的对照品谱图进行比对，可确证待测毒剂的分子结构。

检测技术 一维和二维核磁共振技术是化学毒剂检测常用的技术。前者可获得分子结构中的基团组成及其化学环境信息。后者主要用于未知化学毒剂及其相关化合物的结构解析。用于检测化学毒剂的一维核磁谱有 ^1H、^{31}P ｛^1H｝、^{19}F、^{31}P 和 ^{13}C ｛^1H｝谱。由于 ^{13}C ｛^1H｝谱的灵敏度较低，通常在必需或样品浓度较高时采用。二维核磁主要用于获得原子核间的偶合信息，可在同核或者异核间进行检测，核间距离越远，偶合常数越小，反之越大，从而为勾勒整个化合物的分子空间结构提供了依据。

应用 核磁共振波谱检测技术具有操作简便、样品无损、检测手段多样、结构确证能力强等特点，是化学毒剂及其相关物质定性分析和结构确证的重要手段之一。应用该技术进行测定时，一般根据化学位移鉴定分子结构中的基团，通过偶合分裂峰数和偶合常数确定基团之间的连接关系，依据谱图中各个氢原子峰（H 峰）的面积，确定各基团的质子比，通过上述信息的综合分析，鉴定待测物的结构。核磁共振技术几乎适用于所有的化学毒剂及其相关物质，只要其可在氘代溶剂中有足够的溶解度。该技术尤其适用于烷基膦酸酯、硫醇、氨

基醇及其盐类的检测。烷基膦酸酯是神经性毒剂的合成前体以及降解产物，烷基膦酸酯的检测对于含神经性毒剂样品的检定和溯源分析具有重要意义。由于未被毒剂污染的环境样品中几乎不存在含磷或氟的有机化合物，^{31}P ｛^1H｝和 ^{19}F 的一维核磁共振波谱技术可用于环境样品中含磷、氟毒剂的快速筛查。相对于质谱以及红外等技术，核磁共振检测的灵敏度较低，低浓度的化学毒剂样品在进行核磁共振检测时会受到样品背景基质的干扰。低浓度样品的检测可以通过累积测定次数及时间来增强样品信号，或采用低温探头技术提高检测灵敏度。近年来快速发展的液相色谱-核磁共振联用技术将液相色谱的高效分离功能与核磁共振强大的结构鉴定功能相结合，显著提升了核磁共振技术在定性定量分析混合样品和复杂基质样品中化学毒剂的能力，扩展了核磁共振技术的应用范围。在化学毒剂分析检测实验室，核磁共振技术通常与气相色谱、气相色谱-质谱联用、液相色谱-质谱联用、红外光谱等技术组合，构成未知毒剂样品筛查、结构鉴定和确证技术平台，通过不同技术之间的优势互补，提高化学毒剂及其相关物质的分析效率和准确性。

（吴舸东）

huàxué dújì máoxìguǎn diànyǒng jiǎncè jìshù

化学毒剂毛细管电泳检测技术（capillary electrophoresis analysis of toxic chemical agents）

以毛细管为分离通道、高压直流电场为驱动力，依据样品各个成分之间电泳速度和分配行为的差异，高效分离样品中的化学毒剂并进行检测的技术。毛

细管电泳技术具有分离效率高、分离模式多样化、样品用量少和分析速度快等优点，适用于复杂基质样品中化学毒剂及其相关物质的分离和检测。

原理 电泳是在直流电场作用下，带电粒子在一定介质（溶剂）中发生的定向运动。毛细管电泳利用带电离子在直流电场作用下产生不同迁移速率的原理，将样品中各组分进行分离，单位电场下的电泳速度称为淌度。一般而言，离子所带的电荷越多、解离度越大、体积越小，电泳速度就越快。

分离模式 毛细管电泳有多种分离模式，包括毛细管区带电泳、胶束电动色谱、毛细管凝胶电泳、毛细管等电聚焦电泳和毛细管等速电泳等。其中，毛细管区带电泳和胶束电动色谱是化学毒剂检测常用的分离模式。毛细管区带电泳在开口毛细管中充入缓冲溶液，化学毒剂分子以不同的速率在分离的区带中迁移以达到分离，其操作简单并且多样化。毛细管区带电泳主要用于极性化学毒剂及其降解产物的分离。为了加快分离速度或改善分离效率，可在缓冲液中加入长链烷基溴化铵等添加剂。胶束电动色谱和毛细管区带电泳的主要区别在于前者缓冲液中加入了表面活性剂，溶质分子在胶束和水相之间形成平衡，在溶液电渗和胶束电泳流的共同作用下得以分离。胶束电动色谱的优势在于其既可分离中性溶质又能分离带电组分，适用于含硫毒剂及其产物的分离检测。

检测器 与气相色谱和液相色谱技术相似，毛细管电泳是一种分离技术，化学毒剂及其相关物质经过毛细管电泳分离后再由检测器进行检测。由于毛细管的

内径窄（一般为 25～75μm），流出成分的含量低，分离后的样品检测需要高灵敏度的检测器。紫外、荧光、电化学检测器或质谱是毛细管电泳常用的检测器。其中，三重四极杆质谱与毛细管电泳联用，能满足复杂基质样品中微量化学毒剂及其降解产物的高灵敏检测和结构分析需求。

应用 毛细管电泳的分离效率高，分析时间短，分离对象从小分子无机化合物到生物大分子，适用范围宽。作为气相色谱或液相色谱的有效替代或互补技术，配置了紫外和荧光检测器的毛细管电泳仪以及毛细管电泳-质谱联用仪主要用于化学毒剂及其降解产物和代谢产物的实验室定性定量分析。在神经性毒剂的检测方面，烷基膦酸酯和烷基膦酸是环境样品或生物医学样品中常见的神经性毒剂降解产物，如沙林的降解产物甲基膦酸及其类似物乙基膦酸和异丙基甲基膦酸等，它们的解离常数（pKa）通常在 1.7～2.4 的范围内，在缓冲液里以负离子的形式存在，可用毛细管区带电泳进行分离后检测。胶束电动色谱则适用于糜烂性毒剂芥子气等含硫毒剂及其产物的分离检测，例如硫二甘醇、二羟基亚砜和 1,4-二噻烷等芥子气的中性降解产物，以及 O-乙基甲基硫代膦酸等硫代膦酸等含磷化合物的检测。此外，毛细管电泳也可用于蓖麻毒素和石房蛤毒素的分离和检测。

（李桦 吴弼东）

huàxué dújì shēngwù zhēnjiǎn

化学毒剂生物侦检（biological detection of toxic chemical agents） 通过观察化学毒剂污染区内动植物的异常表现和状态，或者采集疑似样品后用昆虫、飞

禽和哺乳动物等生物进行测试，发现毒剂污染并初步判定毒剂种类的过程。污染区内化学毒剂的生物侦检一般采用目测观察的方式进行，不需要特殊的侦检器材，检测结果有助于化学毒剂的早期预警和防护。

目测观察 许多动植物对化学毒剂十分敏感，接触毒剂后的反应迅速、表现特异。昆虫、鱼类、鸟类和哺乳类动物在中毒后会很快出现如飞行不稳、挣扎抖翅、抽筋、乱跳乱爬等异常症状，严重中毒可导致其活动困难，随后相继死亡。植物的花、叶、茎接触化学毒剂液滴或蒸气后，会出现斑点、枯萎、变色等特征变化，某些毒剂能使花瓣的颜色发生改变。例如，紫色和红色的植物花朵沾染沙林毒剂后，染毒部位会很快变成粉红色；红色和蓝色花朵沾染路易氏剂后，染毒部位会变成鲜红色。出现大范围的动植物异常通常是该地区发生毒剂污染的征象之一，仔细观察周边环境中动植物的异常现象，可以及早发现化学毒剂的污染和危害。

生物学实验 采集毒剂污染样品进行动物实验，有助于判别化学毒剂的种类。如动物接触氰类毒剂发生中毒时，会迅速出现呼吸困难和惊厥，随后死亡。动物接触神经性毒剂后，会出现流涎、缩瞳、肌颤等特征性的神经性毒剂中毒症状。鸡、鸽等在接触沙林浓度为 10μg/L 的污染空气时，会出现眨眼、流涎、瞳孔缩小、站立不稳、呼吸困难、展翅挣扎和抽筋等现象，约 5 分钟后死亡。同样，蝇类和蝴蝶等昆虫在沙林中毒后不能飞行，落地挣扎，很快死亡。用沙林水溶液给兔、鸡滴眼，很快其瞳孔会显著

缩小。反之，用毕兹盐酸盐的水溶液给动物滴眼时，动物瞳孔会显著散大。蚂蟥对沙林很敏感，接触沙林后先是活动增加，身体竖立，分泌大量黏液，但很快就动作变缓、原地蠕动、蜷缩，然后死亡。而蚂蟥接触芥子气等糜烂性毒剂中毒时，则出现吸盘吸附不稳、爬行困难等现象；鱼在糜烂性毒剂污染的水中尾巴会因中毒溃烂而成为锯齿状或破扇状，角膜会出现混浊。此外，经过训练的狗可凭其嗅觉侦查出多种化学毒剂。

现场应用 在缺乏侦检设备的情况下，采用生物法检测毒剂是一种很好的应急手段。侦察人员在进入疑似污染区后，通过仔细观察区域内动物或植物的异常反应和表现，或用方便易得的动物、昆虫等进行简单测试，可以对毒剂污染作出初步判断并发出预警，以便后续人员采取必要的防护措施，减少或避免毒剂对人员的伤害。此外，通过科普教育使民众掌握生物检测方法，在战时和发生突发化学事件时能及时识别危害，规避中毒风险。

（徐华）

huàxué wǔqì wú sǔnshāng jiǎncè

化学武器无损伤检测（non-destructive detection of chemical weapons） 在不破坏武器结构和其内部填充化学战剂的前提下，利用化学武器与常规武器的结构差异，或内填化学战剂分子引起的声、光、电、磁等物理量的变化鉴别化学武器，以及检测并获得武器弹体和化学战剂元素组成等信息的过程。又称化学武器无损探测，是一类非侵入性和非破坏性的武器检测技术，检测过程不会触及或破坏弹体结构（如引信、起爆装置等），也不需要直接

接触武器中装填的化学战剂和爆炸物，因此，操作的安全性较高，对人员防护的要求较低。

检测技术 化学武器无损伤检测技术通过辨别弹体内是否装填液态化学战剂来区分化学武器与常规武器；通过识别弹体内填充物的元素信息，鉴别化学武器的种类。目前常用的无损伤检测方法主要有 X 射线测定法、瞬发 γ 中子活化分析技术（prompt gamma neutron activation analysis，PGNAA）、超声脉冲回波技术（ultrasonic pulse-echo，UPE）、声学共振谱（acoustic resonance spectroscopy，ARS）和红外成像技术等。

X 射线测定法 利用 X 射线仪获取弹体及内部结构图像的测定方法。在检测时，将炮弹倾斜至一定角度放置，通过检测弹体内是否有呈斜面的液体存在，快速区分化学炮弹和常规炮弹。该方法也可用于探测弹体内部结构和状态，将测得的图谱与已知炮弹或武器的图像进行比对，可以判定化学武器的种类和型号。X 射线测定法的检测速度快，数分钟即可鉴别 1 枚炮弹，适用范围广泛，适用于单个或成组包装的化学弹或容器。

瞬发 γ 中子活化分析技术 利用中子与化学战剂常见核素相互作用而发射瞬发特征的伽马（γ）谱，对武器内填化学战剂所含的核素进行识别的技术。该技术利用常规武器内装填的高爆性炸药（如三硝基甲苯，简称 TNT）与化学武器内装填的化学战剂在特征元素组成上的差异，区分常规武器和化学武器；由热中子照射产生不同能量的 γ 辐射谱图，获得化学战剂分子中氮、氟、氯、硫、磷、砷元素的组成

和含量差异，鉴别武器内装填的化学战剂种类。方法的灵敏度高、检测速度快。目前技术比较成熟且使用较多的检测设备是便携式同位素中子源 γ 谱仪（portable isotopic neutron spectroscopy，PINS），设备组成包括锎 252（Cf-252）中子源、γ 射线检测器、高纯度锗和用于数据处理的笔记本电脑。在应用 PINS 检测时，无需开箱或移动武器，在箱外或弹体外进行检测，20 分钟内即可获得武器弹体内的主要化学元素组成，适用于不同类型和存储状态化学武器的检测。但由于谱仪中带有锎中子源，其运输和使用应遵从放射性安全的相关规定，由经过训练并获得放射性安全操作资质的人员进行操作。

超声脉冲回波技术 这一技术的原理类似于声呐。当把超声脉冲回波仪的探头紧贴在炮弹等武器的外壁时，仪器产生的超声能量脉冲可穿透外壁进入炮弹内部，脉冲反射和回波返回的时间与炮弹内填充物的物理性质相关，如超声脉冲不能穿过空气，固体的回波返回时间快于液体。因此，通过测定回波返回时间等参数，可以区分炮弹是否空腔，填充物是固体还是液体，并可提供炮弹的内部结构，以及液体或固体填充水平和状态等信息。

应用 无损伤检测技术适用于化学武器的快速识别和鉴别，无需打开弹体，就能探测其内部结构，判断弹内是否装填化学战剂，并且获得化学战剂填充水平及状态等信息，尤其适用于无标识或外标识不清楚，或外表腐蚀的老化学武器的鉴别，是安全有效筛查和鉴定日本遗弃在华化学武器的重要技术手段之一。需要指出的是，对于化学武器内填

战剂种类的最终确认和核查，在应用无损伤检测技术进行快速区分和鉴别的基础上，通常还要对待查的化学武器进行抽样，打开弹体采集内填化学战剂的样品，应用气相色谱-质谱联用仪等仪器进行确证分析。

（李桦 徐斌）

shénjīngxìng dújì jiǎncè

神经性毒剂检测（detection of nerve agents） 依据神经性毒剂的结构特征和性质，应用物理、化学和生物化学方法对其进行定性定量分析的过程。神经性毒剂在化学结构上属于有机磷酸酯类化合物，是一类速杀性的剧毒化学战剂，主要包括 G 类毒剂塔崩、沙林和梭曼，以及 V 类毒剂维埃克斯（VX）。神经性毒剂在常温下是无色液体，大多数毒剂易于挥发，主要以蒸气态、气溶胶或液滴的形式，经呼吸道、黏膜和皮肤进入人体，在体内特异性抑制乙酰胆碱酯酶，损伤神经系统的正常功能，引起一系列的毒性效应，如不及时给予特效抗毒药物，很快会导致人员的严重中毒损伤和死亡。神经性毒剂的快速检测和鉴别能为人员的及时防护和中毒救治提供明确方向和依据，有效降低中毒风险和致死率。

现场侦检 鉴于神经性毒剂的剧毒性和快速致死性，对毒剂现场侦检的通用技术要求是快速、简便、灵敏度高和假阴性率低，能及时发现毒源，确定毒剂种类以及大致的污染水平和范围。现场主要采用便携式检测仪，以及基于胆碱酯酶抑制法或化学显色法原理的侦检管、侦检纸和生物传感器，对空气中的神经性毒剂，或人体及衣物、物体表面和地面上的液滴态毒剂，进行快速检测和鉴别。用于检测神经性毒剂的

技术方法，同样也适用于有机磷酸酯类杀虫剂和农药的检测。

便携式检测仪 基于不同原理的便携式/手持式检测仪能满足现场神经性毒剂的快速、灵敏检测要求，常用的检测仪是离子迁移谱仪和火焰光度检测仪（又称硫磷检测仪），它们的检测响应快，可实时显示结果并报警（见离子迁移谱侦检技术和火焰光度侦检技术）。新型的离子迁移谱仪和火焰光度检测仪对空气中神经性毒剂的检测限分别在 $5\ mg/m^3$ 和 $10mg/m^3$ 的水平，可检出空气中立即危及生命或健康浓度（IDLH）的 G 类和 V 类毒剂。根据检测仪显示屏上的不同刻度，可以大致估算毒剂暴露水平。同时使用离子迁移谱仪和硫磷检测仪能显著提高检测的准确性，降低误报率。拉曼光谱仪、红外光谱仪和便携式气相色谱-质谱联用仪是近年来快速发展并应用逐渐增多的现场检测仪。拉曼光谱可以对玻璃容器内的毒剂以及水溶液样品中的毒剂进行直接检测。气相色谱-质谱联用仪和红外光谱仪具有结构分析功能，特别是便携式气相色谱-质谱联用仪，适用于现场复杂基质样品或混合样品中神经性毒剂的快速鉴别和结构确定。

胆碱酯酶抑制法 又称生物化学反应法，是根据神经性毒剂特异性抑制胆碱酯酶活性的毒理机制开发的检测方法。其检测原理是以胆碱酯类化合物为底物，在反应系统中的胆碱酯酶作用下催化水解，生成胆碱类产物和酸，通过测定反应系统中加入的酸碱指示剂颜色变化，或由剩余底物显色反应引起的颜色变化，判定毒剂的存在并估测其大致的浓度水平（见乙酰胆碱酯酶活性测

定）。根据此方法原理开发的神经性毒剂现场检测设备有侦检管、检测试纸、检测盒和生物传感器，可用于环境空气、水样，以及中毒人员血液等样品的快速检测。胆碱酯酶抑制法的特异性强、响应快速、操作简便。由于此方法是有机磷酸酯类神经性毒剂和杀虫剂的共性检测方法，现场使用侦检管和传感器等设备仅能报告神经性毒剂的存在，无法用于鉴别 G 类和 V 类毒剂，也不能提供具体毒剂种类的信息，具体毒剂种类的确定可以采用便携式气相色谱-质谱检测仪进行。

化学显色法 利用神经性毒剂结构中的特征官能团与特定化学试剂发生化学反应，产生颜色变化、发生荧光或化学发光的原理检测神经性毒剂的方法。化学显色法简便快速，可用于区分 G 类和 V 类神经性毒剂。例如，G 类毒剂与过氧化物反应生成的过膦酸盐能使联苯胺发生氧化，产生橙黄色或橙色，由此可检出沙林和梭曼等 G 类毒剂。维埃克斯等 V 类毒剂在碱性溶液中水解产生的硫醇与亚硝酸钠生成亚硝基硫化物，后者转化为亚硝酸后与偶氮试剂反应可生成有色染料。但是，化学显色法易于受到现场存在的其他化合物的干扰。为提高检测的准确性，实际应用中最好将其与离子迁移谱仪、硫磷检测仪等基于不同原理的便携式检测仪同时使用，以便互相验证。

实验室检测和分析 实验室检测分析的主要任务是采用多种样品前处理技术和现代仪器分析技术，对经现场检测的疑似样品或神经性毒剂阳性样品进行确证分析，以及对现场采集的环境、食品、生物医学样品中的神经性毒剂及其相关物质进行筛查、结

构确证和定量分析。神经性毒剂的筛查主要采用具有火焰光度检测、氮磷检测和原子发射光谱检测功能的气相色谱技术、电子轰击电离质谱技术以及 ^{31}P、^1H 和 ^{19}F 核磁共振谱技术；毒剂的结构分析和确证通常采用色谱-质谱联用技术、红外光谱技术和核磁共振谱技术，以及多种技术的组合和专用或商业化数据库的检索，并通过与合成对照品的比对进行确认。毒剂的定量分析主要应用具有高特异性和高灵敏度的气相色谱-质谱联用仪和液相色谱-质谱联用仪等仪器进行（见化学毒剂实验室检测）。

（李 桦 谢剑炜）

mílànxìng dújì jiǎncè

糜烂性毒剂检测（detection of blister agents）

依据糜烂性毒剂的结构特征和性质，应用物理学、化学和免疫学等方法对其进行快速检测和定性定量分析的过程。糜烂性毒剂是一类损伤皮肤、黏膜组织和眼，引起红斑、水疱、糜烂及坏死为其毒理学特征的化学战剂，包括芥子气及其同类物、氮芥和路易氏剂（见糜烂性毒剂）。糜烂性毒剂的代表芥子气是难防难治的化学战剂，主要经呼吸道吸入、皮肤和眼接触中毒，中毒后通常有一段无症状的潜伏期，中毒治疗缺乏特效的抗毒治疗药物，导致中毒者的病程长、恢复慢且预后较差，多种慢性中毒症状在很长的时期内会严重影响中毒者的生存质量。因此，开展现场侦检，发现中毒源，及时采取防护措施阻断毒剂与人体的接触，是预防糜烂性毒剂中毒的有效措施。

现场侦检 糜烂性毒剂的现场侦检主要采用便携式检测仪、基于化学显色反应原理的侦检管

和侦检试纸，以及基于免疫层析原理的检测试纸条等检测设备。

便携式检测仪　基于不同原理的便携式/手持式检测仪是糜烂性毒剂现场快速侦检的主力设备，其中以离子迁移谱仪和硫磷检测仪的应用最为广泛，它们主要检测气态毒剂，检测响应快，可实时显示结果并报警，将二者同时使用进行互相验证，可显著降低误报率（见离子迁移谱检测技术和火焰光度检测技术）。新型的手持式离子迁移谱仪和硫磷检测仪对空气中芥子气及其类似物的检测限可分别低至 $10 \sim 20 \mu g/m^3$ 和几百 $\mu g/m^3$，根据显示屏上的不同刻度，可以估算毒剂的大致污染程度。新型的手持式硫磷检测仪还可检测路易氏剂及其他含砷毒剂，其检测限在几 mg/m^3 的水平。现有的离子迁移谱仪和硫磷检测仪在检测时只能显示 G 类、V 类或 H 类（芥子气类）等毒剂大类别，具体毒剂种类的鉴别和结构确定，还需要应用便携式气相色谱-质谱联用仪和红外光谱仪进行。便携式拉曼光谱仪可以用于测定液态的糜烂性毒剂，以及水溶液中达到较高浓度的毒剂。

化学显色法　利用糜烂性毒剂分子结构中的特征官能团能与特定化学试剂发生反应的原理，根据反应前后的颜色变化检测糜烂性毒剂。基于化学显色法原理的侦检管、侦检盒或者侦检纸，可用于现场和野外条件下芥子气、氮芥和路易氏剂的检测和鉴别检测，操作简便。例如，利用芥子气及其类似物和氮芥的烷化剂性质，将它们在高氯酸钠和氢氧化钠的存在下与 γ-（对硝基苯甲基）吡啶反应，侦检管显色区的颜色由黄色变为蓝色。为了区分芥子气和氮芥，可以抽取空气进入芥子气专用侦检管，在高氯酸钾的存在下芥子气与四乙基米氏酮［4,4' 双（二乙基胺基）二苯甲酮］反应，当侦检管颜色由黄色变为橙色乃至红色时，指示空气中含有芥子气及其类似物。氮芥的鉴别检测则采用碘化铋钾试剂（Dragendoff 试剂）的生物碱显色反应，当空气中含有氮芥时，侦检管颜色由黄色变为橙色。路易氏剂的检测可采用乙炔酮反应或砷测定法。在乙炔酮反应中，路易氏剂遇碱分解产生乙炔，后者与亚酮试剂反应，生成粉红至红色的产物。砷测定法利用硫代乙酰胺在酸性条件下释放出的硫化氢能与路易氏剂反应生成白色硫化砷的原理进行检测。由于侦检管和侦检盒需要一定的时间进行空气采样和颜色反应，结果的得出有一定延后，条件许可时，糜烂性毒剂的现场检测最好将侦检管与离子迁移谱仪和硫磷检测仪同时使用，检测仪的快速响应和报警可以提示现场人员进行必要的防护，随后得到的侦检管显色结果可以与检测仪的结果互为验证，并为毒剂种类的鉴别提供依据。

免疫学检测法　利用芥子气与 DNA 发生快速烷基化反应的性质，开发了基于免疫层析法原理的芥子气胶体金检测试纸。该试纸用固定在试纸样品区的寡核苷酸捕获皮肤表面沾染的芥子气，在试纸的测试区以特异性的芥子气 DNA 加合物抗体作为标记抗体，10 分钟内测试线显示红色为阳性结果。芥子气胶体金检测试纸可以用于皮肤染毒伤员的快速检测和确认。

实验室检测和分析　在实验室，主要采用仪器分析法定性定量分析糜烂性毒剂、环境样品中的毒剂降解产物，以及生物医学样品中的毒剂代谢产物和加合物，为毒剂污染和人员中毒确证提供证据。气相色谱和气相色谱-质谱联用技术是芥子气、氮芥和路易氏剂实验室筛查和分析的常用技术。配置了不同检测器的气相色谱仪主要用于毒剂的快速筛查和定量分析，例如火焰光度检测器和原子发射光谱检测器对芥子气和路易氏剂有较高的选择性和灵敏度，氮磷检测器则对氮芥有较高的分析灵敏度。气相色谱-质谱联用技术适用于糜烂性毒剂的结构分析和定量分析。对于毒剂水解产物、代谢产物和生物大分子加合物，可以根据各自的性质，结合衍生化等样品前处理技术，用气相色谱-质谱联用技术、液相色谱-质谱联用技术和核磁共振技术进行结构确证和分析。

（李　桦　谢剑炜）

qínglèi dújì jiǎncè

氰类毒剂检测（detection of cyanide agents）

依据氰类毒剂的结构特征和性质，应用物理学、化学和物理化学方法对其进行定性定量分析的过程。氰类毒剂是分子结构中含有氰离子（CN⁻）或氰基（-CN）的一类化学毒剂，又称全身中毒性毒剂或者血液中毒性毒剂。氰类毒剂属于速杀性化学战剂，其主要代表是氢氰酸和氯化氰，它们进入体内后抑制细胞色素氧化酶，使细胞内窒息而产生全身性中毒症状。氰类毒剂中毒后毒性发作快如不及时救治会导致严重中毒乃至死亡。除了氢氰酸和氯化氰外，氰化钾、氰化钠和异氰酸甲酯等氰化物是广泛使用的工业原料，在其生产、运输和使用过程因泄漏和意外事故导致的群体中毒事件，以及因误服或恶意使用引起的人员中毒时有发生。因此，快速检测，及早确定中毒原因并给予抗毒药物，是氰类毒剂中毒救治的关键。

现场侦检 氢氰酸和氯化氰等氰类化学战剂多以气态形式经呼吸道中毒，现场侦检主要采用便携式检测仪，以及基于化学显色原理的侦检管、检测试纸或检测盒，对气态毒剂或毒剂污染的空气进行检测。

便携式检测仪 配置相应数据库的手持式离子迁移谱仪和火焰光度检测仪是现场快速检测和鉴别氰类毒剂的首选，它们可实时检测空气中的氰类毒剂并报警。便携式气相色谱-质谱联用仪可以用于气态、液态等多种物理状态的氰类毒剂和氰化物的检测、鉴别和结构鉴定。此外，手持式拉曼光谱仪和红外光谱仪，也可用于氰类毒剂和氰化物的检测。

化学显色法 利用氰类毒剂结构中的氰根基团与特定化学试剂的反应，根据反应引起的颜色变化或光学性质改变，可对毒剂进行快速检测和定性定量分析。例如，氢氰酸是性质活泼的还原剂，将氢氰酸在碱性条件下与水合茚三酮反应会生成红紫色-蓝色的产物。氯化氰与吡啶反应生成戊烯二醛，后者再与吡唑酮发生缩合反应可生成蓝色物质。用于检测氰类毒剂的侦检管则采用氰根离子在吡啶作用下与对硝基苯甲醛的亲核反应，如空气中含有氢氰酸，侦检管显色层的颜色会由灰色变为红紫色；如污染物是氯化氰，则颜色会由黄色变为红紫色，这一颜色反应可用于氢氰酸和氯化氰的鉴别检定。此外，水溶液或中毒者血清中的氰化物还可用氰化物检测试纸快速检出。例如常用的苦味酸试纸，就是利用氰化物遇酸生成氢氰酸后再与苦味酸钠反应生成红色异氰酸紫酸钠的原理，对氰化物进行定性检测。化学显色法的操作简便，可通过目测观察颜色的变化进行毒剂种类的鉴别，但是显色反应通常需要一定的时间。因此，在条件许可时，氰类毒剂的现场检测最好同时使用便携式检测仪和侦检管，利用检测仪的快速响应特性实时发现毒剂并报警，随后由侦检管的颜色反应确定毒剂种类。

实验室检测分析 氰类毒剂的实验室分析主要对环境、食品和生物医学样品中的毒剂进行筛查、结构确证和定量分析，常用的方法包括容量法、光度法、色谱法和色谱-质谱联用法。环境水性样品中氰化物的检测和定量分析可采用硝酸银滴定法。食品中氢氰酸的检测和定量分析通常用碱性溶液吸收氢氰酸后将其转化为氯化氰，然后应用吡啶-吡唑啉酮比色法、异烟酸-巴比妥酸比色法或吡啶-巴比妥酸比色法进行测定。吡啶-吡唑啉酮比色法还可以用于中毒患者治疗过程中血液氰化物的监测。将上述转化反应得到氯化氰与对苯醌反应后用荧光光度法测定，可以显著提高检测的灵敏度。气相色谱和气相色谱-质谱联用技术是化学毒剂分析实验室用于氰类毒剂结构鉴定和定量分析的主要手段，特别是配置电子捕获检测器的气相色谱仪和气相色谱-质谱联用仪，对氰类毒剂和毒物具有较高的特异性和灵敏度，适用于复杂基质样品中微量毒物的检测和分析。液相色谱仪和液相色谱-质谱联用仪也可用于氰化物的检测，但样品常需要先经过衍生化反应后再进行测定。

(李桦 龚莹)

shīnéngxìng dújì jiǎncè
失能性毒剂检测（detection of incapacitating agents） 依据失能性毒剂的结构特征和性质，采用化学显色法和仪器分析法对其进行现场检测和实验室定性定量分析的过程。失能性毒剂是能造成暂时性机体或精神残失，使作战人员失去或降低战斗力的一类化学战剂。毕兹是唯一一个武器化并正式列装的失能性化学战剂，因此，失能性毒剂的检测主要针对毕兹战剂。

现场检测 毕兹的现场检测和鉴别主要采用基于化学显色法原理的侦检管或侦检盒，近年来快速发展并商品化的便携式拉曼光谱检测仪、红外光谱检测仪和气相色谱-质谱检测仪也适用于毕兹的现场检测和结构确证。

化学显色法 是依据毕兹分子结构中的特征官能团与特定化学试剂反应引起颜色变化的原理，对毕兹进行快速检测的一类方法。例如，毕兹与乙酸酐反应生成的产物，在浓硫酸的作用下再与三氯化铁反应，会生成蓝色的物质；毕兹的水解产物二苯羟乙酸与萘酚在浓硫酸作用下发生缩合反应，生成紫红色的三苯甲烷。用于现场检测的毕兹侦检管，就是利用毕兹结构中的碱性叔胺基团与甲醛-浓硫酸（马奎斯试剂）的特征性反应，若侦检管抽取的空气中含有毕兹，反应后其显色层的颜色可由白色变为绿蓝色。化学显色法的操作简便、快速，既可用于毕兹的现场快速检测，也可用于实验室的鉴别分析和定量分析。但是化学显色法容易受到现场环境中其他污染物等干扰因素的影响，在条件许可时最好将其与便携式气相色谱-质谱检测仪等其他便携式检测设备同时使用，以提高检测的准确性。

便携式检测仪 手持式拉曼光谱仪和红外光谱仪可以用于毕兹以及芬太尼类新型失能性化合物的现场快速检测和鉴别。拉曼光谱仪可以直接测定玻璃容器中固体状态的毕兹和芬太尼类化合物。便携式气相色谱-质谱联用仪的适用面较宽，可以由单人携带进入现场的危害区，对空气中存在的毕兹和芬太尼类化合物进行检测，也可以在移动实验室中，对现场采集的固体、液体和水性样品中的毒剂毒物进行检测、鉴别和结构分析。

实验室分析 在实验室，主要应用紫外和红外光谱、气相色谱、气相色谱-质谱联用、液相色谱-质谱联用、核磁共振波谱等仪器，对各类样品中的失能性毒剂和失能性化合物进行筛查、鉴定、结构确证和定量分析。其中，气相色谱-质谱联用法是毕兹实验室检测最为常用的方法之一。样品经气相色谱分离后由配置了电子轰击离子源的质谱进行分析，在质谱图上可见质荷比为 $m/z337$ 的分子离子峰，来自二苯乙醇酸的质荷比为 $m/z183$ 和 105 的特征碎片峰，以及来自奎宁环的质荷比为 $m/z126$ 的特征碎片峰，其特征碎片的峰强度显著高于其分子离子峰。进一步将获得的质谱图和数据与禁止化学武器组织中心分析数据库的标准图谱和保留时间指数进行比对，可对样品中的毕兹进行确证鉴定。液相色谱-质谱联用技术适用于极性较强的毕兹代谢产物二苯羟乙酸的分析。

(李桦 谢剑炜)

zhìxīxìng dújì jiǎncè

窒息性毒剂检测（detection of choking agents）

依据窒息性毒剂的结构特征和物理化学性质，采用物理学和化学方法对其进行现场快速检测以及实验室定性定量分析的过程。窒息性毒剂又称肺损伤性毒剂，主要包括光气、双光气、氯气、氯化苦和全氟异丁烯。窒息性毒剂主要经呼吸道吸入中毒，引起肺损伤和肺水肿，使机体急性缺氧，严重中毒时可导致中毒者窒息乃至死亡。窒息性毒剂的毒性强、分散度高、中毒引起的肺损伤和肺水肿有一定的潜伏期，且无特效的救治药物。因此，快速检测、及早诊断、对症治疗是其中毒防护和救治的有效措施。

现场侦检 窒息性毒剂的现场快速侦检主要采用基于离子迁移谱技术和表面声波共振技术的便携式检测仪，以及基于化学显色法原理的侦检管、侦检纸或者侦检盒。

便携式检测仪 配置了相应数据库的新型手持式离子迁移谱仪可用于光气和氯气的现场快速检测和预警（见离子迁移谱侦检技术）。离子迁移谱仪的检测响应快，当空气中的毒剂浓度达到设定阈值时会自动报警，是现场快速发现毒剂并警示在场人员立即防护的首选设备。此外，基于电化学传感器原理的氯气检测仪可用于氯气生产、存储和使用场所的安全检测。当氯气接触检测仪电解池内的工作电极时会发生氧化还原反应，传感器的输出电流信号与氯气浓度大小成正比，其灵敏度和检测浓度范围均优于甲基橙比色法。

化学显色法 是利用窒息性毒剂分子结构中的特征官能团与特定化学试剂反应产生的颜色变化，对窒息性毒剂进行快速检测的一类方法。例如，光气和双光气是窒息性毒剂的代表，它们结构中都有酰卤官能团，化学性质活泼，易于发生亲核反应。在弱碱性介质中，光气和双光气可与4-（对硝基苯甲基）吡啶发生亲核反应，生成紫红色的醌式化合物，由此可检出这两种毒剂。光气侦检管就是利用此颜色反应，用手泵采集空气进入侦检管，空气中的毒剂可被预装在管内的填料吸附，并与对硝基苯甲基吡啶试剂反应，当显色层颜色由黄色变为紫红色时可以确定光气和/或双光气的存在。氯气的特征性显色反应是甲基橙反应。氯气在酸性条件下与溴化钾反应时可将溴从溴化钾中置换出来，溴能破坏反应体系中的甲基橙，并使其原有的红色褪色。氯气侦检管则应用氯气与溴化钾的反应，将置换出的溴与荧光素反应生成红色产物，当空气中含有氯气时，侦检管显色层的颜色由黄色变为红色。基于化学显色原理的现场侦检方法直观、简便、快捷，但此法易受到现场其他污染物的干扰。例如，空气中的溴会使氯气侦检管呈现阳性反应。为了提高检测的准确性，在条件许可时，现场检测最好将侦检管和侦检盒与便携式检测仪同时使用，互相验证以降低误报率。

实验室分析 窒息性毒剂的实验室检测和分析主要采用化学显色法和仪器分析法。化学显色法同样利用窒息性毒剂与特定化学试剂的反应。在实验室，反应结束后可以用分光光度仪、紫外检测仪等仪器测定反应产物的光吸收、紫外吸收、荧光或化学发光等，对毒剂进行定性定量分析。例如，应用苯胺紫外分光光度法测定光气，甲基橙法定量分析空气样品中的氯气等。窒息性毒剂多为气体或挥发度较高的液体，在实验室还可以应用气相色谱、气相色谱-质谱联用、液相色谱、红外吸收光谱，以及核磁共振波谱等仪器分析方法，进行毒剂的筛查鉴定、结构确证和定量分析。例如，配置了电子捕获检测器和卤素检测器的气相色谱仪，可用于光气的检测，方法快速且灵敏。

（李 桦 刘玉龙）

刺激性毒剂检测（detection of irritant agents） 依据刺激性毒剂的结构特征和物理化学性质，对其进行快速检测、鉴别和定性定量分析的过程。刺激性毒剂是一类对皮肤和黏膜有强烈刺激作用，能导致人员暂时性失能的一类化学战剂。刺激性毒剂的主要代表是苯氯乙酮、西埃斯、西阿尔和亚当氏剂（见控暴剂），其检测方法主要包括化学显色法和仪器分析法。

化学显色法 利用刺激性毒剂分子结构中的特征官能团可与特定化学试剂发生反应并产生颜色变化、荧光或化学发光的原理，对刺激性毒剂进行检测和鉴别的一类方法。化学显色法直观、简便，适用于现场的快速侦检。在实验室里，采用分光光度计等测量仪器测定反应产生的颜色或光学性质变化，可对毒剂进行定性定量分析。不同的刺激性毒剂因其结构中的特征基团不同，采用的显色反应各不相同。

苯氯乙酮和西埃斯 它们的共性反应是在碱性条件下生成碳负离子，与间二硝基苯反应，分别生成紫红色和棕黄色的产物。现场检测用的侦检管就采用此显色反应，根据颜色的不同将二者进行鉴别。此外，苯氯乙酮还能与对硝基苯甲基吡啶发生反应，产生蓝紫色的反应产物。西埃斯在碱性介质中与 1,2-萘醌-4-磺酸钠反应，生成紫红色的醌式产物；上述反应生成的丙二腈进一步与亚硝酰铁氰化钠反应，产生橙红色至紫红色的颜色变化，由此可以进行西埃斯的快速定性鉴别。

西阿尔 西阿尔的化学显色检测方法有重氮偶联反应法和冰醋酸-过氧化氢-亚硝酸法。前者是西阿尔在酸性介质中与亚硝酸反应，生成的重氮化物与布拉顿-马歇尔试剂［即偶合试剂 N-（1-萘基乙二胺）氯化氢］反应，生成紫红色的产物。重氮偶联反应是西阿尔侦检管所采用的反应，侦检管内的填料预先浸渍了亚硝酸钠，管中的小安瓿中装有偶合试剂 N-（1-萘基乙二胺）氯化氢和吡啶盐酸溶液，当抽气泵将含有西阿尔的空气抽入后，与侦检管预先装载的试剂发生反应，显色层的颜色由微黄色变为红-紫色。

亚当氏剂 亚当氏剂的结构中含有三价砷，能与亚甲蓝碘化物固体试剂发生反应，生成易溶于水的亚甲蓝。亚当氏剂侦检管采用的是硫酸-硝酸汞反应，当含有亚当氏剂的空气被抽入侦检管后，亚当氏剂可吸附在填料上，并与预装在小安瓿中的硝酸汞在硫酸介质中发生反应，使显色层的颜色由白色变为绿色。

仪器分析法 适用于刺激性毒剂实验室检测的仪器分析法主要有紫外分光光度法、气相色谱法、液相色谱法以及色谱-质谱联用法，这些方法可以用于环境样品中刺激性毒剂的筛查鉴定、结构确证和定量分析。

（李 桦 吴剑峰）

毒素检测（detection of toxins） 应用生物学、免疫学方法或者理化分析技术检测和分析生物毒素的过程。生物毒素是由动物、植物、海洋生物和微生物等生物体分泌代谢或半生物合成产生的、不可自复制的有毒物质，简称为毒素。毒素的结构具有多样性。例如，河鲀毒素、石房蛤毒素是小分子毒素；芋螺毒素是多肽毒素；蓖麻毒素和肉毒毒素是蛋白毒素。肉毒毒素、肠毒素 B、蓖麻毒素和石房蛤毒素等曾作为生化战剂和武器被研究和开发（见生物毒素战剂）。在日常生活中，毒素是生物公害的重要源头，天然毒素引起的植物中毒，食用海洋鱼贝引起的食物中毒，以及蛇蝎咬伤致人死亡等，是常见的中毒事件；毒素还会造成农业、畜牧业、水产业的损失或环境危害。同时，毒素又是重要的生物资源，在生物医药和农业等领域，具有广泛的用途。因此，无论是重大生物危害事件和群体中毒事故的危害源确定，中毒人员的诊断和救治，还是和平应用毒素的研究和产品开发，都需要毒素检测技术的支持。

方法分类 毒素检测方法分为 3 大类，包括生物测定法、免疫分析法和理化分析法，它们分别依据毒素的生物活性、亲和性质和理化性质而开发和建立。

生物测定法 又分为体内和体外方法。体内生物试验法主要利用活体动物、昆虫或植物进行检测，如小鼠生物试验法。体外生物试验法则采用组织器官、细胞、细胞器等生物材料，进行毒素毒性的体外测定；或在细胞或酶等分子水平上，根据毒素的生物活性或毒理作用机制而建立的体外功能性分析方法，如组织培养法和细胞毒性法等。

免疫分析法 利用毒素的免

疫源性，基于抗原抗体特异性免疫反应而建立的毒素分析检测方法，包括酶联免疫吸附法、免疫传感器法、免疫亲和层析法、免疫聚合酶链反应分析技术等（见毒素免疫分析法）。酶联免疫吸附法是广泛应用的免疫分析法，该法将抗原抗体反应的特异性和酶催化作用的高效性相结合，通过酶作用于底物后的显色反应，对毒素进行快速定性检测和半定量分析；该法也可根据选定底物的性质不同，通过测定光吸收、荧光或化学发光，对毒素进行定量分析。基于免疫亲和层析法原理制成的检测试纸条以及将抗原抗体反应与信号转换器相结合的免疫传感器，可用于毒素的现场快速检测。

理化分析法 依据毒素的物理化学性质开发的分析测定方法，由于方法通常需要特定的仪器设备，故又称仪器分析法。仪器分析法可进一步细分为光谱法、色谱法、质谱法和色谱-质谱联用法等。光谱法利用待测物的特征光谱对其进行定性分析、根据光谱的强度进行定量分析，如紫外-可见分光光度法和荧光分析法。气相色谱和液相色谱技术将样品中的毒素在色谱柱上分离后，用不同的检测器进行定性和定量分析。质谱技术主要用于毒素相对分子质量的测定和毒素的结构分析。色谱-质谱联用技术结合了色谱的分离功能和质谱的结构分析功能，是对复杂基质样品中的毒素进行定性和定量分析的主流技术（见毒素仪器分析法）。

方法应用 毒剂检测技术可以分别用于毒素的现场快速侦检和实验室定性定量分析及结构确证，具体方法和设备会因检测目的和应用对象的不同而异。

现场侦检 毒素的现场检测要求在短时间内对危害源或中毒源进行筛查和鉴别，检测技术一般应满足快速、灵敏和简便的要求，检测设备最好是便携式的，体积小、操作简便并能适应不同的现场环境、气候和温度条件。胶体金免疫亲和层析检测试纸和免疫传感器是应用较多的毒素快检设备，可用于蓖麻毒素、相思子毒素、肉毒毒素、肠毒素和黄曲霉毒素等多种毒素的现场检测。

实验室分析 毒素的实验室分析主要针对环境、生物医学和食品等来源的复杂基质样品，进行毒素的定性、定量分析和结构确证，分析技术要求具有较高的选择性、良好的灵敏度和准确度。酶联免疫吸附法和免疫聚合酶链反应分析技术是食品、环境和生物医药实验室常规采用的毒素定性定量分析方法。近年来快速发展的色谱-质谱联用技术特别是液相色谱与多种质谱技术的联用，结合免疫亲和分离和富集技术，在复杂样品和未知毒素的定性鉴别、结构确证和定量分析中发挥重要作用。

（郭磊 李桦）

dúsù shēngwù cèdìngfǎ

毒素生物测定法 （bioassay of toxins）

利用生物体、组织、细胞、酶以及效应分子对毒素的特定反应或响应，测定毒素生物活性的方法。生物测定法适用于毒素的毒力测定、毒素灭活/减毒效价的测评，以及毒素抗毒剂的筛选等，可分为生物实验法和功能性分析法两大类。

生物试验法 生物试验法选用对毒素敏感的动物、植物和昆虫，或敏感组织、细胞等部位，通过目测观察或者定性定量参数的测定，评价毒素的毒力或生物活性。

小鼠生物试验法 小鼠是毒性测试最常用的动物之一，也是最直观的一类生物试验法，曾被认为是毒素毒性测定的金标准。以河鲀毒素毒性测定为例，给标准体重的小鼠腹腔注射河鲀毒素后，观察染毒小鼠出现的典型中毒症状，可快速判定是否河鲀毒素中毒；根据小鼠死亡时间的倒数与剂量之间存在的线性关系，通过测定小鼠自中毒到死亡的时间，推算毒素中毒剂量或者染毒样品中的毒素含量，测得的毒力用小鼠单位（mouse unit，MU）表示。但在实际使用中，小鼠生物试验法的重复性和精度常会因小鼠品系、性别、批次、个体大小和中毒程度等因素的影响而出现较大的偏差。为了保证试验结果的可信度，需要使用一定数量的小鼠以满足统计学的要求。随着免疫分析法和理化分析法的快速发展，小鼠生物试验法的应用已逐渐减少，现今多将其作为比对和参考方法，或在缺乏相应设备和试剂的情况下应用。

其他方法 除了小鼠外，生物试验法还使用昆虫、整株植物等其他实验材料。例如，用家蝇和蝗虫测定石房蛤毒素等麻痹性贝类毒素的毒性。用植物幼苗浸渍法测定黄曲霉毒素和单端孢霉烯类毒素等的生物活性。体外生物试验法主要采用动物或植物的组织器官或者细胞等实验材料进行。例如，用家兔回肠袢、大鼠肠袢和家兔皮肤测试肠毒素的毒性。其他方法还包括用植物叶片的叶片针刺/涂抹或喷布测定法、叶肉/心叶和穗苞注射测定法、种子根伸长测定法、离体叶片浸渍法、根尖离体生长测定法、胚芽鞘测定法和植物愈伤组织测定法等。采用细胞和细胞器等材料测定真菌毒素的体外生物试验法有离体根冠细胞测定法、花粉萌发测定法、线粒体测定法、叶绿体测定法、原生质体测定法、测定电解质渗漏的细胞膜测定法等。

功能性分析法 根据毒素的生物活性或毒理作用机制而建立的一类毒素检测方法，通常选用与毒素致伤机制直接相关的细胞系，在体外进行细胞或分子水平的测定，可用于评价毒素的生物活性或毒性。例如，石房蛤毒素能特异性地与钠离子通道结合，阻断电压门控性钠通道，抑制钠离子进入细胞，从而影响神经细胞生物活性。据此原理建立的石房蛤毒素神经细胞生物实验法，将系列浓度的毒素作用于对数生长期的细胞，通过观察细胞形态学改变，评价毒素的细胞毒性作用。肠毒素的毒性测定则采用中国仓鼠卵巢细胞株、Y-1肾上腺细胞株或非洲绿猴肾细胞株。以蓖麻毒素为代表的Ⅱ型核糖体失活蛋白具有N-糖苷酶活性，可特异性水解真核或原核生物核糖体RNA中一条保守序列的腺苷酸N-C糖苷键，释放出腺嘌呤碱基，导致核糖体失活。因此，通过腺嘌呤碱基的测定，可以推算蓖麻毒素的毒性大小。此外，在进行细菌、藻类或植物等实际样品的检测时，样品中的毒素常与其基因共存，例如蓖麻籽中的蓖麻毒素、产微囊藻毒素的铜绿微囊藻，以及产肠毒素的金黄色葡萄球菌等，除了直接针对毒素进行测定外，还可依据毒素基因拷贝量与毒素浓度直接相关的原理，采用实时聚合酶链反应法测定毒素的互补脱氧核糖核酸（cDNA），由此推算毒素浓度。功能性分析方法的优点在于方法的灵敏度和分析通量较高，无需使用活体动物，方法还能用于新毒素的筛查，是当前毒素生物测定法的主要发展方向。但功能性分析方法存在一定概率的假阳性或假阴性，在进行样品测定时应设置对照组，必要时将结果与其他方法进行比对。

（郭 磊）

dúsù miǎnyì fēnxīfǎ

毒素免疫分析法（immunoassay of toxins） 利用毒素的免疫原性并依据抗原抗体特异性免疫反应原理建立的生物毒素分析检测方法。毒素免疫分析法具有高选择性和高灵敏度，已被广泛应用于生物毒素的现场快速检测和实验室定性定量分析。

分类 用于毒素现场检测和实验室分析的免疫分析法主要有酶联免疫吸附法（enzyme linked immunosorbent assay）、免疫亲和层析法（immunoaffinity chromatography）、免疫聚合酶链反应分析法（immuno polymerase chain reaction analytical technique）、免疫传感器（immunosensor）和放射免疫分析法（radio immunoassay）等。

酶联免疫吸附法 是最常用的毒素分析方法之一。酶联免疫吸附法通常以酶标记毒素抗体，将抗原抗体反应的特异性与酶催化作用的高效性相结合，依据酶催化底物反应后发生颜色、荧光或发光性质变化，以及这些变量信号响应与样品中的毒素量成正比的原理，对毒素进行定量测定。例如，双夹心酶联免疫吸附法用酶标记的抗体和吸附在固相载体上的包被抗体与毒素发生双夹心特异性结合，检测方法的特异度和灵敏度高，操作简便、检测时间短并可实现高通量检测。此外，依据毒素可以竞争酶标抗体与固相载体包被毒素的结合或竞争酶标毒素与固相载体包被抗体结合的原理设计的竞争性抑制实验，可用于毒素的确证分析和定量分析。

免疫亲和层析法 该方法利用抗原和抗体间的高度特异性亲和力，捕获和分离样品中的目标毒素。将抗体与适宜的基质偶联形成亲和吸附剂，或将抗体固定在亲和柱上，可以用于分离纯化样品中的毒素蛋白。利用免疫层析法的原理制成的免疫胶体金试纸条，已经广泛用于毒素的现场快速检测。使用时，将样品溶液滴在试纸条指定区域，样品中的目标毒素首先与胶体金标记的单克隆抗体结合，在层析过程中被固定在硝酸纤维素膜测试线上的另一株毒素单克隆抗体或多克隆抗体捕获，双夹心反应致使胶体金聚集而呈现颜色条带，通过肉眼观察、与标准色卡对比，或用手持式读条仪测定等方法检测毒素。

免疫聚合酶链反应分析法 这是一类将抗原抗体相互作用的高特异性与聚合酶链反应指数级扩增反应的高灵敏度相结合而建立的微量毒素检测技术。通过包被毒素的抗体，利用生物素标记的二抗和亲和素标记的DNA，可测得样品中浓度低至10fg/ml的毒素。免疫聚合酶链反应分析法是现今灵敏度最高的毒素免疫分析方法，但由于聚合酶链扩增反应的极高灵敏度，在分析中易于出现假阳性结果。因此，方法对于实验操作的要求很严格，分析时需要设置明确的阴性和阳性对照，以提高实验结果的可靠性。

免疫传感器 利用抗原抗体特异性免疫反应对毒素的识别功能，将偶联抗原/抗体分子的生物敏感膜与信号转换器组合，形成生物传感器。免疫传感器的换能器能将抗原抗体结合时产生的声学、光学、电学等物理化学变量转换成可以捕获的信号进行显示和分析。因传感器的传感与转换是同步进行的，通过实时监测抗原抗体反应，可以实现毒素的实时检测，也可进行免疫反应的动力学分析。毒素检测常用的传感器有电阻抗免疫传感器、热导率免疫传感器、电化学免疫传感器、压电免疫传感器和光学免疫传感器等类型。

放射免疫分析法 这是以放射性同位素标记抗原或抗体，通过测量放射线强度的变化，检测样品中抗体或抗原的方法。该方法的灵敏度高，可定量检测复杂基质样品中的毒素，但方法需要使用放射性同位素，存在放射性污染的风险。

应用 免疫分析法是毒素检测和分析中使用最多的一类技术方法，主要应用于现场的毒素快速检测和污染监测，以及实验室的毒素定性定量分析。

现场检测 基于免疫层析法的检测试纸和免疫传感器，为毒素的现场检测提供了快速高效的手段。目前已有检测蓖麻毒素、相思子毒素、麻痹性贝类毒素、黄曲霉毒素B1等的胶体金试纸条

0	10	25	50	100 (ng/ml)

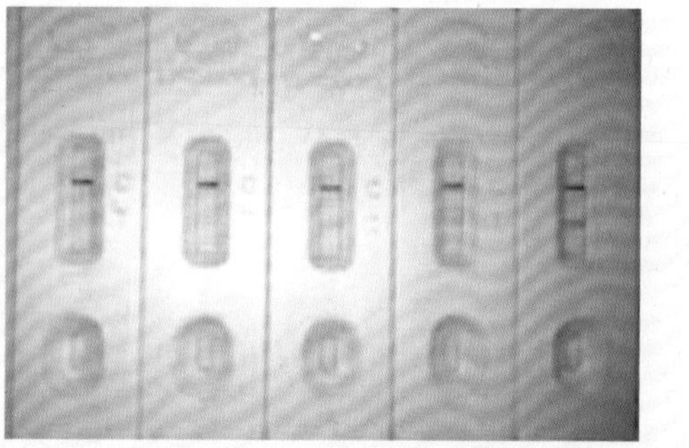

图1 蓖麻毒素检测试纸条

可用，它们携带方便、测定快速、稳定性好。图1所示的中国自主研制的蓖麻毒素检测试纸条，可在15分钟内完成蓖麻毒素样品检测，检测灵敏度达到50ng/ml，可用于水样、食品、饮料和血清样品的毒素检测，操作简便、结果直观。免疫传感器是另一类现场快速检测设备，样品的用量少，且能检测多种毒素和病原体。例如，采用电荷偶合器件的平面阵列免疫传感器可以检测蓖麻毒素等6种毒素；以β-乳糖苷/β-D-半乳糖苷神经酰胺为检测配基的传感器，对蓖麻毒素（含半乳糖结合位点）的检测时间为5分钟，灵敏度可达10pg/ml；根据表面等离子体共振原理设计的生物传感器，可在10分钟内完成对蓖麻毒素和石房蛤毒素的检测。

实验室检测分析 免疫分析法已经成为实验室毒素分析的常规方法，用于食品、环境和生物医学样品中黄曲霉毒素B、蓖麻毒素、石房蛤毒素、肠毒素、T-2毒素等微量毒素的定性定量分析。例如，应用化学发光酶联免疫吸附法和免疫聚合酶链反应法，可以定量分析样品中浓度低至5~10pg/ml的蓖麻毒素。将免疫亲和分离和富集技术与液相色谱-质谱联用等现代仪器分析技术相结合，可以实现复杂基质样品中微量毒素的高特异性和高灵敏度分析。例如，将含有抗体的分子探针固定于磁珠表面，依靠抗原-抗体的特异性反应捕获毒素分子，利用磁珠的磁性将毒素与样品基质

分离并富集，随后应用液相色谱-质谱联用技术进行分析。

（李 桦 林妮妮）

dúsù yíqì fēnxīfǎ

毒素仪器分析法（instrumental analysis of toxins） 依据毒素的结构和物理化学性质，应用不同原理的现代分析仪器，对毒素进行定性定量分析以及结构确证的方法。仪器分析法是毒素及其相关物质实验室分析和确证所应用的主要技术，具有选择性强、灵敏度高、分析的重现性好、操作简便、容易实现自动化等特点。但是，仪器分析法依赖于专业的仪器设备并需要由具有专业知识和技能的人员进行操作。用于毒素分析检测的仪器分析法主要包括光谱分析法、色谱分析法、质谱分析法、核磁共振分析法以及不同技术的联用。

光谱分析法 不同结构的物质具有其各自的特征光谱。光谱分析法就是利用特征光谱对物质进行定性分析，并根据光谱的强度进行定量分析的一类分析方法。紫外-可见分光光度法和荧光发射光谱法是两类在毒素检测和分析中应用较多的光谱分析法。有些毒素的化学结构中有生色基团，能自身产生紫外吸收或者发射荧光；另外一些毒素与特定试剂发生反应后可产生紫外吸收或荧光，通过测定毒素相关的紫外吸收光或荧光发射光的波长和强度变化，可对毒素进行定性和定量分析，操作简单、快速。例如，赭曲霉毒素A在260nm和383nm波长处有紫外吸收，应用紫外分光光度仪可在此波长处检测赭曲霉毒素A。将激发波长设置为383nm，应用荧光光谱法也可直接检测赭曲霉毒素A。T-2毒素与衍生化试剂氰酸蒽反应后，可用荧光光谱仪

在381nm激发波长和470nm发射波长下，对产生的衍生化产物进行荧光分析。

色谱分析法 该法利用物质在不同相态间的选择性分配原理，用流动相带动样品中的组分以不同速度沿固定相移动而实现混合样品中待测物的分离。常用的气相色谱和液相色谱分别以气体和液体为流动相，待测物经色谱分离后，依次通过色谱仪配置的检测器进行分析。色谱分析法适用于食品、环境和生物医药等复杂基质样品中的毒素分析，可同时分析多种毒素及其相关物质，不仅快速、选择性强，在采用合适检测器的前提下还具有较高的灵敏度。大多数毒素可以直接或经过衍生化反应后应用液相色谱或气相色谱进行分析，对于已有对照品的毒素，色谱分析法可作为其常规定性和定量方法使用。例如，应用气相色谱可同时检测多种单端孢霉烯族类毒素，应用液相色谱进行黄曲霉毒素和赭曲霉毒素A的定量分析等。

质谱分析法 是利用电场和磁场将运动的离子按其质荷比分离后进行检测的分析方法，这些离子包括带电荷的原子、分子或分子碎片。质谱分析法可以精确测定毒素相对分子质量，通过分子离子以及分子裂解碎片离子的解析，进行毒素的结构鉴定分析。常用于毒素分析的质谱技术主要有电喷雾质谱技术和基质辅助激光解吸附电离-飞行时间质谱技术，前者适用于小分子和多肽类毒素的定性和定量分析；后者则多用于蛋白类毒素的鉴别和结构分析，通过肽段或蛋白质的质谱序列测定，鉴定毒素结构，鉴别毒素亚型以及发现新毒素。例如，应用基质辅助激光解吸附电离-飞

行时间质谱技术能区分结构相似的蓖麻毒素和蓖麻毒素凝集素。将质谱与气相色谱、液相色谱、亲和色谱以及毛细管电泳等分离技术联用，利用色谱高效的分离能力和质谱强大的结构分析能力，进行复杂基质样品中毒素的定性和定量分析，是当前实验室毒素分析主要采用的技术方法，具有前处理方法简单、样品用量少、易于实现高通量分析等特点。例如，液相色谱-质谱联用技术可以满足黄曲霉毒素、河鲀毒素、单端孢霉烯族毒素等小分子毒素的定量分析需求。对于蓖麻毒素、相思子毒素等蛋白类毒素，将样品经过酶解之后再用液相色谱-质谱仪分析，通过肽质量指纹图谱的解析和特征性肽段的识别，或者将肽谱数据输入数据库进行检索，可以对其进行定性和结构分析；通过特征性肽段或标签肽段的选择反应监测扫描，进行定量分析。

（李 桦 林妮妮）

huàxué wǔqì héchá fēnxī

化学武器核查分析（verification analysis of chemical weapons）

依据《化学武器公约》条款，在公约相关的核查活动中通过采样和针对公约附表化学品及其相关物质的样品分析，为确认核查对象是否履行公约提供直接证据的过程。采样和分析是化学武器核查的重要技术手段之一。《化学武器公约》（简称《公约》）的核查附件明确规定了针对不同类型核查活动的采样和分析要求。对核查现场采集样品的分析，一般采用现场分析和场外指定实验室分析两种方式进行。

现场采样 根据公约核查附件的相关条款，现场采样可以由被视察国家或设施的人员进行，或者事先经双方协商同意，由禁

止化学武器组织（简称禁化武组织）视察员完成，采样地点、样品类型和数量通常依据视察目的、被视察设施的类型以及现场分析的能力而确定。在常规视察中，现场采集的样品种类包括但不仅限于武器中的化学战剂、储存容器中的化学战剂或纯化学品、化工生产的中间体，以及空气、泥土和水样等环境样品。在化学武器指控使用调查中，除了上述样品外，还可以采集暴露/中毒人员或疑似暴露人员的血液、尿液等生物医学样品。现场样品的采集必须遵守禁化武组织的操作程序以及被视察国、被视察设施或者禁化武组织颁布的健康安全法规和规定。采集的样品在现场进行分装，其中1份样品用于现场分析，视察队和被视察国各保留1份，其余5份样品待定，在现场分析结束后决定是否送往禁化武组织进行场外分析。

现场分析 只要条件许可，现场采集的样品应尽可能在现场进行分析。核查样品的现场分析一般由禁化武组织视察队在自带的移动实验室中按照其操作程序进行，并满足禁化武组织制订的质量保证和质量控制要求。移动实验室的装备包括样品采集和分析所需的设备、试剂、便携式通风柜和冰箱，以及样品外送用的包装箱。样品分析采用由禁化武组织成员国批准的便携式气相色谱-质谱联用仪和中心分析数据库。为了保护被视察国和/或被视察设施的敏感或商业信息，现场分析用的中心分析数据库仅包含公约附表化学品及其相关物质，以及用于现场分析质量控制的化学品图谱和数据（见禁止化学武器组织中心分析数据库），必要时还可屏蔽气相色谱-质谱联用仪的

显示屏，由仪器自动分析并简要报告样品是否涉及附表化合物及其相关物质。特殊情况下，经双方同意，现场分析也可由被视察国或被视察设施完成，但视察员会全程在场，以保证样品的真实性以及分析过程符合禁化武组织的要求和程序。分析结束后，如果现场采集的所有样品为阴性结果，且在现场核查中没有发现其他疑点或没有悬而未决的事项，视察队会在被视察国代表在场的情况下就地销毁所有的剩余样品，或将剩余样品交给被视察国处置。如果分析中出现阳性或疑似阳性结果，视察队则将待定的 5 份样品包装外送，进行场外分析。

场外分析　对于在现场分析中出现阳性或疑似结果的核查样品，或者因各种原因无法进行现场分析的样品，一般要外送进行场外分析。这些样品首先被送往禁化武组织的中心实验室。实验室在确认样品完好、未受到任何形式的侵入或破坏后，取其中的两份样品，去除所有可能暴露视察地点和设施信息的标识，与实验室准备的空白和质控样品一起，作为场外分析样品重新编号，然后送往由禁化武组织总干事选定并批准的指定实验室，进行场外分析（见禁止化学武器组织指定实验室）。根据《化学武器公约》，按照禁化武组织的相关规定和程序，场外分析必须由至少两家指定实验室同时进行，接受样品的实验室要在规定时限内完成样品分析，并向禁化武组织总干事提交报告。指定实验室在核查样品的接收、转运、储存、处理和分析检测过程中，均应严格遵守禁化武组织关于场外分析、结果报告和保密的规定，同时按照指定实验室制订的分析流程和质量控制程序进行。在进行核查样品分析时，指定实验室可以使用任何经过验证的技术方法、仪器设备和数据库，对样品进行系统分析，以确定样品中是否存在公约附表化学品及其相关物质。为了获得接受核查样品进行场外分析的资质，指定实验室必须每年参加并通过禁化武组织的年度效能水平测试，并拥有化学武器核查样品分析所需的质量管理体系、仪器设备和专业人员，建立针对复杂基质中目标化合物的分析策略和技术体系，以保证核查样品分析结果的准确性。

（李桦 林缨）

禁止化学武器组织指定实验室（the designated laboratory of the organisation for the prohibition of chemical weapons）　具备优良分析技术能力和质量管理体系并经禁止化学武器组织认证的、能承担《化学武器公约》相关核查样品场外分析任务的实验室。

指定实验室的主要任务是承接禁止化学武器组织的核查样品，针对公约附表化学品及其降解产物、合成前体等相关物质进行场外分析，并在规定时间内向禁止化学武器组织提交技术报告。场外分析涉及的样品种类主要包括在核查或化学武器指控使用调查中采集的纯化学物质和混合物样品，土壤、水、擦拭样品等环境样品，以及血液、体液等生物医学样品。应禁止化学武器组织的要求，指定实验室还会承担与《化学武器公约》履约相关的其他分析任务。此外，禁止化学武器组织鼓励指定实验室为扩充其中心分析数据库提供附表化学品及其相关物质的分析数据（见禁止化学武器组织中心分析数据库），并为该组织及其成员国提供化学武器核查分析相关的人员培训，以及与化学毒剂分析检测相关的技术援助服务。

按照禁止化学武器组织关于指定实验室申请和认证的相关规定和程序，指定实验室首先必须是该组织成员国的实验室，并满足以下两个必要条件，一是实验室已建立符合 ISO/IEC 17025、ILAC-G13 或其他同等国际标准的质量管理体系，获得国际公认的资质评定机构的有效认可；二是实验室必须展示其优良的技术能力和水平，以证明其有能力接收核查样品，进行场外分析并提交正确的分析结果。为获取首次指定资格，提交申请的实验室需要连续三次（至少每年一次）参加禁止化学武器组织技术秘书处组织的国际实验室间效能水平测试，获得有效成绩（3A 或 2A1B，A 为报告化合物全部正确、B 为漏报一个化合物，但无错报）。之后为维持指定实验室的资格，已获得指定的实验室需要每年至少参加一次水平测试并继续获得有效成绩，否则该资格将被暂停或终止。同时，指定实验室要遵守禁止化学武器组织的相关规定，对场外分析的核查样品、相关信息和结果严格保密。

自 1997 年《化学武器公约》生效以来，来自世界不同地域的多个成员国的实验室提交申请，部分通过考核后，获得了环境样品分析指定实验室资格。2016 年起，禁止化学武器组织技术秘书处还启动了生物医学样品分析指定实验室的资质认证程序。目前，禁止化学武器组织拥有 20 家左右经认证的指定实验室，部分为具备环境样品和生物医学分析双资质的指定实验室。根据指定实验室或新申请实验室在当年效能水平测试中的成绩，这一数字每年会有一些变动。

（李桦 林缨）

jìnzhǐ huàxué wǔqì zǔzhī zhōngxīn fēnxī shùjùkù

禁止化学武器组织中心分析数据库（central analytical database of the organisation for the prohibition of chemical weapons, OCAD）

由禁止化学武器组织编制和发行的、主要收录《化学武器公约》附表化学品及其相关物质分析谱图和结构鉴定数据、并用于化学武器核查分析的专业数据库。中心分析数据库是根据《化学武器公约》（简称《公约》）缔约国大会的相关决议，为支持公约规定的核查活动而编制的。

数据库内容 为了满足公约规定的核查分析的需求，并同时保护被视察方的敏感信息和商业机密，中心分析数据库收录的化合物仅限于列入公约关于化学品的附件的附表化学品及其相关物质，包括附表化学品原型及其相关物质（环境降解产物、体内代谢产物、合成前体化合物和副产物等），适用于气相色谱-质谱联用仪分析的、上述附表化学品及其相关物质的双（三甲基硅烷基）三氟乙酰胺衍生物和/或二巯基甲苯或丁硫醇衍生物，以及用于分析仪器校验和分析参数计算的标准对照品（包括质谱质量分析校准标准对照品、气-质联用仪性能检测标准对照品及其衍生物、用于计算气相色谱保留指数的系列烷烃化合物等）。数据库收录来自四种分析技术的图谱和数据，即气相色谱-质谱联用法（gas chromatography/Mass spectrometry,

GC/MS）、核磁共振分析法（nuclear magnetic resonance spectroscopy，NMR）、红外光谱法（infrared spectroscopy，IR）和气相色谱保留指数方法〔gas chromatography retention indices，GC（RI）〕。

数据类型 数据库收录的数据包括质谱谱图、核磁共振谱图、红外谱图和气相色谱保留时间指数。其中，质谱数据为电子轰击电离质谱图；核磁共振数据为质子分辨率大于200Hz的傅立叶变换核磁共振谱图，谱图类型包括^{1}H谱、^{13}C谱（偶合及^{1}H去偶）、^{31}P谱（偶合及^{1}H去偶）和^{19}F谱；红外分析数据包括化合物的凝聚态谱图、正常气态谱图以及气相色谱裸管谱图。气相色谱保留时间指数是气相色谱用于定性分析的参数之一，是由系列烷烃化合物在相同分析条件下的色谱保留时间计算得到的，数据库收录的保留指数的测试条件要求与数据库内由气相色谱-质谱联用技术获得的质谱数据相同。中心分析数据库有纸质版和电子版两种形式，电子版数据库以光盘或移动介质的形式发行，其质谱图和保留指数可用于气相色谱-质谱联用分析的自动检索。纸质版以便携式文档格式保存，可以查看和打印，但不能用于分析仪器的自动谱图检索。

编制和批准流程 中心分析数据库由禁止化学武器组织技术秘书处组织编制和发行，数据采集、验证和测试以及数据库维护等具体工作由该组织的中心实验室负责。禁止化学武器组织鼓励并欢迎成员国的相关实验室为数据库提供分析数据，用以不断扩充数据库。至今，中心分析数据库的大部分分析数据都是由该组织成员国的分析实验室、特别是

该组织的指定实验室自愿免费提供的（见禁止化学武器组织指定实验室）。为了保证数据库收录数据的质量和准确性，中心分析数据库的编制和批准一直严格遵循禁止化学武器组织的相关规定和如下程序：①禁止化学武器组织技术秘书处收到成员国分析实验室递交的数据后，首先由该组织的中心实验室对照预先规定的技术指标和格式进行形式检查并编号。②数据交予来自多个成员国专家组成的验证专家组，进行分析数据的检查和验证。③经验证的分析数据由禁止化学武器组织总干事交予执行理事会批准。④批准的分析数据返回中心实验室，通过实际样品的分析进行数据的功能性测试。⑤通过测试的数据再次交给验证专家组，进行数据真实性检查。⑥中心实验室将通过真实性检查的分析数据收录数据库。⑦当新收录的分析数据累积到一定数目后，禁止化学武器组织内部监察办公室对收录新数据的数据库进行质量检查，并给新版数据库授予证书，随后由技术秘书处向成员国公开发行新版的纸质版和电子版（光盘或移动介质）中心分析数据库。

应用 中心分析数据库收录的分析数据，主要用于公约核查活动中的样品分析，包括现场分析和场外分析（见化学武器核查分析）。目前禁止化学武器组织只应用气相色谱-质谱联用仪进行现场样品分析，因此，用于现场分析的数据库仅限于从中心分析数据库提取的质谱图谱和气相色谱保留时间指数，经内部监察办公室的质量检查和批准后出具证书，以保证现场分析结果的质量和可信度。此外，中心分析数据库也免费提供给所有的该组织的成员

国，用于禁止化学武器组织指定实验室效能水平测试相关的样品分析，以及帮助成员国的其他分析实验室，进行与公约履约相关的化学防护和应急分析测试。

（李桦 刘勤）

huàxué fánghù

化学防护（chemical protection against toxic chemical agents）

为保护人员免受化学毒剂及其他危害化学品的伤害而制定和建立的防护策略、措施和方法。狭义的化学防护是军队针对化学武器和化学战剂所采取的防护策略和措施。在平战结合、军民融合的新形势下，化学防护的任务扩展为针对已知和潜在的化学威胁，制定全面防护和对抗策略，建立系统的化学毒剂防护技术和物质供应体系，对外应对化学战和化学恐怖袭击、对内应对化学毒剂及其他危害化学品所致的突发化学事件和群体中毒事故，以保障国家化学安全、军队和民众健康。因此，化学防护的广义范畴，涵盖了上述的化学威胁对抗策略和防护体系。

简史 化学防护的理论和技术体系是在应对和减轻化学武器杀伤作用的过程中逐渐发展起来的，经历了第一次世界大战、第二次世界大战、冷战和《化学武器公约》生效后等重要发展时期。第一次世界大战期间，化学武器首次在战争中大规模使用，以氯气、光气为代表的刺激性和窒息性毒剂对作战人员呼吸道和眼的伤害，促使德、英、法、美等参战国和军队从 1915 年起，相继开发了一系列的呼吸防护器材，从最初的浸渍化学试剂的防毒气口罩、用棉布或法兰绒制作并带有玻璃镜片和橡胶排气阀的防护头罩，到用天然橡胶制成、配有眼窗和滤毒罐的全面式防毒面具。第二次世界大战期间，尽管化学武器未在战场上大规模使用，但大多数参战国都进行了化学战和应对化学战的准备，主要参战国利用个人防护装备和集体防护工事的能力都有所提高。在呼吸防护器材方面，随着材料和设计的不断改进，防毒面具的防护性能有了显著提升。芥子气等糜烂性毒剂的出现，促进了橡胶制作的隔绝式防护服等皮肤防护器材的开发和生产。在此期间，对化学战剂毒性作用、医学防护和救治的研究也逐渐展开。由英国牛津大学科学家合成的 2,3-二巯基丙醇（British anti-lewisite，BAL），被开发成为首个特效抗毒药物，用于路易氏剂中毒的救治。第二次世界大战结束至冷战时期，世界上多个国家拥有化学武器研发和防护计划，美国和苏联的军备竞赛导致化学武器的大量生产和储备，化学防护理论和技术也得以快速发展，从化学战情报的采集分析，个人和集体防护技术，到侦检、洗消技术和中毒救治技术，逐步形成体系。防毒面具和防护服等个人防护器材配套成熟，防护性能和舒适度不断提高；对已知的化学战剂有了相应的快速检测技术和洗消方法。20 世纪 50 年代中期兴起的神经性毒剂毒理学机制和防护救治研究，推动了以阿托品、肟类药物和可逆性胆碱酯酶抑制剂为主的神经性毒剂救治和预防药物的开发，并带动氰类毒剂和失能剂等化学战剂救治药物和防治措施的研究。进入 21 世纪以来，为了应对化学、生物、核和高新武器的多重威胁，建立了核化生整体防护理念和策略，促进了化学防护技术与核和生物防护的整合，以及化学防护研究和应用的军民融合。另外，化学防护技术的研究和产品开发紧跟科学技术发展的趋势，利用纳米材料及其他新型材料，转基因、基因编辑、酶定向催化、细胞和免疫治疗，以及生物制剂等新技术，开发新型检测器、防护装备和洗消救治产品。

原则 化学防护的核心是避免或减少人员与毒剂毒物的接触和暴露。在涉及化学毒剂的作业和行动中，应遵循"以最少的人员和最短的时间，接触最小量毒剂"的化学危害控制原则，通过采取一系列的防护措施，将毒剂对人体的危害降至最低，或将危害控制在一定的范围内。

分类 根据防护对象和组织方式的不同，可将化学防护分类为个人防护和集体防护。按防护原理和技术，又可分类为物理防护、医学防护和工程（机械）防护等。物理防护利用防护器材或装备，在毒剂和人体之间建立物理隔离屏障，阻断或减少人体与毒剂的接触，故又称器材防护（见化学毒剂个人防护器材）。医学防护包括服用预防药物、人员洗消和中毒救治（见化学毒剂医学防护）。工程（机械）防护则是采用工程或机械原理和技术进行人员防护，如利用带有空气过滤和净化装置的防护工事或帐篷等实施人员的集体防护，通过控制建筑内的空气流动方向和压力差等方式，控制污染扩散，逐级降低污染。

技术 与化学武器和化学毒剂医学防护相关的技术主要包括侦检技术、器材防护和药物防护技术、洗消技术、中毒救治技术。此外，化学战和突发化学事件的情报采集和分析、教育和培训、应急处置和勤务保障等，也是化学防护技术体系的重要内容。根据防护对象的不同，化学防护技术又有个人防护技术和集体防护技术之分。

侦检技术 依据化学、物理学和生物学原理开发和建立的毒剂快速检测技术、连续监测技术、定性定量分析技术，主要用于发现和识别化学毒剂，确定涉事毒剂种类和污染程度，为人员的合理防护、正确洗消和救治提供依据（见化学毒剂侦检）。

器材防护技术 开发和利用防毒面具和防护服等个人防护器材，在人体与毒剂之间建立物理隔离屏障，阻断或减少毒剂与人体接触的防护技术。

药物防护技术 在认识和理解化学毒剂中毒途径、体内过程和毒理学机制的基础上，开发针对特定毒剂的预防药物、特效解毒药物和给药器械，以及可用于多种毒剂染毒的外用防护剂和洗消剂，并制定给药方案和使用规范等。例如，针对氰类毒剂中毒而开发的抗氰胶囊，在接触毒剂前提前30分钟服用，可以预防中毒；在暴露中毒后作为急救药物服用，可以有效对抗毒剂的毒性作用，减轻中毒症状，为后续治疗争取时间。

洗消技术 针对特定种类或多种化学毒剂，开发基于不同原理的洗消剂以及用于个人或集体洗消的器材和装备，建立适合不同洗消对象的洗消方法，制定洗消流程和规范。例如，采用性质温和的酶制剂，洗消伤员皮肤和伤口沾染的毒剂；利用活性炭的吸附作用，吸附过滤污染空气中的毒剂；通过蒸气加热，消除防护服等器材表面的毒剂；基于水解和氧化等化学反应原理，用化学消毒剂降解和清除地面、物体

表面污染的毒剂等。

中毒救治技术 包括伤员分类和诊断、现场/院前急救、院内治疗、综合救治和护理技术等。

（李春正 李桦）

huàxué dújì hūxīdào fánghù

化学毒剂呼吸道防护（respiratory protection against toxic chemical agents）

通过佩戴呼吸防护器材和服用预防药物，阻断或减少化学毒剂经呼吸道吸入中毒的措施和行动。呼吸道吸入是化学战剂和有毒工业气体进入人体引起伤害的主要途径，气态毒剂的呼吸道毒性效应发作快且程度重，是导致人严重中毒和死亡的主要原因之一。因此，在应对化学毒剂的威胁时，呼吸道是需要重点保护的器官之一。

呼吸毒性 呼吸系统是化学毒剂主要攻击的靶器官之一。神经性毒剂、氰类毒剂、窒息性毒剂等化学战剂都具有较高的挥发度，以气态或气溶胶经吸入染毒是它们的主要战斗形式，呼吸系统毒性是这些毒剂造成人员伤亡的主要原因。氯气、氨气、硫化氢、丙烯氰等有毒工业气体也经吸入中毒。这些化学战剂和有毒工业气体经呼吸进入气道后，能损伤气道表面的上皮细胞，引起气管和支气管炎症，严重中毒者会产生呼吸道坏死性病变，并导致呼吸障碍。如芥子气吸入导致严重中毒时，气管以及支气管坏死性病变形成的假膜脱落后会堵塞呼吸道，致使中毒者呼吸困难甚至死亡。吸入的毒剂通过气道到达肺部，直接损伤肺细胞，引起小支气管及肺部炎症和严重损伤。如光气可导致严重的肺泡血气屏障损伤，产生肺水肿并致死。成人肺泡的平均表面积为 $75m^2$（$50\sim100m^2$），为全身皮肤面积的

$25\sim50$ 倍，肺泡的表面由单层肺细胞组成，以便在肺泡囊和毛细血管之间进行快速的气体交换，神经性毒剂和氰类毒剂等化学毒剂到达肺部后，可通过气体交换快速进入血液循环，引起全身性毒性。因此，呼吸道防护在个人化学防护中占有重要的地位。

呼吸防护措施 佩戴防毒面具或呼吸器等呼吸防护器材是化学毒剂呼吸道防护的主要措施，这些防护器材通过滤毒罐的空气过滤功能或自主供给空气/氧气的方式，为佩戴者提供清洁空气，阻断空气中的毒剂经过呼吸道进入体内。呼吸防护器材主要包括过滤式防毒面具和隔绝式防毒面具/呼吸器两大类，对于高毒性化学战剂的防护，必须使用全面式的防毒面具或隔绝式的呼吸器，在防止毒剂吸入的同时，保护眼和面部免受毒剂的攻击。呼吸防护器材的防护性能取决于其防护原理、设计、使用的材料和附件的配置等因素。器材使用者在进入毒剂污染现场或进行化学毒剂操作前，应根据工作性质、毒剂种类和性状、危害水平及环境情况，确定防护等级，选择合适的呼吸器材。如现场气态毒剂的暴露水平低于立即危及生命或健康浓度时，可以选用过滤式防毒面具。当现场毒剂暴露水平高于上述浓度时，应选择佩戴自携气式防毒面具或呼吸器，用压缩气瓶或者供气管道给面具/呼吸器提供清洁氧气或空气。在采用防毒面具或呼吸器等器材防护的基础上，提前服用预防药物，能对抗毒剂的毒性效应，增强器材的防护效能。

器材对人体的影响 呼吸防护器材是在呼吸道和染毒空气之间形成物理隔离屏障，佩戴呼吸

器材对人的生理功能、心理和人体功效都会有一定的影响。对生理功能的影响主要是热效应和呼吸阻力。由于面具一般用不透气的材料制成，佩戴面具时要求保持良好的气密性，在环境温度较高时，或佩戴者在工作和活动中自身产热后，面具内的热量难以外逸，出汗产生的皮肤刺激以及在面具内的下颏处蓄积的汗水，都会导致生理不适感。心理方面的不良影响很大程度是由于面具给佩戴者视野和通信带来的限制或障碍，人与人之间产生隔离感，严重时会影响佩戴者的感知和认知功能。佩戴面具对人的正常活动也会产生一定的影响，特别是在穿戴全身防护器材时，除了视野和与人交流受到一定的限制外，还有可能会影响人体活动的灵活性和精细操作的准确性。因此，拟佩戴防毒面具或呼吸器的人员，应身体健康，有良好的呼吸系统和心血管系统功能，在接触毒剂或进入危害现场前必须经过培训和适应性训练，充分了解防护器材的工作原理、结构、性能和使用规范，在训练中逐渐适应，找到与器材相处的感觉，习惯于在穿戴防护器材的情况下进行操作和工作。

(李桦 聂志勇)

huàxué dújì pífū fánghù

化学毒剂皮肤防护（skin protection against toxic chemical agents）

采取器材防护和医学防护技术，阻断或减少化学毒剂接触皮肤引起局部伤害以及透皮吸收导致全身性中毒的措施和行动。皮肤接触中毒是化学战剂常用的作战方式之一，也是有毒或腐蚀性化学品导致人体中毒和伤害的主要途径。因此，皮肤是应对化学毒剂、特别是液态毒剂时需要重点防护的器官之一。

皮肤毒性 皮肤是重要的人体器官，覆盖于人体的体表，面积为 $1.2\sim2m^2$，厚度 $1\sim4mm$，具有保护和屏障、感觉、调节体温、分泌和排泄、免疫，以及吸收和代谢等生理功能。皮肤组织中的角蛋白、整合蛋白、粘连蛋白和胶原蛋白相互作用形成连续的分子交联以确保表皮与真皮的紧密连接，为机体提供了抵御外界生物和外源性危害物质的天然屏障。任何能破坏上述蛋白分子连续交联的化学毒剂，都会损伤皮肤的完整性，引起中毒。皮肤毒性见芥子气皮肤中毒、神经性毒剂。

皮肤防护措施 皮肤防护的首要措施是穿戴个人皮肤防护器材，在皮肤和毒剂之间形成物理屏障，阻断或减少毒剂与皮肤的接触。常用的皮肤防护器材包括化学防护服、化学防护手套和靴套等。防护服主要用于覆盖人体躯干和四肢，依据防护原理和面料的透气性能，可分为透气式和隔绝式两大类。透气式防护服的面料一般带有活性炭吸附层或者活性炭纤维和毒剂降解酶复合织物层，能吸附降解空气的化学毒剂，并允许空气和水汽自由通过，其透气散热性能好，主要用于防护气态、气溶胶态和粉末状的毒剂。隔绝式防护服采用不透气材料制成，能隔绝外界污染空气和毒剂液体与人体的接触。常用的化学防护服分为气密型、非气密型、喷射液密型、泼溅液密型、颗粒密封型等多种类型，人员在进行化学毒剂相关操作或者进入毒剂污染现场前，应根据工作任务性质和现场化学毒剂污染情况，选择合适的防护服类型。在穿戴个人皮肤防护器材的基础上采取

医学防护措施，可以进一步增强防护效能，显著降低人员伤亡。例如，提前在防护服与防护手套和靴套的交接处的皮肤上涂抹化学毒剂皮肤防护膏，口服化学毒剂中毒毒剂预防药物，以及在接触或疑似接触毒剂时，尽快使用个人洗消用品进行消毒，去除毒剂。

器材防护性能 防护服等皮肤防护器材的作用是在人体皮肤和化学毒剂之间形成物理隔离，根据防护对象的物理状态不同，防护服应具有良好的气密性，防液体泄漏、液密喷射或液密泼溅等整体防护性能，除此之外，还应有一定的物理机械性能和穿着舒适度，并能与呼吸防护器材、防护手套等其他防护用品搭配兼容。化学防护服面料的性能是决定器材防护效能的关键要素，面料应具有良好的化学防护性能和物理防护性能，前者主要是对化学物质的高耐受性和低渗透性，对液体毒剂具有良好的耐压穿透性能和拒液性能等；后者包括耐磨损、耐破坏、抗刺穿和耐低温和高温性能。除此之外，防护服的结构、制作工艺、完整性、与其配套的防护用品（如防毒面具、防护手套和靴套等）的匹配和相容性，也是决定化学防护服防护性能的重要因素。

防护器材对人体的影响 防护服等皮肤防护器材对穿着者的生理功能、心理和人体功效都有一定的影响。对生理功能的影响主要来自热效应和器材对躯体和四肢的束缚限制。透气式防护服通常是分体式的，其散热性较好，除了高温天气外，一般对人体的不良影响较小。隔绝式防护服，特别是全包覆式的气密型和液密型防护服，因其使人体与外界空

气和液体隔绝，空气和水汽不能自由穿透，防护服与人体体表之间会形成一个含饱和水蒸气的微气候区域。当环境温度在20℃及以上时，防护服内微气候区的温度会很快接近皮肤温度，机体不能散热，汗水不能蒸发，使得机体蒸发和对流这两种人体散热方式都出现障碍，不能蒸发的汗水会大量积存在防护服内，进一步增加了内环境的湿度，使穿着者产生显著的不适感。在夏季，隔绝式防护服导致的散热障碍会引起穿着者不同程度的过热，甚至发生中暑，出现头痛、恶心、耳鸣、口渴、体温升高、尿频、大汗淋漓和协调动作障碍，严重者出现昏迷。在寒冬季节，由于防护服的橡胶或高分子面料不保温而易发生冻伤。此外，全包覆的隔绝式防护服通常比较笨重，使穿着者的感觉活动和视野受限，行动和操作的准确性受到影响。由于防护服的隔绝效应，常使同伴间的通话不便，相互距离感增大，对穿着者的心理和感知也会产生影响。近年来，随着新型材料的发展，防护服在保证防护性能的前提下，向面料更轻薄、设计更合体、更符合人体功效学的方向发展，并已有冷却背心、冷却服、带微气候控制装置的热平衡防护服等产品出现。常见的冷却服是在两层隔绝材料间加入冷却剂，可以带走机体产生的部分热量，在一定程度上减少防护服对人体的影响。为了确保隔绝式防护服穿着者的健康和工作安全，一般要求其身体健康，具有良好的呼吸系统和心血管系统功能，在接触毒剂或进入危害场所前必须经过培训，了解防护器材的结构、性能和使用规范，对隔绝式防护器材引起的生理、心理效应

有足够的认识，并通过适应性训练和实景模拟训练，习惯于在穿戴防护器材的情况下进行工作和执行任务。

（李 桦 聂志勇）

huàxué wēihài xiànchǎng fēnqū
化学危害现场分区（designation of chemical hazard zones）

按照危害控制原则，将化学危害现场及周边按危害水平和健康风险的高低进行分区，用以规范人员防护水平和行为，实施污染控制的化学防护措施。化学危害分区是实现化学毒剂安全操作和有效防护的重要措施之一，通过在各个分区内分别实施与其危害水平相适应的防护措施和安全规范，可以有效控制毒剂污染，降低人员的健康风险。

分区类别 在化学危害现场，一般从化学毒剂污染源开始向外，按危害水平和健康风险由高向低将现场及其周边分为热区、温区和冷区。

热区 又称污染区或隔离区，是离化学毒剂污染源或危害化学品泄漏源头最近，且存在气态、液态或固态毒剂毒物污染的区域，或是化学毒剂的作业区。在热区内从事化学毒剂相关操作或进行化学危害处置和救援的人员，有很高的概率会直接接触化学毒剂，或被有毒空气和液体污染。因此，热区是人体健康危害风险水平最高的区域，通常用红色标示牌或警戒线将其与其他区域进行明确分隔。

温区 又称缓冲区或过渡区，是介于污染区和清洁区之间的区域，通常设在紧邻热区上风方向、与化学毒剂污染源之间有足够安全距离的区域，常用的区域标示颜色为黄色。温区内一般设有化学毒剂洗消站，来自热区的污染

人员和设备在此进行分流和洗消（见化学毒剂洗消站），同时也是对伤员进行快速分类、洗消和紧急医学处置的区域。温区内一般不存在来自化学毒剂的直接污染，但由于其与热区相邻，又是热区人员和设备的必经之处，在温区与热区的交界处有可能存在一定水平的污染。人员和设备在温区经过洗消和检测确认后，方可进入清洁区，

冷区 又称清洁区，是指温区洗消站末端检测点之外上风方向的无污染区域，通常用绿色标志牌或警戒线，将其与温区进行分隔。冷区内一般设有化学危害现场指挥中心、医疗救治站和撤离人员中转站，同时也是现场后勤保障和其他支持单元和人员的工作区域。

分区防护 化学危害现场通过分区来管理现场的人员流动，控制污染扩散。在各区分界处应设有清晰的标识，必要时指派人员进行警戒。为了减少人员污染和中毒，应严格控制进入热区的人员总数，通常只有必须进行作业和救援的人员在正确穿戴个人防护器材后，方能允许进入热区。来自热区的人员和装备必须按热区→温区→冷区的方向单向流动，无论是否有污染，都必须在温区的洗消站，经过洗消和/或检测后进入冷区。各分区内的人员应根据区域内的化学污染水平、健康风险和工作性质，穿戴相应的个人防护器材（见个人防护等级），并遵从各个分区内的行为规范。例如，在热区内的人员不能单人行动，不得随意触碰热区内的物品以及在热区内无谓停留。在进入可能存在易燃易爆物质的场所时，不得使用手机和对讲机等非防爆电器设备。在温区洗消完毕

进入冷区的人员，要尽快离开现场前往更为安全的区域。

（李桦 赵瑾）

huàxué dújì gèrén fánghù

化学毒剂个人防护（personal protection against toxic chemical agents）

以个体为单位，通过采取器材防护和医学防护的措施，阻断或减少化学毒剂与人体的接触，降低中毒风险和健康危害的过程。

个人防护原则 化学毒剂是一类高毒性的化学物质，主要通过呼吸道、眼、皮肤和伤口等途径进入体内，快速发挥毒性作用，导致人员中毒损伤乃至死亡。及时有效的个人防护，是对抗化学毒剂的毒害作用、减少人员伤亡的重要举措。化学毒剂的个人防护应遵循如下的原则。

防护为先 原则上，任何人员都不应在无防护的情况下进入染毒区域或接触毒剂。

按需防护 在进入毒剂污染区域前，首先通过信息收集和现场检测，了解毒剂的种类和大致污染程度，根据毒剂种类、物理状态（气体、液体或固体）和暴露水平、工作性质以及环境和气候等因素，决定防护等级（见个人化学防护等级），合理选择和正确穿戴个人防护器材。

分区防护 根据现场情况和健康危害风险，对化学危害现场进行分区，在不同分区内的人员，应穿着或携带与各个分区健康危害风险水平相适应的防护器材（见化学危害现场分区）；从污染区内出来的人员和装备，必须经过洗消，并确认安全清洁后，方可进入清洁区域。

个人防护措施 化学毒剂的个人防护措施主要分为物理防护和医学防护两大类，按需要重点

保护的人体器官，又可分为呼吸道防护和皮肤防护。

器材防护 利用防毒面具、防护服等个人防护器材，在毒剂和人体之间形成物理隔离层，从源头上阻断或减少毒剂通过呼吸道、皮肤等途径进入体内，保护呼吸道、眼和皮肤等人体重要器官免受毒剂的伤害，降低人员中毒和死亡的风险（见个人化学防护器材）。

医学防护 主要包括药物防护、人员洗消和中毒救治等措施。预防药物通常是针对特定化学毒剂的毒性作用和中毒机制研制的药物，人员在进入危害现场或从事毒剂相关工作前事先服用这些药物，可以减少毒剂的吸收，加速毒剂的体内降解和清除，或者对抗毒剂的毒性作用。对于神经性毒剂和氰类毒剂等致死性毒剂，提前服用预防药物不仅能降低人员的中毒风险，还能在中毒时减轻中毒症状，为后续的救治争取时间（见化学毒剂医学防护）。预防药物应在穿戴个人防护器材的基础上服用，不能替代个人防护器材。在化学毒剂污染现场，不慎接触或暴露于毒剂的人员，应尽早使用个人消毒用品进行应急洗消，去除污染。当人员出现中毒症状时，应及时采取措施进行现场急救。例如，用防毒面具或其他物品保护中毒者的呼吸道和眼，减少毒剂的继续吸入或接触；将中毒者移出污染区，脱去污染衣物进行洗消，尽快服用特效抗毒药物对抗毒剂的毒性作用。在神经性毒剂和氰类毒剂等致死性毒剂中毒时，应立即取相应的抗毒自动注射针进行自行注射或由同伴帮助注射，以减轻中毒症状，降低死亡率。

（赵瑾 李桦）

gèrén huàxué fánghù děngjí

个人化学防护等级（personal protection levels for toxic chemical agents）

在化学危害现场，根据化学危害和健康风险水平高低而制定的个人防护级别及要求。个人化学防护等级及防护要求是化学安全操作标准和个人化学防护规范的重要内容之一，用于指导危害现场人员正确选择个人防护器材。

分级依据 个人防护等级及相应的防护要求通常是根据常见化学危害的性质和健康安全风险事先制定的。在化学危害现场，指挥中心或指挥员通常依据已有信息和毒剂检测结果评估化学危害程度和健康风险，确定进入危害区域人员的个人防护等级以及相对应的防护器材。尽管不同国家、部门和行业对个人化学防护的分级方式、层级和推荐使用的防护器材有所不同，但分级的依据和用以决定防护等级高低的因素是基本一致的，即主要考虑化学毒剂的种类、物理状态和暴露水平，现场情况（未知危害/已知危害、毒剂检测结果、烟雾/液体、是否有人员伤亡或动植物异常等），环境因素（室内室外、密闭缺氧、气候条件），工作性质（毒剂操作、应急救援）等。

防护分级 个人化学防护一般分为A、B、C、D 4级，其中A级防护对应最高的危害程度和健康风险，D级对应的风险水平最低。不同防护等级及其相应的防护要求分述如下。

A级防护 为个人防护的最高等级，适用于存在高水平呼吸危害（高于立即危及生命或健康浓度，IDLH浓度）和皮肤危害（大量液态毒剂以及高腐蚀性物质）的区域，存在未知化学危害

的现场，以及存在化学危害且缺氧和通风条件不良的密闭空间。相对应的个人防护基本要求是穿戴隔绝式防护器材，这些器材能在毒剂和人体之间形成物理屏障；推荐使用的个人防护器材包括自携气式呼吸器（正压式呼吸器）或自携气式防毒面具等呼吸防护器具，全包覆式的气密性防护服，或者带有单向阀的正压式全身防护服。最先进入未知危害现场的侦查和检测人员，以及拟进入存在高水平呼吸和皮肤危害区域的人员，一般应采用 A 级防护。由于 A 级防护器材的全包覆和不透气性，穿着人员通常会经受较高的热和体力负荷，作业时需要随时监控他们的身体状况，控制工作时间。在温度较高的环境中工作时，可以在气密性防护服内穿着冷却背心进行降温。

B 级防护 这一等级适用于存在高呼吸危害（高于 IDLH 浓度或缺氧环境）和低于 A 级的皮肤危害（存在液体毒剂喷溅污染或腐蚀性化学品）的已知危害区域。B 级防护一般不要求穿着气密性防护服，但需要使用自携气式（正压式）呼吸器或自携气式防毒面具。视现场情况、工作性质和时长等需要，防护服的类型可以在连体隔绝式防护服、带有能遮盖头部和肩部防护头罩的防液体喷溅防护服加防毒手套和防护靴（套），以及透气式防护服加上防毒手套和防护靴（套）之间进行选择。例如，涉及少量液体毒剂的作业人员或在洗消站用喷淋方式帮助伤员和污染人员洗消的救援人员，可穿戴连体隔绝式防护服或者防液体喷溅防护服外加防毒手套和防护靴。由于上述防护服不是气密性的，不能完全阻断气态毒剂与人体的接触，也

不适用于存在大量液体毒剂的现场。如果操作人员拟进入的现场可能存在高水平的皮肤危害，或者其作业需要较长时间接触气液态毒剂时，应及时升级至 A 级防护。穿戴 B 级防护器材的人员也会承受一定的热和体力负荷，作业时需要随时监控他们的身体状况，并视气温情况控制工作时间，或在必要时使用冷却背心降温。

C 级防护 此等级的呼吸防护要求低于 B 级防护，适用于存在已知毒剂中低水平呼吸危害（低于 IDLH 浓度）、可能有少量液滴毒剂存在或较低皮肤危害的轻污染区域。C 级防护推荐佩戴覆盖全面部的过滤式防毒面具进行呼吸防护，如军用防毒面具或动力送风的过滤式防毒面具。皮肤防护装备与 B 级类似，视现场液态毒剂污染情况和人员的操作需求，可以在连体式隔绝防护服、带有头肩罩的防液体喷溅隔绝防护服，以及透气式防护服之间进行选择，同时穿戴防护手套和防护靴。拟进入暴露水平较低的已知毒剂危害现场的作业人员，以及在温区内负责洗消、检测、检伤分类和应急医学处置的救援人员和医护人员，一般可以选择 C 级防护。

D 级防护 适用于无直接呼吸危害和皮肤危害的区域，但区域内人员需要随时准备可能的毒剂污染。例如，在化学危害现场远离污染源的清洁区（冷区），尽管区域内一般不存在化学毒剂污染，但由于在指挥中心、医疗救治中心等单元工作的人员位置靠近危害现场，需要随时准备由于风向转变导致污染空气进入该区域，或现场出现紧急情况时有可能接触到污染伤员或人员。因此，D 级防护一般要求相应人员穿着

透气式防护服、医护工作服或连体式工装，随身携带过滤式防毒面具和防护手套，或防护口罩和乳胶手套，以便在出现突发情况时可以及时佩戴。

（李春正 李 桦）

gèrén huàxué fánghù qìcái

个人化学防护器材（personal protection equipment for toxic chemical agents） 用于个人穿戴和使用的、保护机体免受化学毒剂攻击和伤害的呼吸和皮肤防护装备。使用呼吸和皮肤防护装备保护个体免受化学毒剂的攻击和伤害，是化学防护的主要手段之一，也是在化学战和化学突发事件中避免和减少人员伤亡的主动防护措施。

简史 用于防护化学武器攻击的个人防护器材，是伴随着化学武器的大规模使用而出现，并随着化学武器、化学战剂的种类及性能变化而不断发展和改进的。1915 年 4 月 22 日，德军在第一次世界大战战场上首次大规模施放氯气攻击英法加盟军，造成无防护盟军士兵的大量伤亡。为了应对德军化学武器的攻击，盟军的最初对策是让士兵在受到攻击时用水浸湿的手帕、围巾等织物捂住口鼻和眼，以降低氯气等刺激性毒剂对呼吸道和眼的伤害。此后，英国军队很快就发明了用浸渍碳酸氢钠和硫代硫酸钠溶液的棉布制作的防毒口罩，以及用浸渍了硫代硫酸钠、皂水和甘油的黑纱缝制的称为黑面纱（Black Veil）的防毒口罩。1915 年 6 月，英军推出了用棉纱布或法兰绒制成、带有玻璃镜片和橡胶片排气阀、对口鼻和眼都有保护作用的海波防护罩（Hypo Helmet），这是全面式防毒面具的最早雏形。随之，英国人又用苯酚钠和乌洛

托品（环六甲基四胺）浸渍的棉织物制作面罩，用于防护光气。但随着德军在战场上用重炮发射毒气弹，上述布料面罩的防护效果显著下降。与此同时，德国人研制出被称为"德国面具"的全面过滤式防毒面具，其面罩用天然橡胶制成，面罩上安有两个外层为塑料、内层为明胶的护目镜片，面罩上带有螺口，可将装填了碳颗粒及其他吸附材料的滤毒罐固定在面罩上。这款过滤式防毒面具的基本结构和部分设计理念一直沿用至今。在盟军方面，英国人相继推出了 PH 型面罩，以及借鉴德国面具制作的"大盒面具"（large box respirator）和"小盒面具"（small box respirator），前者用浸渍了亚铅酸钠和乌洛托品溶液的布料作为面罩，上面配有橡胶护目镜，装填了炭末、碱石灰和高锰酸钾的滤毒罐用管子与面罩相连；后者是橡胶涂层布料面罩上配有塑料镜片和橡胶片呼气阀，英军一直使用"小盒面具"至第一次世界大战末。法国人在此期间相继研制了 M2 面罩和 TISSOT 面具，后者是轻薄且成型的橡胶面具，配有护目镜片、呼气阀和滤毒罐，面具采用在护目镜片周边进气的设计，以帮助除去镜片上的雾气，这一设计也沿用至今。第一次世界大战后期，美国军队以英国小盒面具为基础，开发了称为美国"小盒面具"或"RFK 面具"的美式防毒面具，其后在 1918 年推出橡胶全面过滤式防毒面具。第一次世界大战后期至第二次世界大战期间，随着芥子气和维埃克斯毒剂的出现，皮肤防护成为化学防护的重点，各国相继研发和生产了橡胶制作的防护服、防护手套和靴套等皮肤防护器材。第二次世界大战后，

随着新型材料的不断出现和制造工艺的进步，防毒面具和皮肤防护器材的材质、防护性能、穿着舒适度以及与人体的相容性不断得以改进和提高。如今，已有适用于不同危害环境和作业需求，以及不同人群的防毒面具和防护服。防毒面具可以同时防护核化生危害，并具有通信、通话、饮水等功能；新型防护服更为轻薄合体，面料中添加了活性炭吸附层或含有毒剂降解酶的吸附防护层，在提高防护效能的同时，具有良好的穿着舒适性。

分类 化学毒剂主要经呼吸道吸入、眼和皮肤接触等途径进入人体，引起人员中毒伤害。因此，个人化学防护器材按其用途主要分为呼吸防护器材和皮肤防护器材两大类；按防护原理又可分类为过滤式（透气式）和隔绝式。此外，个人防护器材通常还包括配发给个人使用的侦检装备、洗消和急救装备，以及配套部件，例如毒剂侦检纸和胆碱酯酶活性测定试纸条等快速检测装备，在不慎接触毒剂或中毒时用于自救和互救的个人消毒包和个人急救包，以及护目镜和冷却背心等。

呼吸防护器材 主要包括能有效保护呼吸器官、眼和面部免受毒剂伤害的防毒面具和呼吸器，新型面具还可同时防护生物战剂和放射性物质。呼吸器材细分为过滤式和隔绝式两大类。过滤式防毒面具采用过滤吸附原理，人员吸入的空气先经过面具的滤毒罐净化；隔绝式防毒面具则依靠面具或呼吸器自身携带的气源供气，或通过外接管道给面具内输入空气或氧气来满足人员的呼吸需求，使人员的呼吸器官和眼与外界有毒气体隔绝。

皮肤防护器材 主要包括防

护服、防毒手套和防护靴（套）。其中，透气式防护服能过滤和阻挡污染空气中的有毒物质，使其不能很快穿透防护服接触皮肤，与此同时透气式防护服允许空气和水汽自由透过，具有较好的透气散热性能，人员可较长时间穿着（见透气式化学防护服）。隔绝式防护服通常采用不透气的材料制成，不仅能阻止毒剂液滴的渗透，还可使穿着人员的皮肤与外界污染空气隔绝，防止气态毒剂的扩散透过。但隔绝式防护服的生理性能和穿着舒适度不如透气式防护服，穿着者机体难于散热和排汗，因此不能长时间穿着（见隔绝式化学防护服）。现有的防毒手套和靴套大多用氯丁基橡胶制成，用于保护手、足和小腿不与毒剂直接接触。防毒手套和靴套通常与防毒面具和防护服配套使用，以实现对全身皮肤的防护。

器材选择和使用 正确选择和熟练使用个人防护器材，是充分发挥器材效能的必要条件。市场上可供选择的个人防护器材种类很多，但防护性能、适用范围和使用时间各不相同。需要穿戴个人防护器材的人员应充分了解防护器材的性能和局限性，以及使用和穿戴规范。在进入危害现场或接触毒剂前，应根据工作性质，可能接触毒剂的种类、形态、暴露量和时间等因素，确定与现场危害性质和水平相符的防护等级和装备（见个人化学防护等级），选择适合个人脸型和体型的防毒面具和防护服，避免因尺寸过大或过小而导致毒剂泄漏。男同志在佩戴防毒面具前应剃须刮脸，女同志需要束起头发，以防止胡须或头发在面具的密封条和脸部之间形成缝隙而漏气。穿戴

完毕后，需要有专人检查或与同伴互相检查防毒面具的气密性，以及防护服与面具、手套和靴套的连接处是否紧密连接等。在接触毒剂之后，要按规定程序脱卸器材，并对器材进行及时洗消，以防止交叉污染或二次污染。由于个人防护器材的载毒量或防护时间都是有限的，随着毒剂浓度的增高，其使用时长降低。因此，在使用前要认真检查器材的保质期，了解其防护时间。现场使用时，应随时监测现场毒剂浓度的变化和穿着者的工作时长，必要时更换器材，以确保人员的健康和安全。防毒面具和隔绝式防护服等器材对穿着者可能会造成生理或心理的不良影响，如呼吸阻力、散热障碍等，使用时应合理选择器材。拟穿戴人员还应事先接受适应性训练，掌握器材的正确穿戴方式，熟悉并逐渐习惯器材给机体带来的约束和负荷，减轻器材对人体的不良影响。需要注意的是，任何个体防护器材的防护性能都是有限的，即使是在正确选择、合理使用个人防护器材的前提下，也只能将危害物质的威胁降到最低，仅依靠防护器材并不能够确保人员绝对安全。因此，在进行化学毒剂相关作业或执行化学应急救援任务时，相关人员应严格遵循化学危害控制原则和安全操作规范，采取有效措施控制污染和危害，尽量减少人员与毒剂的接触量和接触时间。

简易防护器材　在不具备上述专业防护器材的情况下，可以利用手边易得的简易器材和物品，如水润湿的口罩、毛巾、手帕甚至纸巾，眼镜或护目镜，雨衣、风衣或长袖衣服和长裤，保护呼吸道、眼和裸露皮肤不与毒剂接触或尽量减少接触。但上述简易器材对化学毒剂的防护性能较弱，不适合长时间使用。因此，在采用上述物品暂时保护重要器官后，应快速向上风方向撤离污染区域，在清洁处及时脱去污染外衣，用肥皂水或清水清洗裸露皮肤，进行彻底消毒。对于不慎中毒人员，在洗消后应及时接受现场救治，或前往医疗机构就医。

（李春正　李　桦）

guòlǜshì fángdú miànjù

过滤式防毒面具（air-filtering protective masks）　能有效过滤去除空气中的化学战剂及其他有害物质，保护呼吸道、眼和面部免受毒剂伤害的一类呼吸道防护器具。过滤式防毒面具的防护原理是利用面罩保护呼吸道、眼和面部，避免其与毒剂直接接触；利用滤毒罐的吸附和过滤作用，使吸入的污染空气得以净化后供人呼吸。

分类　过滤式防毒面具按其供气方式，可分为自吸过滤式防毒面具和动力送风过滤式防毒面具两类。前者借助佩戴人员自身呼吸形成的压力差和面具内置呼（吸）气阀门的导流作用，使污染空气通过滤毒罐净化后进入面罩；后者采用风机动力送风进入滤毒罐，净化后的清洁空气经导管进入面罩，供人员呼吸。过滤式防毒面具按其对面部的覆盖和保护范围，又分为全面式和半面式，全面式面具的面罩覆盖整个面部，从头顶发际处至下颌处，左右两侧接近耳朵，面罩边缘与面部皮肤贴合，能有效保护呼吸道、眼和面部免受毒剂的攻击。用于防护高毒性化学战剂的军用防毒面具，以及用于防护工业有毒气体的工业面具，都是全面式防毒面具。半面式面具的面罩一般只能罩住包括口、鼻在内的下半面，其多用于防护低危害的气态化学品，或者用于防护粉尘和颗粒。按结构的不同，过滤式防毒面具还可分为直连式和导气管式两大类，直连式面具的滤毒罐通过螺口直接固定在面罩上；导气管式面具采用导气管将滤毒罐与面罩连接使用。

结构　过滤式防毒面具主要由面罩和滤毒罐两大部分组成，在面罩上还配有眼窗、呼吸阀门等部件。

面罩　是防毒面具的主体结构，佩戴时用头带将其固定在头部，用以覆盖和遮蔽人的面部。面罩上配有视窗、（进）出气阀门、通话器和饮水管等配件，并预留螺口与滤毒罐或导气管连接。面罩的功能是隔断有毒空气与眼、鼻、口和面部的直接接触，通常采用化学耐受性良好、毒剂渗透低、对皮肤无毒无刺激，且有一定柔软性的材料制成，如天然橡胶、氯丁基橡胶和聚氨酯等，其中氯丁基橡胶是使用最多的材料，其对化学战剂的渗透性很低，并具有良好的柔性。近年来，生产的面罩一般在其边缘与面部的贴合处，都配有与面罩为一体、材料柔韧性很好的密封条带，以增强面罩与脸部皮肤的贴合度，提高气密性。

滤毒罐　滤毒罐是过滤式防毒面具的核心部件，一般为圆柱形，外壳材料多为铝合金或者化学耐受性好的聚合物，表面涂有防碱漆。现代滤毒罐内一般装填3层滤材，即由玻璃纤维纸或其他合成材料组成的滤烟层，用于滤去烟雾颗粒以及放射性灰尘和致病微生物等；以活性炭吸附剂为主体的滤毒层；以及用铜、银、铬金属氧化物和三乙烯二胺等试剂处理过的浸渍活性炭吸着剂层。

表面涂布金属氧化物或浸渍了化学试剂的活性炭能与吸附率较低的氰化氢和氯化氰进行反应，以除去空气中的毒剂。

其他部件　除了面罩和滤毒罐等主要部件外，防毒面具的面罩上还配有眼窗、呼吸阀门（又称呼吸活门）、导流罩（阻水罩）、滤毒罐座、通话器和饮水器等部件。这些部件在面具功能扩展、提高佩戴舒适度和降低生理心理不良影响等方面发挥重要作用。眼窗一般设在面罩上部、对应佩戴者眼睛的位置，不同型号的防毒面具其眼窗设计各不相同，军用面具一般为两个圆形眼窗，能提供一定视野并具有较好的抗压抗冲击强度；工业用面具为了增大视野，常把两个镜片连为一体，形成单个的大眼窗。现代防毒面具的眼窗多采用增强聚碳酸酯表面镀膜镜片，其具有良好的透光性能、机械性能和表面耐磨性能。防毒面具的眼窗部位通常可以插入镜片架，方便需要视力矫正的人员使用。面具的呼气活门一般位于口鼻部或下方，吸气活门位于滤毒罐座上，是由橡胶或其他柔性材料制成的单向活门。吸气时，吸气活门打开、呼气活门关闭，净化后的空气进入面具；呼气时，吸气活门关闭、呼气活门打开，排出面具内的呼出气。面具内通常还设有导流罩，引导气流按一定的方向在面具内流动，减少佩戴者呼出的湿气在镜片上结雾。大多数的面罩配置单个滤毒罐，有些面具的滤毒罐座位于面罩正面下方对应人嘴的位置，有些则放置在左面颊或右面颊。滤毒罐座上通常配有标准螺母接口，可以连接任何具有标准螺口的滤毒罐。现代防毒面具在面罩内还设有通话器或麦克风，有的

通话器可以通过电线与头盔的通信系统相连，以方便穿戴器具人员之间的通话以及与指挥中心进行通信联系。为了解决人员的饮水需求，有些军用面具上还装有内外相通的导管，外侧导管的接口可以与配套的水壶紧密连接。

性能　过滤式防毒面具的性能指标包括气密性、滤毒效率、防护时间和空气流阻力等。气密性的检测多采用电子设备测定同一种物质在外环境和面具内的粒子数比值，以密合因子（fit factor，FF）来表示，全面式过滤防毒面具的 FF 值一般应大于 500。过滤式面具是依靠滤毒罐内的吸附剂和吸着剂滤去空气中的有毒气体，滤毒罐的常用性能指标包括滤毒效率/容量和防护时间，滤毒罐对特定毒剂的滤过容量是有限的，防护时间与毒气的浓度、通气流速、罐内滤毒材料的有效体积以及对不同毒剂的吸附容量等因素有关。在选择滤毒罐时，需要了解该型号对不同毒剂的滤毒效率和防护时间，以便正确选择和合理使用。面具的空气流阻力是气流通过面具各个部件时产生的阻力，是影响佩戴人员呼吸和生理功能的因素之一。空气流阻力主要与面具的设计和结构有关，在使用大容量滤毒罐时，阻力增大；佩戴者的肺换气量增大，阻力也随之增大。为了减小空气阻力，在使用大容量滤毒罐时，可采用动力送风模式，以减少吸气阻力。

应用　过滤式防毒面具一般用于空气中毒剂浓度低于立即危及生命或健康浓度、非密闭空间且氧气含量大于18%的污染现场。对于化学战剂的防护，应选择配有军用滤毒罐的全面式防毒面具。石油、化工、科研、消防和冶金

等行业涉及化学危害物质的职业人员，多使用民用全面过滤式防毒面具。为了正确使用防毒面具，充分发挥其性能，使用前应根据需求选择合适的面具，在满足防护要求的前提下，减轻人员负担，例如，在毒剂浓度低于 IDLH 的场所，可以选用过滤式防毒面具，而不是自携气式呼吸器。使用前认真检查面具是否完好，滤毒罐等重要部件是否在保质期内，面具的尺寸是否适合使用者的面部，面具的密合因子是否符合要求。在不具备气密性检测仪时，可以使用香蕉油（乙酸异戊酯）等具有强烈气味的试剂，在佩戴者面具与脸部的结合处移动进行检查。如果面具有漏气，佩戴者在面具内会闻到香蕉油的气味，此时需要取下面具，重新佩戴后再行检查。

（李　桦　聂志勇）

géjuéshì hūxīqì

隔绝式呼吸器（isolated protective respirators）

依靠呼吸器自带的气瓶、产氧装置或者管道供气提供的清洁空气或氧气供佩戴者呼吸，从而使其呼吸器官、眼和面部与外界环境空气隔绝的一类个人呼吸防护器材。又称供气式呼吸器（air-supplied respirators/gas masks）或供气式防毒面具（air-supplied gas masks）。其中，自携气瓶或气源的防毒面具称为隔绝式防毒面具。隔绝式呼吸器或防毒面具的核心是其自身提供清洁、干燥的空气或氧气，这类呼吸防护器材能有效防护高浓度的毒剂、放射性灰尘和生物战剂，可用于存在高浓度呼吸危害物质、密闭缺氧、有大量一氧化碳存在的场所，并适用于存在或可能存在未知危害物质的场所。但是，与过滤式防毒面具相比，

隔绝式呼吸器/防毒面具的结构比较复杂，佩戴人员自携气瓶的负荷较重，购置维护成本也较高。

分类 隔绝式防毒面具/呼吸器按其供气形式的不同，可分为携气式和供气式两大类。自携气式呼吸器（self-contained breathing apparatus，SCBA）自带气源，根据气源的不同又分为空气呼吸器、氧气呼吸器和化学制氧呼吸器，前两类采用压缩气瓶携带空气或氧气，后者携带生氧装置提供氧气。与携气式呼吸器佩戴者自身携带气源不同，供气式呼吸器是通过供气管从固定或移动气源输送清洁空气，故又称长管呼吸器。此外，按使用者在呼吸循环过程中，面罩内压力与外界环境压力的正负压差不同，隔绝式呼吸器还可分为正压自给式和负压自给式呼吸器。

结构和性能 隔绝式防毒面具/呼吸器主要由面罩、供气源、导气管和阀门组成。

自携气式呼吸器 在化学危害场所使用的自携气式呼吸器/防毒面具，一般采用气密性良好的全面罩，供气源多为压缩气瓶，由使用人员背负携带，瓶内的气体可以是空气或氧气，供气部件包括减压表、供气阀、减压阀、高压导管和中压导管等。使用时，高压气瓶中的压缩空气经一次或两次减压后进入供气阀，供气阀有连续供气阀、应使用者呼吸动作要求开启的供气阀和压力控制的供气阀等多种类型。新型的携气式呼吸器还配有携气指示器，实时显示气瓶的剩余体积或剩余时间，用以提示佩戴人员在气源耗尽前撤离污染区域。自携气式呼吸器按其呼出气的排放方式不同，又分为开路式和闭路式两种类型。自吸开路式呼吸器通过供

气阀将洁净空气以一定的流量送入面罩内，供使用者呼吸，呼气时，供气阀停止供气，呼出的气体经面罩上的呼气阀排出进入大气，气瓶的供气时间一般为30~60分钟。闭路式呼吸器主要由高压气瓶、减压器、吸气管、气囊（呼吸仓）、清洁罐、呼气软管、冷却罐、背具和背带组成。压缩氧气经减压器、供气阀进入呼吸仓，再通过吸气管、吸气阀进入面罩供使用者呼吸；呼出气经呼气阀、呼气软管进入清洁罐，经罐内的氢氧化锂等碱性物质去除二氧化碳和水后再进入呼吸仓，与钢瓶所提供的新鲜氧气混合，供循环呼吸，整个过程与外界大气环境隔绝。闭路式呼吸器的优点是能循环使用氧气，气瓶的供气时间可长达4小时，但缺点是佩戴者的负荷较重，需要定期更换清洁罐中的化学物质；化学吸附二氧化碳的过程会产热，对于穿戴气密性防护服的人员而言，可能会增加热效应。

供气式呼吸器 这类呼吸器用长管从固定或移动气源向使用者输送清洁空气，主要由面罩、导气管、长管、流量阀和供气管和报警装置等组成。按照供气方式，长管呼吸器还可以分为自吸式、连续送风式和高压送风式3种类型。自吸式呼吸器依靠使用者自主呼吸获得清洁空气；连续送风式采用风机或空压机送风，为使用者输送新鲜的清洁空气；高压送风式则采用压缩空气或高压气瓶作为气源，使用的导管要能耐压，气体在进入面罩前经过高压减压器减压，并经过滤器过滤。

化学制氧呼吸器 此类呼吸器由产氧系统（产氧罐、启动装置和应急装置）、降温系统（冷却

管、降温增湿器）、储气装置（储气囊及排气阀）、保护外壳、供气系统和背具等组成。其原理是利用佩戴人员呼出的水和二氧化碳与产氧系统内的生氧剂发生化学反应，释放出氧气供人员呼吸。

使用和维护 隔绝式呼吸器/防毒面具有呼吸顺畅、视野开阔、适应面宽等特点，适用于存在未知危害源、化学毒剂暴露浓度高于IDLH浓度的场所，也可以用于密闭空间、空气不流通且缺氧（氧气含量低于18%）的场所。使用前，需要根据危害场所化学毒剂的性质和暴露浓度、使用者的工作性质和时长，选择适宜呼吸器种类。例如，携带压缩空气瓶的开路式呼吸器，气瓶供气时间一般为30~60分钟，适用于短时作业或救援行动。携氧闭路式呼吸器的使用时间为2~4小时，但其结构和使用相对复杂，有的使用者可能对高浓度氧（>21%）不适应而产生不良反应。再者，由于氧气是助燃气体，携氧开路式呼吸器一般不能用于火场的消防作业。供气式呼吸器使用长管供气，使用人员的携带负荷小，但机动性较差，且在使用中存在因导管阻塞或断开而断气的风险，一般适用于固定岗位人员或者小范围流动人员使用。由于隔绝式呼吸器的结构复杂、携带负荷较重，对使用者的生理和心理有一定的影响。因此，要求使用者的健康状况良好，特别是呼吸系统和心血管系统的功能正常；使用前需要经过专业培训，了解呼吸器的工作原理、结构和安全使用规范，并通过适应性训练和模拟危害现场的演练，熟练掌握器具的使用和紧急情况下的应对程序。此外，隔绝式呼吸器的日常维护也很重要，呼气器使

用的气源需要符合相应的国家标准，使用前应认真检查面罩、气瓶、阀门，以及其他部件的完好性，使用后要及时清洁和保养。

（李　桦　聂志勇）

huàxué fánghùfú

化学防护服（chemical protective clothing）

用于阻断化学毒剂及其他化学危害物质与人体皮肤的接触，保护人体皮肤免受毒剂伤害的皮肤防护器材。又称防毒衣。化学防护服是个人化学防护器材的重要组成部分，通常与防毒面具、防护手套和靴套配套使用。

简史　化学防护服是在第一次世界大战末期随着糜烂性毒剂芥子气在战场上的使用而出现的。1917 年，德国军队率先在第一次世界大战战场上使用芥子气，其不仅能蒸发后通过呼吸道使人吸入中毒，而且能污染皮肤以及渗透服装和鞋袜而接触皮肤，造成染毒部位皮肤的局部损伤，并且经透皮吸收后引起全身性中毒。为防护芥子气皮肤中毒而出现的第一代皮肤防护服，是用不透气的油布制成的，能有效阻止芥子气的渗透。之后，各国相继开发和生产了用合成橡胶、塑料、氯丁基橡胶和高分子材料制作的隔绝式防护服。20 世纪 20 年代，美国军队首先开发和装备了透气式化学防护服，这种早期的透气式防护服是用氯化石蜡将消毒剂浸渍在普通军服上制成的，接触防护服的毒剂可被面料中的消毒剂吸附并发生反应，使毒剂消除。60 年代，英国军队研制并装备了含炭的透气式防护服，其利用面料内层黏附的活性炭吸附毒剂，且能散热和排出水汽。含炭透气式化学防护服很快就发展成为一类应用广泛的个人皮肤防护装备。

近年来，随着新型防护材料的出现和制作方式的改进，防护服的防护性能和舒适度不断提高，如采用球形活性炭技术生产的活性炭复合织物、将活性炭纤维与经阻燃处理的聚酯织物或棉织物复合编织得到的活性炭布，以及利用聚合物包覆活性炭技术生产的新型面料制作的透气式防护服，不仅具有良好的毒剂吸附性能和透气散热性能，体积小，重量轻，穿着舒适，而且有很好的阻燃、拒油和防撕裂功能。

分类　化学防护服有多种分类方式，按防护原理和面料透气性能的不同，可分为隔绝式和透气式两大类。隔绝式防护服一般采用优质氯丁基橡胶等不透气材料制成，能使穿着人员的皮肤与外界污染空气和有毒有害液体隔绝，阻断液体毒剂的渗透和气态毒剂的扩散透入，也可阻挡生物战剂及放射性灰尘的通过。但是，不透气的隔绝式防护服在阻挡毒剂的同时也阻碍了机体的排汗和散热，使得机体产生的热量和水汽不能及时排出，穿着者的体温随时间延长而不断上升。因此，隔绝式化学防护服不能长时间穿着。透气式化学防护服是由浸渍化学活性物质的透气织物或活性炭复合织物制成，能在空气通过时吸附降解其中的化学毒剂及其他有毒物质，同时允许空气和水汽自由通过，透气散热性能好。按防护服对穿着者全身的覆盖程度，又可将其分为全包覆式防护服和非全包覆式防护服，前者可以覆盖穿着者的全身以及其携带的呼吸防护器具，与自携气式呼吸器或长管呼吸器配合使用，可以为穿着者提供气体密封和液体密封防护。非全包覆式防护服主要提供躯干和四肢的皮肤防护，

不包覆呼吸防护器具。按防护目的或防护对象的物理状态分类，化学防护服有气密型、非气密型、喷射液密型、泼溅液密型和颗粒密封型等多种类型。按结构和形式的不同分类，化学防护服有连体式和分体式、密封头罩式和非密封头罩式、衣裤式和斗篷式等类型。连体式化学防护服的上衣和裤子连为一体，通常带有头罩，有的还包括手套和靴（套）。密封头罩式化学防护服的头罩是带有宽大眼窗的整体气密结构设计，可将人员头部及呼吸防护器具同时罩于其中。非密封头罩式化学防护服的头罩面部是开口的，可与防毒面具或防护眼镜等配合使用。一般而言，连体式和密封头罩式化学防护服比分身式、非密封头罩式化学防护服的防护等级更高，其密封性能更好。按防护能力的高低，还可将化学防护服分为重型防护服和轻型防护服。前者的防护时间长，对多数毒物的防护时间在 8 小时以上，可用于化学战剂和高毒工业化学品的防护；后者的重量轻，通常不配备呼吸防护器具，仅适用于酸碱等一般危害性质的化学品防护。此外，按是否重复使用分类，化学防护服有一次性使用、有限次数使用和可重复使用这 3 类。

选择　合理选择防护服，是正确有效实施化学毒剂皮肤防护的关键。使用前，应根据毒剂种类、危害水平、环境情况和工作性质进行危害评估，确定所需的皮肤防护等级（见个人化学防护等级）。同时，在充分了解防护服性能和适用范围的基础上，按照有效、适用和舒适的顺序，首先选择性能良好，能为穿着者提供有效和可靠皮肤防护、能与呼吸防护器具和其他装备相兼容的防

护服；其次，考虑工作性质和环境作业条件等因素，选择便于穿着者开展工作和活动的防护服；在有效防护和适用的前提下，选择舒适性好、对穿着者生理负担（如热负荷）小的防护服。例如，在进入存在未知危害气体污染或者已知危害气体浓度高于立即危及生命和健康浓度（IDLH浓度）的场所时，需要选择与A级防护相对应的气密型化学防护服；在无法判断现场液体危害化学物质的压力高低时，以及面临压力较高的液体危害物质时，可选择喷射液密型防护服；而对于压力较低、只有少量液体化学毒剂或腐蚀性化学品的现场，一般使用泼溅液密型防护服就可以满足防护要求。

使用维护 在使用化学防护服前，首先要确定与所需防护等级相匹配的防护服类型和配套装备，其次应选择适合自己尺码的型号。在穿戴前必须检查防护服的完整性，避免使用有破损、拉链不密封的防护服，并确认其与呼吸防护装备和其他装备的配套适用性。进入污染区前，应按事先制定的程序正确穿着防护服，并由安全员或同伴检查拉链以及与防毒面具、手套和靴套的连接处是否闭合，上衣门襟处是否叠合平整，需要时可以用耐化学物质的胶带粘合封闭防护服与手套和靴套的结合处，气密型防护服还需要检查整体气密性。需要在污染区内长时间工作时，应该注意防护服的防护时间，必要时停止作业更换防护服。作业期间如出现皮肤瘙痒、刺痛等异常情况时，应尽快离开污染区，洗消后脱卸防护服进行检查。离开污染区后，应及时洗消。隔绝式防护服可以用消毒液和清水冲洗后脱

卸；透气式防护服一般不能用水洗消毒，可以先用化学毒剂消毒包，或棉织物和纸巾等轻拭去除表面沾染的少量液体毒剂，以内面外翻的形式脱卸防护服，妥善密封放置，随后按相关规定进行消毒处理（见个人防护器材洗消）。可重复使用的防护服在洗消后，需要经检测确认其清洁度，并检查各个部位是否完好无损，随后在避光、干燥、适宜温度和通风的条件下保存，期间应避免与化学物质接触。

培训 个人防护器材使用培训和适应性训练是最大程度发挥器材防护效能的关键措施。拟使用防护服等器材的人员在首次使用器材进入化学毒剂危害场所前，必须接受培训。培训内容包括化学毒剂的皮肤毒性及其防护，不同类型防护器材的防护原理、性能和适用范围，防护器材的选择、使用、洗消和维护，正确穿着和脱卸程序，以及穿着后的适应性训练。对于拟穿着全包覆气密型防护服的人员，适应性训练尤为重要，通过训练，穿着人员可以掌握正确的穿脱方法，熟悉紧急情况时的处置方法和流程，并习惯于在穿着全包覆气密性防护服和使用自携气式呼吸器的情况下进行工作和操作。

（李 桦 聂志勇）

tòuqìshì huàxué fánghùfú

透气式化学防护服 （permeable chemical protective clothing）

由浸渍了化学活性物质的织物或者含炭透气性织物为面料制成，能阻止和滤过污染空气中气态、雾和烟态化学毒剂，并允许空气和水汽自由通过的一类化学防护服。又称透气式防毒衣。现代透气式防护服能防护化学毒剂、生物战剂粒子和放射性灰尘，具有

良好的透气、散热、阻燃、伪装、防雨、防光辐射等性能，以及良好的穿着舒适度。

分类 按防护原理，透气式化学防护服可分为化学吸收型和物理吸附型两大类。化学吸收型防护服面料织物上浸渍的化学活性物质能与毒剂发生反应，使其降解消除，例如氯酰胺浸渍型防护服。物理吸附型防护服是利用活性炭等强效吸附剂对毒剂的吸附作用，阻止毒剂透过而起到防护作用。化学吸收型防护服对毒剂的吸收作用一般具有选择性，只能针对特定的毒剂种类，且氯酰胺等化学试剂本身对皮肤有一定的刺激作用，现已逐渐被含炭吸附型防护服所替代。近年来出现的新型透气式防护服，采用活性炭纤维和毒剂降解酶复合织物作为面料，可以同时吸附和降解化学毒剂，防护性能得以进一步提高。

材料和性能 现有的透气式化学防护服面料多由两层或三层织物组成，外层为功能层，其主要材料为棉，棉与化纤材料的混纺或交织织物，或者是涤纶与尼龙的混纺织物，可为防护服提供基本强力和物理机械性能，并可根据不同的需求，增添拒水、拒油、阻燃和伪装等功能。中间层或内层为吸附层，具有吸附毒剂的功能，目前多采用含活性炭等吸附材料的织物，如含炭绒布、球形活性炭复合织物、活性炭纤维复合织物、聚合包覆活性炭等，后三类为新型材料，对化学战剂的防护时间可长达十九至二十四小时。高防护性能的透气式防护服一般具有良好的毒剂吸附性能和防毒剂渗透性能，面料织物的透气性和伸展性良好，穿着柔软舒适且热负荷小。

应用 透气式化学防护服多为分体式的，由带头罩的上衣和裤子组成，可与防毒面具/呼吸器、防护手套和靴套配合使用。透气式化学防护服主要用于防护毒剂污染的空气，气态、雾和烟态以及气溶胶形式的化学毒剂，通常作为 B 和 C 级皮肤防护器材（见个人化学防护等级），与自携气式呼吸器或过滤式防毒面具等配合，在没有大量液体毒剂和未知毒剂存在的低皮肤危害场所使用。透气式化学防护服是军民两用的皮肤防护装备，可以用作军人和特警的战斗服，也可用于化工、矿业等行业，以及在化学事故处置和救援中使用。相对于隔绝式防护服，透气式防护服的重量轻，面料柔软、穿着舒适度高，对穿着者的束缚和热效应较低。但透气式防护服对毒剂液滴的防护能力差，且活性炭吸附层受温湿度的影响较大，当使用时间过长或在高浓度毒剂污染环境中使用时，活性炭吸附毒剂或有害化学物质会达到饱和，此时毒剂和有害物质就有可能穿透防护服，对人体造成伤害，因此，应避免在有大量液体毒剂的区域以及接触大量毒剂液滴的作业中使用透气式防护服，使用过程中还应注意防护服的有效防护时间。

（聂志勇 李 桦）

géjuéshì huàxué fánghùfú

隔绝式化学防护服（impermeable chemical protective clothing） 由橡胶或多层复合膜等不透气材料制成，在一定时间内能使穿着者皮肤与外界环境中气态和液态化学毒剂隔绝的一类化学防护服。又称隔绝式防毒衣。隔绝式防护服的防护可靠性高，对高毒性和持久性的化学战剂及其他有毒化学品有良好的防护性能，

但由于空气和水汽不能自由通过防护服的面料，穿着者会承受较大的机体负荷和热效应。

分类 按结构形式和对身体的覆盖面，隔绝式防护服可分为全包覆式和非包覆式、连体式和分体式、密封头罩式和非密封头罩式、衣裤式和斗篷式等多种类型。连体式防护服的上衣和裤子连成一体并通常带有头罩，有的还带有手套和靴（套）。分体式防护服则由带头罩的上衣和带靴套的裤子组成，或由带头罩的上衣和裤子组成。密封头罩式的连体化学防护服可以是气密型的，其头罩为整体气密结构，可将穿着者的头部和呼吸防护器具同时罩于其中，封闭头罩面部通常配有宽大眼窗，使穿着者有良好的视觉。非密封头罩式化学防护服在头罩面部有开口，可以与呼吸防护面具搭配使用。一般而言，连体式和密封头罩式的化学防护服比分体式、非密封头罩式的密闭性能更好，防护等级更高。根据防护目的或防护对象的不同，隔绝式化学防护服又可分为气密型、液密型和颗粒粉末密封型等多种类型。气密型化学防护服多为全包覆型的，与自携气呼吸防护器具配合使用，可以在人体和气液态毒剂之间形成完整的物理屏障，是等级最高的个人防护装备。液密型化学防护服主要用于防护液态毒剂，防止液体状毒剂的穿透和渗透，有连体式和分身式等不同的设计。

材料与性能 隔绝式化学防护服一般采用丁基橡胶或氯（溴）化丁基橡胶的双面涂层胶布、多层高分子复合膜材料、聚合物涂层织物等不透气材料制成，并对防护服的接缝和拉链等接合部位，有严格的气体和/或液体密封性要

求。隔绝式防护服的防护原理是利用不透气材料显著减缓毒剂的渗透速度，其防毒性能主要包括防渗透性能和防穿透性能。渗透是有毒化学物质在材料中以液体或以分子形式透过防护材料的过程，防护服的防渗透性能取决于其面料阻碍毒剂透过的性能，通常以毒剂从材料表面渗透至材料内面的时间为评价指标，渗透所需时间越长其防毒性能越好。穿透则是有毒化学物质通过材料上的小孔和针孔、防护服的接缝和拉链，以及服装结合部或破损处进入内部的过程，防穿透性能与防护服的设计、材料和制作工艺有关。此外，隔绝式防护服还应具有良好的拉伸强度以及防撕裂、防刺穿性能。现代隔绝式防护服一般具有良好的气密性或液密性，可使穿着者得到有效的防护，并且可耐寒、抗老化和耐洗消。但是，与透气式防护服相比，隔绝式防护服的生理性能较差，特别是全包覆式或连体式防护服给穿着者带来的负荷较重，不透气材料可导致机体散热、排汗障碍，在炎热天气条件下可使穿着者产生过热而中暑。通过改进材料的重量、柔软度和舒适性，在防护服内穿冰冷背心、采用与空气再生装置配套使用的内循环通风设计等措施，可以减轻隔绝式防护服对人体生理和心理的不良影响。此外，在使用前进行适应性训练，使用中根据穿着者的体能情况控制穿着时间，也能改善使用者的穿着体验。

应用 隔绝式化学防护服在军事行动、化工生产，以及化学应急救援和处置中有广泛的应用。不同类型的防护服其防护对象和应用场所有所不同，使用前应根据现场情况、作业任务和危害评

估、选择与防护等级相适应的防护服类型。例如，拟进入存在未知化学危害场所、可能接触高浓度已知毒剂的人员，应选择气密性化学防护服；涉及大量液体毒剂的作业或危害现场，需要穿着液密型防护服。此外，化学防护服功效的发挥，还取决于穿着者对其性能和局限性的了解，以及是否能正确穿脱和使用防护服。对于拟使用全包覆式和气密型等高等级防护服的人员，在首次穿着并进入危害现场前必须接受培训，熟悉化学防护服及其他防护器材的性能和使用规范，通过适应性训练熟悉掌握器材的正确穿着和脱卸，找到与器材相处的感觉，能在穿戴器材的情况下进行通信和从事各项工作，以确保在危害场所作业时的安全性。

（李桦 赵瑾）

huàxué fánghù shǒutào

化学防护手套（chemical protective gloves）

保护手部免受化学毒剂及其他危害化学品污染和伤害的个人皮肤防护器材。又称防毒手套。手部是接触化学毒剂最多的部位之一，化学防护手套能有效防护气态和液态等不同物理状态的化学毒剂，可以单独使用，也可与化学防护服和防护靴（套）等器材配套使用，对人体皮肤形成全面保护。用于防护化学毒剂的防护手套多采用化学耐受性能和防渗透性能良好的丁基橡胶和氯丁基橡胶制成，可在化学战剂等高毒和剧毒化学品污染环境中使用数小时至24小时。近年来出现的以丁腈橡胶和氟橡胶为材料制成的化学防护手套，对石油类产品和碳氢溶剂有较好的防渗透性能。

化学防护手套在使用前需要检查其完整性，避免因使用破损或老化手套而引起手部皮肤损伤。在防护化学战剂等高毒性物质时，最好佩戴双层手套，内层多为纯棉手套，外层为丁基或氯丁基化学防护手套。在与透气式防护服配套使用时，一般将外层防护手套上沿套在防护服衣袖的外面，并用宽胶带固定和密封手套与防护服衣袖的结合处，以防止气态或液体毒剂从手套开口部渗入而接触手部皮肤。对于隔绝式防护服，则通常将手套戴在防护服的衣袖内，用胶带密封衣袖与手套的结合处。佩戴化学防护手套后对手部的精细活动，如采样、检测设备的操作、伤员洗消和救治等会有一定的影响，使用前的适应性训练可以帮助使用者找到感觉，习惯在戴防护手套的条件下进行操作。

（聂志勇）

huàxué fánghù xuētào

化学防护靴套（chemical protective overboots）

保护足部及小腿免受化学毒剂及其他危害化学品污染和伤害的皮肤防护器材。又称防毒靴套。在化学毒剂污染区域，特别是在有液滴态芥子气、维埃克斯和梭曼等持久性化学战剂污染区内作业和活动的人员，其足部和小腿下部很容易沾染毒剂，液态毒剂很容易透过衣物接触皮肤而导致人体中毒。因此，足部防护是皮肤防护的重点之一。

化学防护靴套一般采用化学耐受性能和防渗透性能良好的丁基或氯丁基橡胶布制成，靴底粘有橡胶布层以增加牢固度，靴帮上配有系带或粘扣，将靴套口系紧并固定在小腿上。化学防护靴套对化学战剂、有毒和腐蚀性化学品有良好的防护效能，可以单独使用，也可与化学防护服和防护手套配套使用。在化学危害现

场使用时，通常将在防护靴套套在能防刺穿的厚底作战靴或劳动保护鞋外面。在与透气式化学防护服配套使用时，要将防护服的裤腿塞进靴套内，系紧靴帮上的系带或粘扣，必要时用宽胶带固定和密封靴套与裤腿的交接处，以防止毒气或毒剂液滴经交接处穿透进入。在穿戴隔绝式防护服时，一般将防护服的裤腿套在靴套的外面，并用宽胶带固定密封二者的交接处，以便在全身喷淋洗消时避免污染水和消毒剂进入靴套。除了军事用途外，化学防护靴套在石油、化工、消防、采矿等行业也有广泛的应用。

（聂志勇）

huàxué dújì jítǐ fánghù

化学毒剂集体防护（collective protection against toxic chemical agents）

为避免和减少化学毒剂对作战人员和民众等群体的攻击和伤害而采取的集中防护措施。化学毒剂的集体防护主要利用防护工事和防护帐篷等专用防护设施，这些设施通常是与外界空气隔绝的，或者进入的空气经过净化处理，设施内还事先配备了通信、毒剂检测、洗消和中毒救治等器材装备，并有专业人员引导和帮助作战人员和民众进行防护，避免与毒剂的接触和中毒。这些防护工事和设施在设计和建造时一般也兼顾了生物和核攻击的防护需求。

化学防护工事按其防护原理，主要分为密闭式防护和过滤通风式防护两大类。前者又称隔绝式防护工事，其利用密封技术和措施，将防护工事与外界空气隔绝，人员只能利用工事内的有限空气量，或利用氧气再生装置供氧。这类工事多用于核化生袭击时的短时躲避。过滤通风式防护工事

内装有空气过滤净化和通风装置，能为工事内的人员提供清洁新鲜空气，以满足战时指挥、通信、医疗人员长时间的工作和休息需求。除了密闭和过滤通风装置外，防护工事通常还具有毒剂检测、报警、洗消和中毒急救功能，并能为工事内的人员提供餐饮和医疗等服务（见化学防护工事）。

在不具备专业防护工事等设施的情况下，可以利用车辆、舰船或密闭性能较好的建筑物，为群体人员提供暂时庇护。

（赵瑾 李桦）

huàxué fánghù gōngshì

化学防护工事（chemical protective fortification）

能阻挡化学毒剂进入，并采用吸附、过滤或氧气再生的方式提供清洁空气或氧气供人呼吸的一类集体化学防护设施。用于化学武器防护的工事通常是密闭性能良好并装有过滤、通风、侦检报警、洗消和救治设备的一类军用工事，能防御化学毒剂、生物战剂和放射性灰尘的侵袭，在战时和遭受化学袭击时可用作指挥、通信中心，同时可以为工作人员提供休息、进食和医疗救治的安全场所。

分类 化学防护工事的种类很多，按结构和防护原理主要分为密闭式防护工事和通风式防护工事两大类；按用途的不同，又可分为军用工事和民防工事等。根据使用目的和需求的不同，防护工事的结构、功能和设备配置各有不同。例如，用于医疗救治的防护工事，除了通用的设备设施外，通常还在入口处设置人员洗消间，并有手术室、病房、换药处置室、药房等，工事内的通道也相应增宽，以便担架和医疗设备通过。

密闭式防护工事 主要采用

工程技术手段使工事具有良好的密封性能，能阻止和隔绝外界污染空气进入工事内，人员靠工事内的有限空气量或者氧气再生系统循环产生的氧气呼吸。氧气再生装置多采用化学试剂来吸收二氧化碳和水，经化学反应后释放出氧气。因此，密闭式防护工事多用于短时防护和避险。

通风式防护工事 是一类密封性能良好并安装了过滤通风装置的防护设施，依靠过滤通风设备提供清洁空气，同时能排出工事内的二氧化碳、水蒸气、热量和不良气味。此类工事一般配置了滤尘器、有害物质过滤器、风管和风机，以及化学和生物侦检设备、洗消设备和消波设备。滤尘器通常与过滤器联合使用，前者可过滤空气中的粉尘和颗粒，后者过滤除去化学毒剂、放射性物质和致病微生物等。消波设备则可防止武器或炸弹冲击波沿滤毒通风系统的进风口和排风口进入工事内。通风式防护工事是目前主要使用的集体化学防护设施。

民用防护工事 除了军用防护工事外，密闭的地下室、坑道和防空工事，均可作为民防工事，在战时或受到核化生攻击时供民众使用。装有过滤通风设备的防空工事或地下坑道，可用作战时医院、学校、商店或工厂。城市的地下建筑和地下铁道设施，在按化学防护的要求加以改装后，也可作为民防工事用以容纳和安置大规模的居民避险。

技术和卫生要求 化学防护工事要有一定的有效密闭空间，即工事处于隔绝式防护时，工事内能提供掩蔽人员呼吸所需的空间。工事的等级不同，其人均有效密闭空间也不相同，等级高的

工事，人均有效密闭空间大，人员隔绝居住的时间就长。同时，化学防护工事还要满足一定的隔绝防护时间要求，即从工事与外界呈隔绝状态开始，到外界染毒空气透入工事主体达到事先规定的暴露量时所经历的时间。等级高的工事，对隔绝防护时间指标的要求就高。防护工事内因人群聚集而产生的气体、温度、湿度变化及不良气味等，对人体会有一定的影响。特别是密闭式防护工事，由于工事内的空气与外界隔绝且无新鲜空气供应，不良气味、温度和湿度随时间延长而增高，对人员的影响更为显著，会使人产生不适感，随着时间的延长，二氧化碳浓度增加和氧气含量减少会直接威胁工事内人员的生命安全。因此，现代过滤式防护工事内一般会配置空气监测设备，实时检测工事内的空气质量、温度和湿度，以二氧化碳允许浓度为依据，按需调节通风量，以便将工事内的不良气体成分、温度和湿度控制在一定的范围内。化学防护工事一般还应在其进出口处设有消毒设施，对进入工事的人员进行洗消，经检测确认无污染后方可进入工事，以此防止因交叉污染引起的工事内人员中毒和伤害。

（李桦 聂志勇）

huàxué dújì yīxué fánghù

化学毒剂医学防护（medical protection against toxic chemical agents）

通过采用医学技术和产品，防止或降低化学毒剂对人员伤害的措施和行动。医学防护措施按人员接触化学毒剂的不同时段，分别为事前预防用药、接触毒剂后的个人洗消和出现中毒症状时的急救和治疗。医学防护措施的核心是及时合理应用预防药

物、消毒剂和急救药物，因此，医学防护又称药物防护。目前已有的化学毒剂防护药物主要包括口服预防用药、皮肤防护药物、皮肤洗消用品和中毒急救药物。按用药方式的不同，又分为口服药物、皮肤外用药和急救注射药等。

口服预防药物 此类药物主要针对高毒性、速杀性的神经性毒剂和氰类毒剂，根据毒剂侵入人体的途径、伤害方式或毒理机制研制而得，服用后在一定时间内可以预防中毒，或在不慎接触毒剂中毒时减少或延缓毒剂的毒性效应，为后续的救治争取时间，降低死亡率。现有的神经性毒剂口服预防药物包括神经性毒剂预防复方，以及溴吡啶斯的明等胆碱酯酶保护剂等。用于预防氰类毒剂中毒的口服预防药物主要有高铁血红蛋白形成剂4-二甲氨基苯酚和对氨基苯丙酮，以及以高铁血红蛋白形成剂为药用成分的抗氰胶囊。这些预防药物的针对性很强，服药后在一定时间内对服药者有良好的保护作用。在化学战和化学突发事件现场，预防药物的服用必须听从现场指挥的统一指令，并应该按照药品说明书的剂量和服药方式正确服用。例如，神经性毒剂预防药物最好提前1~2小时服用，抗氰胶囊提前30分钟服用即可。

皮肤防护药物 用于皮肤防护的药物主要是外用的化学战剂皮肤防护膏，通常与个人皮肤防护器材配合使用。防护药膏可以在皮肤表面形成物理性屏障膜层，以防护芥子气、路易氏剂和维埃克斯等毒剂对皮肤的损伤，减少和延缓毒剂的透皮吸收。使用前，最好用干毛巾或纸巾拭去拟涂抹部位的迷彩涂料、汗水和灰尘等，

然后取药膏均匀涂抹于手部、腕部、踝部、颈部等裸露皮肤处，也可涂抹于腋窝、腹股沟、腰部等敏感部位，形成白色的可见膜层。与防护器材合用时，应重点涂抹防护器材交接处的皮肤，如防护服与面具、防护服衣袖与手套的交接处。

个人消毒用品 主要包括化学战剂消毒包、消毒手套和活性皮肤消毒剂等个人洗消器材，用于作战和作业人员在接触毒剂后的及时洗消。消毒手套的内容物是对毒剂有良好吸附作用的固体粉末，外层为棉或混纺织物，主要用于人员皮肤、染毒服装以及器具表面沾染的化学毒剂液滴的洗消。当发现皮肤和衣物的表面有毒剂液滴时，打开外包装，取出消毒手套，先用光滑的扑粉面以蘸吸的方式吸除液滴，然后用手套清洁处对染毒部位轻轻拍打消毒。如污染处无肉眼可见的液滴，则按先皮肤、后服装的顺序，轻轻拍打皮肤或衣物表面进行消毒，再换另一面擦拭清洁。使用时，避免消毒包内粉末进入伤口和眼。活性皮肤洗消液有乳液和消毒包两种形式，其活性成分性质温和，可与有机磷神经性毒剂、芥子气等毒剂发生化学反应而将毒剂降解消除，适用于皮肤和伤口的消毒。

个人急救药物 主要是装载了特效抗毒药物的自动注射针，可用于速杀性化学战剂神经性毒剂和氰类毒剂中毒的现场急救。在化学战和突发化学事件现场，如果人员疑似接触毒剂或出现中毒症状时，应立即取出进行自动注射针自行注射，或由同伴帮助注射，以便抗毒药物能及时发挥作用，对抗毒剂的毒性效应。

（李 桦）

huàxué dújì shíyànshì fánghù

化学毒剂实验室防护（chemical protection against toxic chemical agents in laboratory operation） 在化学毒剂实验室研究、测试和实验操作过程中，为防止化学毒剂及其他危害化学品引起的人员伤害和安全事故所采取的措施和行动。从事化学毒剂防护研究和测试的实验室一般会保存少量的化学毒剂及其溶液，工作人员在日常工作中会接触和使用这些化学毒剂及其他危害化学品，具有一定的职业和卫生健康风险。因此，此类实验室应该从制度和规范、设备和装置、人员教育和培训等方面采取必要的措施，进行化学危害的风险管控，并做好个人的化学防护。

制度和规范 化学毒剂实验室首先应制定实验室安全标准、工作程序和应急预案，确定相关人员应具有的毒剂操作资质。实验室还应清晰划分涉及化学毒剂的区域；根据工作性质和安全风险，明确个人防护要求；建立化学毒剂领取、使用、保存、回收、转移和销毁制度及工作流程；建立人员出入管控制度，对高风险区域实行严格的人员进入限制和登记管理。

设备和装置 化学毒剂实验室应配备适用于化学毒剂及其他危害化学品安全操作和储存的设备，包括通风柜或手套箱、专用的危害物质储存冰箱等。使用和保存化学毒剂纯品或高浓度溶液的实验室，还应常规配备毒剂检测设备、个人防护器材和消毒液，以及中毒预防和急救药物。

危害告知 常规使用和保存化学毒剂的实验室应清晰标示化学毒剂操作区、储存区以及相关的设备和仪器，明确告知所有人

员实验室正在使用或保存的化学毒剂种类、性质及其危害，并通过培训使相关人员熟悉发生意外事件时的应急处置计划和程序。

毒剂管理 为了保证实验室和人员安全，化学毒剂实验室要严格控制日常保存的化学毒剂浓度和总量，并且避免同时使用两种及以上的高浓度毒剂。除特殊需求外，实验室的日常工作原则上应使用小量和稀释的毒剂溶液。涉及化学毒剂纯品或高浓度溶液的操作，必须在合格的通风柜、手套箱等安全设施和装置中进行，操作人员应穿戴个人防护装备，并提前准备消毒液和抗毒救治药物。

洗消 化学毒剂污染的溶液、实验材料和用具，应该在实验室相应区域内消毒和清洗后，方可移出。

人员培训 化学毒剂实验室的所有人员应接受化学防护基础知识和安全操作培训，了解实验室工作可能涉及的化学毒剂性质和危害，熟悉安全制度、操作规范、工作流程和应急处置预案。从事化学毒剂保管和操作的人员，还应接受个人防护器材使用、消毒、中毒自救和互救等技能培训。

(李 桦 聂志勇)

huàxué dújì xīfùjì

化学毒剂吸附剂 （adsorbents for toxic chemical agents） 能有效吸附和净化空气中或者气体混合物中化学毒剂的多孔性固体物质。化学毒剂吸附剂一般具有较大的比表面积、适宜的孔结构和表面结构，对毒剂有较强的吸附能力，但一般不与毒剂发生化学反应。化学毒剂的吸附主要发生在吸附剂的表面，当污染空气接触吸附剂时，毒剂分子会被黏附在吸附剂颗粒的多孔表面上而使

空气得以净化。

吸附剂按其表面性质可分为极性吸附剂和非极性吸附剂两大类。极性吸附剂是亲水性的，主要是非金属和金属氧化物，它们能有效吸附无机物质。非极性吸附剂是疏水性的，主要是以炭为主体的吸附剂，适用于有机化合物的吸附。常用的吸附剂包括活性炭、天然黏土、硅胶、活性氧化铝、分子筛和合成树脂等。其中，活性炭是使用最多的化学毒剂吸附剂，其具有细密的小孔结构，表面积为 $500 \sim 1700 m^2/g$，小孔容积为 $0.15 \sim 0.9 mg/g$，小孔壁的表面积占比表面积的95%以上。活性炭孔道内部的表面有丰富的羟基分布，对神经性毒剂和糜烂性毒剂等化学战剂的吸附性能优良，是防毒面具滤毒罐的滤毒层、透气式化学防护服的吸附层，以及空气过滤净化器吸附层的主要组成成分。

吸附剂在使用一定时间后，其表面会被化学毒剂及其他物质所覆盖，吸附能力急剧下降，当温度升高或压力降低时，被吸附的毒剂等物质会发生解吸附。因此，采用活性炭等吸附剂的个人防护器材在使用前应了解其有效防护时间，在高浓度毒剂污染区域内或者长时间作业时，应避免超时使用，必要时进行更换。使用后的吸附剂要及时消毒处理，以防止吸附剂表面的毒剂解吸附后引起二次污染。

(李 桦 聂志勇)

huàxué dújì xīzhuójì

化学毒剂吸着剂 （sorbents for toxic chemical agents） 对气液态化学毒剂同时具有吸附和吸收作用的一类多孔性固体物质。化学毒剂吸着剂一般具有表面化学活性，能与化学毒剂等被吸着物

发生化学反应，以增强或弥补吸附剂物理吸附能力的不足。常用的吸着剂包括浸渍活性炭和经特殊表面官能团修饰的活性炭。例如，采用浸渍活性炭等吸着剂的防毒面具滤毒罐，对氢氰酸等毒剂的吸收滤过作用显著增强。

活性炭一般具有微孔、过渡孔和大孔结构，三种孔隙互相连通。微孔是活性炭吸附气态化学毒剂主要结构部位，过渡孔和大孔则在吸附过程中起着通道的作用。浸渍活性炭是在活性炭的过渡孔和大孔表面负载铜、银、铬等金属氧化物后形成的，有的浸渍活性炭中还会添加少量的氢氧化钠、三乙撑二胺等化学试剂，以进一步提高与毒剂的反应性能和稳定性。具有特殊表面官能团的活性炭则是通过化学修饰，在活性炭表面形成具有特殊功能或化学活性的官能团，它们可以与毒剂发生化学反应。活性炭吸着剂对化学毒剂的防护作用一方面是依赖于活性炭良好的物理吸附性能，其结构中的微孔表面对毒剂有较强的吸附作用；另一方面，活性炭表面的官能团或负载的化学试剂能在吸附的过程中与毒剂发生化学反应，使毒剂降解或发生结构变化，这一过程产生较高的吸附热，与毒剂的反应有一定的选择性，且反应通常不可逆。此外，空气中或吸着剂中的其他成分也会与毒剂发生反应，例如，吸着剂在接触光气时，除了上述的吸附和反应机制外，活性炭上的水分也能与光气发生水解反应。由于化学吸着作用部分是因为毒剂与活性炭上负载的化学物质或表面修饰官能团发生化学反应的结果，装填吸着剂的滤毒罐在使用失效以后，一般不能像装填活

性炭吸附剂那样通过解吸附的方法使其再生。

（李 桦 聂志勇）

huàxué fánghù shíjiān

化学防护时间 （chemical protection time）

在规定的条件下，化学防护器材或设施对毒剂防护作用的持续时间。化学防护时间是评价化学防护器材和防护工事等设施防护性能的关键指标，也是评价防护设施与器材性能优劣性的依据。在防护器材和设施的测评中，化学防护时间一般是在规定毒剂种类、浓度、空气流速、湿度、温度等条件下测得的、毒剂从污染表面经渗透和/或穿透达到预定浓度或剂量所需的时间。

器材防护时间 防毒面具和防护服等个人防护器材以及防护工事中吸附滤毒装置的防护时间，是进行器材和装置选择、使用和更换的重要指标。防护时间是相对于特定的器材或防护材料而言的，其影响因素常因测试对象的不同而异。例如，过滤式防毒面具的防护时间主要与滤毒罐中活性炭等吸附滤毒材料对特定毒剂的吸附容量、吸附材料的有效厚度、毒气的浓度和通气流速等因素相关。吸附容量越大、有效厚度越厚，防护时间就越长，反之，毒气浓度越大、通气流速越大，防护时间就越短。对于自携气式防毒面具，由于面具自身的防护时间一般大于气罐或供气系统的供气时间，其防护时间主要由供气量的大小决定。透气式防护服的防护时间主要受到面料防护层材料的吸附容量、材料的空隙率、动态吸附速率、线性吸附平衡常数、毒剂蒸气浓度、毒剂轴向扩散系数等因素的影响，而隔绝式防护服的防护时间则主要取决于面料的厚度和防渗透性能、防

服接缝和拉链的防穿透性能，以及毒剂蒸气浓度和扩散系数等。此外，在器材和装置的实际使用中，有效防护时间还受到环境温度、空气湿度、佩戴者呼吸频率和呼吸量等因素的影响。因此，在选择和使用个人防护器材时，应了解器材对拟防护毒剂的防护时间及其影响因素，在危害现场根据毒剂种类和暴露浓度，决定人员在危害区域内的停留时间或器材更换频次，以确保防护器材和装备的有效性。

器材剩余防护时间 含有毒剂或其他有毒物质的空气在经过防毒面具的滤毒罐、防护工事过滤吸收器和滤毒器时，会被吸附或过滤截留在部件的吸附滤毒层上，随着时间的推移，吸附滤毒层的吸附滤毒能力会不断降低，有效防护时间逐渐缩短。防护器材在储存或开启使用一段时间后还留有的有效防护时间被称为剩余防护时间。通过防护器材的滤过检验，可以确定其剩余防护时间。了解防护器材在不同环境条件下储存，或开启后的剩余防护时间变化，对于合理使用器材、保障使用者的健康安全，至关重要。

（聂志勇 李 桦）

huàxué dújì wūrǎn kòngzhì

化学毒剂污染控制 （contamination control of toxic chemical agents）

在化学毒剂污染现场，通过采取检测、防护和洗消等措施，减少污染扩散，逐级降低污染并最终消除污染的过程。化学毒剂污染控制是化学突发事件现场防止和减少人员中毒伤害的关键措施，也是成功实施救援处置的重要保障。化学毒剂污染控制措施包括现场检测、危害分区和分区防护、边界和人员流动管控、设立洗消站进行分类洗消，以及

污染现场和洗消废物清理等。

现场检测 采用现场快速检测设备和手段，结合目测观察，确定毒剂种类和污染水平范围，为人员防护、洗消和伤员救治提供依据。

危害分区 通过分区管控逐级降低污染，是化学危害现场污染控制的关键。根据现场不同区域的污染情况和健康风险，一般将现场分为热区、温区和冷区。热区是紧邻化学毒剂源或者涉及毒剂操作的污染区，污染程度和健康风险最高。温区是介于热区和冷区之间的缓冲区域，区内一般设有洗消站，进行伤员、污染人员和设备分类洗消，是降低污染的关键区域。冷区是洗消站终端线以外的清洁区，通常设有指挥中心、医疗救治站、后勤支持单元和撤离人员中转站（见化学危害分区）。不同分区内的人员应根据各自区域内的污染水平和健康风险按需防护，穿戴相应的个人防护器材，并按照预先制定的安全规范进行操作和活动。

边界和人员管控 分区边界和人员管控是逐级降低污染、防治污染扩散的重要措施。在确定现场污染范围、按危害分区后，需要立即设立分区标识，实施污染区域的边界管控，控制进入污染区的人员；同时，引导从污染区出来的人员、伤员和设备按热区→温区→冷区的顺序单向流动，在温区的洗消站进行彻底洗消后，进入冷区。

设立毒剂洗消站 化学毒剂洗消站一般设在紧邻热区-温区边界的上风处。洗消站内通常配备洗消液、清水，以及淋浴或喷淋装置，条件许可时搭建用于伤员洗消、人员淋浴或脱换衣物的简易帐篷等（见化学毒剂洗消站）。

在洗消站的终端设置检测点，洗消完毕的人员，需经检测确认洗消效果后方可进入冷区（清洁区），以避免人员因洗消不彻底而造成的二次污染和交叉污染。在发生群体中毒和众多人员污染的现场，洗消站需要设置多个通道，对伤员、污染人员和污染物品进行分类洗消。

污染现场和废物清理 在污染现场的群众全部撤离后，救援处置人员需要及时对现场遗留的污染进行清除和消毒，包括收集洗消站的洗消废水和废物，进行无害化处理。对于过大或者过于复杂、不适宜采用化学消毒剂消毒的污染现场，可以将现场进行封闭管理，利用通风、日晒、雨水冲刷等自然消毒的方式（见化学毒剂消毒方法），使毒剂分解消除。在此过程中需要定期进行检测，对个别顽固的污染点，采用人工消毒的方法进行清除。

（李桦 李春正）

huàxué dújì xiāodú

化学毒剂消毒 （decontamination of toxic chemical agents）

应用化学、物理、生物消毒技术，降解、破坏或去除人体、物品及环境表面化学毒剂污染的过程，又称化学毒剂洗消。消毒是化学毒剂危害控制的有效手段之一，也是化学危害现场防止污染扩散、减少人员伤害的必要措施。

简史 第一次世界大战期间，随着化学武器在战场上的大规模使用，作战双方军队开始使用防毒口罩、防毒面具等器材进行呼吸道和面部防护。1917年7月德国军队首先在战场上对英法加联军使用芥子气，由于芥子气是持久性化学战剂，主要经皮肤染毒，并可通过士兵衣物、武器以及环境的污染，扩大毒剂的毒害范围，

造成更多的人员伤害。为了对抗芥子气污染和中毒，作战双方使用漂白粉和高锰酸钾等消毒剂，并采用喷洒器等的简易消毒装备进行消毒。第一次世界大战之后，随着化学武器和化学战剂种类的不断增多，特别是芥子气、路易氏剂、维埃克斯等持久性战剂的装备和使用，推动了化学战剂皮肤和环境消毒技术及产品的研究和开发。早期的皮肤消毒主要采用低浓度的次氯酸钾或次氯酸钠溶液、0.5%次氯酸钠和4%硼酸的混合溶液（Dakin溶液）以及肥皂水。但是，这些消毒液都具有较强的刺激性，不能用于眼和伤口的洗消，高浓度的次氯酸盐溶液还对皮肤有一定的刺激性。20世纪80年代，各国军队着力开发可供作战人员使用的便携式消毒用品。美国军队在80年代末装备了M291皮肤消毒包，其中装有6个粉末消毒小包，小包的外层是吸水织物，内装活性炭吸附剂和活性树脂粉末。皮肤消毒包在野战条件下使用方便，作战人员在不慎接触化学战剂时，可随时取出消毒小包，吸附和擦拭皮肤上沾染的毒剂液滴，快速去除污染。随后，加拿大军方研发的活性皮肤消毒液（reactive skin decontamination lotion，RSDL）被证实能有效降解和清除神经性毒剂和糜烂性毒剂。1991年，以此消毒液为主要成分的RSDL消毒包和乳剂成为加拿大军队的制式装备。2002年，RSDL获得美国食品与药品管理局的批准，用于化学战剂的消毒。2007年美国军队用RSDL皮肤消毒包全面替代M291皮肤消毒包。近年来，随着生物技术的快速发展，出现了以工程化酶为代表的生物消毒剂产品，例如工程化磷酸三酯水解酶

等，可用于人体皮肤和精密仪器的洗消，具有高效、广谱、低腐蚀和低污染的特点。在洗消技术和装备方面，除了已经普遍使用的常温、常压、喷洒洗消等技术外，高温、高压和射流等高效洗消技术得以发展和使用，洗消装备也更为轻便和高效。

分类 按照不同的原理，消毒技术可分为化学消毒、物理消毒和生物消毒。化学消毒是利用消毒剂与毒剂的化学反应，使毒剂降解或发生结构变化，生成低毒或无毒产物，涉及的化学反应主要有亲核反应、亲电子反应、热分解反应、催化反应、光化学或辐射化学降解反应等。物理消毒通过溶洗、吸附、蒸发、加热、隔绝、自然降解等作用，在毒剂分子结构不发生变化的情况下，使其发生空间的转移，离开污染表面或从空气中滤过。生物消毒则是通过酶等生物制剂与化学毒剂的作用，使毒剂降解或者转化生成毒性较低的产物。按不同的消毒方法或操作方式，化学毒剂消毒又可分类为喷刷消毒、喷洒消毒、擦拭消毒、溶洗消毒、吸附消毒、煮沸和焚烧消毒、热空气消毒、燃气射流消毒、机械消毒和自然消毒等。根据不同的对象，有人员消毒、伤员消毒、器具或装备消毒及环境消毒。在实践中，快速有效的毒剂消毒方法，大多是不同原理和方法的集成。例如，应用RSDL皮肤消毒包对染毒皮肤进行消毒的过程，就包括化学降解、吸附和擦拭。在发生化学危害事件时，化学防护人员需要根据毒剂种类、污染对象、环境因素，以及可用的洗消剂和装备，合理选择最佳的消毒技术或方法。

现场洗消 化学毒剂的毒性

强、作用迅速，当人体沾染毒剂时，应尽快采取措施，在毒剂对皮肤产生伤害效应并透皮吸收进入人体前，将其降解清除。同样，毒剂对武器装备和环境的污染，也要尽快清除，否则毒剂会通过空气、水源传播，人员移动、人和人以及人和物的接触，形成交叉污染和污染扩散。在化学危害现场，当发现毒剂污染源并确定污染范围后，应尽快采取边界管控、人员出入限制、设立现场洗消站等污染控制措施，选择合适的洗消方法和装备，分别对人员、装备和环境进行洗消，以防止由于污染扩散导致更多的人员中毒受伤（见化学毒剂污染控制和化学毒剂洗消站）。现场操作人员或救援人员在发现皮肤或衣物表面沾染毒剂时，可以采用皮肤消毒包或消毒手套等个人消毒装备，进行小范围的应急洗消。在面对大规模污染人群时，需要按照事先制定的优先洗消顺序，对伤员和污染人员进行有序洗消，以便在提高现场洗消效率的同时使急需得到医疗救治和需要帮助的人员能尽快完成洗消（见化学毒剂污染人群优先洗消权）。

（李 桦 钟玉绪）

huàxué dújì xiāodú fāngfǎ

化学毒剂消毒方法（decontamination methods for toxic chemical agents）

为降解、清洗和去除人员、装备、环境表面沾染的化学毒剂而采用的基于不同原理的技术。又称化学毒剂洗消技术。化学毒剂消毒方法主要分为天然方法和人工方法两大类，人工方法依据其原理的不同又可分为化学消毒法、物理消毒法、生物消毒法和机械消毒法等。在应对化学毒剂污染时，主要根据毒剂种类、污染对象和环境因素选择合适消毒方法。此外，洗消剂和装备的可及性、成本以及现场洗消能力也是选择消毒方法时需要考虑的因素。

自然消毒法 利用通风、日晒、雨水冲刷等自然条件，使沾染在物体、地面、建筑外表面上的毒剂自行分解挥发，或在空气中水分和湿气的作用下，使毒剂发生水解的一类方法。对于挥发性较高的化学毒剂污染的物体、地面和环境，以及不适宜使用水性或化学消毒剂清洗的仪器设备和防护装备，可采用自然消毒法。例如，挥发性高、毒性较低的刺激性毒剂污染的地面和建筑物，在实施人畜禁入措施后的一定时间内，毒剂会自然降解消除；内衬为活性炭吸附层的透气式防护服，不能用水性消毒剂和清水冲洗，可将其悬挂在室外空气流通处，使其表面污染的毒剂自然分解挥发。

人工消毒法 采用基于化学、物理学、生物学、机械学原理的技术手段，通过人工手动或借助洗消设备清洗和去除沾染在人体、设备、环境表面的化学毒剂的一类方法。

化学消毒法 利用化学消毒剂与毒剂发生化学反应，使毒剂降解或发生化学结构改变，生成无毒或毒性较低的产物，从而将毒剂清除的方法。化学消毒法是应用最为广泛的化学战剂和高毒化学品污染洗消方法，常用的化学性消毒剂包括氧化消毒剂、含氯消毒剂、碱性消毒剂和碱-醇-胺消毒剂等（见化学毒剂消毒剂）。化学消毒法具有快速、广谱、高效、易于操作且成本较低等特点，但化学性消毒剂有一定的腐蚀性和刺激性，一般不适合用于眼、伤口、精密仪器等的消毒。此外，危害现场进行群体污染人员和环境洗消时产生的大量洗消废液会造成环境污染，洗消过程中需要及时收集废液，并在洗消完成后对废液进行后续处理。

物理消毒法 采用高温加热、水洗、吸附剂吸附或溶剂溶洗等物理手段去除化学毒剂的消毒方法。高温法利用焚烧、煮沸和热空气加热等方法去除化学毒剂。焚烧可使化学毒剂在高温条件下分解蒸发，是大规模销毁化学战剂的主要方法之一，也可用于一次性使用防护用品的消毒处理。煮沸或热空气法可促使物品上沾染的毒剂蒸发、分解或水解，是污染服装和装备常用的消毒方法。水洗法常用于污染人员皮肤和物品的洗消，条件许可时，用温热水或加有肥皂等洗涤剂的水冲洗，效果更好。吸附法是利用活性白土、漂白土、吸附性高分子树脂、活性炭、碳纤维等吸附性材料的高吸附性能，吸附去除化学毒剂的方法。例如，防毒面具滤毒罐和带有活性炭织物层的透气式防护服就是利用吸附法过滤除去污染空气中的毒剂，以保护穿着者不受毒剂的伤害。溶洗法是利用汽油、煤油、酒精等有机溶剂溶解并清洗沾染在物体表面的毒剂，但多孔性物体以及能被有机溶剂溶解的物品，不宜使用该法。值得注意的是，吸附法和溶洗法只是通过吸附或溶解的方式使毒剂从污染表面转移至吸附剂和溶剂中，这一过程一般不会使毒剂分子发生降解和变化，吸附或溶解的毒剂可能会因解吸附或溶剂分散等原因而造成二次污染。因此，用于消毒过滤毒剂的吸附剂和溶剂，以及辅助消毒用的织物和容器等，在使用完毕后应尽快进行消毒处理。

生物消毒法 采用能催化毒

剂水解或能与毒剂发生结合反应的酶和蛋白等生物制剂，降解消除毒剂的方法。生物消毒剂具有消毒效率高、性质温和、无皮肤刺激性和腐蚀性、环境友好等特点，例如胆碱酯酶海绵块，适用于污染人员皮肤、伤口等部位的洗消；基于工程化酶开发的神经性毒剂和糜烂性毒剂生物消毒剂，可用于人体皮肤和精密仪器表面的洗消。

机械消毒法　采用机械铲除、隔离或掩埋等手段，将人体、物品和环境与毒剂隔离的一类消毒方法。在化学战的战场或发生大面积毒剂污染的突发事件现场，可以用机械工具收集污染表面的泥土，进行集中消毒处理。大面积区域的污染，也可以用泥土、煤渣、树枝、稻草等物品覆盖污染表面，并在污染区域的外围设置物理屏障和禁入标识，使毒剂通过日晒和雨水冲刷自然降解消除。在特定情况下，也可将沾染毒剂的物品、泥土等挖坑深埋，如果在坑中加入过量的漂白粉等消毒剂，掩埋消毒的效果会更好。

混合消毒法　在化学防护和毒剂洗消的实践中常用的化学毒剂消毒方法多为混合消毒法，利用基于多种原理的方法组合，提高洗消效率和速度。例如染毒人员污染皮肤的应急消毒，一般先用内含吸附剂的消毒包或浸渍了活性皮肤消毒剂海绵蘸吸去除皮肤上的毒剂液滴，然后再用皮肤消毒剂或用大量清水冲洗，彻底清除毒剂。

（钟玉绪　李　桦）

huàxué dújì xǐxiāozhàn

化学毒剂洗消站（decontamination station for toxic chemical agents）

在化学毒剂危害现场对污染人员、伤员、装备及物品进行分流和洗消的站点。简称洗消站。设立洗消站是实施化学危害现场污染控制，防止污染扩散的重要措施，污染人员及装备物品在洗消站内经过人物分流、污染洗消和去除、检测确认等流程，逐级降低并最终彻底清除污染。因此，洗消站又被称为化学污染控制站。

站点位置　化学毒剂洗消站一般设立在危害现场污染区（热区）外、紧邻热区和温区分界线上风方向的平坦处，应尽可能远离居民区和民用水源。洗消站通常是一个露天的开放区域，用颜色胶带进行划分和标识，洗消站的面积根据现场需要洗消的污染人员和装备的规模决定，其大小应便于展开洗消设备，根据需求设置多个洗消通道，并在各个洗消通道之间留有一定的安全距离。各个通道根据其功能配备所需的器材和装备，如装有消毒液的容器、喷洒器、淋浴以及伤员洗消帐篷等。在重大化学突发事件或群体中毒事件的现场，最好在选址时另选一处合适的备用地点，以应对风向改变或现场突发情况。

结构和功能　在化学危害现场，一般根据污染人员和伤员大致人数以及救援队的人力和设备资源，确定洗消站的结构和功能。小型化学危害现场的伤员和污染人员数量有限，一般采用人员和物品分流的两通道设置，人员通道优先进行伤员的洗消，然后是污染人员。在伤员和污染人数众多的现场，可采用三通道甚至多通道的设置，分别设置伤员、污染人员和物品通道，在洗消人员和设备充足时，可以增设多条伤员和污染人员通道，以加快洗消速度，控制污染扩散。在洗消站的入口和出口处，通常设置人流控制和污染检测点，在入口的控制点主要进行污染人员的筛查和分类，依据事先确定的优先洗消排序指引污染伤员或人员依次进入洗消站（见化学毒剂污染人员优先洗消权）；在出口处采用便携式化学毒剂检测设备检查洗消效果，确保只有彻底洗消的人员才能进入清洁区。此外，洗消站内还需配备洗消废水和废物收集容器，待洗消任务结束后，统一对废水和废物进行无害化处理。

伤员通道　不能自主活动和行走的伤员通过伤员通道洗消，通道内一般配备洗消帐篷和洗消担架，并备有消毒液、生理盐水、清水、剪子和镊子等洗消用品和医疗急救器械，用于伤员的洗消和紧急医学处置。伤员通道还需事先准备清洁衣物、被单和担架等物品，给洗消后的伤员使用。

人员通道　人员通道一般配备装有消毒液和清水的容器，用于手（套）和鞋（防护靴）的洗消；手持式喷淋器或淋浴架，更衣帐篷或更衣板凳，供污染人员进行喷淋洗消和更衣。此外，还需要准备污染衣物收集容器和标签等，用于分别收集污染人员的衣物和小件物品。洗消时，污染人员在洗消站工作人员的指引下，先经过洗手和洗鞋点，去除手（套）上和鞋底沾染的毒剂，然后根据具体情况，脱去污染外衣，进行局部洗消或全身淋浴，最后更衣。对于来自污染区的应急救援人员，一般先洗消污染最重的防护手套和防护靴（套），然后根据其穿戴的个人防护器材，分别采用全身喷淋后脱卸器材的方式，或者局部洗消、分步脱卸器材的方式，去除污染（见化学毒剂污染人员洗消和化学应急救援人员洗消）。

物品通道　用于分类收集和

处理污染装备、样品以及污染人员个人物品的通道，通常配备放置装备的台子、物品收集容器、消毒液、清水和洗消用具等。在洗消站的入口处，污染人员要先将身上携带的物品和装备，交给洗消人员，然后再进入人员通道洗消。物品通道的洗消人员负责装备、样品和个人物品的分类、洗消、检测、包装和登记。急需使用的样品和装备，可依次用浸有消毒液和清水的海绵或织物擦拭表面，晾干并经检测后分别后送或重复使用。其他的物品一般先分类收集、待现场救援结束后统一进行洗消处理。

洗消人员 化学毒剂洗消站一般由专业洗消人员或经过培训的洗消人员管理和操作。条件许可时，伤员通道由医护人员进行伤员的分类、洗消和紧急医学救治。由于洗消站内的洗消和医护人员在辅助洗消的过程中有被毒剂污染的风险，在洗消过程中必须穿戴个人防护器材，并且要在每次接触污染人员或物品后，及时对手等接触部位进行洗消。洗消站所需的人员数量，由开放的通道数、伤员和污染人数、污染程度以及采用的洗消方法等因素决定。一般情况下，物品洗消通道至少配备 2 人，人员和伤员洗消通道至少配备 3 名洗消人员，其中 2 人承担引导、辅助洗消和移动伤员的任务，1 人负责安全监测和通信联络等任务。条件许可时，伤员通道应至少配备 1 名医护人员，在伤员出现紧急情况时为其提供医疗救治。

(李 桦 钟玉绪)

huàxué dújì xǐxiāojì

化学毒剂洗消剂 （decontaminants for toxic chemical agents）

通过物理作用、化学反应或生物化学反应，能去除或消除化学毒剂的化学物质及其产品。又称化学毒剂消毒剂。适用于化学毒剂消毒的洗消剂一般应自身性质稳定，具有较低的毒性和腐蚀性，能消毒多种化学毒剂，并且易于获取，使用方便。现有的洗消剂主要按其作用原理分类，主要包括：能与毒剂发生化学反应，使毒剂发生结构变化而丧失毒性者，为化学洗消剂。利用吸附、溶洗等物理作用去除毒剂者，为物理洗消剂。能生物催化毒剂发生中和反应或降解反应的酶及其他生物大分子制剂，属于生物洗消剂。

化学洗消剂 由能与毒剂发生反应的化学活性成分和溶剂（或水）组成的溶液剂。常用于污染人员皮肤和物品消毒的化学活性成分主要包括次氯酸盐类化合物、氯胺类化合物、碱性化合物和碱土金属的氢氧化物，以及 2,3-二乙酰一肟等。次氯酸盐消毒剂的主要成分是含有次氯酸根 (OCl^-) 的化合物及其混合物，如次氯酸钠、次氯酸钙、漂白粉和三合二等，当它们溶于水时，水溶液呈碱性，生成不稳定的次氯酸，后者分解产生初生态氧和氯气，对毒剂有较强的氧化作用和碱催化水解作用，可用于有机磷酸酯类神经性毒剂，以及芥子气和路易氏剂等糜烂性毒剂的消毒。氯胺类化合物主要包括一氯胺、二氯胺和六氯胺等，它们溶于水后具有较强的氧化和氯化反应性，可用于芥子气等糜烂性毒剂和维埃克斯等 V 类神经性毒剂的消毒。不同的氯胺类化合物的氧化能力不同，在水溶液中形成的次氯酸越多，其氧化能力越强。氢氧化钾、氢氧化钙等碱性化合物能催化加速毒剂水解，其水溶液可用于污染物品和地面的消毒，但具有一定的腐蚀性。2,3-二乙酰一肟钾是新型活性皮肤洗消剂或消毒包的主要活性成分，能与神经性毒剂、糜烂性毒剂等化学战剂发生反应，消毒作用明确且性质温和，其与聚乙二醇单乙醚和水配成的乳液被称为活性皮肤消毒液，可用于皮肤和伤口的洗消。在有毒有害工业品引发的化学事故中，还可以采用敌腐特灵（又称迪辐特灵）冲洗液清洗曾接触强酸、强碱以及有毒物质污染的皮肤，以避免上述物质引起的化学灼伤和中毒。

物理消毒剂 通过物理作用原理去除毒剂污染的物质统称为物理消毒剂，主要包括吸附剂、溶洗剂和表面活性剂等。吸附剂是使用较多的物理消毒剂，为多孔性固体物质，可吸附气态和液态毒剂。当吸附剂的表面遇到与其电荷相反的物质时，即发生吸附作用。吸附剂的吸附量与其孔度、表面积、表面电性能以及是否形成氢键等因素有关。吸附剂的作用分为物理吸附和化学吸附，物理吸附是通过来源于原子与分子间的取向力、诱导力和色散力三种作用的范德华力将毒剂吸附在其表面上，吸附剂的表面积越大，吸附的毒剂量就越多。化学吸附靠化学键力吸附毒剂，吸附量的大小取决于单位体积吸附剂中含有化学活性中心的数目。物理吸附通常发生在化学吸附之前，待吸附剂逐渐具备足够高的活化能后，即发生化学吸附作用。常用的化学毒剂吸附剂有漂白土、活性白土和活性炭。活性白土是由蒙脱土类矿土经酸活化处理后得到的，对液态毒剂，特别是神经性毒剂和糜烂性毒剂有良好的吸附作用，由其制成的消毒手套或消毒包，可用于污染人员皮肤、服装和装备表面毒剂液滴的局部快速洗消。活性炭是防毒面具滤毒罐中的主要滤毒材料之一，还用于透气式防护服吸附层以及作为吸附剂用于饮水消毒。溶洗剂主要包括汽油、煤油，以及酒精等有机溶剂，它们可以溶解并洗去物体表面污染的脂溶性较高的毒剂，但不宜用于能被溶剂溶解或多孔类材料制成的物品。表面活性剂根据其活性基团的不同分为阳离子型和阴离子型，在溶液中能降低水的表面张力，具有良好的湿润、渗透、乳化和增溶作用，肥皂水、洗衣粉水，以及烷基苯磺酸钠等具有表面活性作用的洗涤剂，适用于消除皮肤和物品表面沾染的毒剂，成本低廉且能有效去除附着在物体表面的污染物液滴或微小颗粒。值得注意的是，物理消毒剂与毒剂作用方式与化学洗消剂不同，一般不会引起毒剂自身结构和特性的改变，吸附、溶洗或洗涤毒剂后的吸附剂、溶剂和废水中，仍有毒剂存在，洗消过程中产生的废液和废物如果处理不当，会造成更大范围的污染。因此，在洗消过程中应及时收集用于洗消的吸附剂、溶洗溶剂、棉球和纱布等废物和洗涤废水，在洗消完毕后统一对这些废物进行无害化处理。

生物洗消剂 主要是具有生物活性的酶、蛋白及其他生物大分子，通过酶促反应和结合反应，使毒剂降解和清除。例如，通过基因工程获得的重组胆碱酯酶和磷酸三酯水解酶等，这些工程化酶的作用特异性强、生物活性高、性质温和且对环境污染低，适用于污染人员皮肤和伤口，以及精密仪器的洗消。

（钟玉绪 李 桦）

huàxué dújì xǐxiāo zhuāngbèi

化学毒剂洗消装备 （ equipment for decontamination of toxic chemical agents）

用于洗消和清除人员、服装、武器装备、物品、地面和建筑等表面沾染的化学毒剂的各类装备。又称洗消器材。化学毒剂洗消装备可分为个人洗消装备和集体洗消装备两大类。按使用范围的不同，洗消装备又有军用制式装备和民用洗消器材之分。在缺乏军用制式装备和民用洗消器材时可以就地采用方便易得的简易器材，如家用含氯洗涤剂和肥皂水，喷水壶、水桶、盆、刷子、洗涤海绵等日常生活用具，都可以用于化学毒剂的洗消。

个人洗消装备 作为个人防护器材配发给个人携带，用于污染部位局部洗消或污染区内应急洗消的便携式洗消装备，主要包括军用毒剂消毒包、化学毒剂消毒手套、活性皮肤消毒包、小包装的活性皮肤消毒乳剂以及二巯基丙醇软膏等。军用毒剂消毒包和化学毒剂消毒手套内含有粉末状吸附剂和/或毒剂降解剂，打开后是手套形式，可以套在手上对人员裸露皮肤、服装和武器装备上的化学毒剂液滴进行局部的擦拭洗消。活性皮肤消毒包和活性皮肤消毒液的活性成分是 2,3-二乙酰一肟钾，其可与神经性毒剂等毒剂发生化学反应，从而使毒剂降解消除。活性皮肤消毒液是乳剂，其性质温和、刺激性低，适用于皮肤和伤口的洗消；活性皮肤消毒包内是浸渍了活性皮肤消毒液的海绵片，可用于化学毒剂污染人员皮肤和衣物的应急洗消。二巯基丙醇是糜烂性毒剂路易氏剂的特效消毒剂和抗毒药物，能与路易氏剂发生结合反应，生成稳定且无毒的产物。二巯基丙醇软膏可用于洗消皮肤和眼睛污染的路易氏剂。

集体洗消装备 是用于军队和民众群体洗消，以及武器装备、地面、工事和建筑洗消的一类装备或器材。用于小规模人群洗消的器材包括装有洗消剂和小型喷雾喷淋器材的洗消背囊、箱包和手持式喷淋器，用于大规模人群洗消的装备有淋浴架和洗消帐篷，以及喷洒车、淋浴车和洗消车等洗消车辆。民用洗消器材可以利用家用淋浴器、喷雾器、农用喷灌机械，以及消防车和洒水车等。群体污染人员的洗消主要采用淋浴或喷淋装置，用 0.5% 次氯酸盐等含氯洗消剂、肥皂水和清水喷洗污染部位或进行全身洗消。大型武器装备、工事和地面的洗消，则需视具体情况，选用不会腐蚀损伤武器装备的低刺激性和低腐蚀的洗消剂，以洗消车喷射或喷洒的方式进行洗消。

洗消剂 是洗消装备的重要组成部分。又称消毒剂。根据不同的原理，洗消剂有物理、化学和生物等不同类型。在进行化学毒剂消毒时，需要根据洗消对象及其所处的环境、毒剂性质和物理状态以及污染范围等因素，选择合适的洗消剂以及与其配套使用的器材和装备。

（李 桦 钟玉绪）

huàxué dújì wūrǎn rényuán xǐxiāo

化学毒剂污染人员洗消 （decontamination of toxic chemical agent for exposed personnel）

采用物理、化学或生物消毒方法，对污染人员皮肤、伤口和衣物上沾染的化学毒剂进行清洗和去除的过程。人体裸露皮肤和伤口沾染化学毒剂后，毒剂不仅会在接触部位造成局部损伤，还会吸收进入体内，引起全身性中毒。对人体表面污染的化学毒剂进行及时消毒和清洗，可以阻止或显著降低毒剂对人体的伤害，并为后续的医疗救治争取时间。

洗消原则　化学毒剂污染人员的洗消应遵循"及时、正确、按需、有序"的原则。人员染毒后，越早洗消效果越好，洗消越彻底，毒剂引起的中毒和伤害程度就越低。由于化学毒剂的种类和性质不同，进入人体的途径和毒理机制也不同，污染人员在洗消前要根据毒剂种类和物理形态，正确选择适用的洗消方法和洗消剂。例如，神经性毒剂或糜烂性毒剂的毒性大、持久性长，沾染这些毒剂后应尽快采用化学消毒剂或者物理吸附剂进行洗消，降解、破坏或去除毒剂。对于主要经呼吸道吸入中毒的暂时性毒剂，如窒息性毒剂和氢氰酸等，在污染区内的人员应佩戴防毒面具并尽快撤离污染区，在无污染区域的空气流通处脱去外衣，用清水冲洗裸露皮肤后即可。用于人体洗消的消毒剂一般应选择无腐蚀性和低刺激性的化学、生物洗消剂和物理吸附剂，采用吸附、冲洗、化学或生物降解等温和的洗消方法，以避免在洗消过程中对人体造成额外伤害。在发生群体污染的化学事故现场，污染人员的洗消应按其健康风险、后续医疗处置和工作的需求，采取优先排序的方式进行。一般而言，洗消排序优先考虑中毒伤员、严重污染者、年老体弱或有基础疾病者（见化学毒剂污染人员优先洗消权）。

洗消方式和流程　化学污染人员的现场洗消，视情况的不同，可分别采取局部洗消和全身洗消的方式。

局部洗消　在化学危害现场用化学毒剂消毒包、消毒手套、消毒乳剂等个人消毒器材，就地、及时清除人员身体和衣物上沾染毒剂的洗消方式。又称应急洗消，局部洗消能及时阻止毒剂透过衣物接触皮肤，是降低污染、保护接触者不被毒剂伤害的有效措施。局部洗消适用于救援人员在污染区内接触毒剂时的自行洗消和互助洗消，以及在全身洗消前局部清除液态毒剂污染。人体局部洗消主要包括皮肤洗消和眼洗消，皮肤洗消一般采用内含消毒剂/吸附剂粉末的化学毒剂消毒手套或者浸渍了活性皮肤消毒剂的海绵消毒包，以点蘸方式吸附肉眼可见的毒剂液滴或者擦拭液态毒剂接触过的局部皮肤，尽量避免扩大污染范围。条件许可时，在清除毒剂液滴后，再用0.5%次氯酸盐溶液或清水冲洗污染部位。如果衣物沾染了毒剂液滴，最好尽快脱去污染衣物，检查局部皮肤，必要时按上述步骤进行消毒。眼消毒主要用清水或生理盐水冲洗，可将头侧向一侧，深吸气后闭嘴并屏住呼吸，尽量睁大眼睛冲洗，避免用手指触碰眼。在不具备消毒包和洗消液时，可以用干毛巾、棉织物甚至纸巾等物品，轻轻去除皮肤上可见的毒剂液滴或可疑液滴，然后用肥皂水或清水冲洗。经过化学防护培训的救援人员，在污染区域内接触或疑似接触毒剂后，应立即自行进行局部洗消，或帮助同伴进行局部洗消。在现场条件不允许进行应急洗消时，应尽快撤离污染现场，在洗消站内进行局部洗消或全身洗消。在污染区内已经局部洗消的人员，离开污染区后仍然需要通过洗消站，由救援人员检测确认污染是否已彻底清除，必要时在洗消站内进行全身洗消。

全身洗消　一般在洗消站内由洗消人员协助进行。又称彻底洗消。对于污染民众，通常按照预先制定的优先排序，对人群进行分类后依次洗消。在洗消站的入口处，污染人员首先要卸下其携带的设备、装备或个人物品，移交给洗消人员进行分类、登记、包装或洗消。进入人员洗消通道后，一般先经过装有消毒液的充气水池或容器，清洗鞋底，然后以淋浴或喷淋的方式进行全身洗消，最后更换清洁衣物。对于轻微污染的人员，可以在脱去外衣后，用消毒液、清水局部清洗裸露皮肤处。对于严重污染人员，在洗消过程中要注意保护呼吸道和眼，防止毒剂的吸入或进入眼睛。佩戴防毒面具的污染人员，应在完成身体洗消后再摘除面具。所有经过洗消的人员，要在洗消站的终点线处经救援人员检查确认无污染后，方可离开。现场应急救援人员的洗消方式，需要根据其穿戴的防护器材类型进行选择。

（李桦　钟玉绪）

huàxué dújì wūrǎn rényuán yōuxiān xǐxiāoquán

化学毒剂污染人员优先洗消权（prioritization of decontamination for personnel exposed to toxic chemical agents）　在化学突发事件现场发生群体污染且现场洗消人员和装备资源有限时，为充分利用资源、提高洗消效率而确定的污染人员洗消先后顺序。在大型化学污染或中毒现场采用优先洗消权的方式对污染民众进行依次有序洗消，是充分利用现场有限资源按需洗消、降低群体健康安全风险的可行方法。

优先洗消权的判定主要考虑

人员是否中毒/受伤、污染程度和身体状况等健康风险因素以及现场救援人力和设备等资源因素。一般情况下，急需进行医学救治的伤员或者中毒人员，享有最高的优先权，其次是因污染严重或健康状况差需要尽快洗消的人员以及现场救援急需的人员，最后是污染较轻的健康人员。值得注意的是，优先洗消排序不是绝对和固定不变的。在现场的实际操作中，需要根据污染人群的具体情况，在对不同类别人员进行健康风险和需求迫切性的比较后确定。例如，对于伤员和中毒人员，一般按照伤员分类的原则，优先洗消急需医学救治，且在处置后有较高生存概率的危重伤员，其次是伤情或中毒程度不会立即危及生命，允许延迟处置的伤员；在无法自行行走和可行走的伤员之间，前者具有优先权。在污染程度相近的人群中，优先权一般赋予儿童、年老体弱或患有基础疾病者。因此，在化学危害现场，污染人员的分类和优先洗消权确定，通常由经过训练、化学应急处置经验丰富的医护人员或救援队员来承担。

（钟玉绪 李桦）

huàxué dújì zhòngdú shāngyuán xǐxiāo

化学毒剂中毒伤员洗消（decontamination of toxic chemical agent casualties）

采用物理、化学或生物消毒方法，对中毒伤员身体表面和伤口污染的化学毒剂进行清洗和去除的过程。化学毒剂伤员的洗消是中毒救治的关键步骤，不仅可以切断中毒源，阻止毒剂引起的局部伤害，降低毒剂经透皮吸收进入体内，同时可以防止污染扩散和交叉污染。

在化学毒剂事故现场，因接触毒剂导致污染和中毒的伤员，除了致死性毒剂中毒者需要立即注射抗毒急救针，外伤伤员需要紧急止血、骨折固定等情况外，原则上都应先撤离污染区，经洗消去除污染后再进行医学救治。在撤离污染区和洗消的过程中，如果伤员出现危及生命的情况，应立即停止洗消进行急救，在此情况下，急救人员必须穿戴个人防护器材，急救所用的器材在事后经洗消清洁方可再次使用。

在发生群体中毒受伤的化学事故现场，为了充分利用现场医疗救治资源、提高现场伤员洗消效率，通常将撤离出污染区的待洗消伤员分为可自行洗消和需辅助洗消两大类，前者是轻度中毒伤员，能自主活动和行走，可以在洗消站的救援人员指引下，按化学毒剂污染人员的洗消流程进行洗消，然后接受医疗处置（见化学毒剂污染人员洗消）；后者是无法自行洗消或行走的伤员，一般由医务人员或经过训练的救援人员辅助洗消。

需要辅助洗消的伤员洗消步骤包括污染衣物的去除和暂时包装封存、局部或全身的初步洗消，以及伤口的精细洗消等。一般先将伤员移至洗消担架上，去除其携带的装备和个人物品，清除其外衣、防毒面具或防护服表面肉眼可见毒剂液滴污染，然后剪开并脱去除了防毒面具以外的全部衣服，进行皮肤和伤口的洗消，最后摘除防毒面具，进行面部洗消。伤员皮肤、浅表伤口和周围组织的洗消，一般先用0.5%的次氯酸盐溶液或者化学毒剂活性皮肤消毒液消毒，然后用清水冲洗。对于较深的伤口，可将上述消毒液滴入伤口数分钟后吸除，然后

用生理盐水冲洗残留洗消剂，亦可用生理盐水及其他外科用伤口清洗液进行清洗；对于深部脏器的损伤，禁用次氯酸盐溶液洗消，以防止脏器组织粘连。洗消完毕并经检测确认无污染后，给伤员更换清洁衣物，或将伤员移至清洁担架上用被单覆盖全身。对于污染较重且无防毒面具的伤员，在去除衣物、消毒皮肤和伤口过程中，最好先取清洁的防毒面具覆盖伤员面部，避免其在洗消过程中继续吸入毒剂。对于眼、口鼻黏膜或深度伤口染毒的伤员，完成现场洗消并送至医院后，还应在医院预先划定的洗消区内，由专科医护人员进行精细洗消，彻底去除污染。

（李桦 钟玉绪）

huàxué yìngjí jiùyuán rényuán xǐxiāo

化学应急救援人员洗消（decontamination of chemical emergency response personnel）

在突发化学事件救援现场，采用物理和化学消毒方法对化学应急救援人员身体和服装表面沾染的化学毒剂进行消毒和去除的过程。化学应急救援人员承担化学突发事件现场侦检、危害源处置和清除、伤员和染毒群众洗消及救助等任务，在此过程中，不可避免地会接触或暴露于化学毒剂，在任务完成后要尽快洗消，去除污染。穿戴个人防护器材的救援人员也必须及时洗消，否则沾染在防护服表面的毒剂液滴随着时间的延长会逐渐渗透进入化学防护服面料中，或会从防护服接缝中穿透，引起人员的中毒和伤害。因此，污染洗消是救援人员个人防护和自救互救的重要环节，也是避免发生污染扩散和交叉污染的有效措施。救援人员的洗消主要采用应急洗消（局部洗消）和

彻底洗消（全身洗消）两种方式进行。

应急洗消 条件许可时，在污染区（热区）内执行任务的救援人员应随身携带消毒手套或消毒包等个人消毒用品，在裸露皮肤或防护器材沾染化学毒剂液滴时，尽早就地使用上述的消毒用品进行污染局部的洗消，以防止污染扩散。在使用消毒包时，一般按先皮肤后服装的顺序，用内含粉末吸附剂的消毒手套或浸渍了活性皮肤消毒液的消毒包，以点蘸的方式吸附或小范围擦拭除去肉眼可见的毒剂液滴，然后换清洁面擦拭上述部位，尽量避免在擦拭过程中扩大污染范围。对于个人不方便洗消的部位或者在队员发生中毒的情况下，可由同行的救援队员协助洗消。

彻底洗消 离开污染区的救援人员，无论是否进行过局部的应急洗消，都必须在化学毒剂洗消站内进行彻底洗消，洗消完毕经检测确认无污染后，方可进入清洁区域。在洗消站入口，救援人员首先要卸下随身携带的救援装备、样品等物品，然后进入人员洗消通道进行洗消。救援队员的洗消通常从污染最重的手套和靴套开始，分别用消毒液和清水进行清洗。随后，根据其穿戴的防护器材类型，选用合适的方式进行全身洗消。对于穿着气密型、液密型或防喷溅型连体防护服的人员，可以采取消毒剂喷淋后清水冲洗的方式进行全身洗消，洗消完毕后依次脱去手套、防护服和靴套，最后摘下防毒面具。对于穿着带有活性炭吸附层或炭织物层透气式防护服的救援人员，则不能采用喷淋洗消的方式，他们在自行消毒清洗手套和靴套后，由洗消人员协助，依次脱去手套、

防护服上衣、裤子和靴套，最后摘下防毒面具，经检测确认清洁后进入清洁区。由于来自污染区的救援人员防护服和面具上可能有毒剂污染，洗消人员在帮助被洗消者脱卸防护器材的过程中，应全身防护；在整个过程中要避免自己的防护手套触碰被洗消者防护服的内侧和内衣；每次触摸污染人员防护器材外表面后都要先洗消自己的防护手套，然后再进行下一步。污染人员脱下的防护服、手套、靴套和防毒面具要分类放置，待现场救援结束后统一进行消毒处理。

（李春正 李 桦）

gèrén fánghù qìcái xǐxiāo

个人防护器材洗消（decontamination of personal protection equipment）

采用物理、化学和天然消毒法，对接触过化学毒剂或在污染区内使用过的个人防护器材进行消毒和清洗的过程。化学应急救援人员穿戴个人防护器材进入化学毒剂污染区域后，无论是否接触过化学毒剂，在离开污染区后，都应经过洗消和检测，在确认无污染后方可再次使用。由于沾染在防护器材上的气态或液态毒剂，会随着时间的延长逐渐渗透进入到橡胶或棉织物等材料中，故器材在使用后应尽早消毒。

在进行个人防护器材洗消前，应根据污染毒剂的性质和程度、器材的类型及其材料选择合适的洗消方法。对于过滤式防毒面具，一般采用消毒面具表面和更换滤毒罐的处理方法。洗消时，首先卸下使用过的滤毒罐，用浸润了消毒液的海绵或柔软织物擦拭面具外表面进行消毒，然后用清水里外冲洗。去除污染物并清洗过的面具经检查确认清洁度和完好

性后配上新滤毒罐，即可重复使用。使用过的滤毒罐用含氯消毒液浸泡消毒后，按固体有害废物处理。对于用丁基橡胶、氯（溴）化丁基橡胶、多层复合膜材料等材料制作的隔绝式防护服，一般采用水洗法消毒，在用消毒液消毒去除污染后清水冲洗，然后悬挂晾干，经检查确认防护服的清洁度和完整性后重复使用。对于面料中有含有炭吸附层或炭织物层的透气式防护服，一般采用自然消毒法或热空气法进行消毒，将使用过的防护服悬挂在户外空气流动处，使表面沾染的毒剂自然挥发降解，或将防护服悬挂在消毒室内，通入一定温度的热空气使毒剂蒸发分解，随后将防护服悬挂在通风处自然干燥，经检查确认清洁且无损伤后，可重复使用。值得注意的是，透气式防护服的清洗和重复使用次数是有限的，防毒面具和隔绝式防护服也有一定的使用年限，应按照说明书规定的时间和年限及时进行更换。在每次使用和消毒后，都要认真检查，如有老化和破损，应立即更换。

（李春正 李 桦）

huàxué tūfā shìjiàn

化学突发事件（chemical emergency incidents）

在有毒有害化学品生产、使用、储存和运输过程中，因自然因素、技术因素和人为因素造成的化学品突发泄漏、燃烧或爆炸，导致群体人员急性中毒和伤害、生产或公共设施损毁，国家和人民财产损失等社会危害，需要组织社会性救援的紧急事件。20世纪以来，随着科学技术的不断进步和化学工业的快速发展，新化学品以几何数量级的速度增长，越来越多的化学品以药品、日用化学品和

农用化学品的形式走进人们的生活。化学品在给人们带来各种便利的同时，也对国家安全、社会稳定和人民的健康带来一定的威胁。

分类 化学突发事件主要分为人为因素导致的恶意使用有毒有害化学品的化学恐怖事件和非人为主观因素引发的化学意外事故。化学恐怖事件是恐怖分子使用剧毒化学品或装有剧毒化学品的爆炸装置对既定目标进行直接攻击，或通过攻击化工厂、化学品仓库、化学品运输车等目标，造成有毒有害化学品外泄、燃烧或爆炸，导致群体中毒和环境污染的突发化学事件，以及恐怖分子将有毒化学品投放在食物、饮水和环境中造成的重大投毒事件。化学意外事故则主要因管理混乱、违反操作规程、设备和工艺缺陷、设施和设备故障、交通意外等管理和技术因素引发的化学品泄漏、燃烧或爆炸事故，或因地震、火山喷发、海啸、台风、雷击、洪水、山体滑坡及泥石流等自然因素造成的化工企业和生产储存设施损毁，导致有毒有害化学品外泄和燃烧等意外事故。1984年12月在印度中央邦博帕尔市发生的异氰酸甲酯泄漏及其所致的化学灾害，就是因管理混乱和操作不规范引起的重大人员伤亡和环境污染的典型案例（见博帕尔毒气泄漏事件）。

染毒状态和危害方式 引起化学突发事件的有毒有害化学品主要以气、雾、烟、液体和粉末等形式对人员和环境造成污染。一些在常温下物理状态为气态的，以及易于气化的有毒化学品，在泄漏、燃烧和爆炸时会突然释放，在短时内形成的毒气云团，不仅会污染现场空气，还会向下风方向扩散，使现场及其周边一定范围内的民众因吸入染毒而受到毒害。液态有毒化学品主要以液滴的形式分散，污染危害源周边的物品、建筑、地面和水源，造成人员的皮肤接触染毒。部分液态有毒化学品在阳光照射和一定的温度条件下，可蒸发并经呼吸道吸入使人中毒。固体粉末状的有毒化学品一般随燃烧和爆炸的热浪分散并沉降在物品表面和地面上，或通过风力和车辆行驶过程中形成飞扬的粉尘，造成人员的接触或吸入中毒。

危害特点 化学突发事件通常事发突然，危害范围广、持续时间长，应急救援和处置难度大，事件处置不当很可能引起民众恐慌和社会混乱。在突发化学事件中，大量有毒化学品泄漏、燃烧和爆炸形成的有毒气体及其毒气云团可快速扩散，在适宜的气候条件下，离事故中心下风向几十公里处的无防护人群在几分钟内即可出现明显中毒症状表现，或者会受到影响而导致恐慌。毒气云团不仅能伤害室外的人员，还可透过密闭不严的门窗和缝隙随空气流动毒害室内人员，污染地面、建筑物和道路，并通过人员流动、车辆行驶等方式扩散至更远的地方。有毒化学品造成的水源和环境污染，可持续数小时甚至数天，如不采取彻底洗消措施，会持续产生危害作用。突发化学事件通常引起民众的群体中毒和大面积污染，在事件发生现场及周边受到影响的人群数量和伤亡程度一般与化学品毒性呈正相关，化学品的毒性越高，人员伤亡率就越高，部分剧毒化学品引起的中毒救治还有一定的时效要求。化学突发事件的现场救援一方面要及时救治中毒伤员，组织群众撤离，切断污染源，阻止污染扩散，同时还要时刻关注现场有毒有害化学品在释放过程中可能产生的次生产物或者引起燃烧、爆炸等次生灾害。

事件案例 中国是化工大国，在化学品生产、运输、使用和储存过程中，因各种原因导致的突发化学事件时有发生。如下是近年来在中国发生的重大化学突发事件案例。

江苏响水"3·21"特别重大爆炸事故 2019年3月21日14时48分许，位于江苏省盐城市响水县生态化工园区的天嘉宜化工有限公司发生特别重大爆炸事故，造成78人死亡、76人重伤、640人住院治疗，直接经济损失19.86亿元。国务院事故调查组查明，事故的直接原因是天嘉宜公司旧固体废料仓库长期违法贮存的硝化废料持续积热自燃，燃烧引发爆炸。事故调查组同时认定，天嘉宜公司无视国家环境保护和安全生产法律法规，刻意瞒报、违法贮存、违法处置硝化废料，安全环保管理混乱；相关环境评价、安全评价等中介服务机构严重违法违规，出具虚假失实评价报告；地方政府相关部门履行安全生产综合监管职责和危险废物监管职责不到位，或不同程度地存在违规行为。

天津港"8·12"特别重大火灾爆炸事故 2015年8月12日22时51分46秒，位于天津市滨海新区天津港的瑞海国际物流有限公司危险品仓库起火，23时34分06秒发生第一次爆炸，23时34分37秒发生第二次更为剧烈的爆炸，事故现场形成6处大火及数十个小火点，8月14日16时40分，现场明火被扑灭。事故造成165人遇难，8人失踪，798人受伤住院治疗，304 幢建筑物、12 428 辆商品车、7533 个集装箱受损，周边受到影响的居民达 17 000 户，直接经济损失 68.66 亿元。经国务院事故调查组查明，事故原因是瑞海公司危险品仓库运抵区南侧集装箱内的硝化棉由于湿润剂散失出现局部干燥，在高温（天气）等因素的作用下加速分解放热，积热自燃，引起相邻集装箱内的硝化棉和其他危险化学品长时间大面积燃烧，导致堆放在运抵区的硝酸铵等危险化学品发生爆炸。调查组认定，这是一起特别重大生产安全责任事故，瑞海公司严重违反有关法律法规，无视安全生产主体责任，违法建设危险货物堆场，违法经营、违规储存危险货物，安全管理极其混乱，长期存在安全隐患；有关地方党委、政府和部门存在有法不依、执法不严、监管不力、履职不到位等问题。

松花江重大水污染事件 2005 年 11 月 13 日，中石油吉林石化公司双苯厂一车间因工人严重违反操作规程，导致生产车间及邻近装置发生连续爆炸事故，造成 5 人死亡、1 人失踪，近 70 人受伤。由于双苯厂缺乏事故状态下防止泄漏物料和污染水流入松花江的应急预案和有效措施，爆炸发生后，约 100 吨苯、硝基苯及其他苯类污染物流入松花江，形成约 80 千米长的污染带，造成江水严重污染，哈尔滨等下游沿江城市居民因停水而生活受到很大影响。由于松花江最终注入国际河流黑龙江，江水污染还引起俄罗斯沿河（俄罗斯称阿穆尔河）城市的严重关注。中国政府及时表态道歉，并向俄方提供多项援助以应对污染，同时尽最大努力，通过水库放水稀释污染物、筑坝拦截污染物等措施，减少污染物对国际河流和沿岸国家的影响。

（丁日高 李 桦）

huàxué tūfā shìjiàn jiāncè yǔ yùjǐng

化学突发事件监测与预警

（monitoring and early warning of chemical emergency incidents）

针对可能引起化学突发事件的各种因素，采用情报收集、预测、观察、检测和监测等手段，发现事发前的异常现象和事件早期迹象，及时发出警告并采取应对措施的过程。监测和预警是从源头控制和应对化学突发事件的重要举措，不仅能为政府部门采取有效措施应对突发事件提供依据，还可为民众预防和躲避伤害、减少损失提供信息。化学突发事件的监测与预警由中央政府统一领导，工业、信息、应急管理、卫生健康等多个部门和军队协同配合。化学恐怖事件和化学品意外事故是最为常见的两大类化学突发事件，二者在涉事化学品种类、事件的危害性质、发生场所等方面有较大的区别，所采用的监测策略和技术方法也不尽相同。

化学恐怖事件监测和预警

化学恐怖分子通常采用高毒、高危害的化学物质，在易于产生重大危害的场所或者针对敏感目标人群实施恐怖袭击。化学恐怖事件的监测和预警主要通过情报收集和分析、重点目标监测、重要化学品监控以及危害评估等措施，对可能发生的化学恐怖袭击进行监测、分析和判定，并通过预警，及时调动化学应急队伍，告知民众做好应对准备。

恐怖威胁的监控和排查 通过采取情报收集和分析，侦查和追踪恐怖分子和极端分子的动向，预测和评估化学品种类的安全风险，管控高风险化学品的源头和流向，加强对敏感地区和目标的监测及安全管理，以及对可疑人员、化学品及其轨迹进行侦察监视、检测和甄别等系列措施，对可能出现的化学恐怖袭击做出前瞻性的分析和判定，以便及时排除隐患。用于监控恐怖威胁的技术方法和装备包括信息采集数据库和报告系统软件、基于化学和生物传感器的探测网络、化学品远程监测和报警系统，以及集多种检测装备、采样和分析设备、数据采集和分析软件为一体的侦检车或侦查报警系统等。

恐怖袭击的危害评估 化学恐怖袭击可能造成的危害及程度主要取决于危害要素、地域和气候条件，以及人群和社会脆弱性等因素。危害因素包括恐怖剂的种类和毒害性质，袭击的目标和规模等；地域和气候条件包括袭击发生的场所（城区或郊外，室内或室外），风向和温度等；人群和社会脆弱性主要指人口的密集程度，涉及的人群是否有防护以及是否具有恐怖袭击和化学危害应对知识等。为了提高化学恐怖袭击危害因素分析和危害评估的效率和准确性，一般要在对危害因素进行系统分析和评价的基础上，事先确定评估的基本准则、指标、方法和程序，建立相应的规范和评价体系。危害评估还应采用科学和规范的方法，实事求是，并充分考虑各种风险的相关性和叠加性。应用整合了上述危害要素及其他因素的危害评估软件以及大数据分析可以提高评估的准确性和效率。由于化学恐怖威胁和恐怖袭击的发展和发生是一个动态的过程，在恐怖威胁的监测和危害评估的过程中，还需根据危害因素的变化和新危害因子的出现及时调整评估策略、指

标和方法，更新或升级评估软件和工具。

预警分级与发布　根据《中华人民共和国突发事件应对法》第42条"中国突发事件预警制度"的相关规定，自然灾害、事故灾难和公共卫生事件的预警级别按照突发事件的紧急程度、发展态势和可能造成的危害程度分为一到四级，分别用红色、橙色、黄色和蓝色标示，其中一级（红色）为最高级别。化学恐怖事件的预警分级参照此制度进行，预警发布条件是"事件即将发生或者已经发生"。警报发布包括两个方面，一是国家和军队有关部门统一部署，预警和调动化学应急处置专业机构和队伍，进行应对化学恐怖事件的准备或启动应急处置和救援；二是向相关区域和民众发出警报。根据相关规定，国家发布的突发事件预警，在内容上应包括突发事件的类别、预警级别、起始时间、可能影响范围、警示事项、应采取的措施和发布机构等。针对公众的警报语言应简单明了，并提供自我防护、救助、求助或逃生的方法。化学恐怖事件的发生和发展通常具有不确定性和随机性，预警的级别常需要根据事态的发展进行及时调整，在事态得以控制或者潜在威胁消除后，应及时解除预警。

化学品意外事故监测和预警

化学品意外事故多因管理不善、规章制度执行不力、设备老化或维修不及时所引起，或者由地震、风暴等极端天气引起的泄漏、燃烧或爆炸所致，在事故发生前通常会有一些征兆或苗头出现，但事故方往往由于安全意识不强，缺乏常规检查和严格管理而疏忽这些征兆和苗头。因此，化学品意外事故的监测和预警对于及时发现事故隐患、降低安全风险至关重要。

危害监控和隐患排查　从事危险化学品生产、储存和运输的企业和单位，必须按照国家化学品管理和安全生产的法律法规，建立切实可行的危险化学品管理和安全生产制度，包括化学品信息登记，生产、储存和运输过程监控、设施设备定期检查和维修、突发泄漏和火灾的应急处置方案制定、人员培训等，并采取技术手段，对重点设备和操作环节进行安全监控，对重点部位和厂区空气和环境进行相关化学品的实时监测，以便尽早发现生产过程中的异常现象，及时采取应对措施排除事故隐患。

意外事故的危害评估　化学意外事故的危害要素主要包括化学品的危害性质和量、涉及人群的规模，以及化学品泄漏、燃烧和爆炸是否会引起次生灾害等，事故的危害程度还与气候、地域特征以及应急处置的能力和效率相关。化学意外事故的危害评估也应遵循客观、规范、系统和动态评估的原则，采用的方法与化学恐怖事件危害评估类似。

预警发布　化学意外事故的预警条件和分级与化学恐怖事件相同。预警发布规则及要求，可参照化学恐怖事件进行。

（丁日高　李　桦）

huàxué tūfā shìjiàn wēihài pínggū xìtǒng

化学突发事件危害评估系统

（software system for risk assessment of chemical emergency events）　用于评估化学突发事件现场化学危害程度和范围、污染扩散速度和扩散区域、人员中毒和伤亡率等危害结局及风险，预测伤员救治和现场处置所需资源的辅助决策软件。在化学突发事件现场应急救援中，及时了解和掌握突发事件的危害程度和范围、人员伤亡情况以及可能受影响的人群和周边区域等信息，对于划定安全边界，指导民众疏散，调集人力物力开展现场救援等具有重要意义。救援队伍在获取涉事危害化学品种类、物理状态、大致数量、事发地点等基本信息后，可以利用危害评估系统这一辅助软件工具，对事件的危害性进行评估和预测，并且在事件处置的过程中，根据现场监测数据和情况变化，动态修正和完善评估结果，为现场应急救援的指挥和决策提供必要的数据和依据。

技术参数和模型　用于化学突发事件危害评估的软件系统一般采用多个技术参数进行危害和健康风险的评估或预测，包括危害源（危害化学品种类、物理状态、危害性质等）、事故类型（泄漏、燃烧、爆炸等）、化学品释放形式（点、面、线）、事发地性质和地理地貌（城市工业区、市区政务商务中心、郊区、农村、山区、近水源地等）、天气情况（气温、风力和风向、云量、降水等）、区域人口密度、医疗机构和消防力量以及人员防护情况等。上述的多数参数可以预先在软件中进行设置，现场根据具体情况进行选择或调整。危害化学品的释放量或暴露浓度等参数，可以在现场获得检测结果后输入。除了上述参数外，软件系统还设有经过科学测评和验证的计算公式、模拟和评估模型等，用于危害程度和范围的评估以及所需救援力量和资源的预测。例如，评估危害化学品随空气流动、风和水流的扩散速度和扩散范围以及到达下风方向或下游某一位置的时间；基于区域人口密度和特征，对受影响人群的规模以及参与救援和医学处置的人员和设备需求量等进行预测。

功能和应用 目前已有不同形式的化学突发事件危害评估软件或者危害评估与医学应急救援计算机辅助决策系统可供使用，根据软件和决策系统的应用目的、范围和使用者的不同，其模块设置和功能会有所不同。例如，中国自主研发的"化学突发事件危害评估与医学救援辅助决策系统"有条件设定（必要参数设定或输入）、危害评估、应急救援预案、专家咨询、系统服务等运行模块，使用时，输入或选择涉事化学品种类及其他参数后，系统会显示涉事危害化学品或毒剂的性质和中毒伤害特点，危害化学品蒸发形成的再生云团移动和扩散，地形地物对危害源扩散的影响等评估结果，并提供救援方案、指挥程序、现场中毒人员救治方法和措施。此外，系统还可提供数据库自动查询，自动生成总结文件、应急救援保障措施等文件，并可根据实时的伤亡情况计算或智能预测医疗卫生保障所需的药品、器材、防护用品的品种和数量等，现场使用快捷、方便。

（丁日高 李 桦）

huàxuépǐn ānquán jìshù shuōmíngshū
化学品安全技术说明书
（safety data sheet of chemical products） 化学品生产商或供应商根据法律法规相关要求提供的化学品安全综合技术文件。又称物质安全技术说明书（material safety data sheet，MSDS）或化学品安全资料表。化学品安全技术说明书一般由化学品生产企业或经销商编制，作为化学品危害信息告知的重要文件，随化学品的销售和流通提供给下游用户，其目的是为生产、运输和使用部门及其人员提供该化学品（纯品或混合物）的基本危害信息，同时也为安全操作规程和事故应急处置措施的制定，以及操作人员的培训，提供必要的安全技术信息。

简史 1992 年在巴西里约热内卢召开的联合国环境与发展会议通过了《21 世纪议程》，决定由国际劳工组织、经济合作与发展组织和联合国经济及社会理事会危险货物运输问题专家小组委员会合作制定规范性文件，在全球范围内实现统一和配套的化学品分类原则，即《全球化学品统一分类和标签制度》（globally harmonized system of classification and labeling of chemicals，GHS），提倡全球采用统一的标签，以便于及时、准确地识别化学品的危害。会议议程第十九章"环境中有害化学品的管理"提出了六条基本措施，安全技术说明书是其中之一。GHS 第一版于 2003 年发布，随后于 2005 年和 2007 年进行了两次修订，其中包括安全技术说明书的编制指南。由于世界上不同国家和地区对化学品危害信息的公开披露遵循各自的法律和法规，制定安全技术说明书的相关规定也就有所不同。1998 年，中国全国化学标准化技术委员会根据 1994 年发布的国际标准 ISO-110414-1：1994 制定了中国国家标准《GB/T 17519.1—1998 化学品安全资料表 第 1 部分 内容和项目顺序》。该标准于 2008 修订后，作为新标准《GB/T 16483—2008 化学品安全技术说明书内容和项目顺序》发布，用于指导和规范中国企业化学品安全技术说明书的编制。

格式和内容 化学品安全技术说明书采用统一格式，内容包括十六大项，每个大项下又分为若干小项。十六大项分别是：①化学品及企业标志，包括化学品名称，生产企业名称和代码、地址、邮编、电话、应急电话、传真和电子邮件地址等。②危险性概述，包括危害类别、侵入途径、健康危害、环境危害、燃爆危险等信息。③成分/组成信息，对于纯化学品，要求提供化学品名称、通用名和商品名、分子式、相对分子质量、浓度以及化学文摘登记号；对于混合物，要求标明每种组分及其比例，尤其是危害性组分的浓度或浓度范围。④急救措施，提供作业人员受到意外伤害时应采取的现场自救或互救的处理方法，包括眼接触、皮肤接触、吸入、食入等途径接触时的急救措施。⑤消防措施，包括适宜的灭火剂及灭火方法，禁止使用的灭火剂，以及消防员的特殊防护用品，并提供火灾时该化学品的性能、燃烧分解产物以及应采取的预防措施等。⑥泄漏应急处理，包括泄漏时的应急行动、应急人员防护、环保措施、消除方法等。⑦操作和储存，提示操作处置作业中的安全注意事项、安全储存条件和注意事项等。⑧接触控制和个人防护，提供化学品的最高容许浓度，工程控制要素，呼吸系统防护、眼防护、身体防护、手防护及其他防护要求。⑨理化特性，包括化学品的外观和理化性质及参数等。⑩稳定性和反应活性，提供化学品的稳定性和反应活性等信息。⑪毒理学信息，包括化学品的毒性（如半数致死剂量）、刺激性、致癌性等。⑫生态学信息，主要描述化学品的环境生态效应和行为，如迁移性、降解性、生物累积性和生态毒性等。⑬废弃处置，提供该化学品以及可能污染化学品的包装的安全处置方法及要求。⑭运输信息，提供危险货物编号、包装类别、包装标志、包装方法、UN编号，以及运输注意事项等。⑮法规信息，提供该化学品相关的管理法律条款和标准。⑯其他信息，包括参考文献、填表时间、填表部门、填表人、数据审核单位等。每个品种都应有其单独的化学品安全技术说明书，同类物、同系物的技术说明书不能互相替代。混合物需要提供有害组分及其含量范围的信息。

应用 化学品安全技术说明书是化学品危害信息告知的重要文件，是预防化学品危害事故、进行化学品危害事故安全处置的重要依据。可能接触危害化学品的操作人员及其他人员应在接触化学品前通过阅读说明书或岗前培训，了解相关化学品的危害，熟知个人防护措施以及在发生泄漏或污染事故时的安全处置要求。生产、使用或运输危害化学品的单位，可根据说明书的信息，编制安全生产操作规程，制定应急预案，进行针对性的人员培训，通过规范危害化学品的使用和操作，降低危害化学品操作的安全风险。由于不同国家或同一国家不同区域有关化学品管理的法律法规要求不同，已有的法规要求也可能会发生变化，化学品安全技术说明书通常会根据买方或使用方所在国家/地区的法律法规要求进行编制或修订，内容也会周期性地更新。对于已有的化学品，在其新危害性相关信息发布后的半年内，生产企业必须对技术说明书的内容进行修订。

(李桦 顾明松)

huàxué tūfā shìjiàn yīxué yìngjí chǔzhì

化学突发事件医学应急处置

（medical management of chemical emergency incidents） 在化学突发事件现场，为及时控制危害源、救治伤员、撤离民众、降低或消除危害后果而组织的医学救援行动。化学突发事件的应急处置一般由国家或地方政府主导和统一领导，应急、公安、卫生、化工、交通等相关部门协调配合，专业应急处置和医学救援队伍具体实施。在发生化学恐怖袭击和重大化学泄漏、燃烧和爆炸事件时，军队的化学防护和防化医学专业队伍以及防化部队通常作为主要力量，参与现场的应急处置和救援。

主要任务 化学突发事件的应急处置是一个系统工程，涉及不同的部门和专业领域。医学应急救援主要针对现场及周边的受害人群，开展如下的医学防护、洗消、救治和救助工作：①负责现场伤员的洗消、救治和后撤就医。②检测并评估现场危害化学品对人群的健康危害，为现场应急救援方案制定和实施提供技术支持，为救援人员和民众的个人防护提供医学指导。③在现场及周边，对涉事群众开展人群健康危害状况的流行病学调查，并持续监测危害化学品对民众的健康危害或潜在危害。④为受害人群和救援人员提供心理疏导和医学救助。除了上述的现场医学应急救援任务外，国家和军队卫生部门及其专业医学救援队伍还会协助其他部门，开展事件原因的调查，为危害源处置及消除行动提供医学保障，并在事后进行医学应急救援行动的总结，提出预防类似事件再次发生的措施和建议等。

处置内容 突发化学事件现场医学处置行动和措施主要包括危害源识别和评估，危害分区、标志和警戒，人员防护、撤离和洗消，伤员救治，受害人群健康危害调查和医学救助等。

危害源识别和评估 通过现场观察、询问知情人、采用便携式检测设备进行现场检测等活动，结合伤员的症状和表现，对引发化学突发事件的危害源进行识别，确定引发突发事件的有毒有害化学品种类、浓度和污染范围。根据涉事化学品的性质、性状、污染程度、受害人群和范围等因素，预测和评估突发事件可能导致的民众健康危害风险和现场处置安全风险，同时评估现场和事发地医疗资源配置，为现场应急救援和处置方案制定、人力物力合理调配，提供决策咨询和技术支持。

危害分区和污染控制 将现场及周边区域按危害水平和健康安全风险进行危害分区，通过清晰标志不同区域的危害水平、实施分区边界警戒和人员流向控制，有效控制污染扩散，并提出不同区域内救援人员和民众应采取的防护措施。

人员防护 根据现场危害化学品种类和性质，指导民众采取针对性的防护措施保护易被危害化学品攻击的呼吸道、眼和皮肤。例如，指导民众用手边可及的湿毛巾或手帕、眼镜和风镜等简易物品保护眼睛和口鼻，用雨衣、雨伞、风衣或外衣遮挡身体的裸露皮肤，尽快按救援队员的指引，向上风方向（逆风）撤离现场。对于现场的救援人员，应根据现场危害水平和健康风险，确定不同危害分区的个人防护等级，正确选择和穿戴个人防护器材后进入污染区域进行救援操作（见个人防护等级)。

人员洗消 对撤离现场的民众进行污染洗消是控制污染扩散、降低群体健康危害的关键措施。对于在事发现场接触过或暴露于危害化学品的污染人群,一般采用0.5%次氯酸盐溶液、敌腐特灵冲洗液等消毒液,或用肥皂水和清水,以喷淋或淋浴的方式进行全身洗消。对于非直接接触的低污染人群,可在撤离现场后脱去外衣,用肥皂水和清水局部冲洗的方法去除污染(见化学毒剂污染人员洗消)。

救治 在化学突发事件现场污染区内的伤员,除了需要立即注射抗毒药物、止血和固定等必要措施外,一般应尽快移送至无污染且空气流通处,使伤员脱离与危害化学品的接触,然后根据伤员伤情进行分类、洗消、现场急救或后送救治(见化学武器伤员分类和化学毒剂污染伤员洗消)。

健康危害监测和调查 在化学突发事件应急处置过程中,通过目测观察和采用便携式检测设备,持续对现场及周边区域进行健康危害监测,及时为现场应急处置指挥部提供危害化学品暴露水平和范围变化等信息,并为救援操作安全和人员防护措施的制定提供指导。在事后,对暴露人群开展流行病学调查,收集化学品暴露和中毒人数、暴露时间、伤员症状表现、伤员治疗和恢复情况等信息资料,为事件的调查和处理以及暴露人群和伤员的后续医学救助,提供信息和依据。

涉事人群的医学救助 在化学突发事件应急处置过程中及事后,为受害人群和现场救援人员提供必要的医学救助,包括心理疏导,其他伤病的现场处置和后送等。

(丁日高 李 桦)

huàxué kǒngbù xíjī

化学恐怖袭击 (chemical terrorist attack)

恐怖分子为达到其政治、经济、宗教和意识形态等目的,通过直接使用化学恐怖剂或其他有毒有害化学物质,以及袭击化工设施(化工厂、化学品仓库、化学品运输车等)释放有毒化学物质等方式,造成人员伤亡、设施损坏和环境污染,引起民众恐慌,妨碍经济发展,破坏国家安全和社会稳定的行为和活动。

袭击方式 恐怖分子通常采用高毒性、高危害的化学物质,在易于产生重大危害的场所或针对敏感目标和人群进行攻击,以达到其目的,主要的袭击方式有以下6类。

公共场所施毒 恐怖分子将化学恐怖剂及施放工具携带到重要建筑物和公众活动场所等攻击目标进行现场施放,所选用的恐怖剂通常为毒性强、易于挥发或分散的化学战剂,如神经性毒剂沙林、全身中毒性毒剂氢氰酸、糜烂性毒剂芥子气等,它们可在短时内快速扩散,经呼吸道吸入和皮肤接触中毒,导致施放现场及周边的民众中毒或受到影响。这一袭击方式操作简单,引起中毒的人群众多,造成的社会影响大,其后果的严重程度通常与所用毒剂种类、接触人群数量、施放环境(开放空间或室内)、应急救援和医学救治的速度和有效性密切相关。公共场所施毒的典型案例是发生在日本东京地铁的沙林袭击事件。1995年3月20日早晨,日本奥姆真理教成员在东京市区3条地铁线的5列地铁列车上有组织地施放神经性毒剂沙林,造成12人死亡、5千多人受到伤害(见东京地铁沙林事件)。

爆炸施毒 恐怖分子利用简易爆炸装置,将化学恐怖剂装填于爆炸装置中,通过爆炸物爆炸时所产生的爆炸力或热能,将化学恐怖剂以蒸气、气溶胶和液滴等形式释放,毒性物质不仅通过呼吸道吸入和皮肤接触使人中毒,爆炸还会导致受害者的爆炸伤和心理损伤,对现场民众产生严重的伤害作用,并造成很坏的社会影响。但爆炸施毒的技术难度较大,在安保措施严格的场所一般难以实施。

破坏施毒 恐怖分子蓄意破坏化工厂生产车间、化学品仓库和贮罐,以及化学品运输车辆,致使有毒物质外泄,造成人员中毒和环境污染的化学恐怖事件。此法操作简单,实施方便,是生产、储存和运输有毒化学品企业和部门在战时和平时都需要高度防范的化学恐怖袭击方式之一。泄漏的有毒化学品主要经呼吸道吸入中毒,其次是通过皮肤接触中毒,危害后果与泄漏化学品的毒性、数量、物理状态,以及暴露人群数量和气象条件等密切相关。

纵火施毒 恐怖分子采用纵火的方式,使易燃化学品燃烧后释放有害气体,导致人员中毒。纵火施毒可以发生在有毒有害化学品生产、储存和运输环节,引起有毒有害化学品的蒸发或泄漏;也有可能在加油和加气站发生,引发汽油和天然气泄漏;或者发生在生产和制造飞机、电器、塑料制品和装饰性板材等涉及易燃原料和产品的工厂,易燃物质燃烧或不完全燃烧时产生有毒气体(如一氧化碳、二氧化硫、氨气及氢氰酸等），使人中毒。纵火施毒产生的毒气和污染空气可使生产操作人员和周边群众经呼吸道吸入中毒，其严重程度取决于燃烧物质的性质和量，以及周边环境和天气因素等。1993 年 12 月，福州马尾台资企业高福有限公司的一名工人因偷窃加工原料而被开除，他报复性地点燃了工厂堆放的腈纶纱团，燃烧释放的有毒气体致使 61 人死亡，15 人受伤，后果极其严重。

食物和环境投毒 恐怖分子将有毒物质投放于食物和饮料或食品原料、水源、养殖场和土壤中，造成进食和接触人群的群体中毒。这一方式具有一定隐匿性，使用的有毒物质多为易于获得的高毒农药（如有机磷农药、除草剂）、剧毒鼠药（如毒鼠强、氟乙酰胺）、氰化物（氰化钠、氰化钾）、砷化物（三氧化二砷）和重金属（铊）等，主要危害途径为消化道摄入中毒，危害后果与毒物的毒性、接触人群的大小以及能否及时识别毒源和救治有关。与食品、饮料投毒相比，环境投放的毒物容易被稀释，通常不会引起群体人员中毒，但投放的毒物可能会对周围的环境、人工养殖的动植物造成严重影响。

化学恐吓 这是恐怖或犯罪分子常用的手段，他们利用网络、手机短信等传播媒介散布化学恐怖袭击的谣言，采用邮寄和快递的方式投寄有毒或无毒化学物质，或者将有毒或无毒化学物质放置在特殊环境或敏感场所，人为制造恐怖气氛，引起民众心理恐慌，扰乱社会秩序。典型的案例是在美国"9.11"事件后，美国及其他多个国家出现的"未知白色粉末"邮件和包裹，除了个别邮件内装有蓖麻毒素等有毒物质外，

大多数邮件和包裹中并未发现有毒有害物质，但由于人为制造的恐怖气氛以及事件的未知性和不确定性，在一定条件下对社会公众的心理造成冲击，破坏了社会的稳定性。

危害特点 化学恐怖袭击具有突发性、隐匿性和群体性等特点。相对于核和生物恐怖袭击，化学恐怖袭击的成本低、攻击点多。恐怖分子精心策划的恐怖袭击，对象常是手无寸铁且无防护的平民，无论是现场施放、投毒施放还是破坏施放，通常手法隐秘，事先不易察觉，结果往往是突发的和难以预料的，事发后民众的防护和伤员救治需要大量的社会资源，并易于引起民众恐慌和社会混乱。可能用于恐怖袭击的化学恐怖剂及其他有毒有害化学品的种类繁多、毒性很强，大多易于挥发和分散，主要经呼吸道吸入、皮肤接触和消化道摄入等途径进入人体，可在短时内导致群体中毒和伤害，严重中毒时可导致死亡。当化学恐怖剂通过燃烧和爆炸释放时，其危害更大，烧伤和外伤都会加速毒物的吸收和中毒。在密闭且拥挤的空间内施放毒物，可在较短的时间内使多人同时出现中毒症状，而中毒引发的继发性恐慌会进一步加重化学恐怖的伤害效应，导致未染毒人群因拥挤、踩踏而出现继发性伤害。因此，应对化学恐怖袭击是国家和军队反恐维稳的重要任务之一。

（丁日高 李桦）

huàxué kǒngbùjì

化学恐怖剂 （chemical threat agents for terrorist attack） 具有高毒性和特定物理化学性质，可能被恐怖分子用于危害民众健康、污染环境和扰乱社会稳定的化学

物质。化学恐怖剂包括人工合成化学品和自然环境中存在的天然化合物，它们可以气态、气溶胶、液态以及由固体粉末形成的雾或烟等形式施放，污染空气、水源、地面和建筑物，导致民众中毒伤害和恐慌。通过情报资料收集和分析，有毒有害化学品发展趋势和使用的追踪分析，检测及毒性作用方式研究等措施，可以识别潜在的化学恐怖剂，并对其进行监测和管控，为预判和应对化学恐怖活动提供依据和技术保障。

基本特点 可能被恐怖分子作为化学恐怖剂使用的有毒有害化学物质一般具有如下的特点：①毒性强烈、作用迅速、危害范围广，易于造成民众恐慌和社会混乱。②易于挥发或分散，适合装填于施放装置中使用。③原料易得，合成工艺简单，可以规模生产且价格低廉。④理化性质相对稳定，储存、携行和使用方便。⑤很难与民用产品区分，具有一定的隐蔽性。与化学泄漏事件相比，化学恐怖剂导致的突发化学事件处置和应急救援具有很强的时效性，民众防护和中毒救治相对比较困难。

化学恐怖剂种类 根据现有资料，曾经用作化学恐怖剂和可能作为化学恐怖剂使用的有毒有害化学物质主要包括化学战剂、高毒农用化学品、剧毒杀鼠剂、毒素、重金属毒物、可燃且有毒的工业化学品、易爆化学品、挥发性毒物和有机溶剂、腐蚀性工业用酸碱等。这些危害化学物质通常也是化学意外事故以及因误用或恶意使用导致的化学中毒事故中常见的危害源。

化学战剂 具有剧烈毒性和高挥发性的化学战剂曾经是恐怖分子主要使用的化学恐怖剂。例

如，在 1995 年的东京地铁沙林事件中，恐怖分子使用的是神经性毒剂沙林。除了神经性毒剂外，糜烂性毒剂、氰类毒剂、窒息性毒剂和失能性毒剂也都有可能被用作化学恐怖剂。

高毒农用化学品　主要包括剧毒和高毒杀虫剂和除草剂，例如，敌敌畏、对硫磷、甲基对硫磷、内吸磷、久效磷等有机磷酸酯类杀虫剂以及百草枯等除草剂（见高毒农药）。有机磷酸酯类杀虫剂的作用机制与沙林、梭曼等神经性毒剂相同，通过抑制人体内的乙酰胆碱酯酶，使胆碱能神经系统功能紊乱，引起一系列的中毒症状，严重中毒时可致死（见有机磷酸酯类农药）。百草枯是一种快速灭生性除草剂，眼和皮肤局部接触后产生黏膜和皮肤刺激作用，口服吸收后会引起肺水肿、肺出血，严重中毒者可致死。非急性死亡的百草枯中毒者多发生肺纤维化，出现急性呼吸窘迫症，最终因呼吸衰竭而死亡。为此，中国有关部门已采取措施，在中国境内全面禁止销售和使用上述高毒性有机磷酸酯杀虫剂和百草枯产品。

杀鼠剂　是农业、林业和家庭用于防治鼠类等有害啮齿类动物的药剂。又称鼠药。杀鼠剂的种类较多，不同种类对人类的毒性作用不同。氟乙酰胺、毒鼠强、杀鼠灵和溴敌隆等杀鼠剂对人体的危害较大，服用后可导致中毒，甚至危及生命。杀鼠剂应用广泛，易于获得，因恶意使用和误服引起的中毒事件时有发生。杀鼠剂引起群体中毒事件的典型案例是 2002 年在南京江宁区汤山镇发生的、由恶意投放毒鼠强引起的重大食物中毒事件，该事件共造成 300 多人中毒，42 人死亡。为了防止和降低杀鼠剂的毒害作用，中国农业部 199 号公告明令禁止使用氟乙酰胺、毒鼠强、毒鼠硅等鼠药；2567 号公告将溴鼠灵和溴敌隆等抗凝血杀鼠剂列为限制使用的鼠药，实行定点经营。

毒素　由动物、植物、微生物等生物有机体分泌代谢生成或经半生物合成的一类有毒物质。蓖麻毒素、石房蛤毒素、相思子毒素、T-2 毒素、环蛇毒素、芋螺毒素等毒素对人体具有高毒性，美国军队等外军曾经将这些毒素作为化学或生物战剂研究，并进行了部分毒素的武器化尝试（见生物毒素战剂）。蓖麻毒素还曾被作为暗杀剂和恐怖剂使用。1978 年发生在英国伦敦的保加利亚记者马尔科夫暗杀事件，使用的就是蓖麻毒素。美国"9·11"事件后，美国等国家发生了多起"白色信件"恐怖事件，在部分信件中检测到蓖麻毒素。

重金属毒物　对人体具有毒性作用的重金属毒物主要包括砷、汞、铊、铅、镉和铬，以及含有砷和汞等重金属的化合物。重金属中毒后，会引起急性和慢性中毒症状，严重中毒可导致死亡。国内外因恶意投毒砷化物、汞和铊导致受害者中毒和死亡的案件，时有报道。

有毒有害工业化学品　可能被作为恐怖剂使用的工业化学品主要包括易燃易爆、腐蚀性和有毒工业化学品，例如列于《中国严格限制的有毒化学品名录》《危险化学品目录》《高毒物品目录》的有毒有害工业化学品。

（李春正　李桦）

gāodú nóngyào

高毒农药（highly toxic agrochemicals）　用于防止、控制或消灭农作物病、虫、鼠、草害，且具有较高的毒性、易于引起人畜中毒的农用化学品及其制剂。农药在中国农业生产中的使用非常广泛，在促进农产品生产增收方面发挥重要作用。根据用途，农药主要分为杀虫剂、杀鼠剂、杀螨剂、杀菌剂、除草剂、植物生长调节剂、增效剂等。不同种类的农药，因其化学结构类型、作用机制和使用方式不同，对人体的健康危害也不同。有毒农药的使用不当易于引起意外中毒，因不法分子恶意使用导致的群体中毒是突发公共卫生事件常见的原因之一，高毒性的有机磷酸酯类杀虫剂和毒鼠强等杀鼠剂还是潜在的化学恐怖剂。在农药的生产、使用、运输和贮存中，应根据不同农药的毒性或危害分级，采取相应的安全和防护措施。

农药毒性分类　农药的毒性取决于其对人体的伤害性质和程度，一般分为急性毒性和慢性毒性，可通过哺乳动物（大鼠）实验进行测定。急性毒性是给动物经口服、皮肤接触或呼吸道吸入等途径一次性染毒一定剂量的农药后，在短时间内引起的毒性和病理反应。慢性毒性是动物长时间连续接触小剂量的农药后，由于机体反复接触农药而引起功能损害或者农药在体内蓄积而产生的中毒现象。有些农药的急性毒性不大，但其具有很强的蓄积性，或者有致癌、致畸、致突变和生育障碍作用，长期接触可对人体产生严重的健康危害。农药经口和皮肤染毒的急性毒性大小，通常用致死剂量（LD）或半数致死剂量（LD_{50}）表示，常用单位为 mg/kg；吸入染毒时，急性毒性以致死浓度（LC）和半数致死浓度（LC_{50}），或者致死浓时积（LCt）和半数浓时积（LCt_{50}）来表示，前者的常用单位为 mg/L 和 mg/m³，后者的单位是（mg·h）/L 和（mg·h）/m³（见化学战剂中毒剂量）。

农药危害分级　农药的健康危害是以急性毒性为指标进行分级的。世界卫生组织推荐的农药危害分级标准在 1975 年的世界卫生立法会议上通过，其将农药分为固体和液体两种形态，按照农药在大鼠的急性口服和皮肤染毒半数致死剂量，将农药产品的危害分成四级（表1）。中国以此危害分级标准为基础，并根据国内具体情况将农药毒性分为 5 级，即剧毒、高毒、中毒、低毒和微毒（表2）。在中国，常见的剧毒和高毒农药多为杀虫剂和杀鼠剂，如对硫磷、甲基对硫磷、甲拌磷、内吸磷、甲基硫环磷、磷胺、杀虫脒、毒鼠强、毒鼠硅和氟乙酰胺等。中国农业部已明文规定禁

止生产、销售和使用这些剧毒和高毒农药。

高毒农药的健康和安全危害　在中国生产和使用的农药中，对人类具有较高的健康危害、易于使人急性中毒的农药种类包括有机磷酸酯类、氨基甲酸酯类和拟除虫菊酯类杀虫剂（见有机磷酸酯类农药和氨基甲酸酯类农药）、有机氟类杀鼠剂、抗凝血杀鼠剂和毒鼠强以及百草枯和敌草快等除草剂。这些高毒农药大多具有较强的神经毒性、心脏毒性、皮肤和黏膜刺激性及消化系统刺激作用。杀虫脒和抗凝血杀鼠剂具有显著的血液系统毒性，有机磷酸酯和氨基甲酸酯类杀虫剂、百草枯、氯化苦和磷化氢可引起化学性肺损伤和肺水肿，有些农药还具有较强的肝毒性和肾毒性。在农药生产、使用和贮存过程中，除了因人为操作和使用不当或非

人为因素引起的泄漏和意外中毒事故外，剧毒和高毒农药还会被恐怖分子用于制造化学恐怖事件，或被不法分子恶意使用导致群体中毒事件。因此，在防范和应对化学突发事件时，高毒农药是应该重点关注的一类的有毒化学品。

（李桦）

yǒujīlínsuānzhǐlèi nóngyào

有机磷酸酯类农药（organophosphate pesticides）

具有有机磷酸酯结构特征、能特异性抑制胆碱酯酶活性，并主要用于防治农作物虫害和鼠害的一类合成农用化学品，简称有机磷农药或有机磷杀虫剂。有机磷农药是 20 世纪 30 年代末问世的第二代人工合成农药，因其具有高效、广谱、品种多和环境残毒期较短等特点而成为中国以及世界范围内使用最多和最广泛的农药种类之一。对硫磷、甲拌磷、敌敌畏、内吸磷、乐果、敌百虫、马拉硫磷、水胺硫磷等有机磷农药在中国农业生产中曾被大量使用。有机磷农药的毒性较强，多数属于剧毒和高毒类农药，曾是导致中毒人数最多的一类农药。中国农业部于 2004 年发布第 322 号公告，从 2007 年 1 月起，在中国境内全面禁止甲胺磷、对硫磷、甲基对硫磷、久效磷和磷胺 5 种高毒有机磷农药在农业上的使用。

结构和性质　依据化学结构的不同，有机磷酸酯类农药可分为磷酸酯、硫代磷酸酯、二硫代磷酸酯、膦酸酯、氟磷酸酯、酰胺基磷酸酯与二酰胺基磷酸酯以及焦磷酸酯 7 类。大多数有机磷农药的化学结构通式如图 1 所示，其中 X 为烷氧基、芳香基、卤基或杂环取代基，易于水解，并且在有机磷农药攻击体内胆碱酯酶形成磷酰化酶时能被酶活性中心

表1　世界卫生组织的农药危害分级标准

毒性分级	级别	经口半数致死剂量（mg/kg）		经皮半数致死剂量（mg/kg）	
		固体	液体	固体	液体
Ⅰa级	剧毒	≤5	≤20	≤10	≤40
Ⅰb级	高毒	>5~50	>20~200	>10~100	>40~400
Ⅱ级	中毒	>50~500	>200~2000	>100~1000	>400~4000
Ⅲ级	低毒	>500	>2000	>1000	>4000

资料来源：刘绍仁，沈佐锐. 浅议农药毒性分级. 农药科学与管理. 2004，25（5）：33-36

表2　中国农药毒性分级标准

毒性分级	级别	经口半数致死剂量（mg/kg）	经皮半数致死剂量（mg/kg）	吸入半数致死浓度（mg/m³）
Ⅰa级	剧毒	≤5	≤20	≤20
Ⅰb级	高毒	>5~50	>20~200	>20~200
Ⅱ级	中毒	>50~500	>200~2000	>200~2000
Ⅲ级	低毒	>500~5000	>2000~5000	>2000~5000
Ⅳ级	微毒	>5000	>5000	>5000

资料来源：刘绍仁，沈佐锐. 浅议农药毒性分级. 农药科学与管理. 2004，25（5）：33-36

的丝氨酸羟基取代。不同结构类型的有机磷酸酯其磷原子上的取代基（R）不同，例如，磷酸酯类的 R_1 和 R_2 为烷氧基；酰胺基磷酯类的 R_1 为烷氧基，R_2 为氨基；膦酸酯类的 R_1 为烃基，R_2 为烷氧基或氨基。硫代磷酸酯类结构中的 P＝S 双键在机体内细胞色素 P450 酶的作用下可发生氧化脱硫反应，代谢活化生成毒性更高的、含有 P＝O 双键的代谢产物，例如，对硫磷氧化为对氧磷、乐果氧化为氧乐果后毒性显著增强。有机磷农药的工业品在常温下多为油状液体，具有大蒜样特殊臭味，一般不溶于水，易溶于苯、丙酮、乙醚等有机溶剂和油类，对光、热的稳定性较好，遇碱性物质易分解破坏。但敌百虫是个特例，其在常温下为白色结晶，能溶于水，遇碱可转变为毒性更大的敌敌畏。

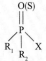

图1 有机磷酸酯农药的化学结构通式

中毒症状和表现 多数有机磷农药分类为剧毒和高毒农药，只有少数是低毒的。有机磷农药主要通过皮肤、胃肠道和呼吸道进入机体，其中毒机制和急性中毒症状与化学战剂中的神经性毒剂相似，它们在体内抑制胆碱酯酶活性，使酶失去分解乙酰胆碱的功能，致使乙酰胆碱在其生理作用部位积聚，产生胆碱能神经过度兴奋的急性中毒症状和临床表现。急性胆碱能危相期的症状和表现包括瞳孔缩小、流涎、多

汗、恶心、呕吐、腹痛、腹泻、呼吸困难、肌束震颤、肌肉痉挛、头痛、头晕、失眠或嗜睡、烦躁不安，严重中毒者可发生昏迷、癫痫样抽搐，中毒者多因肺水肿、脑水肿以及呼吸中枢麻痹而死亡，部分重度急性中毒者还会发生迟发性猝死。有机磷农药中毒患者在急性中毒 1～4 天（个别在 7 天左右）急性胆碱能危象期的症状消失后，还会出现以屈颈肌、四肢近端肌肉、第 3～7 和第 9～12 对脑神经所支配的部分肌肉，以及呼吸肌的肌力减弱或麻痹为特征临床表现的中间肌无力综合征。患者表现为转颈、耸肩、抬头、咀嚼无力、睁眼、张口、四肢抬举困难，腱反射减弱或消失。严重者出现呼吸肌麻痹，表现为胸闷、气短、呼吸困难，迅速出现呼吸衰竭，如无呼吸支持会很快死亡。在急性中毒后 1～8 周胆碱能症状消失后，部分患者还会出现感觉、运动型的迟发性多发性神经病，主要累及肢体末端，出现进行性肢体麻木、无力，呈迟缓性麻痹，表现为肢体末端烧灼、疼痛、麻木及下肢无力，严重者呈足下垂及腕下垂，四肢肌肉萎缩。这些患者还会出现感觉上的障碍、拾物困难和站立不稳等。此外，有机磷农药中毒患者因接触的农药种类和剂量的不同，会出现包括心脏、肺、肝和肾损害现象，包括中毒性心肌损伤、肺水肿、肝功能异常、血尿、蛋白尿等。

中毒诊断 有机磷农药中毒主要依据接触史、典型中毒症状和临床表现、现场毒物检测以及患者全血胆碱酯酶活性测定结果进行诊断。在有机磷农药生产、包装、储存、搬运、配制、喷洒、施药工具维修等过程中，因操作

或防护不当引起的操作人员生产性或职业性中毒，主要经皮肤接触中毒，高温天气条件下，也可能经吸入中毒。因误服、误用有机磷农药污染的水、果蔬和食品，以及自杀或恶意使用农药导致中毒的患者，则多经消化道摄入中毒。如果患者有上述接触史，同时出现瞳孔缩小、多汗、流涎和肌肉颤动等典型中毒表现，并伴随消化道症状、呼吸系统症状或神志改变，可初步诊断为有机磷农药中毒。进一步的全血胆碱酯酶活性测定显示，酶活性在正常值的 70% 以下时，即可确诊。全血胆碱酯酶活性是有机磷农药中毒程度分级的重要参考指标，酶活性下降至正常值的 50%～70% 时为轻度中毒，降至 30% 以下则为重度中毒（见神经性毒剂中毒诊断）。

中毒救治 有机磷农药中毒患者在不慎接触农药或出现上述中毒症状后，应立即离开中毒现场，脱去污染衣服，用肥皂水彻底清洗全身。眼污染者，可用清水或生理盐水轻轻冲洗眼。口服中毒者，应尽早催吐和彻底洗胃。患者一经确诊，应立即使用阿托品、盐酸戊乙奎醚等抗胆碱能药物以及氯磷定、解磷定等胆碱酯酶重活化剂进行抗毒治疗。阿托品等抗胆碱能药物要尽早、足量、反复给药，待达到阿托品化的指征后，减量维持。胆碱酯酶重活化剂也应尽早给予首次剂量，然后根据病情和血胆碱酯酶活性测定结果，决定是否重复给药（见神经性毒剂中毒救治）。对于中、重度中毒患者，必要时给氧，维持呼吸和循环，为抗毒药发挥药效争取时间。除了抗毒治疗外，临床上还应随时观察患者的病情变化，保持患者呼吸道畅通，监

护心肺功能，纠正水、电解质和酸碱平衡失调，预防并及时控制脑水肿和肺水肿，针对患者出现的心脏损伤和心律失常、中间肌无力综合征、迟发性多发性神经病进行对症治疗。

（丁日高 李 桦）

ānjījiǎsuānzhǐlèi nóngyào

氨基甲酸酯类农药（carbamate pesticides） 化学结构中有氨基甲酸基团，主要用于防止农作物虫害和草害的一类合成农用化学品，又称氨基甲酸酯类杀虫剂。氨基甲酸酯类农药是针对有机磷酸酯和有机氯农药的缺点而开发的一类新型广谱杀虫、杀螨和除草剂，通过抑制昆虫体内的乙酰胆碱酯酶，阻断其正常的神经传导而发挥杀虫作用，具有选择性强、高效、广谱、易分解和残毒少等特点，已广泛用于农业、林业和牧业生产中。

结构和性质 氨基甲酸酯类农药的化学结构通式为 $R_1NHCOOR_2$，结构中均有氨基甲酸基团（-NHCOO-），大多数是 N-甲基取代的氨基甲酸酯，R_1 为甲基或二甲基，R2 为芳香烃、脂肪烃或环烃。根据结构的不同，氨基甲酸酯类农药可分为以下四类：①甲基氨基甲酸芳香酯，其氨基氮原子上的一个氢被甲基取代，芳基为取代的苯基、萘基或杂环苯并基等，是上市品种较多的一类，包括西维因、仲丁威、克百威、速灭威、灭害威等。②二甲基氨基甲酸酯，是杂环或碳环的二甲氨基甲酸酯，氨基上的两个氢均被甲基取代，酯基中含有烯醇结构单元，主要品种有地麦威、吡唑威、异索威、敌蝇威和抗蚜威等。③甲基氨基甲酸肟酯，这类品种因结构中引入肟酯基而具有较高的杀虫效能和毒性，酯基中含有特征性的烷硫基，主要品种有涕灭威、灭多威、抗虫威和棉果威等。其中，涕灭威为剧毒农药，大鼠和小鼠的口服半数致死剂量（LD_{50}）均低于 1mg/kg。④酰基（或羟硫基）N-甲基氨基甲酸酯，这类品种是为了降低毒性，在对上述①和③类化合物进行结构改造的基础上得到的，其氨基氮原子上的一个氢被甲基取代，另一个氢被酰基、磷酰基、羟硫基等基团取代，以此提高其作用的选择性。这一类新品种的代表有呋线威、棉铃威和磷亚威等。氨基甲酸酯类农药大多为结晶固体，无特殊气味，蒸气压较低，难溶于水，可溶于有机溶剂，在酸性溶液中相对稳定，在碱性溶液中易水解。

毒性作用 氨基甲酸酯类农药主要经呼吸道吸入和胃肠道摄入进入人体内，或经皮肤和黏膜接触后缓慢吸收。进入体内后，主要在肝、肾、脂肪和肌肉中分布，并在肝脏中代谢。大多数氨基甲酸酯类农药的急性毒性分类为中高级，毒性作用机制与有机磷农药相似，其能与乙酰胆碱酯酶结合，形成氨基甲酰化胆碱酯酶，从而使酶失去水解乙酰胆碱的活性，导致乙酰胆碱在其生理作用部位蓄积，引起一系列的中毒症状。但与有机磷农药相比，氨基甲酸酯类农药进入体内后的毒性作用起效快，在体内的代谢消除较快，与胆碱酯酶的结合是可逆的，形成的氨基甲酰化胆碱酯酶易于水解，胆碱酯酶的活性恢复较快。中毒者在脱离毒源接触后，体内胆碱酯酶活性可在短时间内回升，数小时后恢复正常。氨基甲酸酯类农药急性中毒症状和临床表现也与有机磷酸酯类农药相似，具有胆碱能神经过度兴奋的系列症状和表现，但氨基甲酸酯类农药中毒后的潜伏期短，病情相对较轻，恢复也快。急性口服中毒时多在 10 分钟至半小时出现症状，生产性中毒以皮肤接触为主，一般在接触后的 2~4 小时出现症状，最快时为半小时。轻度中毒通常表现出毒蕈碱样症状与轻度中枢神经系统障碍的症状，如头痛、头晕、恶心、呕吐、流涎、瞳孔缩小、视物模糊和出汗等。有些中毒患者会伴有肌束震颤等烟碱样的中毒表现，在脱离接触农药和经医疗处置后，一般在 24 小时内恢复。重度中毒者多经口服途径中毒，除上述症状外，还会出现昏迷、脑水肿、肺水肿及呼吸抑制或衰竭。但氨基甲酸酯类农药中毒一般不会引起迟发性周围神经病。

中毒诊断 氨基甲酸酯类农药中毒后，主要依据农药接触史、胆碱能神经过度兴奋的典型症状和表现以及结合全血胆碱酯酶活性测定结果做出诊断。由于氨基甲酸酯类农药中毒的胆碱酯酶活力恢复较快，中毒后需要尽快对患者进行采血测定，轻度中毒者其全血胆碱酯酶活性一般降至正常值的 70% 以下，重度中毒者的酶活性可降至 30% 以下。氨基甲酸酯类农药的中毒诊断，还需注意与有机磷农药中毒、中暑、急性胃肠炎、食物中毒等进行甄别，除了胆碱酯酶活性测定外，必要时可取中毒者的血、尿、洗胃液和呕吐物，进行毒物及其代谢产物的测定。例如，克百威中毒者的尿样中可测得 3-羟基呋喃；甲萘威中毒者血中可检出甲萘威，尿样中可测得 1-萘酚。

中毒救治 氨基甲酸酯类农药中毒救治的首要措施是离开毒源，对中毒者进行洗消，彻底清除毒物，切断或阻止毒物继续吸收。对于生产和使用过程中发生的接触性中毒，中毒者应尽快离开现场，脱去污染衣物，用肥皂水清洗皮肤、头发和指甲。口服中毒者，可视情况进行催吐，用2%~5%的碳酸氢钠溶液彻底洗胃，随之用硫酸镁或硫酸钠导泻。中毒患者在洗消后，视其病情给予特效抗毒药物，轻度中毒者可口服或肌内注射阿托品，重度中毒者静脉注射阿托品，并尽快达到阿托品化（见神经性毒剂中毒救治）。单纯氨基甲酸酯类农药的中毒治疗，一般不用氯磷定、解磷定等肟类胆碱酯酶重活化剂。对于重度中毒者，除了给予阿托品等抗胆碱能药物外，还应根据其症状和临床表现，采取必要的对症和支持疗法，如保持呼吸道畅通，监护心肺功能，及时纠正水、电解质和酸碱平衡失调，防治呼吸衰竭和脑水肿等。

（李 桦）

shāshǔjì

杀鼠剂（rodenticides） 用于防治、消杀老鼠等有害啮齿类动物的一类化学药剂。又称鼠药。杀鼠剂的种类较多，毒性作用不一。大多数杀鼠剂的毒性较强，按大鼠口服半数致死剂量分类，多为强毒、高毒和中毒化合物（见高毒农药），在防治和消杀鼠害的同时会因误用或误服引起人、畜中毒。杀鼠剂是恶意投毒和自行服毒致人中毒事件的主要毒源之一。2002年在南京市江宁区汤山镇发生的毒鼠强中毒事件就是典型的杀鼠剂食物投毒导致的恶性中毒事件，共造成300多人中毒，42人死亡。

来源与分类 杀鼠剂大多是人工合成化学品，少数是天然产物、天然产物的提取物或生物来源的药剂。天然产物来源的杀鼠剂代表有信石（天然矿物砷华，毒砂或雄黄加工制成的三氧化二砷）和毒鼠碱（又称番木鳖碱或马钱子碱）；生物来源的杀鼠剂代表主要是C型肉毒梭菌毒素和D型肉毒梭菌毒素。化学合成的杀鼠剂种类较多，按结构类型可分为有机磷酸酯类、氨基甲酸酯类、硫脲类、有机氟类、无机类、羟基香豆素类和茚满二酮类及其他（如毒鼠强和毒鼠硅等）。按作用时间的快慢，杀鼠剂还可分为速效性和缓效性两大类，前者为急性单剂量使用，一次投放毒饵少，鼠类取食后即可中毒死亡，其缺点是毒性高，对人畜不安全；后者在鼠体内的排泄较慢，鼠类连续多次取食后，药剂在体内蓄积至一定量后产生毒性作用并致死。按作用机制，鼠药还可分为抗凝血杀鼠剂、中枢神经系统兴奋类杀鼠剂等。

高毒杀鼠剂 易于引起人体中毒的剧毒和高毒杀鼠剂主要有氟乙酰胺、氟乙酸钠和甘氟等有机氟类杀鼠剂，溴敌隆、氟鼠灵、溴鼠灵（大隆）、杀鼠醚等抗凝血杀鼠剂，安妥、灭鼠肼等硫脲类杀鼠剂，毒鼠磷等有机磷杀鼠剂，以及毒鼠强和毒鼠硅等中枢神经系统兴奋类杀鼠剂。其中，剧毒和高毒杀鼠剂毒鼠强、毒鼠硅、氟乙酰胺、氟乙酸钠和甘氟对人类具有较高的健康危害。中国农业部于2002年6月发布第199号公告，将这5种杀鼠剂列为明令禁止使用的农药。农业部还在2017年发布的第2567号公告中，将溴敌隆、溴鼠灵、杀鼠醚、氟鼠灵等抗凝血杀鼠剂列入限制使用农药名录加以管理。如下是剧毒和高毒杀鼠剂的主要代表及其性质、中毒症状和救治方法的简述。

氟乙酰胺 有机氟杀鼠剂的主要代表之一，纯品为白色针状结晶，挥发性小，易溶于水及有机溶剂，易吸潮，性质较为稳定。氟乙酰胺的大鼠口服半数致死剂量（LD_{50}）为15mg/kg，人口服LD_{50}为2~10mg/kg，其主要经消化道、皮肤和呼吸道途径中毒，在体内代谢排泄较慢，可因蓄积中毒。氟乙酰胺的毒性作用主要是造成机体代谢障碍，破坏三羧酸循环，干扰氧化磷酸化过程。神经系统毒性症状是氟乙酰胺中毒最突出的毒性表现，轻度中毒者出现头晕、头痛、乏力、激动、烦躁不安、肌肉震颤；重者出现昏迷、阵发性抽搐，并且因强直性抽搐致呼吸衰竭。心血管系统中毒症状和表现主要有心悸、心动过速，严重者可出现致命性心律失常。氟乙酰胺口服中毒时会出现口渴、恶心、呕吐、腹痛和上腹烧灼感等症状和体征，部分中毒者出现肝功能受损。临床实验室检查可见中毒者血氟和尿氟明显增高，血、尿和洗胃液中可检出氟乙酰胺。对于皮肤接触中毒者，发现后要及时洗消。经口误服者要立即催吐，用1∶5000的高锰酸钾溶液或清水彻底洗胃。洗消后肌内注射解毒剂乙酰胺（解氟灵）进行抗毒治疗，同时采用对症和支持疗法控制抽搐发作，保护心脏，防治脑水肿。

毒鼠强 中枢神经系统兴奋类杀鼠剂的代表，化学名为四亚甲基二砜四胺，为白色、无味、无嗅粉末，微溶于水、微溶于丙酮，不溶于甲醇和乙醇，加热可分解。毒鼠强是剧毒类杀鼠剂，大鼠口服LD_{50}为0.1~0.3mg/kg，人类主要经消化道和呼吸道途径中毒。毒鼠强中毒后发病快，具有强烈的脑干刺激作用，轻度中毒出现头痛、头晕、乏力、恶心呕吐、口唇麻木和酒醉感，重度中毒表现为强直性、阵发性抽搐，口吐白沫，全身发绀，出现类似癫痫持续发作的状态，并可伴有精神症状和心、肝等脏器损害。毒鼠强的中毒诊断主要依据接触史、典型中毒症状以及中毒者呕吐物和血液样品的毒检结果作出判断。目前尚无毒鼠强中毒的特效解毒药物，中毒后应尽快采取催吐、洗胃、用洗胃管灌入活性炭吸附毒物以及导泻等措施及时清除毒物，对中、重度中毒者还可采取血液灌流清除血液和组织中的毒物。临床救治主要采用对症和支持治疗的手段，镇静止痉，控制中毒患者抽搐及精神症状，保护心肌、肝脏等重要组织器官，保障患者的能量供应，维持水、电解质和酸碱平衡。

安妥 硫脲类杀鼠剂的代表，纯品为白色结晶，工业品是灰白色或灰色粉末，有苦味，不溶于水，可溶于有机溶剂和碱性溶液，化学性质稳定。安妥主要经消化道和呼吸道途径中毒，大鼠口服LD_{50}为 7~250mg/kg，人口服摄入 4~6g 可致死。安妥进入体内后，主要分布于肺、肝、肾和神经系统，损伤肺脏毛细血管，增加肺毛细血管通透性，引起肺水肿、胸膜炎、肺出血、胸腔积液、呼吸困难等症状和临床表现，并可导致肝、肾损伤，破坏胰腺的 B 细胞，影响糖代谢，产生糖尿等。严重中毒者会出现全身痉挛、昏迷和休克，后期出现肝大、黄疸、血尿和蛋白尿等。吸入中毒者应立即脱离污染现场至空气新鲜处，并及时就医。对于口服中毒者，清醒时给予大量温水催吐，及时用 1：5000 高锰酸钾溶液洗胃，

导泻。给中毒者肌内注射半胱氨酸或者静脉注射硫代硫酸钠，可降低毒性作用。重度中毒者的救治主要采用对症和支持疗法，给呼吸困难者吸氧，缓解症状；用肾上腺素皮质激素防治肺水肿等。

抗凝血杀鼠剂 是目前使用较多的一类杀鼠剂，根据结构的不同分为羟基香豆素类（杀鼠灵、杀鼠醚、溴敌隆、溴鼠灵）和茚满二酮类（敌鼠、敌鼠钠）两大类。抗凝血杀鼠剂多为黄色或白色结晶或粉末，一般不溶于水，溶于有机溶剂。大多数抗凝血杀鼠剂为剧毒或高毒农药，具有很强的蓄积毒性，毒性作用发作慢，属于缓效或慢性杀鼠剂。抗凝血杀鼠剂导致的人体中毒多为经口服摄入的食源性中毒。抗凝血杀鼠剂的毒理作用机制主要是通过竞争性抑制维生素 K，影响体内凝血酶原及部分凝血因子的合成，使凝血时间延长，其代谢产物亚苄基丙酮还可引起毛细血管损伤，从而致使中毒者内脏出血不凝而死亡。人摄入此类杀鼠剂后，一般经过 1~3 天的潜伏期后，才逐渐出现抗凝血的中毒症状和表现，故容易误诊。误食中毒者会出现恶心、呕吐、食欲不振等症状，随后可见鼻出血、牙龈出血、皮肤紫癜、咯血、便血、尿血等全身广泛性出血症状，并伴有腹痛、关节疼痛、低热等，实验室检测可见凝血和凝血酶原时间延长。对于疑似中毒者，进行呕吐物和洗胃液的毒物检测以及尿液样品的抗凝血杀鼠剂代谢产物测定，有助于中毒诊断。抗凝血杀鼠剂中毒后应及时采取催吐、洗胃和导泻等毒物清除措施，视中毒的轻重口服维生素 K_1 片或肌内注射维生素 K_1 注射液进行抗毒治疗，严重中毒者可将维生素 K_1 加入葡

萄糖溶液中静脉滴注，症状改善后再改为肌内注射。对于出血严重者，可采取输新鲜血、新鲜冷冻血浆或凝血酶原复合浓缩物的方式迅速止血。由于抗凝血类杀鼠药在体内持续时间较长，在急救止血后，仍需要持续服用维生素 K_1 一段时间，期间应严密监测患者的血浆凝血酶原时间和活化部分凝血活酶时间。

（李春正 李桦）

yǒudú gōngyè huàxuépǐn

有毒工业化学品（toxic industrial chemicals，TIC）

在化学工业中生产或使用的，能引起人中毒、暂时性失能或永久性伤害乃至死亡的一类化学品。其包括化学工业原料、半成品、成品、混合物和废弃物等。有毒工业化学品可以是气体、液体或固体粉末，其产量大、来源和用途广，是引起化学泄漏突发事件，造成群体中毒伤害的主要源头之一，也是恐怖分子或不法分子攻击化工厂的主要目标，或者将其作为恐怖剂攻击重要的政治、交通和民生设施。易于引起化学突发事件和群体中毒事件的有毒工业化学品种类主要包括有毒工业气体、氰化物、砷化物、重金属、有毒溶剂以及含有硫、磷和卤素的无机物和有机物等。

有毒工业气体 按毒性作用的不同，有毒工业气体可分为刺激性有毒气体和窒息性有毒气体两大类。前者主要包括氯气、氨、氟化氢、二氧化硫、三氧化硫、硫酸二甲酯和氮氧化物等气体，它们可对呼吸道、眼黏膜产生强烈的刺激作用；后者吸入后能造成机体缺氧窒息，主要包括一氧化碳、硫化氢、氰化氢、氮气、甲烷、乙烷、乙烯和硝基苯蒸气，以及曾作为化学战剂用于战争的

军民两用化学品光气、双光气和氯化苦等。窒息性有毒工业气体还可细分为单纯窒息性气体、血液窒息性气体和细胞窒息性气体。上述有毒气体的工业用量和储量较大，在生产、运输和使用过程中可因操作不当或设备故障等原因发生意外泄漏，有毒气体扩散较快，事发时往往会很快影响周边和下风方向区域，导致民众中毒和伤害。有毒工业气体的中毒救治，主要针对鼻、咽、喉、气管及支气管、肺部、神经系统以及全身性中毒症状和表现，进行对症治疗（见刺激性毒物和窒息性毒物）。

氰化物 化学结构中含有氰离子（CN^-）或氰基（$-CN$）的一类有毒化学物质，主要包括氢氰酸、氯化氰、氰化钠、氰化钾和溴化氰等无机氰化物以及异氰酸酯、丙烯腈、氯烯腈等有机氰化物。氰化物是双重用途化学品，氢氰酸和氯化氰曾作为化学武器在第一次世界大战战场上使用。氰化物是已知的化学恐怖剂，也是恶意投毒事件中常见的毒源之一。氢氰酸、氯化氰、氰化钠、氰化钾，异氰酸酯类化合物都是重要的化工原料，在工业生产中广泛用于合成纤维、塑料、有机玻璃、冶金、制药、染料和黄金开采等行业，在它们的生产和使用过程中时有泄漏或中毒事故发生。氰化物在作为化学武器使用或引起职业中毒时，主要经呼吸道吸入的途径进入体内，液态氰化物或者高浓度的气体也可经皮肤黏膜接触中毒。日常生活中的氰化物中毒则以经口摄入为主，在口腔黏膜和消化道内吸收。氰化物进入体内后很快形成氰离子，后者可与细胞内氧化型细胞色素氧化酶的三价铁结合，抑制细胞色素氧化酶，使组织细胞不能利用经血液输送的氧气而造成细胞内窒息和组织缺氧，严重中毒可快速致死。氰化物的中毒救治可参照氰类毒剂的措施和方法进行。

砷化物 化学结构中含有砷元素的一类有毒化学物质，包括单质砷和砷化物。常见的砷化物有砷的氧化物，如高毒的三氧化二砷（俗称砒霜）；砷的卤化物，如剧毒的氟化砷和溴化砷；砷的氢化物，如剧毒的砷化氢；有机砷化物，如化学战剂路易氏剂（氯乙烯基二氯胂）和三甲砷。砷和砷化物的急性毒性与其水溶性相关，单质砷不溶于水，毒性很低。砷化物可经呼吸道吸入、皮肤和消化道吸收引起中毒，其中职业中毒多经呼吸道吸入。急性砷中毒主要由大量吸入或皮肤染毒砷化物（如化学战剂路易氏剂）所引起，出现眼、呼吸道和皮肤的局部中毒症状，并在吸收进入机体后引起全身性中毒。日常生活中的砷化物急性中毒多经口摄入，由消化道进入体内，中毒后会出现咽喉和食管烧灼感、腹痛、恶心、呕吐、腹泻，大便呈米汤样或血样等症状和体征，严重时可导致脱水、电解质紊乱和休克。砷化物重度中毒者会在短时间内发生急性中毒性脑病，表现为兴奋、躁动、谵妄、抽搐、意识模糊和昏迷等。严重中毒者还会发生中毒性心肌病、中毒性肝病、阿-斯综合征和急性肾衰竭，并因呼吸衰竭、急性中毒性心肌损伤而死亡。砷化物急性中毒时，血、尿和呕吐物中砷的检出有助于诊断。发生砷化物中毒时，应尽快使中毒者脱离染毒环境，实施皮肤洗消、洗胃和导泻等措施清除毒剂，及时使用二巯基丁二酸钠、二巯基丙磺酸钠等特效抗毒剂进行抗毒治疗，并视中毒者病情采用其他的对症和支持疗法。

有毒重金属 在工业上应用广泛，易于引起环境和食品污染并对人类具有较高健康危害的有毒重金属主要有汞、铅、铬、锡、铊及其化合物。重金属一般难以被生物降解，急性吸入或摄入后，能与人体内的酶、蛋白质等生物大分子产生相互作用，使生物大分子失活，阻碍机体正常代谢，造成细胞组织损伤。长期接触重金属的人员，当重金属在体内蓄积达到一定程度时会引起慢性中毒。以汞为例，金属汞在常温下容易蒸发，在生产和使用过程中多以蒸气态经呼吸道进入人体，引起急性中毒。金属汞和汞蒸气也可经皮肤接触进入体内，如用含有金属汞的丹方熏蒸治疗皮肤病时，汞会经吸入和皮肤接触使人中毒。短时间内吸入大量的无机汞粉尘，也会引起急性中毒。金属汞经消化道的吸收甚微，但有机汞易于吸收进入全身，误服后经消化道中毒。汞急性中毒者一般在接触后的数小时内发病，出现牙龈红肿、口腔黏膜溃疡、口中有金属味、流涎等口腔症状，恶心、呕吐、腹痛、腹泻黏液便和血便等胃肠道症状，以及头痛、嗜睡或兴奋、倦怠和全身衰弱，肾脏损伤引起汞毒性肾病，重度中毒者会陷入昏迷，最后因休克而致死。大量吸入汞蒸气还会造成中毒者的腐蚀性气管炎、支气管炎和肺炎，出现咳嗽、呼吸困难等症状。部分吸入或皮肤接触中毒者还会出现过敏性皮炎的症状。发现有人员汞急性中毒时，应立即将中毒者撤离污染现场，脱去污染衣服，清洗污染皮肤，及时使用二巯基丙磺酸钠或二巯基丁二酸钠进行驱汞治疗。对症治疗口腔、胃肠道和肺部和皮肤炎症等症状，并保护肝肾功能和预防继发感染。

（李春正 李桦）

cìjīxìng dúwù

刺激性毒物 （irritant agents）

通过化学性刺激作用，对人眼、鼻、咽、喉、气管、支气管、肺脏等浅表黏膜器官和呼吸系统产生刺激、腐蚀和损伤，导致受害者强烈不适感，受累器官功能降低甚至丧失，严重时可致死的一类有毒化学物质。又称肺损伤剂。刺激性毒物中毒多与工农业生产和化学品使用活动有关，或者在化学泄漏事故或化学恐怖袭击中出现。刺激性毒物对人的伤害主要以化学中毒性呼吸系统疾病为主，肺是其主要的靶器官之一，通过直接或间接接触方式，对肺造成损伤。

分类 刺激性毒物的种类繁多，包括曾经作为化学武器和军用毒剂使用的苯氯乙酮和西埃斯等刺激性毒剂，芥子气和路易氏剂等糜烂性毒剂以及氯气和光气等窒息性毒剂；具有刺激性和肺损伤作用的有毒化学品，主要有工业刺激性气体和农药。工业刺激性气体是能对人气道和肺泡上皮细胞产生直接刺激作用的一类有毒气体。吸入高浓度的刺激性气体还会对上呼吸道、气管-支气管造成直接的刺激腐蚀作用，引起肺实质和肺间质的损伤，产生肺水肿和急性肺损伤。工业刺激性气体根据其化学组成和性质的不同可分为酸性物质（如无机酸和有机酸）、成酸氧化物（酸酐）、成酸氢化物（氯化氢）、卤族元素（氯、溴和氟）、卤化物（光气、二氯亚砜、三氯化磷、三氟化磷、五氟化氯和全氟异丁烯等）、氨和胺类（氨和甲胺）、酯类（硫酸二甲酯、氯乙酸乙酯和丙烯酸甲酯）、醚类（氯甲基甲醚）、醛类（甲醛、丙烯醛）、强氧化剂（臭氧、环氧乙烷）、金属化合物（氧化镉）以及失火烟雾（氮氧化物）等种类。农药百草枯经吸入中毒时会出现鼻出血、咽痛、喷嚏和刺激性咳嗽等局部鼻咽和呼吸道刺激症状，眼部接触会引起流泪、眼痛、结膜充血和角膜灼伤等症状，全身性中毒时可引起急性肺损伤和肺间质纤维化，肺功能损伤会随病情发展而加重，最终可因呼吸衰竭而死亡。

中毒症状和表现 刺激性毒物多以气体或气态形式，对眼、眼部和呼吸道产生刺激作用，损伤上呼吸道，主要的中毒症状和表现有畏光、流泪、流涕、喷嚏、咽部烧灼感或吞咽疼痛，吞咽困难，声音嘶哑，咳嗽和咳痰。严重中毒时会引起喉水肿、上气道梗阻，咽喉部黏膜严重充血、肿胀、渗出，造成阻塞或喉痉挛，也可因支气管黏膜坏死脱落造成咽喉部机械性阻塞。刺激性毒物还可导致气管-支气管树受损，上皮细胞坏死、脱落，局部血管通透性增加，引起气管-支气管壁水肿和气道痉挛；损伤肺泡上皮细胞及其周围的毛细血管内皮细胞，使得血浆和细胞漏入肺间质和肺泡腔内，导致肺损伤和肺水肿。部分中毒者会出现为以哮喘为主的中毒表现，呼气时尤为困难，同时伴有咳嗽、胸闷等。根据中毒程度和临床表现，临床上将中毒者分为如下的四级：短时间内接触过较大剂量的刺激性毒物，出现一过性眼睛和上呼吸道刺激症状，但肺部无阳性体征，X线胸片未见异常者，分级为接触反应，经24~72小时医学观察，上述症状会消失或明显减轻；出现急性气管-支气管炎、哮喘样发作，或者Ⅰ至Ⅱ度喉阻塞者，为轻度中毒；出现急性支气管炎、急性吸入性肺炎、急性间质性肺水肿，或者Ⅲ度喉阻塞等临床表现之一的中毒者，为中度中毒；凡出现肺泡性肺水肿、急性呼吸窘迫综合征、并发严重气胸、纵隔气肿、Ⅳ度喉阻塞和/或窒息，或发生猝死等上述病情之一者，为重度中毒。值得注意的是，在工业生产中，刺激性气体经常伴有窒息性气体，可造成混合吸入中毒，后者会引起细胞氧利用障碍，导致组织缺氧，进一步加重刺激性气体所致的肺损伤，加重患者的中毒程度。

中毒诊断和救治 刺激性毒物中毒诊断主要依据接触史、现场调查和检测结果以及中毒者的症状和表现作出判断。在事故现场发现中毒者时，首先应将其尽快移出污染区至空气清洁的通风处，或者用防毒面具覆盖中毒者面部以防止其继续吸入污染空气。皮肤接触者应去除染毒衣物，彻底清洗皮肤沾染的毒物，阻断继续接触。口服染毒者，及时给予洗胃或导泻，促使毒物排出。刺激性毒物中毒的救治措施主要以对症处置和综合救治为主。救治过程中持续监测中毒者的呼吸道症状和生命体征，保持呼吸道通畅，必要时进行氧疗，纠正或缓解缺氧状态，改善中毒者的缺氧状况。对于出现声音嘶哑或喘鸣、可能发生喉水肿和喉痉挛的中毒者，需要建立人工气道，进行气管插管或气管切开。出现呼吸困难、有大量分泌物以及氧合障碍的中毒者，在建立人工气道的同时，需要进行机械通气治疗。对于出现肺水肿，气道涌出大量浆液性分泌物，有低血压甚至低血容量休克风险的中毒者，在监测生命体征的同时，应尽快建立静脉通道，补充液体，维持血压，纠正休克，必要时持续给予肾上腺素、异丙肾上腺素、多巴胺等血管活性药物。治疗中根据中毒者的症状和临床表现，给予糖皮质激素、支气管扩张剂、抗肺纤维化治疗药物等进行对症治疗。对于百草枯中毒者，可采用血液灌流等血液净化技术，加快毒物从体内排出，减少毒物对器官的损伤。刺激性毒物的中毒者可能出现气道痉挛或肺水肿、肺损伤，活动会使氧耗量增加，加重呼吸困难或缺氧，因此，对这类患者需要强制休息，持续进行医学观察，注意纠正酸碱平衡和电解质紊乱，控制继发感染，并加强营养支持。

（丁日高 李桦）

zhìxīxìng dúwù

窒息性毒物（suffocating agents）

能妨碍机体内氧的供给、摄取、运输和利用，造成机体缺氧的一类有毒化学物质。又称窒息性气体。窒息性毒物主要以气态形式侵入人体，引起中毒。窒息性毒物急性中毒具有突发性、群体性和高度致命性等特点，经呼吸道吸入中毒后，可造成机体缺氧或直接引起呼吸抑制，产生以中枢神经系统为主的多脏器功能损伤，严重中毒可致死。

分类 根据作用环节和方式的不同，窒息性毒物可分为单纯窒息性气体、血液窒息性毒物、细胞窒息性毒物3大类。曾作为化学武器和化学战剂的窒息性毒剂也属于窒息性毒物，主要包括光气、双光气、氯气和全氟异丁烯，中毒后损伤呼吸道和肺，引发肺损伤、肺水肿，导致机体急性缺氧、窒息和死亡。

单纯窒息性气体 本身无毒或毒性轻微，甚至是惰性气体，主要包括氮气、甲烷、乙烷、丙烷、乙烯、丙烯、二氧化碳，以及氩、氖等惰性气体和水蒸气等。当这些气体在空气中大量存在时，会使空气中氧含量明显降低，从而导致人肺内氧分压降低。当空气中氧含量降到16%以下时，人即可出现缺氧症状；氧含量降至10%以下时，会出现不同程度的意识障碍，甚至死亡。

血液窒息性毒物 又称化学窒息性气体。包括一氧化碳、苯的硝基或氨基化合物等。这类毒物主要作用于血红蛋白，阻碍其与氧的结合，或妨碍其向组织细胞释放所携氧气，导致机体缺氧。例如，一氧化碳经呼吸道吸收入血后，能迅速与血红蛋白结合形成稳定的碳氧血红蛋白，阻碍氧与血红蛋白的结合和正常解离，从而使机体器官和组织发生急性缺氧。吸入高浓度的一氧化碳也可直接麻痹延髓的呼吸中枢，使机体出现中枢性呼吸抑制；同时刺激气管黏膜和肺部血管，造成扩张、充血、水肿等病理改变；大量的一氧化碳还可与肌红蛋白结合形成碳氧肌红蛋白，影响肌细胞内供氧，特别是心肌细胞缺氧会导致心肌缺血性损伤，发生心律失常甚至急性心肌梗死。苯的硝基或氨基化合物的蒸气可经皮肤和呼吸道吸收进入体内，经转化形成具有强烈氧化作用的苯基羟胺和苯酯亚胺，后者可将血红蛋白氧化成为高铁血红蛋白，从而使其丧失携氧功能，导致机体出现发绀和缺氧。

细胞窒息性毒物 这类毒物包括氰类毒物和硫化氢气体等，它们主要抑制细胞呼吸链中的细胞色素氧化酶，使之失活，使组织细胞不能利用经血液输送的氧气，造成细胞内窒息和组织缺氧。氰类毒物中的氢氰酸和氯化氰是经典的化学战剂，被称为全身中毒性毒剂或血液毒，其他的氰化物还有氰化钾、氰化钠和异氰酸酯等。

中毒症状和表现 窒息性毒物急性中毒造成机体缺氧，可直接损害中枢神经系统和呼吸系统，同时也可导致心、肝、肾等多脏器的原发性和继发性损伤。中枢神经系统毒性作用在轻度中毒时表现为头晕、头痛、乏力、恶心、呕吐、耳鸣、视物模糊、兴奋、烦躁、注意力不集中、判断力下降和运动不协调；中度中毒时表现为剧烈头痛、频繁呕吐、定向力障碍、思维紊乱和嗜睡或谵妄；重度中毒时可出现昏迷、阵发性全身强直性痉挛，以及大小便失禁和猝死。呼吸系统毒性作用在轻度中毒时可出现胸闷、呼吸困难、发绀、呼吸加深加快、肺部闻及散在湿啰音；严重中毒者表现为极度呼吸困难、潮式呼吸、咳白色泡沫样痰、呼吸浅慢、双肺弥漫性水泡音，短时内吸入极高浓度的毒物会出现呼吸骤停。除了上述共同的中毒症状和表现外，不同的毒物还会出现各自的特异性中毒症状。例如，急性一氧化碳中毒时出现面色潮红，重度中毒者会并发消化道应激性溃疡，以及肝、肾功能障碍等；急性中毒伤员在意识障碍恢复并经过2～60天的假愈期后，会出现精神及意识障碍（痴呆、谵妄或去大脑皮质状态）、锥体外系损害（帕金森综合征）、锥体系损害（如偏瘫、病理反射阳性或小便失禁等）、大脑皮质局灶性功能障碍（如失语、失明等）和继发性癫痫等。急性硫化氢中毒时伴有不同程度的黏膜刺激症状，如眼刺痛、流泪、视物模糊，甚至出现眼结膜充血和水肿，以及剧烈咳嗽、咳痰等呼吸道刺激症状；经呼吸道进入肺部后，对肺产生直接的损伤作用，导致肺毛细血管通透性增加，引发肺水肿；当吸入较高浓度（>1000mg/m³）时，硫化氢直接强烈刺激颈动脉球和主动脉体化学感受器，反射性地引起呼吸停止，也可直接引起呼吸中枢麻痹，导致窒息，造成闪电型（又称电击样）死亡。急性氰化氢（氢氰酸）中毒时伤员的皮肤、黏膜可呈鲜红色或樱桃红色，缺氧严重时转为发绀，呼出气中有苦杏仁味。

中毒诊断和救治 在事发现场，主要依据接触史、现场调查和检测结果、中毒者中枢神经系统和呼吸系统症状和表现进行窒息性毒物的中毒诊断。发现中毒者后，应迅速将其移出事发现场至清洁通风处，脱去污染衣物，防止中毒者继续吸入或接触毒物。在救治过程中，保持中毒者的呼吸道通畅，必要时吸氧，密切观察中毒者的意识状态并监测其生命体征，注意保暖。对呼吸心跳停止者，行心肺复苏术。对重度中毒者，建立静脉通道，维持生命体征。对于氰化物中毒者，在条件许可时，应尽早采用4-二甲基氨基苯酚（4-DMAP）、羟钴胺等解毒药物进行抗毒治疗。待中毒者症状得到初步控制且情况稳定后，及时送往医院，针对中毒者的具体情况进行对症治疗和支持治疗，如采取氧疗、无创或有创机械通气等呼吸支持疗法，纠正缺氧，改善低氧血症。对于一氧化碳中毒者，尽早行高压氧治疗，注意维持患者的血压和脉搏稳定，维持液体平衡，防治急性肺水肿，控制脑水肿。

（丁日高 李桦）

dōngjīng dìtiě shālín shìjiàn

东京地铁沙林事件（Tokyo subway sarin incident） 1995年日本奥姆真理教成员在东京地铁释放神经性毒剂沙林，造成大批无辜民众死伤的恐怖袭击事件。又称东京地铁沙林袭击。这是世界上第一起用化学战剂杀伤平民的恐怖袭击事件，在世界范围内引起巨大震动和反响，事件对核生化恐怖袭击的应对，加强全民防护以及重大化学事件应急处置起到重要的警示作用。

事件经过 1995年3月20日早晨，日本奥姆真理教5位成员在上班交通繁忙的东京市区日比谷、丸之内和千代田3条地铁线的5列地铁列车上有组织地施放沙林，其中日本政府机关所在地附近的霞关站是上述3条地铁线的必经之处。攻击者将液体沙林放置在塑料袋内，外面用报纸包裹，分别按预先计划的线路乘坐地铁。在到达指定的车站时，他们用随身携带的雨伞金属尖在塑料袋上扎孔，将包裹放置在车厢地上后立即离开地铁车站，在站外与接应者会合后乘车离开。由于沙林的高挥发度，塑料袋里的液体沙林很快蒸发成为气体，不断释放到地铁车厢和车站内。在上午8点至9点的一个小时内，上述3条地铁线5列地铁车厢内的众多乘客受到不明气体的刺激，出现瞳孔缩小、眼睛疼痛、咳嗽、头晕、呼吸困难等现象，重者则眼前发黑、呕吐和晕倒，地铁站的工作人员也很快出现了类似的毒性症状。8点钟开始的毒气袭击发生后9分钟，急救部门就接到首个召唤救护车的电话，8点15分，呼叫救护车的电话快速增多，8点30分起，逐渐有中毒人员进入附近的医院和医疗机构。

地铁车站工作人员、救助人员和一些医护人员在检查和帮助中毒乘客的过程中，也相继发生中毒。霞关、神谷町、惠比寿和筑地等地铁站先后发出警报。事件发生后，东京警方快速反应，消防人员、警察和医疗救护人员很快赶到现场，疏散人员，关闭受攻击的地铁线和车站，并将中毒人员送往医院。上午10点左右，警方从现场样品中检测到神经性毒剂沙林，并向公众宣布检测结果。随后，日本防卫部队协助警方对地铁和车站进行检测和洗消。地铁公司事后发布的官方报告显示，此次沙林袭击共造成5654人受到不同程度的伤害，其中12人死亡，近千人住院治疗，4千余人轻微受伤，经医疗机构治疗后回家。沙林毒气不仅导致地铁内暴露者的急性中毒，同时还引起严重的社会心理恐慌和长期伤害效应。1998年和2001年对事件受害者的跟踪调查报告显示，有多名受害者患上创伤后应激障碍症。其中一个调查发现，837位受访者中的20%抱怨在乘坐地铁时有不安全感，约10%的受访者仍试图避免接触任何与神经性毒剂事件相关的新闻。2008年在对受害者进行的医学检查中，约有50%的被检查者反映在他们日常生活中经常出现怠倦、疲劳、头痛、视觉疲劳等症状。2010年和2012年的检查发现，这些症状呈下降趋势。

事件调查和司法审判 东京地铁沙林事件发生后，日本警方很快搜查了奥姆真理教的驻地和设施，逮捕其成员。调查发现，奥姆真理教成员事先购买了武器和毒气制造设备，在其基地生产沙林和维埃克斯等神经性毒剂。除了东京地铁沙林袭击外，他们还策划和实施了1994年6月发生在日本长野县松本市的沙林毒气事件，造成 7 人死亡，600 多人受伤。1995 年 10 月，东京地方法院根据《宗教法人法》判决撤销奥姆真理教的宗教法人资格，解散教团，并封存资产。经长达 23 年的司法调查和审判后，原教主麻原彰晃及其他 6 名主犯于 2018 年 7 月被执行死刑。

事件后续影响 东京地铁沙林事件的发生，推动了日本国内多项法律法规的制定和颁布。日本政府于 1995 年 4 月制定了《关于防止沙林等造成人身伤害的法律》，禁止制造、拥有和转让沙林等毒剂；同年还制定了《灾害对策基本法》。2001 年，日本针对生物武器和化学武器恐怖事件的危机应对和处置立法，颁布了《恐怖事件对策特别措置法》，对饮用水水源管道、食品、急救医疗以及医药品的供给，地区健康危机管理体制，地方自治政府的信息来源等做出相应规定，完善了危机管理的法规。东京地铁沙林事件还引起了国际社会的极大关注，提高了世界各国政府和民众对恐怖分子利用核化生武器以及战剂进行恐怖袭击的警觉性和防护意识，各国纷纷将应对核化生恐怖袭击纳入国家安全和重大应急事件管理，重视并提高全民危机管理意识和防护水平。

(丁日高 李 桦)

Bópà'ér dúqì xièlòu shìjiàn

博帕尔毒气泄漏事件（Bhopal poison gas accident）

1984 年在印度中央邦博帕尔市发生的因异氰酸甲酯泄漏导致的重大人员伤亡事故。该事件被认为是史上最严重的工业事故，造成了众多受害者死亡或残疾。异氰酸甲酯是易燃、易挥发的剧毒液体，遇水可发生强烈化学反应，燃烧时产生刺激性有毒气体，主要经呼吸道、皮肤或误食中毒。人吸入低浓度的异氰酸甲酯会出现呼吸道刺激症状，吸入高浓度则可引起支气管和喉部炎症及痉挛，发生严重的肺水肿而致死。此外，异氰酸甲酯对眼和皮肤也有强烈的刺激作用，并可导致永久性损伤。

事件经过 发生事故的农药厂隶属于美国联合碳化物公司属下的联合碳化物（印度）有限公司，厂区位于博帕尔市的贫民区附近，主要生产滴灭威和西维因等杀虫剂。该厂于 1980 年开始生产杀虫剂的化学中间体异氰酸甲酯。1984 年 12 月 3 日凌晨，在工厂的常规维修过程中，由于水进入异氰酸甲酯储存罐引起热失控反应，以及安全防控和报警设备故障等多个原因，导致约 40 吨的异氰酸甲酯泄漏，逸出的毒气扩散至附近的居民区，引起大规模的人群中毒。官方公布的瞬时死亡人数为 2259 人，随后确认与毒气事件有关的死亡人数为 3787 人，事故后期陆续还有数千人死亡的报道。此外，事故导致至少 558 000 人受伤，其中至少有 38 000 人暂时性或局部残疾，约 3900 人严重和永久残疾。事故还造成当地土壤和水源污染，事发后当地居民的患癌率和儿童夭折率远高于其他印度城市。

事件后续影响 博帕尔异氰酸甲酯泄漏事件是一次人为原因造成的重大灾害事故。不仅工厂缺乏有效的事故应急措施，周边民众对社区内化工厂生产的有毒化学品也认识不足，并缺乏应急防护和躲避的能力。博帕尔事件以及随后发生的其他化学危害事件引起公众的广泛关注，在国际上推动了化工企业一系列的变革、立法和监管政策的改变，特别是有毒化学品及其事故防控和应急准备的信息披露，以及化学安全的民众普及教育。国际大型化学公司相继建立了安全评估和风险管理制度。如美国化学品制造协会实行的《社区知情及紧急应对方案》（community awareness and emergency response program）就是美国化工行业在事故发生后推出的第一个行业应急方案，用以帮助其会员企业改进应急计划，改善与工厂所在社区的沟通。美国政府制订并通过了《紧急应变计划与社区知情权法》（emergency planning & community right-to-know act of 1987）和《清洁空气之化学制造过程安全修正案》（chemical process safety amendments to the clean air act of 1990）两项重大法案，建立了有毒物质排放名录（toxics release inventory），以此促进企业提高自身风险防控和应急处置能力，并加强面向公众的化学品危害和风险教育。

(李 桦 丁日高)

huàxué cáijūn

化学裁军（chemical disarmament）

国际社会为裁减化学军备、消除化学武器而做出的努力和行动。又称化学武器裁军。化学武器是一类大规模杀伤性武器，对人类和社会安全造成严重威胁。国际社会为了实现在世界范围内禁止化学武器使用、生产和储存的最终目标，进行了长期的努力，采取了一系列的化学裁军行动，包括化学裁军协议的谈判和达成，《化学武器公约》的签约和履约，对世界现有的化学武器及其生产、储存和使用进行核查，销毁现存的化学武器，推动国际和平利用化学以及开展化学防护的国际合作和援助等。

化学裁军早期努力 为消除

以核武器、化学武器和生物武器为代表的大规模杀伤性武器对人类的严重威胁，国际社会一直呼吁裁减和销毁这些武器。禁止化学武器的早期努力可以追溯到1675年，法国和德国签署了禁止使用有毒子弹的协定。1874年诞生的《布鲁塞尔战争法规和惯例公约》，虽然明确禁止使用毒物或有毒武器，但此公约从未正式生效。1899年，海牙和平会议缔约国宣布，就"不使用以散布窒息性或有毒气体为唯一目的之投射物"达成协议。1907年达成的第二个《海牙公约》，重申了先前关于禁止使用毒物和有毒武器的协定。1919年《凡尔赛和约》和1923年《中美洲国家限制军备公约》也有禁止使用化学武器的条款。但是，上述这些努力和措施，都未能真正阻止化学武器的生产以及在战争和武装冲突中的使用。1915年4月22日，在比利时伊珀尔的第一次世界大战战场上，德军大规模使用氯气攻击英法加联军，开启了现代化学武器的历史。第一次世界大战期间，各国在战场上共使用了约124 000吨的化学武器，造成9万战斗人员中毒死亡，约130万人受到不同程度的伤害。第一次世界大战期间化学武器的大规模使用及其造成的人员伤亡，再次引起国际社会高度关注。1925年6月17日在瑞士日内瓦召开的国际联盟"管制武器、军火和战争工具国家贸易会议"上通过了《禁止在战争中使用窒息性、毒性或其他气体和细菌作战方法的议定书》，即《日内瓦议定书》，这是化学裁军的一个标志性进展，当时有35个国家签署，议定书于1928年2月8日生效（见日内瓦议定书）。日内瓦议定书禁止在战争中使用化学和细菌（生物）武器，但并未明确禁止发展、生产或拥有化学武器，日内瓦议定书也未能阻止化学武器的快速发展。在随后的第二次世界大战中，局部战场上仍有化学武器使用。第二次世界大战结束后的冷战时期，美国和苏联两个军事大国的军备竞赛，导致化学武器的大规模扩军和储备。

联合国主导的化学裁军谈判　1966年，联合国正式开启化学武器问题的讨论，并于1968年将化学生物武器问题列入18国裁军委员会的议事日程。在1978年召开的第一届裁军特别联合国大会期间，组成了由40国代表参加的裁军谈判委员会，禁止化学武器是该委员会的重要议题之一。1980年，裁军谈判委员会在日内瓦设立了化学武器特设委员会，专门讨论化学裁军问题。1984年，裁军谈判委员会更名为裁军谈判会议。1984年6月，美国和苏联这两个化学武器大国恢复双边化学武器谈判，并于1989年9月签署了《怀俄明谅解备忘录》（即化学武器核查及数据交换备忘录）。1990年6月，两国又签署了《美苏削减和销毁化学武器协定》。美苏两国在化学武器裁军问题上的政策调整及变化，在一定程度上促进了国际多边化学裁军的谈判进程。

《化学武器公约》谈判与生效　1989年1月，在法国巴黎召开了"禁止化学武器大会"，共有149个国家和地区的代表参会。1990年2月，日内瓦裁军谈判会议通过决议，赋予化学武器特设委员会拟订《化学武器公约》草案的职责。1992年2月日内瓦裁军谈判会议和1992年第47届联合国大会，分别通过了该草案。1993年1月13日，在法国巴黎召开的"化学武器公约缔约大会"上，联合国秘书长正式开启公约的公开签署，包括中国在内的130个国家在会议期间签署了公约。1997年4月29日，公约正式生效（见化学武器公约）。按照公约条款建立的禁止化学武器组织，负责全面履行公约的条款和承担核查任务，在销毁化学武器、防止化学武器扩散、促进和平利用化学品和保证公平贸易等方面取得了举世瞩目的成果（见禁止化学武器组织）。

中国的化学裁军努力　《化学武器公约》是第一个全面禁止、彻底销毁一大类杀伤性武器并实行严格核查机制的国际裁军条约，公约的生效顺应了国际社会对于全面消除大规模杀伤性武器威胁的正当要求，同时也符合冷战后国际安全形势变化的现实。公约的核查机制在禁止和销毁化学武器的同时保障了和平利用化学品和公平贸易的权利。作为深受化学武器危害的国家之一，中国一贯主张全面禁止和彻底销毁化学武器，不仅在公约的谈判中发挥了积极和建设性作用，为公约的制订和最终生效，做出积极贡献，在公约生效后，中国严格、认真履行自身义务，制定并实施了履约法规，建立健全了覆盖全国的履约机构，对监控化学品的生产、经营、储存、使用及进出口进行严格管理。作为日本化学武器的受害国，中国积极推动日本遗弃在华化学武器的销毁进程。按照公约规定，中国按时保质提交各项宣布，接受禁止化学武器组织的核查，为世界范围内的化学防护提供援助，为全面禁止和消除化学武器，和平利用化学造福人类，做出了积极的努力和贡献。

（李　桦　顾明松）

rìnèiwǎ yìdìngshū

日内瓦议定书（Geneva Protocol）

1925 年在瑞士日内瓦达成的、禁止在战争中使用窒息性、毒性或其他气体和细菌作战方法的议定书。《日内瓦议定书》是 1925 年 6 月 17 日在瑞士日内瓦召开的国际联盟"管制武器、军火和战争工具国家贸易会议"上通过的，并于 1928 年 2 月 8 日正式生效，议定书由法国政府保管。截至 2019 年 7 月，已有 142 个国家加入了议定书。中华人民共和国成立后，中国政府于 1952 年 7 月宣布，承认国民党政府于 1929 年 8 月加入的《日内瓦议定书》。

《日内瓦议定书》是化学武器和生物武器裁军史上的一个重要里程碑。议定书明确规定，禁止在战争中使用窒息性、毒性或其他气体以及类似的液体、物质或器件，并宣布把此项禁令扩大到禁止使用细菌的作战方式。至今，《日内瓦议定书》的原则和目标已为全世界普遍接受，在化学武器和生物武器裁军中发挥了积极作用。但《日内瓦议定书》也存着一定的局限和不足，首先是使用化学和生物武器的禁止范围只限于战争中，并且没有明确禁止化学和生物武器的发展、生产和储存。此外，多个国家在加入议定书时提出了保留条件，即承诺在交战方同样严格遵循议定书的条件下，不首先使用化学和生物武器；在对方使用议定书禁止的武器的情况下，上述承诺即刻停止。《日内瓦议定书》未能完全防止化学战和化学军备竞赛。1935 年意大利对埃塞俄比亚使用芥子气武器；日本侵华军队在 1938～1944 年抗日战争期间，多次对中国军民使用化学武器；1980～1988 年两伊战争期间，伊拉克对伊朗军民以及本国库尔德人使用了化学武器。

在《日内瓦议定书》正式生效后的数十年内，国际社会为了能全面禁止化学武器和生物武器进行了持续不懈的努力，《禁止发展、生产、储存细菌（生物）及毒素武器和销毁此种武器公约》（简称《生物武器公约》）和《关于禁止发展、生产、储存和使用化学武器及销毁此种武器的公约》（简称《化学武器公约》）分别于 1975 年 3 月和 1997 年 4 月正式生效。生物武器公约和化学武器公约在序言中都强调要坚持《日内瓦议定书》的原则和目标。《化学武器公约》设立了严格的核查制度，全面禁止发展、生产、储存和使用化学武器，并要求销毁世界现有的化学武器。

（李　桦　顾明松）

huàxué wǔqì gōngyuē

化学武器公约（chemical weapons convention）

关于禁止化学武器发展、生产、储存和使用，以及在全球范围内彻底销毁化学武器的国际裁军公约。其全称是《关于禁止发展、生产、储存和使用化学武器及销毁此种武器的公约》。化学武器公约是第一个规定以独立、严格和普遍适用的核查制度，在确定的时限内消除一类大规模杀伤性武器的国际多边裁军协议，于 1997 年 4 月 29 日正式生效。

简史　化学武器公约的谈判和生效，是国际裁军的里程碑事件。1968 年，由 18 个国家代表组成的裁军委员会在日内瓦正式启动关于化学武器和生物武器问题的讨论。1980 年，裁军委员会更名为日内瓦裁军谈判会议，并设立了化学武器问题特设委员会，讨论起草禁止化学武器相关协定的内容，由此开始了漫长且艰苦的公约条款讨论和谈判。1990 年 2 月，日内瓦裁军谈判会议通过决议，赋予化学武器特设委员会拟订化学武器公约草案的职责。1992 年 2 月，裁军谈判会议正式通过化学武器公约草案，随后，该草案在 1992 年 11 月召开的第 47 届联合国大会上获得通过。1993 年 1 月 13 日，联合国秘书长在巴黎开启化学武器公约的公开签署，在为期三天的巴黎"化学武器公约缔约大会"上，包括中国在内的 130 个国家签署了公约。随后，大多数的签署国家陆续完成国内立法和批约程序，正式加入公约，成为公约的缔约国。1996 年 10 月 31 日，匈牙利成为第 65 个批准公约的国家，达到了事先规定的、公约生效所需的缔约国数目。180 天之后，即 1997 年 4 月 29 日，化学武器公约正式生效。截至 2018 年底，化学武器公约共有 193 个缔约国，覆盖了世界 98% 的人口。

核心要点　《化学武器公约》的核心是全面禁止发展、生产和使用化学武器，在规定的时限内销毁所有的化学武器，销毁或转化所有的化学武器生产设施；通过实行一种非歧视性的、全面、独立和严格的核查制度，监控双重用途化学品不被转用，确保不再出现新的化学武器；对受到化学武器威胁或攻击的缔约国提供援助和防护；鼓励和平利用化学的国际合作，促进经济和技术发展。

条款和附件　《化学武器公约》由序言、24 个条款和 3 个附件组成。

序言　阐述了制定公约的原由，即"决心为了全人类，通过执行本公约的各项规定而彻底排除使用化学武器的可能性"。

条款 公约的 24 个条款规定了缔约国的一般义务，相关定义和标准；缔约国宣布化学武器和化学武器生产设施的义务，关于销毁化学武器和化学武器生产设施的规定；公约不加禁止的活动以及相应的核查制度；公约的国家履约，以及设立禁止化学武器组织的相关规定；对可能未遵约而产生关切时的协商和澄清程序；开展国际援助和国际合作；与其他国际条约的关系，争端的解决、公约的修正、期限和退出、生效等各项规定等。在公约的条款中，清晰界定了缔约国应履行的义务，即决不发展、生产、获取、储存或使用化学武器或将这些武器转让他方；缔约国必须宣布并销毁所拥有或占有或自 1925 年 1 月 1 日以来任何时候未经另一缔约国同意而遗留在该国领土上的任何化学武器，必须销毁或改装所拥有或占有的参与生产化学武器的设施；缔约国要接受禁止化学武器组织的现场核查，和平利用化学品并保证公平贸易。同时，公约也明确规定了缔约国拥有的权利，包括缔约国有权为公约不加禁止的目的进行化学品贸易、国际合作和科技交流；有权为公约不加禁止的目的而发展、生产或以其他方式获取、保有、转让和使用有毒化学品及其前体；以及受到化学武器攻击或攻击威胁时的被援助权等。

附件 《化学武器公约》的 3 个附件分别是"关于化学品的附件""关于执行和核查的附件"（简称核查附件）以及"关于保护机密资料的附件"（简称保密附件）。关于化学品的附件中有 3 个附表（又称清单），明确列出了公约禁控的对象，即被称为附表化学品或清单化学品的有毒化学品及其前体。核查附件包含 11 个部分，涉及化学武器和化学武器生产设施的销毁，化学武器、化学武器生产设施和化学工业设施的核查程序，质疑性视察和指控使用调查的程序，以及规定了与非公约缔约国进行附表化学品贸易的限制等。保密附件阐述了处理机密资料的原则以及禁止化学武器组织工作人员的录用和行为准则；详述了在视察期间保护敏感信息和装置机密的程序和措施，并规定了在发生泄密时应遵守的程序。

意义和成就 化学武器公约是国际裁军史上具有重大意义的裁军公约。相较于此前关于禁止使用化学武器的其他国际法律文书，化学武器公约关于禁止生产、使用和储存化学武器的规定更为全面；对于化学武器的销毁，还包括了遗留在他国领土上的化学武器、第二次世界大战以前的老化学武器以及化学武器生产设施，销毁措施更为彻底。同时，公约在定义的科学性、宣布的详尽性、核查的严格性、组织的严密性、制裁的严厉性等方面，都有明显的进步。化学武器公约第二十二条还特别规定，缔约国不得对公约的各条款和各附件有所保留。化学武器公约规定了复杂的核查制度。该制度以现场视察和数据监测为主要手段，核实缔约国的相关活动是否符合公约的宗旨和目标，是否与其提交的宣布内容一致。现场视察虽然只是整个核查制度的一部分，但对公约的履约起到至关重要的作用。按照公约条款建立的禁止化学武器组织，负责全面履行公约的条款和承担核查任务。在该组织的严格核查和监督下，截至 2020 年底，缔约国宣布的现存化学武器的 98% 已经销毁（见禁止化学武器组织）。化学武器公约生效以来，在销毁化学武器、防止化学武器扩散、促进和平利用化学品和保证公平贸易等方面发挥了重要的作用。

（李　桦　顾明松）

huàxué wǔqì gōngyuē fùbiǎo huàxuépǐn

化学武器公约附表化学品

（scheduled chemicals of chemical weapons convention） 列在《化学武器公约》关于化学品的附件中的化学品及其前体化合物。又称清单化学品。化学武器公约的附表化学品分列在 3 个附表中，各个附表中的化学品又分为 A 类（有毒化学品）和 B 类（有毒化学品前体）。附表化学品是公约规定的核查对象，按照它们的附表分类，接受不同类别的核查，其生产、储存、使用和进出口贸易也受到禁止或不同程度的管控（见化学武器公约）。

附表 1 化学品 通常没有或仅有很少的民用价值，其生产、储存和使用受到化学武器公约的严格禁控和核查。列为附表 1A 的 8 个种类化学品，都是曾经作为化学武器开发、生产、储存或使用的化学战剂，或是具有致死致残毒性、可作为化学武器使用、对公约的宗旨和目标构成很大威胁的化学品，其中包括 3 种不同结构类型的神经性毒剂，它们的代表分别是沙林和梭曼、塔崩、维埃克斯；3 种糜烂性毒剂，即硫芥、路易氏剂和氮芥；2 种毒素，石房蛤毒素和蓖麻毒素。附表 1B 类的化学品是只需一步化学反应就能生产 A 类化学品的关键前体化合物，以及与 1A 类化学战剂的结构和特性相似的有毒化学品。

附表2化学品 附表2A化学品是有毒化学品，包括有机磷毒物胺吸磷、肺损伤剂全氟异丁烯和失能剂毕兹。这些化学品都具有致死致残毒性，可作为化学武器使用，或可对公约的宗旨和目标构成较大的威胁。附表2B类化学品是生产附表1化学品的重要前体化合物，包括甲基膦酰二氯和三氯化二砷等。附表2B类化学品有一定的民生用途，其中部分是化工生产的原料，或作为阻燃或印染添加剂使用。附表2化学品的生产、加工、储存和使用也受到化学武器公约的管控和核查。

附表3化学品 归类在附表3的化学品都是具有军民双重用途的化学品，它们具有较大的民用价值，公约组织成员国可以为了公约不加禁止的目的而进行批量商业化生产。但附表3化学品的生产量超过一定的阈值时，需要向禁止化学武器组织提交宣布，并接受核查。附表3A的化学品包括光气、双光气、氯化氰和氯化苦等，它们都是有毒化学品，曾作为化学武器生产和使用、具有致死或致残毒性或曾作为化学武器进行研究和开发。附表3B类化学品是用于生产附表1和附表2化学品的前体化合物。

（李 桦 顾明松）

jìnzhǐ huàxué wúqì zǔzhī

禁止化学武器组织（organisation for the prohibition of chemical weapons，OPCW）

根据化学武器公约的相关条款，为履行公约而成立的、负责统筹监督全球努力实现永久且确证消除化学武器目标的国际组织。简称禁化武组织。禁化武组织的主体机构位于荷兰海牙市，至2018年末，该组织已有193个成员国，涵盖世界98%的人口。禁化武组织负责全面履行化学武器公约的各项条款，其主要任务是通过核查活动监督销毁世界现存的所有化学武器，监控全球化学工业以防止再次出现化学武器，为成员国提供援助和防护以对抗化学威胁，推动国际合作以促进公约的履约和化学的和平应用（见化学武器公约）。

简史 经过24年的努力，日内瓦裁军谈判会议于1992年正式通过《化学武器公约》草案。1993年1月13日，在法国巴黎召开的"化学武器公约缔约大会"上，包括中国在内的130个国家签署了公约。在此次大会上，公约签署国决定设立一个筹备委员会，为成立公约相关的国际组织及召开第一届缔约国大会进行必要的准备，并继续就公约谈判中尚未解决的问题开展工作。筹备委员会于1993年2月在荷兰海牙举行了第一次会议，成立了临时技术秘书处，即禁止化学武器组织技术秘书处的前身。在公约开放签署到正式生效的4年里，筹备委员会共举行16次会议，完成了其职权范围内的多项任务，包括实施核查任务相关问题的解决、实验室和设备仓库的设立、视察员培训机制的建立和视察员学员的招聘、禁化武组织总部大楼的建设等，为禁化武组织成立后的工作奠定了基础。1997年4月29日，《化学武器公约》正式生效。同年5月6日至5月24日，禁止化学武器组织的第一次缔约国大会在荷兰海牙举行，会议产生了由41个缔约国组成的执行理事会，任命了技术秘书处总干事。筹备委员会随即解散，其财产和职能等移交给正式成立的禁止化学武器组织，公约的缔约国自动成为该组织的成员国。

组织机构 按照化学武器公约相关条款的规定，禁止化学武器组织设有3个主要机构，即缔约国大会、执行理事会和技术秘书处。另外还设有保密委员会、科学咨询委员会、行政和财务事项咨询机构3个附属机构。

缔约国大会 大会由禁化武组织所有成员国的代表组成，除特殊情况外，每一个成员国有一票表决权。大会每年在荷兰的海牙市举行年度会议，特殊情况下，依据一定的程序还可以召开特别会议。年度会议的首个议程是选举新任主席和主席团成员，他们的任期到下一届年度会议开幕为止。缔约国大会监督化学武器公约的执行，推动公约目标的实现，审查公约的履行情况，监督执行理事会和技术秘书处的工作和活动。缔约国大会还负责通过年度预算，任命总干事，选举执行理事会成员，鼓励为和平目的的化学领域国际合作，审议与公约有关的科技进展以及建立志愿援助基金等。

执行理事会 是禁化武组织的执行机构，对缔约国大会负责，其主要职责是促进公约的有效履行和遵守，监督技术秘书处的工作，并与各成员国的国家主管部门合作，推动成员国之间的磋商与合作。简称执理会。执理会还授权承担审议、向缔约国大会提交年度预算草案，审议关于公约执行情况的报告草案；负责安排缔约国大会、拟定议程草案以及要求并召开缔约国大会特别会议；签署并批准与成员国就化学武器防护及核查活动实施达成的相关协议。执理会由5个国际区域集团的41个成员国组成，其中非洲9席、亚洲9席、东欧5席、拉美及加勒比7席、西欧和北美等其他国家 10 席，另一席由亚洲和拉美及加勒比的成员国轮任。主席由 5 个区域的代表轮任，任期为一年。执理会成员任期两年，每年改选一半。

技术秘书处 是禁止化学武器组织的常设办事机构，协助缔约国大会和执理会行使其职能。技术秘书处由总干事负责，并设有一名副总干事，工作人员均来自公约组织成员国。技术秘书处负责执行化学武器公约规定的化学武器及其附表化学品的核查制度，以现场视察和数据监测为主要手段，核查成员国提交的宣布，并核实各成员国的国内相关活动是否符合公约的宗旨和目标。现场视察由技术秘书处的视察员按照公约的相关条款和公约"核查附件"的规定执行。技术秘书处的职责还包括编制并向执理会提交禁化武组织的年度工作计划和预算，提交关于公约执行情况的报告，与各成员国就核查活动的协定或安排进行谈判，执行现场视察，协助成员国发展化学武器防护计划，支持和促进以和平利用化学为目的的国际合作。

成就 至 1997 年成立以来，禁化武组织在化学武器销毁、防止化学武器扩散和促进国际合作等方面取得诸多成就。包括对成员国宣布的化学武器和化学武器生产设施进行了全面、彻底的核查，截至 2020 年底，各成员国宣布的化学武器已销毁 98%；宣布的化武生产设施均已销毁或改装；对成员国为公约不加禁止目的开展的化学品生产、储存和使用活动及其相关设施，进行了数千次的现场视察活动。禁化武组织在防止化学武器扩散，促进和平利用化学品和保证公平贸易等方面发挥了积极作用，为创建一个没有化学武器的世界做出突出贡献。为此，2013 年 10 月 11 日，挪威诺贝尔和平奖委员会宣布，禁止化学武器组织"因其为消除化学武器而做出的广泛努力"而获得 2013 年诺贝尔和平奖。

（李 桦 顾明松）

rìběn yíqì zàihuá huàxué wǔqì

日本遗弃在华化学武器（Japanese abandoned chemical weapons in China） 日本侵华军队在第二次世界大战期间运入中国、战败后遗弃在中国领土上的化学武器和化学战剂。简称日遗化武。日本遗弃化学武器是日本军国主义侵略者在侵华战争期间犯下的严重罪行之一。尽管战争结束已经 70 多年，但这些遗弃化学武器仍在严重危害或威胁中国人民的生命安全和生态环境安全。

简史 日本在第一次世界大战后期启动化学武器的研究。从 1929 年开始，日本军队在位于广岛县的大久野岛忠海兵器制造所生产化学战剂。至 1937 年中国抗日战争全面爆发之时，日本军队已拥有 9 种军用制式化学战剂，他们以不同的颜色作为战剂的代号，黄色 1 号甲、乙、丙分别对应经不同方法制造的糜烂性毒剂芥子气，黄 2 号对应糜烂性毒剂路易氏剂，红 1 号对应喷嚏剂/呕吐剂二苯氰胂，绿色 1 号和 2 号分别是催泪性刺激性毒剂苯氯乙酮和溴化苄，青 1 号、茶 1 号和白 1 号分别对应光气、氢氰酸和氯化砷。日本军队生产和储备的化学武器包括不同类型的炮弹、手榴弹、炸弹和毒烟筒等化学弹药，以及牵引式毒剂布洒车、喷洒器和喷射器等施放装置和器具。"卢沟桥事变"后，日军进一步扩大了化学战剂生产，并在广岛县大久野岛上和位于北九州小仓市

的曾根兵器工厂进行化学武器的装填。从 1937 年起，日军向中国派出发射化学炮弹的迫击炮队、装备毒剂布洒车和其他装备的野战瓦斯队，建立野战瓦斯工厂。1938 年，日军在中国齐齐哈尔成立代号为 516 的部队，在其本土和中国领土上频繁进行化学武器野外试验。与此同时，日本军队在国内开展毒剂防护教育和训练，为化学战做准备。此后，侵华日军将大量的化学武器经海路和陆路运入中国，不仅对中国军队使用化学武器，还用化学武器屠杀手无寸铁的中国平民，使用的战剂包括催泪剂、芥子气、光气和氢氰酸等。日军还在中国进行毒气的人体实验，给中国人民带来深重灾难。据不完全统计，在 8 年的抗日战争期间，日军对中国军民使用化学武器或化学毒剂 2000 余次，有确切使用时间、地点以及伤害情况记录的多达 1200 多例，日军的化学武器共造成 10 万余军民的死伤，其中死亡人数高达 1.6 万人。1945 年，侵华日军在投降前和匆忙撤退时，为了掩盖其使用化学武器的罪行，将大量未使用的化学武器抛弃在江河湖泊中销毁或就地掩埋。1949 年以来，在中国东北、华北、华东和华南等地区的近百个地点，陆续发现侵华日军遗弃的化学武器，其中以东北地区的数量最大。这些遗弃化学武器大多埋藏在地下或山洞中，或者遗弃在江河中，经过 70 多年的风风雨雨，部分武器的弹体已严重锈蚀，发生化学战剂的渗漏，对上述地区的民众以及生态环境造成严重威胁。从 20 世纪 50 年代初期起，中国开始日遗化武的处置工作，进行日遗化武的发现、挖掘、甄别和处理。1997 年 4 月《化学武器公约》正

式生效后，按照公约的要求，中国政府向禁止化学武器组织递交了日本遗弃在华化学武器的初始宣布，并对随后不断发现的日遗化武，提交宣布。

遗弃化武数量和种类 中华人民共和国成立后，中国政府多次要求日本政府提供侵华日军遗弃在华化学武器的资料和信息，但日方至今未提供相关信息，导致中方无法准确判断日本遗弃在华化学武器的数量，只能在建筑施工、疏通河道等工程作业中发现和发掘。至今，已由中国销毁或进行初步处理的遗弃化学武器有30多万枚，化学战剂20余吨。在中国领土上发现的日本遗弃化学武器种类包括装填芥子气和路易式剂混合战剂的炮弹、二苯氰胂和光气炮弹、装填芥子气和路易氏剂混合战剂以及二苯氰胂的化学迫击炮弹和化学航空炸弹，装填二苯氰胂、二苯氯胂和苯氯乙酮的化学毒烟筒，以及装有上述化学战剂的散装毒剂桶等。

日遗化武危害 日本在华遗弃化武在中国的分布地点广泛。经过多年的掩埋或江河水泡，大部分日遗化武的弹体已经严重腐蚀，有些出现渗漏，加之中国缺乏日遗化武的准确信息，已发现的日遗化武大都是在城市建设或居民生活中偶然发现的，由此发生了多起日遗化武致人伤害和死亡事件。据相关统计，第二次世界大战后受到侵华日军遗弃化学弹或毒剂伤害的人数超过2000人。例如，1955年黑龙江阿城地区在清理侵华日军旧仓库时，发现一批桶装油状物质，当地村民误认为是食用油，但实际上桶内所装物质是芥子气和路易氏剂的混合战剂，由此造成多人中毒。2003年8月4日，齐齐哈尔某建筑工地在施工中挖出装有芥子气的金属桶，毒剂泄漏造成49人中毒、1人死亡。事后经鉴定确认，该金属桶是由侵华日军遗弃，挖出毒剂桶的现场正是原侵华日军516部队的弹药库（见齐齐哈尔芥子气泄漏事件）。除了人员伤害外，侵华日军遗留的化学武器和毒剂还严重污染掩埋点周边的生态环境。例如，吉林省敦化市哈尔巴岭地区埋有大量的遗弃化武，对埋藏点土样的分析发现土壤中含有毒剂及其降解产物，其中砷的含量超标。化学武器的伤害效应以及毒剂渗漏造成的土壤、水和空气污染，直接威胁相关地区人民的正常生产和生活。

日遗化武销毁 1997年正式生效的《化学武器公约》对遗弃在他国领土上化学武器的宣布、核查和销毁做出了明确规定。1999年7月30日，中日两国政府经多轮磋商后签署了《关于销毁中国境内日本遗弃化学武器的备忘录》，日本政府在备忘录中承认在中国遗弃了大量化学武器，承诺将依据《化学武器公约》的规定，诚实履行作为遗弃国应承担的义务，在销毁过程中遵循中国的相关法律和环境标准，并计划于2007年4月前完成全部遗弃化武的销毁工作。但由于此后日方的行动和作业严重滞后，导致销毁工作无法在公约规定的时限内完成，经中日双方磋商后销毁完成日期已两次延期。根据《化学武器公约》的相关条款以及中日《备忘录》，日本在华遗弃化武应由日方负责销毁，日方还需为销毁工作提供所需的资金、技术、专家、设施及其他资源，中方提供协助。由于日本遗弃化武在地下掩埋和江河中浸泡时间很长，弹体锈蚀严重，对人员和环境危害很大，导致销毁处理过程比较复杂，涉及现场调查、挖掘、鉴别、包装、运输、临时储存、销毁、废渣处置、后续环境监测等环节，同时在整个的调查、挖掘、储存和销毁过程中，要确保处置人员的安全和健康，并避免污染和影响生态环境。为了尽快销毁日遗化武，中方做出了很大的努力。2000~2015年，中方协助日方在中国各地进行了200余次确认调查、挖掘回收和鉴别包装作业，安全回收保管日遗化武5万余枚。2010年9月和2012年10月，中方协助日方在江苏省南京市和河北省石家庄市启动日遗化武移动式销毁作业，安全销毁两地及周边地区回收的日遗化武3.7万余枚。2014年11月，在中国领土上最大的日遗化武埋藏点吉林省敦化市哈尔巴岭，正式启动了日遗化武销毁设施的销毁作业。

（李桦 赵建）

qíqíhā'ěr jièzǐqì xièlòu shìjiàn
齐齐哈尔芥子气泄漏事件
（Qiqihaer mustard gas incident）

2003年8月4日在黑龙江省齐齐哈尔市发生的、因侵华日军遗弃芥子气毒剂桶泄漏导致的人员中毒伤亡事件。又称"8·4"事件。这起芥子气泄漏事件共造成1人死亡，40余人受伤。"8·4"事件是日本遗弃化武危害中国人民健康和环境安全的典型案例之一。

事件经过 2003年8月4日凌晨4时，齐齐哈尔市兴计开发公司在某小区地下停车场工地施工时，从地下挖出5个金属桶，其中1个桶已经破损，其他几个外部生满铁锈。在挖掘中，现场的工人身上沾染了破损金属桶中的未知油状液体，工地的土壤也被桶中油状液体污染。上午9时许，工人们将5个金属桶作为废油桶卖给了收购废品的商贩李贵珍，后者在废品收购站与同伴一起打开金属桶的上盖，尽管他们闻到了桶内强烈的异味，但并未在意，他们将这些"油桶"进行切割后，作为废品卖给废品收购站。与此同时，工地上挖出的污染土壤被分运至多处，给学校用于填埋操场以及被居民用来垫院子等。当天下午，多名接触油状液体的人员相继出现头痛、眼疼痛、呕吐等中毒症状。20时，齐齐哈尔市公安机关接到报案，随后当地政府经查询找到了所有的接触者，这几个金属桶一共造成49人出现不同程度的中毒症状。

鉴定与处置　事件发生后，齐齐哈尔市委市政府高度重视，迅速成立了由公安、环保、卫生等部门组成的救援领导小组，部署和启动了应急救援和事件调查处理工作，对涉及有毒物质的地点进行封锁，对可能接触有毒物质的人员进行逐一排查，使事态得到有效控制。中国人民解放军专业技术人员对金属桶进行了外观鉴定、毒剂检测和取样分析，查明桶中的油状物质为糜烂性化学战剂芥子气。涉事金属桶经解放军专家鉴定，并与日本在华遗弃化学武器的特征以及日本相关资料中关于散装芥子气的记载对照，确定其与日本化学武器中桶装芥子气容器的外观特征相符，是侵华日军遗弃的桶装化学武器。挖出芥子气毒剂桶的现场，曾经是日本侵略中国时期日军516部队的弹药库。随后，解放军防化部队对事件现场进行了全面的检测和弹体探测，未发现其他的遗弃武器。防化部队还对污染现场进行了清洗和消毒。

中毒人员救治　中国人民解放军第203医院医护人员会同军事医学科学院毒物药物研究所和附属307医院、沈阳军区军事医学研究所的多位专家，根据中毒症状和毒剂检测结果对中毒人员进行诊断，确认是芥子气中毒。解放军医学专家全力救治所有的中毒伤员。在接受中毒救治的44名伤员中，年龄最大者55岁，最小者8岁，除李贵珍外，其余伤员先后治愈出院。李贵珍在切割金属桶的过程中接触毒剂的时间最长，染毒剂量也最大，中毒症状最为严重，其全身芥子气损伤面积达到95%，最终因伤势过重抢救无效而死亡。

索赔诉讼　事件发生后，中国受害者委托中国和日本两国律师，对日本提起索赔诉讼，要求日本政府正视历史责任，向中国受害者谢罪和赔偿。诉讼拖延至2005年7月，日本政府一直坚持认为两国恢复邦交时中国已经放弃战争赔偿请求权，故其不会对侵华日军遗留毒气弹伤人事件认错和赔偿，仅因事态严重而给予部分慰问金。2007年1月，中国受害者及其家属再次向日本东京法院提起诉讼，要求日本政府14.3亿日元的国家补偿，用于受害者的长期治疗。虽然东京高等法院承认化学战剂伤人的事实，但以不清楚具体遗弃地点而无法采取措施避免事件发生为由，于2012年9月2日驳回受害者由日本政府进行国家赔偿的诉讼要求。

（赵　建　丁日高）

索　引

条 目 标 题 汉 字 笔 画 索 引

说　明

一、本索引供读者按条目标题的汉字笔画查检条目。

二、条目标题按第一字的笔画由少到多的顺序排列，按画数和起笔笔形横（一）、竖（丨）、撇（丿）、点（丶）、折（乛，包括丁乚〈等）的顺序排列。笔画数和起笔笔形相同的字，按字形结构排列，先左右形字，再上下形字，后整体字。第一字相同的，依次按后面各字的笔画数和起笔笔形顺序排列。

三、以拉丁字母、希腊字母和阿拉伯数字、罗马数字开头的条目标题，依次排在汉字条目标题的后面。

条 目 外 文 标 题 索 引

V

阿拉伯数字

内 容 索 引

说 明

一、本索引是本卷条目和条目内容的主题分析索引。索引款目按汉语拼音字母顺序并辅以汉字笔画、起笔笔形顺序排列。同音时，按汉字笔画由少到多的顺序排列，笔画数相同的按起笔笔形横（一）、竖（丨）、撇（丿）、点（、）、折（乛，包括丁乚く等）的顺序排列。第一字相同时，按第二字，余类推。索引标目中夹有拉丁字母、希腊字母、阿拉伯数字和罗马数字的，依次排在相应的汉字索引款目之后。标点符号不作为排序单元。

二、设有条目的款目用黑体字，未设条目的款目用宋体字。

三、不同概念（含人物）具有同一标目名称时，分别设置索引款目；未设条目的同名索引标目后括注简单说明或所属类别，以利检索。

四、索引标目之后的阿拉伯数字是标目内容所在的页码，数字之后的小写拉丁字母表示索引内容所在的版面区域。本书正文的版面区域划分如右图。

a	c	e
b	d	f

阿拉伯数字

本卷主要编辑、出版人员

责任编辑　李元君

索引编辑　王小红

名词术语编辑　王晓霞

汉语拼音编辑　潘博闻

外文编辑　顾　颖

参见编辑　周艳华

责任校对　张　麓

责任印制　张　岱